膝关节疾病的诊断与治疗

刘 宁 徐 宁 李贵东◎著

中国纺织出版社有限公司

图书在版编目（CIP）数据

膝关节疾病的诊断与治疗 / 刘宁，徐宁，李贵东著
. -- 北京：中国纺织出版社有限公司，2022.2
　　ISBN 978-7-5180-9224-6

　　Ⅰ.①膝…　Ⅱ.①刘… ②徐… ③李… 　Ⅲ.①膝关节
—关节疾病—诊疗 　Ⅳ.①R684

　　中国版本图书馆 CIP 数据核字（2021）第 264948 号

责任编辑：傅保娣 　责任校对：高　涵 　责任印制：王艳丽

中国纺织出版社有限公司出版发行
地址：北京市朝阳区百子湾东里 A407 号楼 　邮政编码：100124
销售电话：010—67004422 　传真：010—87155801
http://www.c-textilep.com
中国纺织出版社天猫旗舰店
官方微博 http://weibo.com/2119887771
三河市宏盛印务有限公司印刷 　各地新华书店经销
2022 年 2 月第 1 版第 1 次印刷
开本：787×1092 　1/16 　印张：21.5
字数：414 千字 　定价：98.00 元

凡购本书，如有缺页、倒页、脱页，由本社图书营销中心调换

作者简介

刘宁，男，1985年3月出生，黑龙江省哈尔滨市人。2014年毕业于哈尔滨医科大学获外科学博士学位。现就职于哈尔滨医科大学附属第一医院，副主任医师，硕士研究生导师。目前主要从事骨关节疾病相关研究与治疗，具有丰富的临床经验。自2016年起分别于台湾花莲慈济医院、北京301医院、北京协和医院、长海医院、西安市红会医院、香港玛丽医院进行关节病进修学习。以第一作者发表核心期刊论文十余篇，主持省级科研课题3项。

徐宁，男，1980年11月出生，汉族，毕业于哈尔滨医科大学，副主任医师。2010年进入哈尔滨医科大学附属第一医院从事临床、科研及教育教学工作至今。擅长运动系统疾病的诊治及复杂髋膝关节置换及翻修。曾发表SCI论文4篇，国内核心期刊论文多篇。承担黑龙江省自然科学基金课题1项，黑龙江省卫健委课题1项，获得黑龙江省医疗新技术一等奖1项。多年来承担本科生、研究生及留学生的骨科学理论课及实习课教学任务，获得带教学生的一致好评。

李贵东，男，1973年7月出生，医学博士，副教授，硕士研究生导师。现就职于哈尔滨医科大学附属第一医院，副主任医师。SICOT中国部显微外科学会委员，黑龙江省医促会运动医学分会常务委员，黑龙江省医师协会运动医学专业委员会委员。先后3次留学日本，在运动医学及关节镜手方面进行深造，并在新泻大学攻读医学博士，发表多篇SCI论文。擅长肩、肘、膝关节镜微创手术，以及肩袖损伤、肩关节脱位，膝关节交叉韧带、半月板、软骨损伤等的诊治。

◆ 前　言 «««

　　骨科学研究的领域广泛且发展速度较快。目前骨科学已经涵盖基础研究、脊柱外科、关节外科、创伤骨科、骨肿瘤、微创骨科、儿童骨科及骨代谢疾病等多个亚专业学科。广大的骨科医生，特别是年轻医生要牢记骨科学的基础理论和基本原则，重视骨科各种多发病和常见病诊疗的基本要点，特别是重视查体及各种辅助检查方法的恰当应用；此外，还要充分利用医疗资源，大量阅读文献，加强对外交流，拓展视野，与时俱进，发展新技术与新理念。本书详细阐述了膝关节外科领域的一些基本知识，另外还介绍了膝关节外科治疗的最新进展。本书并不仅仅是"更新"，而是以过去半个世纪所积累的知识和同辈们不断取得的成就作为基石。骨科医学生及骨科专科医生通过阅读和理解本书，能够参考到大量骨科基本知识，并且了解临床治疗的新趋势。

　　几十年前膝关节疼痛的青少年在制动不能缓解症状并继发肌肉萎缩和渐增无力的情况下，常实施完全不必要的开放性半月板切除术。有些患者术前还做过确诊率很低的膝关节造影。术后如果症状持续，残留的另一侧半月板则被认定为致病根源，于是上述治疗再被不成功地重复一次。随着半月板切除术的失败，人们则认为髌骨是导致系列膝关节问题的"罪魁祸首"。遗憾的是，没有一种保守疗法或手术能较彻底地解决膝关节问题。人们先后采用近端、远端再对线（位）手术治疗各种各样的"软骨软化症"。如果诊断有前交叉韧带损伤，治疗方式更是种类繁多，从任其自然发展直到关节内外联合重建。用现代眼光来看，能从上述治疗方法中获得康复，诚然是对患者和医者共同努力的赞扬，但同时也有几分告诫，即避免手术治疗。

　　不幸的是，许多膝关节疾患最终发展成非甾体类抗炎药治疗无效的创伤后关节炎，从而需要接受截骨治疗。今天看来，许多膝部截骨手术可能没有适应证，然而当时并无其他手术可供选择。当前，随着临床诊断影像技术、康复方式的进步及对其深入的认识，避免了许多不必要的手术。关节镜技术使关节软骨病变、韧带损伤的诊断及治疗发生了革命性的更新。与此同时，全膝关节置换在缓解疼痛与改善活动能力方面，取得了成功。

　　本书是由著者根据自己的临床经验，在膝关节骨病的治疗原则上重点突出，进行系统阐述，广大读者在临床上遇到的膝关节疾病问题基本可以在本书中找到答案。本书由两篇共 18 章构成。第一篇为膝关节外科学的基本理论及操作，阐述了膝关节解剖、解剖变异、影像学、膝关节镜及手术入路等内容。第二篇为膝关节损伤与疾病，主要内容包括膝关节软骨损伤、半月板损伤、韧带损伤及膝关节周围骨折、骨肿瘤等。内容由浅入深，易懂易读，涵盖面广，同时特别注意与国际骨科同步，既有目前国际上流行的概念及理论，也有许多医务工作者很少接触到的理论知识。当然，著者也希望膝关节外科医生能够在阅读和学习本书过程中提出宝贵的意见。

　　本书是一本从骨科住院医师到副主任医师阶段年轻医生的骨科教科书，几乎囊括了国际上相关方面知名创始者处理软骨缺损的技术。从欧洲到美国，基于学者们打下的基础，有望在未来取得临床应用的成功。

　　最后，期望读者们能从本书得到启发，积极学习，认真分析观察到的诸多现象，细心思考膝关节外科领域内的各种问题，为本学科作出贡献，造福于广大患者。

著　者

2021 年 10 月

◆ 目 录

■□ 第一篇 膝关节外科学的基本理论及操作

第二篇　膝关节损伤与疾病

第一篇

膝关节外科学的基本理论及操作

第一章　膝关节的应用解剖

膝关节是人体关节中负重多而运动量大的关节。为适应此功能，其关节面最大，构造也最复杂。膝关节由股骨下端的内、外侧髁和胫骨上端的内、外侧髁构成，其主要功能为屈伸活动，因此像其他屈戍关节一样，在伸侧及屈侧都有强大的肌肉。在膝关节前方有强大的股四头肌肌腱。髌骨居股四头肌肌腱中，是人体中最大的籽骨，在膝关节前方与股骨内、外侧髁相互为关节，成为组成膝关节的骨骼之一。在膝关节后方有股二头肌、半腱肌及半膜肌等肌肉加强。为了保持膝关节的稳定，其周围有较多的韧带，在关节中部还有前、后交叉韧带。在较圆的股骨髁关节面与较平的胫骨髁间还有内、外侧半月板介于其间。由于半月板及交叉韧带的存在，使膝关节分成股骨髁和半月板、半月板和胫骨髁的双层关节，以及髌股关节，还构成膝前部、膝内侧和膝外侧 3 个关节腔，使关节的构造复杂化。膝关节除屈伸运动外，在半屈或屈至 90°时，还能做内、外旋活动。在膝伸直到 10°~15°时，股骨在胫骨上又产生一定程度的内旋运动，使膝关节的运动多轴化，含有相当程度的球窝关节特征。当上述复杂的结构和功能间不适应时，就会产生各种功能障碍。因此，研究膝关节的功能解剖，可帮助进一步了解膝关节的疾病和制订有效的治疗方案。

膝关节的表面结构：膝关节的皮肤薄而松动，因而其下的组织结构表现清楚，易于膝关节的检查和病变的早期发现。

在膝关节的前面中部，为边界清楚的三角形髌骨，其表面仅覆以松弛的皮肤。当股四头肌收缩时，髌骨的上方可显出隆起的股四头肌内侧头和梭状的外侧头，中间凹陷部分为股直肌。在髌骨下方中线为髌韧带及胫骨粗隆。髌韧带两侧有凹陷，在膝半屈时尤为明显，称为膝眼。当膝关节处于伸直位时，髌韧带中点即相当于关节平面。

较瘦者髌骨两侧与股骨内、外侧髁间有可见的髌骨内侧沟和外侧沟，被动屈膝时，两沟围绕髌骨上缘相连成马蹄形，关节腔积液时，此沟可膨胀成马蹄形嵴，关节穿刺时常在此处进针。在髌骨内侧有隆起的股骨内侧髁，其外侧的股骨外侧髁较小，被隆起的髂胫束和股二头肌肌腱遮盖。

在膝关节的后侧，覆盖腘窝顶的皮肤与皮下组织相连较紧，构成腘窝外上界的股二头肌及内上界的半腱肌和半膜肌，在主动阻抗屈膝时可明显隆起或触及。腘窝的内、外下界因腓肠肌内、外两头靠近，其三角形裂隙不易看出，只呈一圆形隆凸。

膝关节的皮下静脉网主要汇入经过膝关节后方的大隐静脉。膝后部分汇入小隐静脉，并在腘窝下端穿深筋膜汇入腘静脉。

膝关节的皮神经来自股神经和坐骨神经的分支，偶有闭孔神经末梢支至膝内侧皮肤。

第一节　膝关节的骨性结构

膝部的骨性结构均参与膝关节的组成，主要包括股骨、胫骨及髌骨 3 个骨性结构，腓骨小头居关节囊外，不直接参与膝关节的运动组成，3 个骨性结构之间相关对应而形成膝关节内侧间室、外侧间室及髌股间室。

一、髌骨

髌骨为人体最大的籽骨，位于股骨下端前面，股四头肌肌腱向下延伸包裹髌骨前方，并与髌韧带融合，集中股四头肌的各方拉力，通过髌韧带传到胫骨。髌骨前面粗糙，后面为关节面，与股骨滑车共同形成膝关节前间室，又称髌股关节间室。

髌骨略呈三角形，前面粗糙，供股四头肌肌腱及髌韧带表层附着；后面光滑形成关节面与股骨髌面相关节。髌骨的上缘圆平而厚，称为髌底，为股四头肌肌腱的主要附着处。其内侧缘上部为股内侧肌附着处。髌骨的下端尖起，称为髌尖。髌尖薄而锐，其后为粗面，两者皆为髌韧带的主要起点。由股四头肌肌腱和阔筋膜形成的髌支持带，即自髌骨内、外两侧缘向下连于胫骨内、外侧髁。

髌骨的关节面居髌尖粗面的上方，略呈卵圆形。以纵行嵴分为内、中、外 3 个关节面区，中间和外侧两关节面区又以横嵴分为上、中、下 3 区，以适应膝部不同程度屈曲时髌股关节面的接触。屈膝 20°时，股骨髌面与下区接触；约 45°时与中区接触，约 90°时与上区接触。过屈至 135°时，则股骨内髁髌面与髌骨内侧关节面区接触。

髌骨的主要生物力学功能为增加股四头肌的力臂，随着膝关节屈曲度数的增加，髌股关节间的应力也加大，与此同时髌股关节间的接触面积也增大，增大的接触应力分布于较大的接触面积。如果膝关节由屈曲位对抗应力伸直，则与上述情况相反，髌股关节间应力增大而接触面积变小。因此，让患者自屈曲位对抗应力伸直膝关节可引出髌股关节疼痛的症状。膝关节完全伸直时髌股关节已脱离相互接触状态，因此，直腿抬高动作可消除髌股关节内的应力。

二、股骨远端

股骨远端为众多韧带及肌腱附着区。股骨远端有两个向后突出的膨大，为内侧髁和外侧髁。其中内侧髁较大，且前后曲率一致，而外侧髁较小，自前向后曲率逐渐变大。两髁末端为左右、前后皆成弧形的关节面，外侧髁适于屈伸，内侧髁适于旋转，两髁中间以髁间窝相隔，内、外侧髁的前面、下面和后面都是光滑的关节面，股骨内侧髁大且较外侧髁低约 0.5cm，以适应正常站立时的髋内收角。其关节面长而狭，且较外侧关节骨面更向后凸。关节面的矢状线与关节面横轴呈 120° 交角，较外侧髁的 100° 为大，致膝关节在伸直过程中内侧髁有较大的滑动，并产生股骨内旋运动。两髁的软骨呈不规则弧形，致膝关节在屈伸运动时并无固定的横轴。两髁前方的关节面彼此相连，形成髌面，又称股骨滑车，与髌骨相接。外侧髁的髌面大而高起，接髌骨关节面较大的外侧部分，并防止髌骨外脱位。股骨内、外侧髁的上方分别有内、外上髁，内上髁上方有三角形粗面供内收肌肌腱附着，称为内收肌结节。内侧髁的后上方及外侧髁的后外侧分别为腓肠肌内、外侧头的起点处。两髁后方之间的深窝称为髁间窝。股骨内、外髁前方由一沟槽即股骨滑车所分隔。股骨滑车的最深部称为滑车沟，滑车沟较内、外髁之间的正中平面稍偏外侧。临床上在行全膝置换术时，精确重建上述解剖关系对恢复髌股关节的正常生物力学具有重要意义。

股骨内、外髁的远端与后方为髁间窝所分隔。髁间窝的外侧壁较平坦，前交叉韧带（ACL）近端即起于此。后交叉韧带（PCL）则起于髁间窝内侧壁的广泛区域。髁间窝的宽度远端最窄，向近端逐渐宽大。髁间窝的高度则以髁间窝中部最大、向远近端则分别降低。髁间窝狭窄可导致 ACL 损伤，因此，髁间窝外形具有重要临床意义。部分髁间窝狭窄患者的 ACL 并无病变，由此可见髁间窝狭窄并非继发于 ACL 病变。反之，ACL 损伤则极可能是继发于 ACL 与狭窄髁间窝之间的撞击。因此，临床上术中实施髁间窝成形术已成为 ACL 重建术不可或缺的一部分。股骨外侧髁关节面近侧有一浅沟，腘肌肌腱起于此，这一腘肌肌腱沟将外上髁与关节间隙分隔开。股骨外上髁较小，但是较为突出，为外侧副韧带或腓侧副韧带起点。股骨内侧髁上有较为隆起的收肌结节，大收肌即止于此处。股骨内上髁位于收肌结节的前方，为一 "C" 形的峭状隆起。内上髁中央凹陷呈浅构状，内侧副韧带即起于此沟。股骨内外上髁连线指通过内上髁沟中点与外上髁最高点的轴线，此线是全膝置换术时的重要参考轴线。

三、胫骨

胫骨上端向后倾斜 20°，且向两侧膨大形成胫骨内、外侧髁，与股骨下端内、外侧髁相适应，以增加膝关节的稳定性。两髁上面各有上关节面，与股骨髁相关节，但是二者关节面并非完全吻合，胫骨内侧平台较外侧平台较大且平坦，内侧平台向胫骨干后方悬出，相对于内侧平台来说，外侧平台窄小且向上隆起，内、外侧平台均相比胫骨干约有 10° 的后倾角。两髁关节面的前及后方各以髁间窝相隔。前髁间窝稍平斜，向前下方与胫骨粗隆（又称胫骨结节）相连续；后髁间窝有后交叉韧带附着。前、后髁间窝的中间有两个隆起，分别称为内、外髁间隆起，以限制膝关节的内外移动，还可使股骨在胫骨上旋转时升高，使韧带紧张，从而限制其过度旋转。在隆起的前后形成粗面，供半月板及前交叉韧带附着。胫骨内、外侧髁之间的粗糙小隆起，称为髁间隆起，髁间隆起主要的功能为通过对股骨内、外髁内侧面的阻挡作用提供膝关节内外方的稳定性。PCL 止点为胫骨内、外髁之间的胫骨后上缘，胫骨前方最凸起的结构为胫骨结节，为髌韧带在胫骨上的附着点。胫骨结节外侧 2～3cm 处的结节样凸起称为 Gerdy 结节，其上有髂胫束附着。

第二节　膝关节的软组织结构

一、关节囊及滑膜

膝关节的纤维囊由薄而强韧的纤维膜构成，有经过其旁边或与之相结合的纤维束加强，包绕全关节。

纤维囊在关节各部的厚薄不一，在膝关节前面有强大的股四头肌肌腱及髌韧带，且屈伸活动的幅度大，因而纤维囊薄；在两侧及膝关节后方较厚，成为膝的稳定结构之一。

膝关节后方的纤维囊，以纵行纤维上起于股骨内、外侧髁上缘及髁间线，向下止于胫骨髁缘。在上部，两侧与腓肠肌内、外侧头的起点纤维交织，中有腘斜韧带加强。在内侧，纤维囊与内侧副韧带后部交织，在内髁处，并与内侧半月板凸缘相连增厚，成为内侧副韧带的一部分。在外侧，纤维囊起于腘肌肌腱上方，遮盖腘肌肌腱向下止于胫骨髁缘及腓骨小头。在膝关节前面，纤维囊与来自股内侧肌及股外侧肌的扩张纤维相交织，前与髌骨缘及髌韧带相接，形成内、外侧髌支持带。在膝前面，关节囊深层纤维将半月板前缘与胫骨髁以纵行纤维相连，称为冠状韧带。

膝关节滑膜是人体关节中分布最广和最复杂的。上面自髌上缘向上突出，在股中间肌下形成大的囊袋，多与髌上囊相通，囊顶有小的膝肌附着，以协调膝关节运动时滑膜囊的张力。在髌骨两侧，滑膜囊居股四头肌腱膜、髌支持带及股内侧肌之下。在髌下，滑膜囊包绕髌下脂肪垫突入髁间窝，其两旁滑膜摺叠入关节腔，称为翼状皱襞。在髌下脂肪垫尖端两侧皱襞相合成髌下滑膜皱襞，连于股骨髁间窝。此皱襞原与交叉韧带前面滑膜相连，成为内、外关节腔的中隔，皱襞在交叉韧带前方穿孔，使内、外关节腔在交叉韧带前方相通，原皱襞则形成条状带称为囊韧带。在关节腔侧面，滑膜自股骨髁关节缘向下连于半月板上缘，然后自半月板下缘连于胫骨。介于胫、股关节面间的半月板，实际也为自关节内外两侧由滑膜外嵌入关节腔的结构，但软骨面的滑膜消失。在外侧半月板后方滑膜形成，后突于腘肌肌腱之下，与腘肌肌腱下滑膜囊相通，少数尚可与腓骨上关节囊相通。在关节后方和髁间窝部，滑膜包绕交叉韧带两侧及前面，将交叉韧带隔于关节腔之外。

髌下脂肪垫呈三角形，居膝前滑膜囊之外，屈膝时关节腔前方空虚，脂肪垫被吸入充填空隙，当股四头肌强力收缩时，脂肪垫内压力升高，能发挥遏制关节过度活动的作用。脂肪垫还有滑润关节的功能，但脂肪垫肥厚变硬时，可侵入关节腔引起关节活动功能障碍。脂肪垫中有一条动脉供应，切除时应结扎，以免引起关节内出血。

膝关节滑膜腔的容积较小，但加上髌上囊则可达 60mL 左右，在稍屈位可达 88mL。正常膝关节滑液为 4~5mL。

二、半月板

半月板为股骨内外侧髁与胫骨内、外侧髁之间的两块半月形纤维软骨，半月板主要作用是加深胫骨的关节面以更好地与股骨髁相契合。内侧半月板较大，呈"C"形，前部窄而后部宽，外侧缘与关节囊及内侧副韧带紧密相连，外侧半月板较小，呈"O"形，外侧缘与关节囊相连。半月板具有多种重要功能，主要有：①传递关节内应力；②增加关节的吻合程度；③使关节滑液均匀分布于关节面；④关节运动时防止关节内软组织发生撞击。在 ACL 功能不全时，其后角为楔形，可一定程度上防止胫骨向前方移位，因此内侧半月板还具有稳定关节的作用，但外侧半月板并无此功能。

（一）内侧半月板

内侧半月板接近半圆形，长约 3.5cm，横断面为三角形，前后不对称，后角比前角宽大。内侧半月板后角牢固地附着于胫骨髁间窝后部，正好位于 PCL 止点的前方。前角的附着点变异较大：它通常附着于胫骨髁间窝前部，位于 ACL 止点前缘前方约 7mm 处，与胫骨棘内侧平齐，但此处附着点可能非常脆弱。还有一个厚度变异较大的纤维带状结构，即半月板间横韧带，连接内外侧半月板的前角。内侧半月板外周连续附着于膝关节囊。内侧半月板的中点通过称为内侧副韧带深层的关节囊增厚部分与股骨更坚固地连接。半月板的胫骨附着部分，有时称为冠状韧带，附着于关节外几毫米的胫骨边缘，形成了一个滑囊窝。

（二）外侧半月板

外侧半月板较内侧半月板周径小而面积大，略呈"O"形，中部宽而后端略窄，前端附着于髁间前窝，前交叉韧带附着点的外侧，后端附着于髁间隆突之间。半月板的外缘有沟，以容纳自此经过的腘肌肌腱并与之相贴，但与外侧副韧带并不相连。

外侧半月板后端纤维分出一条纤维带参与后交叉韧带，在接近后交叉韧带时再分为两束分别居后交叉韧带的前、后，向上随交叉韧带止于股骨内髁，称为半月板股骨韧带（或称 Wrisberg 韧带），因而当股骨在胫骨关节面上活动时，外侧半月板跟随着股骨的活动使其活动度较内侧半月板为大。

外侧半月板的前缘以横韧带与内侧半月板相连，称为膝横韧带。据统计，中国成年人膝横韧带的出现率约为 60%。

盘状半月板几乎都发生在外侧。我国外侧盘状半月板占手术切除半月板的 1/3，因而中国人外侧半月板损伤率较高。可能与盘状半月板出现率高有关。而内侧盘状半月板非常少见。

盘状半月板可有圆形、方形、盘形、肾形等不同的形状，大致分为以下 3 型。Ⅰ型：完全为圆盘状或方形，厚而大，内侧部分存在，有时厚达 8mm，盘的外缘和内侧厚度相差较少，整个股骨髁和胫骨平台相隔开。Ⅱ型：圆盘状，半月板的边缘肥厚，内侧较薄。内侧游离缘有双凹陷的切迹，两凹陷之间有一凸出朝向关节中心。Ⅲ型：在结构方面，前后宽窄与正常半月板相接近，只是中央部分较正常半月板明显增厚。

关于盘状半月板的发生，传统上认为是胚胎期圆盘状的半月板遗留之故。但有学者认为，胚胎发育期中无盘状半月板阶段。马植尧（1982）在 100 例流产胎儿的 400 个半月板中也未发现盘状半月板。盘状半月板缺乏后端与胫骨的附着，而其半月板股骨韧带短而粗大，以致在膝关节伸屈过程中运动功能失常，受刺激变得肥厚宽大而成。盘状半月板是获得性的，但其形成原因尚不清楚。

三、交叉韧带

交叉韧带位于股骨内、外髁及胫骨内、外髁的髁间窝中，膝关节滑膜囊后层的后方，居关节腔之外。交叉韧带分前、后两束，在髁间窝中互相交叉，由此得名交叉韧带。交叉韧带的作用为稳定膝关节，阻止胫骨与股骨之间的前后向移位。其上分布众多的感觉神经末梢，从而在本体感觉上发挥重要作用。这些韧带为关节内韧带，但由于其表面覆盖一层滑膜，被认为是滑膜外的结构。它们由膝中动脉的分支和双侧膝下动脉提供血运。

膝交叉韧带起于胫骨上端髁间隆起前部和内、外侧半月板前角，斜向后外上止于股骨外侧髁内侧面。当膝关节伸直位时，前交叉韧带紧张，可防止胫骨过度向前移位。与侧副韧带、关节囊后面的腘斜韧带等一起可限制膝关节过伸。小腿固定时，还可防止股骨过度内旋。后交叉韧带居前交叉韧带的后内侧，起自胫骨髁间隆起后部及外侧半月板后角，斜向前内上，止于股骨内侧髁外侧面。膝关节伸直时，后交叉韧带松弛，屈膝时则紧张。其功能是防止胫骨过度向后移位，限制膝关节过屈。所以前、后交叉韧带在膝关节任何位置下保持紧张，都可维持膝关节的稳定性。

（一）前交叉韧带

前交叉韧带起于股骨外侧髁内面的后部，以半环形与髁间切迹相连。韧带附着点前边界平直，后边界为凸形。韧带向前、远侧及内侧走行，止于胫骨。在它的整个行程中韧带的纤维呈轻度的外旋转，止于股骨外髁的内面，长约4cm，其纤维可分为前内侧及后外侧两部分。屈膝时前内侧部紧张，伸直时后外侧部紧张，在膝屈曲40°～50°时较松弛。在屈膝做前拉试验（前抽屉试验）时，前交叉韧带的前内侧部限制其活动，后外侧部在膝伸直时，限制膝过伸活动。韧带的胫骨止点呈宽阔下陷区域，位于髁间窝胫骨棘的前外侧。韧带的胫骨止点呈斜向，比股骨止点更强壮。它的一小束与外侧半月板的前角相连。

前交叉韧带是对抗胫骨相对股骨向前滑移的主要静态稳定结构，占对抗前抽屉总阻力的86%。膝关节运动的不同阶段，前交叉韧带的不同部分起作用来稳定膝关节。在膝关节屈曲90°时前内侧纤维束紧张而在膝关节完全伸直位时后外侧纤维束拉紧。前交叉韧带在对抗膝关节的内外旋转中起到一定的作用。膝关节的稳定性还需要动态稳定结构，如肌肉通过膝关节产生稳定力，使肌肉能辅助稳定膝关节，有效的关节本体感觉反馈是至关重要的。前交叉韧带发挥重要的本体感觉功能，因为在其上发现了大量本体感受器和游离神经末梢。在前交叉韧带缺失的人群中，相应膝关节对被动运动的感受阈值明显提高。

（二）后交叉韧带

后交叉韧带起自股骨髁间窝的股骨内侧髁的外侧面，与前交叉韧带一样，其起点也呈半环状，水平走向。附着点的上边界平直，下边界为凸形。后交叉韧带平均长度为38mm，平均宽度为13mm。其中部最窄，呈扇形向两边延伸，上部比下部更宽。韧带纤维以内外方向止于胫骨，然而在股骨是以前后方向附着。韧带在胫骨的附着点位于关节内胫骨上关节面髁间隆起的后方。胫骨附着点向远端延伸至相邻胫骨后面达1cm。在紧靠胫骨附着点处，后交叉韧带发出一小束与外侧半月板的后角混合在一起。后交叉韧带起于胫骨髁间窝的后缘中部和胫骨后正中部，分前、后两束斜行向上并向前内，越过前交叉韧带内侧，呈扇形止于股骨内髁髁间窝面的前部。其附着线相当于膝关节每个旋转点瞬间的中心点，使后交叉韧带在屈伸膝的全过程中都是紧张的，成为膝关节稳定的重要因素。

后交叉韧带是膝关节的主要稳定结构，因为它位于关节的旋转中心，坚强度是前交叉韧带的2倍。后交叉韧带提供限制胫骨相对股骨向后滑移的95%的限制力。在膝关节屈曲时，它被最大程度地拉紧，在膝关节内旋时变得更紧张。已发现后交叉韧带有两个不可分割的组成部分。前部纤维组成了韧带的主体，在膝关节屈曲时紧张，在膝关节伸直时松弛。后部纤维较薄弱，组成了韧带较细部分。后交叉韧带与侧副韧带及腘肌肌腱协同稳定膝关节。切断试验表明，只有当后交叉韧带被切断时，膝关节屈曲时的后移位明显增加，当侧副韧带和腘肌肌腱同时被切断时，后移增加得更明显。后交叉韧带损伤比前交叉韧带损伤少见，常发生于膝关节过屈或屈曲位时前方受击打的情况下。这类损伤很少导致症状性的不稳定，但可能导致慢性疼痛。膝关节内侧间室显著退变的患者，约90%发生慢性后交叉韧带损伤。

前、后交叉韧带有来自滑膜后的血液和神经，损伤后可以有修复作用，其功能为引导和限制膝关节做一定范围的活动，同时维持膝关节的稳定。

四、神经

膝关节的神经主要包括两组：第一组为后组神经，包括胫神经和闭孔神经的后关节支；第二组为前组神经，包括股神经，腓总神经和隐神经的关节支。

股神经源于$L_2 \sim L_4$神经根背支，穿腰大肌并沿其外缘下行，经腹股沟韧带下，在其下方分支到肌肉及皮肤。膝关节的股神经支来自隐神经及股神经至股四头肌的肌支。隐神经在腹股沟处分出后，沿股动脉下行，后沿膝最上动脉隐支下行，在膝内侧穿行于缝匠肌与股薄肌之间至皮下，在此分出髌下支至髌前皮肤，并与股前皮神经和股外侧皮神经互相联合组成髌丛。股四头肌肌支发出的膝关节支有3支：膝外侧肌支分支至膝前外侧；股中间肌支分支至髌骨上方；股内侧肌支分支与膝最上动脉伴行至膝关节前内侧。

闭孔神经源于$L_2 \sim L_4$神经根的前支，自腰大肌内缘穿出，经髂总血管之下沿小骨盆壁在闭孔血管之上前行，经闭孔上缘出骨盆到大腿，分前、后两支。闭孔神经发出的膝关节支来自闭孔神经后支，在大收肌下部穿该肌或沿股动脉穿大收肌裂孔至腘窝，沿腘动脉下降至膝关节，穿腘斜韧带至关节囊滑膜。由于闭孔神经也分支到髋关节，因而髋关节病变时，患者常诉膝痛，在查体时应注意，不要漏诊。

坐骨神经源于骶丛，是全身最大的神经，含$L_4 \sim S_3$神经纤维。穿坐骨大孔到股后，下行到股后下1/3分为胫神经和腓总神经，但也可在其上的任何水平分为两支下行。胫神经和腓总神经在腘窝顶部即分道走行。胫神经自腘窝顶部，沿深筋膜底面下行至腘窝下部分支至跖肌和腓肠肌内、外侧头及腘肌。胫神经在腘窝上方发出分支沿膝上内动脉、膝下内动脉及膝中动脉至关节囊后内侧。腓总神经沿股二头肌内后缘下行，经股二头肌肌腱与腓肠肌外侧头间绕腓骨颈，在腓骨长肌与腓骨间分为浅、深两支。腓总神经在腘窝分出两关节支沿膝上外动脉及膝下外动脉至关节，在分为两末梢支前发出腓返神经与胫前返动脉伴行，分支到髌下关节囊、胫腓上关节及胫骨前外侧。

膝关节内发挥特殊功能如痛觉和本体感觉的神经结构存在争议。有学者认为深部纤维结构如韧带和半月板很少包含神经纤维，但在关节囊和滑膜周围的结缔组织中都发现了痛觉和特异性机械性感受器。关节囊牵拉导致疼痛，关节腔积液超过 60mL 会导致股四头肌反射抑制。因为含有许多机械性感受器，关节囊也在本体感觉上发挥重要作用。

五、血管

膝关节的血液供应依靠环绕膝关节的动脉网，此网由股深动脉发出的旋股外侧动脉降支，股动脉发出的膝最上动脉，腘动脉发出的膝上、中、下动脉，以及胫前动脉上端发出的胫前返动脉等支组成，偶尔有胫后动脉分支参与。由于血管的来源多，膝关节在任何体位都能得到充足的血液供应。

旋股外侧动脉降支发自股深动脉外侧，外行至缝匠肌和股直肌深面分为升支、横支和降支。降支沿股直肌和股外侧肌之间，伴股神经的股外侧肌支下行，并分支供应两肌。其末梢支穿股外侧肌向下达膝关节外上方，与发自腘动脉的膝上外支动脉相交通。

膝最上动脉在股动脉将入大收肌裂孔稍上方处发出，并立即分为两支：隐支穿阔筋膜与隐神经伴行向下分布到小腿内侧，并与膝下内动脉交通；关节肌支在大收肌肌腱前面、股内侧肌中下行，到膝关节内侧与膝上内动脉交通，参与膝关节网的组成。

腘动脉为股动脉的延续，始自大收肌裂孔。在股骨干腘面之后斜向外，经股骨髁间窝及膝关节囊之后垂直下降，越腘肌表面至其下缘，分为胫前动脉及胫后动脉。腘动脉在腘窝内发出肌支至大收肌、腘绳肌及腓肠肌，对膝关节发出 5 条分支并参与膝周动脉网。

膝关节上动脉：分内、外两支，在股骨髁上缘水平发自腘动脉两侧，分别绕股骨内、外髁上方至膝关节前面。膝上内动脉经半膜肌及半腱肌之前，大收肌肌腱之后，并在此分支，向上入股内侧肌与膝最上动脉吻合，向下与膝关节下动脉外侧支相吻合，并分出细支直接供股骨下端及进入关节。膝上外动脉经股二头肌肌腱之下分出浅支与旋股外侧动脉降支及膝下外动脉吻合，深支供应股骨下端及关节囊。

膝关节中动脉：为一单支，在膝关节水平发自腘动脉，穿腘斜韧带进入髁间窝，供给膝关节髁间窝内结构。

膝关节下动脉：分内、外两支。膝下内动脉沿腘肌上缘斜向内下，绕胫骨内髁穿内侧副韧带深面到膝关节前，分支与膝上内动脉及膝下外动脉吻合，并分支至腘肌、胫骨上端及关节。膝下外动脉发出后沿腘肌上缘向外在腓骨小头之上穿腓侧副韧带深面，绕胫骨外髁至膝前面分支与膝上外动脉及膝下内动脉和胫前返动脉吻合。

胫前返动脉：发自胫前动脉刚穿过骨间膜处，在胫骨前面沿髌韧带外侧向上行，与膝下外动脉及膝下内动脉吻合。参与膝动脉网的组成。有时在胫前动脉穿骨间膜之前发出一小支，称为胫后返动脉，在胫骨后面腘肌深面至膝关节。

膝关节动脉网：由上述各动脉围绕膝关节互相吻合而组成浅、深两个血管丛。浅丛围绕髌骨，在髌骨上缘居股四头肌前与皮下组织中，在髌骨下方居髌韧带深面两侧脂肪中。深丛则紧绕胫骨上端及股骨下端并分支至骨端及关节。在股骨髁、髁上、髁间和胫骨髁皆有许多动脉穿入骨内，以营养骨骺。膝关节动脉网的存在，保证了膝关节在任何活动状态下都可有足够的血液供给，但在腘动脉外伤时，膝以下虽有部分血运，但血量一般不足以营养小腿组织，故小腿组织仍可因缺血而发生坏死。

腘动脉紧贴股骨下端及胫骨上端后面，且有关节支固定，在股骨下端或胫骨上端骨折，或膝关节外伤脱位时，腘动脉最易损伤，应引起高度注意。

膝关节的静脉与四肢其他处的静脉排列规律一样，也有浅、深两组。浅组居皮下，深组与动脉伴行。

膝周皮下静脉形成围绕髌骨的静脉网，汇入行经膝关节内后方的大隐静脉；膝后部分静脉汇入小隐静脉。

大隐静脉：起自足背静脉网内侧，经内踝前缘，小腿内面上行，在膝部居股骨内侧髁后缘上行，在股部上端卵圆窝处入股静脉。大隐静脉与隐神经伴行，具有较多的瓣膜，在膝下及膝上各有一条较粗的深交通支，将静脉血导入股静脉。

小隐静脉：起于足背静脉网的外侧，经外踝后方、跟腱外侧上行，经小腿后中线，在腘窝下方穿深筋膜入腘窝，经腓肠肌两头间向深处汇入腘静脉（57%）。在汇入静脉之前分出两支向上继续行进并汇入大隐静脉（15%）。约60%的小隐静脉有7~11个瓣膜，引导血流入腘静脉及大隐静脉，其中最上一个瓣膜常在小隐静脉入腘静脉处，此瓣膜功能丧失时可产生小隐静脉曲张。部分小隐静脉可不入腘静脉而直接入大隐静脉或大腿深静脉。

深静脉与动脉及其分支伴行，腘静脉在腘肌下缘处由胫前静脉及胫后静脉汇成。据统计，腘静脉在膝关节水平为一干者约占26%，为两干者约占66%，三干者仅占8%。腘静脉在腘窝中居动脉浅面，接受腘动脉分支伴行的静脉，在膝下居动脉内侧，在关节水平越过动脉在其外侧上行至大收肌裂孔。

第三节 膝关节解剖与运动学分析

一、膝前区

股四头肌包括 4 个不同的部分，有共同的肌腱止点。股直肌有两个头，直接和间接起于髂骨，然后融合形成肌腹，在大腿前部向远端走行。继而变细，在髌骨上极近端 5 ~ 8cm 处形成肌腱，股直肌约占股四头肌横切面的 15%。股外侧肌起点为宽带状，从转子线近端开始，沿粗线向下延伸。它还起于外侧肌间隔。股外侧肌远端有一纤维性增宽部分与髌骨外侧支持带相混合并通过它与胫骨直接相连。股内侧肌起于转子线的远端，沿螺旋线走行至粗线内侧唇。该肌肉最远端的纤维起于大收肌肌腱，几乎水平向前走行，加入共同的肌腱，止于髌骨的内侧缘。这部分肌肉有时被称为股内斜肌（VMO）。与股外侧肌一样，股内侧肌也有一个远端纤维性扩大部分，与内侧支持带混合。股中间肌起于股骨干的前外侧面，在内侧，其部分肌纤维与股内侧肌混合。这四块肌肉在远端混合在一起形成股四头肌腱，向前延伸至髌骨形成髌韧带。股中间肌和股直肌几乎垂直地止于髌骨上极，而股内侧肌和股外侧肌纤维斜行止于髌骨，平均成角分别约为 55° 和 14°。股四头肌肌腱常被描述为 3 层结构：浅层由股直肌组成，中间层由股内侧肌和股外侧肌组成，深层由股中间肌组成。实际上，它的结构更复杂、更多变。在 MRI 上这种多层纤维呈现为纹状的外观而非独特的低信号结构。MRI T_2 加权像上，肌腱内部或周围组织结构不连续或信号增高表明股四头肌破裂。股四头肌肌腱在远端通过一个扩张部向前连于髌骨。在大部分情况下，只有来自股直肌部分的肌腱纤维与髌骨上的远端扩张部相延续。然而在一些情况下，来自股外侧肌的纤维可直接与远端相连。另外，股内侧肌和股外侧肌形成的扩张部通过髌骨支持带与胫骨相连。

髌韧带连接髌骨下缘到胫骨结节。因为股骨干有一倾斜角，所以股四头肌与髌韧带不在一条直线上，所形成的角度经常为外翻角，在男性平均为 14°，在女性为 17°，这个角称为股四头肌角（Q 角），在股骨内旋时增加。这种导致髌骨的外脱位趋势，能被股骨滑车的外侧唇、股内斜肌的水平纤维及髌内侧支持带所对抗。选择性股内斜肌加强术可以用于治疗髌股关节疼痛和半脱位。尽管股四头肌群最显而易见的功能是伸膝（其次功能为屈髋），但在正常步态负重期的足跟触地期，其生理作用主要是通过离心性收缩来减弱膝关节的屈曲。股四头肌的 4 部分都由股神经支配。

髌韧带为强壮、扁平的韧带，长约 5cm。髌韧带在近端起于髌骨下极，在远端止于胫骨结节；其位于髌骨前面的浅层纤维与股四头肌肌腱的纤维相连续。股四头肌肌腱内、外侧部分分别从髌骨的两侧通过，止于胫骨结节近端的两边。这些纤维性增宽部分与关节囊融合，形成髌骨内、外侧支持带。髌韧带正常情况下在 MRI 上显示为低信号，但在它与髌骨及胫骨的附着处可呈现中等密度的影像。与其他部位一样，肌腱局灶性的不连续或高信号影像表明该韧带破裂或撕裂。

髌韧带后表面通过一个较大的髌下脂肪垫与关节的滑膜囊分开，通过一个滑囊与胫骨分开。脂肪垫充填了股骨髁和髌韧带之间的空隙，在运动时这个潜在性空腔的大小随膝关节活动的变化而改变形状。这个脂肪垫被无数源于膝动脉的血管贯穿。髌韧带在股骨髁间切迹和脂肪垫之间形成了一个不完全间隙。

二、内侧观

膝关节内侧的支持结构可分为 3 层。第一层为最浅层，为膝关节内侧在切开皮肤之后遇到的第一层筋膜层。这层平面由包被缝匠肌的纤维形成。缝匠肌止于此筋膜网络，而在远端的胫骨并无明显的止点。向深层，一层脂肪组织位于第一层和深层结构之间。股薄肌和半腱肌位于第一层和第二层之间的平面。再向深层，第一层形成的筋膜覆盖腓肠肌的两个头和腘窝结构。这一层为肌腹和腘窝区域神经和血管的支持结构。第一层总能与下面内侧副韧带的浅层纵行和斜行部分分开。如果在韧带纵行纤维的后部做垂直切口，第一层的前部可向前翻转，暴露内侧副韧带浅层部分。大约在内侧副韧带浅层前方 1cm，第一层与第二层的前部及来源于股内侧肌的髌骨内侧支持带混合在一起。在前方和远端，第一层加入胫骨外膜。

第二层为内侧副韧带浅层平面，内侧副韧带浅层包括纵行和斜行两部分纤维。前部纤维或纵行纤维起于股骨内上髁的凹槽，宽大的纤维束垂直向远端走行，止于胫骨内面。这个止点约位于胫骨关节面下 4.6cm，鹅足止点之后。后方斜行纤维起于内上髁，与第三层混合，形成后内侧关节囊。

在前方，第二层垂直分成两半。在分界线前方纤维向头端延续到股内侧肌，加入第一层，形成髌旁支持带。在分界线后方纤维向头端走行至股骨髁，并从此处发出横行纤维，在第二层中向前走行至髌骨，形成内侧髌股韧带。此内侧髌股韧带把髌骨连于股内侧髁，被动性阻止髌骨外侧脱位。在髌骨内侧下缘是内侧半月板髌骨韧带，它连接髌骨和内侧半月板前角。内侧支持带在常规 MRI 上能很好地显示。与髌骨脱位有关的韧带损伤或撕裂以及周围水肿和出血也能很好地显示出来。

第三层为膝关节囊层，除了该层在髌骨边缘变得很薄的部分之外，其余大部容易与第二层分开。在内侧副韧带浅层深处，第三层变得更厚，形成由短纤维构成的垂直走向的带状结构，称为内侧副韧带深层。内侧副韧带深层从股骨侧连到半月板和胫骨外周边缘的中点。在前部内侧副韧带深层与浅层因有滑膜囊间隔，能很清楚地分开；但在后部这两层混合在一起，因为深层韧带的半月板股骨部分在接近它的头端附着处倾向于与覆盖的浅层韧带融合。然而，内侧副韧带深层的半月板胫骨部分与覆盖的浅层韧带分开，被称为冠状韧带。内侧副韧带的组成在 MRI 上能很好地显示出来。冠状位片能提供清楚的影像，但轴位片能提供全面的信息。正常韧带在 MRI 上呈低信号。当有部分或完全性撕裂时，纤维变得不清楚，当韧带有水肿或出血时，在 T_2 加权像上显示增高的信号。

第二层和第三层融合形成的后内侧区域由半膜肌肌腱和肌腱鞘的 5 处附着处所加强。半膜肌肌腱在胫骨的后内角有直接的腱性止点，还有一位于内侧副韧带浅层深处的胫骨第二止点。第三区域与内侧副韧带浅层的斜形纤维混合在一起。第四区域成双层向后止于近端半月板之上的关节囊。第五区域向近端和外侧走行至关节囊后部，形成腘斜韧带。

在内侧半月板浅层区域，这 3 层能很明显地分开。在前部、浅层和中层的一部分混合，与来自股四头肌覆盖其上的支持带扩展部融合。中层前部与浅层内侧韧带分开，形成了中层头部，保留为独立的一层，为髌股韧带。在前部，深层尽管为独立的一层，但由于非常薄而难以识别。在后部，第一层变为深筋膜，第二层和第三层融合形成关节囊。

内侧副韧带浅层主要发挥抵抗外翻应力的作用，以对抗胫骨外旋，还在前交叉韧带缺失的膝关节有较弱的对抗胫骨前移的作用。内侧副韧带浅层的纵形纤维在膝关节完全伸直位和 90° 屈曲位均处于张力状态，但在 45°～90° 屈曲位时张力最大。内侧副韧带浅层的斜形纤维看起来在其整个功能中作用较小。内侧副韧带深层在对抗外翻应力的稳定性方面只起到较弱的次要作用。

三、外侧观

膝关节外侧支持结构也分为 3 层。第一层包括浅筋膜（阔筋膜）、髂胫束和股二头肌的后方扩展部。第二层由前部的股四头肌支持带和不完整的后部即 2 块髌股韧带构成。第三层由外侧关节囊构成。在表面覆盖的髂胫束之后，后方的关节囊由 2 层组成。深层由冠状韧带和弓形韧带组成，系统发生学上较新。浅层代表了原始关节囊，包括侧副韧带和腓肠腓骨韧带。膝下动脉在这两层结构之间穿过。

髂胫束是阔筋膜的纵形增厚部分，走行于膝关节外侧，止于胫骨的 Gerdy 结节。一部分纤维又从 Gerdy 结节连到胫骨粗隆。阔筋膜在近端连于外侧肌间隔，并进而连于股骨。阔筋膜在后部与股二头肌筋膜融合。股二头肌由两个头组成：长头与半腱肌共同起于坐骨结节，而短头起于股骨粗线的外侧唇、外侧髁上线及外侧肌间隔。两个头的神经支配均来自坐骨神经，但是为不同的分支，其中长头由胫神经支配。而短头由腓总神经支配。两个头在膝关节上融合为一个共同的肌腱，并分为 3 层，浅层扩张出去，以一个宽的扩张部止于邻近的胫骨近端部分。中层是较薄、较难辨识的一层，包绕外侧副韧带并以一个滑囊与之分开。深层分叉，止于腓骨茎突和胫骨 Gerdy 结节。股二头肌主要作用是屈膝，但还有较弱的伸髋和胫骨外旋作用。股二头肌是膝关节外侧重要的静态和动态稳定装置，尤其在膝关节屈曲超过 30°时。

膝关节外侧支持带包括浅斜支持带和深横支持带。浅斜支持带行于浅层，连接髂胫束和髌骨。深横支持带更致密，由 3 个主要部分组成。髁上髌骨带，又称髁股横韧带，提供上外侧髌骨支持。深横支持带从髂胫束直接连至髌骨中部，提供主要的髌外侧支持。第三部分，髌胫带连接髌骨和胫骨下端。总体上外侧支持带对髌骨的支持比相对的内侧部分的支持力更强。

第三层，外侧关节囊层较薄，为纤维性，在膝关节近端和远端连于股骨和胫骨周边。附着于外侧半月板下边缘，向胫骨关节边缘延伸的部分，又称冠状韧带。外侧副韧带起于股骨外上髁，位于腓肠肌起点的前方。它行于外侧支持带之下，止于腓骨头，与股二头肌肌腱止点混合在一起。外侧副韧带在冠状位 MRI 上显示最好，呈现为低密度的细带状。需要 2~3 个层面才能看到整个韧带的完整结构，因为该韧带为斜行走向。MRI 韧带增厚或由于水肿而使韧带内信号增高，表明韧带损伤或撕裂。

腓肠腓骨韧带为外侧副韧带和弓状韧带之间的致密纤维，起于腓肠肌外侧头内的籽骨，止于腓骨茎突。在关节囊的这个部位复杂的纤维向各个方向走行，通过巧妙的剥离，剥离者几乎可以得到任何他想得到的类型。一部分纤维从股骨外侧髁连至关节囊的后部。然而弓状韧带最坚固和最一致的纤维形成三角带状，从腓骨茎突向上发散，其外侧支致密而坚固。附着于股骨和腘肌肌腱。较弱的内侧支在腘肌上弯曲走行，与腘斜韧带的纤维混合在一起。此内侧支的游离部分呈新月形，腘肌肌腱的外侧部分或股骨部分从它下方出现，止于胫骨。腓肠腓骨韧带和弓状韧带有 3 种变异。在大部分膝关节同时存在腓肠腓骨韧带和弓状韧带，但具有腓肠豆骨的膝关节，腓肠腓骨韧带为主，弓状韧带缺失，然而对于腓肠豆骨缺如的膝关节，则只存在弓状韧带。

腘肌通过一个长约 2.5cm 的强壮肌腱起于股骨外侧髁前部凹槽的凹陷处。此肌腱由滑膜包绕，穿过弓状韧带内侧支下缘，形成一薄扁三角形肌肉，止于胫骨后面腘线近端三角形平面的内 2/3。也有直接附着于腓骨头者。此肌腱也附着于弓状韧带，大约一半的纤维附着于外侧半月板。半月板之下的滑膜向深处疝入肌肉中，形成腘滑囊。腘肌的作用尚存在争议，但它可能在膝关节屈曲时与半月板股骨韧带共同作用，控制半月板的活动。腘肌的主要作用是在膝关节负重位时通过使股骨外旋转，从而使膝关节解锁以允许屈曲，腓肠肌由胫神经发支支配，此分支向远端走行与腘静脉交叉，到达肌肉下缘，进入深层外侧副韧带、后交叉韧带和弓状韧带复合体联合起来作用，稳定膝关节的后外侧角，以对抗外翻应力、胫骨外旋转和后屈曲。这些结构的损伤导致后外侧旋转不稳定。

四、后面观

腘窝外界为股二头肌肌腱，内界为半膜肌肌腱和鹅足肌腱。在远端这个空间由腓肠肌的两个头包绕。腘窝顶部由深筋膜形成，其底部包括股骨的腘面、膝关节后关节囊和腘肌及覆盖的腘筋膜。

股二头肌位于髂胫束之后，形成腘窝外侧壁。半腱肌起于坐骨结节，向远端走行，位于半膜肌表面内侧。半膜肌起于坐骨结节上部和外侧凹陷处。它向远端和内侧走行，位于股二头肌和半腱肌起点的深处。其肌腱形成腘窝的近侧和内侧边界，止于胫骨后内侧面的凹槽。前面已描述有许多扩展部加强关节裂的后内侧部。在正后方，有一个强大的扩展部，称为腘斜韧带，向近侧和外侧走行，与后关节囊和从外侧来的弓状韧带混合。腘绳肌的神经支配来源于坐骨神经的胫神经分支。股薄肌起于耻骨下支，沿大腿内侧向远端走行。在大腿下2/3，这些纤维止于一条长肌腱，位于半腱肌肌腱内侧。它由闭孔神经支配，缝匠肌起于髂前上棘，向远端和内侧走行于大腿的前部，形成收肌管的顶部。它由股神经分支支配。在远端，缝匠肌肌腱变得宽大，较股薄肌和半腱肌不易辨识；它不直接止于胫骨，分散分布的肌腱纤维与膝内侧第一层混合在一起。缝匠肌、股薄肌和半腱肌的肌腱共同组成了鹅足。缝匠肌肌腱扩展部较表浅，覆盖了股薄肌和半腱肌的止点。半腱肌的止点正位于胫骨上股薄肌止点的远端，形成了平均宽度20mm的联合结构；最近端关节止点距胫骨结节尖端的远端平均为19mm，内侧为22.5mm。止于鹅足的肌肉作用为膝关节的屈曲和内旋。

当膝关节屈曲时，股二头肌肌腱可在外侧皮下摸到，在内侧有两条肌腱非常明显，股薄肌肌腱位于半腱肌肌腱内侧。大收肌的坐骨纤维源于腘绳肌肌群。此纤维向远端走行，形成一短肌腱，止于股骨内侧髁收肌结节。股血管通过位于此肌肉止点处的缝隙进入腘窝。与腘绳肌一样，此大收肌部分也由闭孔神经支配。

腓肠肌以一个外侧头起于股骨外侧髁，以一个大的内侧头起于股骨的腘面和股骨内侧髁。外侧头有一大的肌性起点，但内侧头起于内侧髁与内侧副韧带的附着点相邻部分，则为腱性的。两个头融合在一起，与比目鱼肌形成共同的肌腱，在远端变窄，止于跟腱。

跖肌有一小的肌腹，起于股骨外上髁线，位于腓肠肌外侧头的深面。它形成一条非常细长的肌腱，向远端走行位于腓肠肌内侧头的深面。约7%的人跖肌缺如，在人类这是个退化结构。

比目鱼肌起自腓骨骨干后面上1/4和腓骨头，穿过胫后血管神经的肌腱弓及胫骨后面的比目鱼肌线，它的肌腱与跟腱深面交织在一起。腓肠肌、比目鱼肌和跖肌由胫神经支配。

五、活动和功能

膝关节外侧稳定性由几个结构共同维持。在伸直位时，髂胫束纤维至关重要，因为这些纤维附着于股骨近端、胫骨远端，它们可被视为真正的韧带。但是，电刺激阔筋膜张肌和在尸体标本上牵拉髂胫束，导致阔筋膜张肌和臀大肌收缩，并不向胫骨传导，因此髂胫束并不发挥肌腱的作用。在膝关节屈曲时，髂胫束向后移动，变得较为松弛，在屈曲超过30°时，股二头肌肌腱可能成为最重要的外侧稳定结构。

外侧韧带伸直时变紧，但整个屈曲过程中均松弛，弓状韧带也是这样。因此在屈曲过程中，向外侧旋转的可能比向内侧程度更大。外侧半月板的附着和屈曲时支持韧带的松弛允许这种旋转运动，此外，股骨在胫骨上有较大程度的旋转，因此在内侧这种旋转运动很小。腘肌肌腱在外侧半月板上的附着使半月板被牵拉向后，避免了膝关节屈曲时的半月板嵌顿现象。

前交叉韧带包括了两种功能性束带，即前内带和较粗壮的后外侧部分。伸直位时，韧带看起来像是扁平带状，后外侧大半韧带紧张。几乎在屈曲刚开始时，较小的前内侧带变紧，而其余大部分韧带则松弛。屈曲时是前内侧带提供了对抗胫骨前移位的主要限制力。

后交叉韧带包括两个不可分割的部分，前部构成了韧带的大部分，后部较小的部分斜行走向胫骨后部。伸直位时韧带大部分松弛，只有后部紧张。屈曲时，韧带大部分变紧，小部分松弛。

前交叉韧带既对抗过伸，又对抗内外旋转。假设前交叉韧带是完好无损的，后交叉韧带在膝关节屈曲时控制后稳定性，但在过伸时则无此作用。

前交叉韧带伸直位时紧张将股骨外髁固定在前部，这样只有在股骨同时内旋时才可继续运动到过伸位。

旋转发生于通过股骨内髁中心的轴线，起于此髁被外侧副韧带浅层附着处。如果此韧带断裂，旋转轴向外偏转。因为旋转时的旋转轴内移，胫骨外旋通过股骨外髁的前移使得前交叉韧带松弛，同时使后交叉韧带受到牵拉。内旋时相反，牵拉前交叉韧带，松弛后交叉韧带。

胫骨沿股骨的旋转运动发生于整个运动过程中。前交叉韧带在屈曲时限制外旋，但限制内旋作用很小。伸直时前叉交韧带对抗外旋，较小程度地对抗内旋。因此，对于交叉韧带的精确功能还有许多不同意见。

上述结构功能不全时，就会产生膝关节稳定障碍，如单纯侧副韧带损伤时，会产生内翻或外翻松弛。交叉韧带损伤时，则产生前拉或后推松弛。但此种直线不稳少见。临床上常遇到的是旋转不稳，如后内侧组韧带、内侧半月板及前交叉韧带损伤时，则膝关节纵轴外移，胫骨内侧髁可过度前移，产生常见的前内侧旋转不稳。当后外侧组韧带损伤，外侧半月板及前交叉韧带损伤时，此时膝关节纵轴内移，胫骨外侧髁可过度前移，产生前外侧旋转不稳，同样，如伴有后交叉韧带损伤，则可产生后外侧或后内侧旋转不稳。韧带松弛或断裂产生的膝关节不稳，可由肌腱紧张来代偿。

膝关节不仅是一个屈戌关节，又因半月板的形状和活动功能，其具有某些球窝关节的特征，即不仅能屈伸，还具有一定范围的旋转运动。这些运动的配合，使人们能完成日常生活的走、跑、跳等活动。

膝关节单一运动的完成：膝关节在伸直位时，各韧带紧张，骨及软骨接合紧密，无旋转余地。在屈曲位时，则外侧及内侧副韧带后部、后关节囊、腘斜韧带等松弛，股骨髁后部弧度大的部位与胫骨髁面接触点小，使膝易于产生一定范围的旋转活动。

（1）膝关节的伸直运动：膝关节由屈位伸直时，由股四头肌牵拉，此时两股骨髁向前转动并向后滑动，股骨内侧髁大且弧度较长，故其转动及后滑较外侧为快，外侧及内侧副韧带变紧张，交叉韧带紧张，以阻止股骨前移和膝过伸。在接近完全伸直的最后10°~15°时，股骨外侧髁的转动及后滑已完成，内侧髁连同内侧半月板加速进行其后滑，使股骨在胫骨面上做一定内旋，致外侧副韧带进一步紧张，前、后交叉韧带相贴而分开，内侧副韧带前部前移，后部与腘斜韧带皆拉紧，使整个关节交锁稳定。股骨、半月板及胫骨间也嵌紧稳定。

在伸膝时，股四头肌各部产生的合力拉髌骨向上，通过髌韧带将小腿伸直。此时，髌骨逐渐由上部关节面与股骨髌面下部的接触，渐变为下部关节面与股骨髌面上部接触。特别在最后10°~15°时，髌骨沿股骨髁做较大前移，股四头肌也增加其拉力的60%，加大力矩，使膝完全伸直。

在膝伸直过程中，由阔筋膜张肌及臀大肌牵拉的髂胫束起稳定作用，但其伸膝作用尚不肯定。由于伸膝常与伸踝及伸髋有联系，特别在负重直立时，臀大肌抗股骨向后，腓肠肌和比目鱼肌拉胫骨向后，起协助伸膝作用。

（2）膝关节的屈曲运动：膝关节由伸直位开始屈曲时，先由腘肌牵拉胫骨内旋或股骨外旋，此时股骨内髁连同内侧半月板前移，使膝先纠正在最后伸直过程中的外旋。腘绳肌的牵拉以及部分腓肠肌的作用使膝屈曲，同时髌韧带及髌骨逐渐陷入股骨髁间，以控制股骨的活动。

（3）膝关节的旋转运动：膝关节只能在屈曲位时，才能做内、外旋活动。一般膝关节屈曲90°时，膝的旋转度最大。膝关节在屈曲45°时平均旋转40°。膝关节的外旋主要依靠股二头肌及髂胫束，内旋时则腘肌起主要作用。

第二章　膝关节损伤与疾病的诊断方法

第一节　膝关节物理检查

医生在问诊后应对患者进行体格检查，然后再看患者带来的各种影像结果和化验结果。这样可以避免一下就将思维固定在某个方向上。另外，医生不应该怕麻烦，在照顾患者羞耻心的基础上尽可能地让患者少穿衣服，这是避免漏诊极为重要的细节。体检时应该先让患者站立或坐位，从前、后、左、右进行观察并对比。即使不能坐立的患者也要尽可能对其全身状况进行观察。观察的顺序应该按照下列顺序：①视诊（inspection）；②触诊（palpation）；③活动（assessment of mobility）；④听诊（auscultation）；⑤测量（measurement）；⑥神经学检查（neurological examination）；⑦日常活动相关的综合功能（comprehensive function related to daily activity）。

一、视诊

1. 步态　首先观察患者的步态。出现跛行可能有以下几种步态。

（1）疼痛跛行（antalgic gait）：负重期明显缩短的步行。

（2）下肢短缩步态（limp due to short leg）：身体明显高低起伏的步态。

（3）关节变形挛缩步态（limp due to joint deformity or contracture）：关节固定在某一位置上的异常步态。

（4）关节不稳定步态（limp due to joint instability）：关节破坏或韧带断裂造成的异常步态。

（5）肌无力步态（limp due to muscle weakness）：典型的肌营养不良的摇摆步态和臀中肌麻痹的臀肌步态。

（6）末梢神经麻痹性步态（limp due to peripheral nerve palsy）：典型的如腓总神经麻痹造成下垂足的高抬腿步态—跨越步态。

（7）弹性下坠性步态（elastic falling limp）：股骨头脱位后在肌肉内移动的步态。

（8）痉挛性步态（spastic gait）：高位中枢神经损伤的步态，典型的剪刀步态。

（9）失调性步态（ataxic gait）：如同醉酒样的步态，典型的有小脑性步态、脊髓结核样步态。

2. 体型 胖瘦高矮和有无特殊体态很重要。例如，肥胖可能容易造成骨性关节炎和小儿股骨头滑脱症，短颈可能会颈椎畸形，过瘦可能出现骨质疏松症等。

3. 姿势 是否有驼背，还要观察驼背的形态，如圆背可能是舒尔曼病或骨质疏松症。角状后凸可能是结核性后凸畸形或先天性畸形。

4. 四肢畸形 要观察是否粗细长短和畸形。

5. 皮肤异常 颜色：苍白，红肿，色素斑等。光泽：肿胀会光泽增加，神经麻痹会皮肤发干，无光泽。静脉怒张：下肢静脉曲张，下肢血栓。异常毛发：腰骶部毛发可能是脊柱裂。肿块：可能是脂肪瘤，迅速增长的可能是恶性肿瘤，耳后的肿块也可能痛风结节。瘢痕和窦道：烧伤史，或外伤后的瘢痕，有时是瘢痕体质。窦道可能是慢性感染的表现，要特别注意结核。有时可以发现髋关节或是脊柱畸形的原因是感染。肿胀：一般表明局部外伤或炎症。

二、触诊

对所有的骨性标志进行触诊。确定 Q 角、Gerdy 结节、腓骨头、股骨髁、髌骨边缘及胫股关节间线。通过挤压髌上囊可对关节腔积液量进行分级：少量液体（1 级），髌骨轻度隆起（2 级），髌骨明显隆起（3 级），关节腔积液张力明显致髌骨无法向股骨髁间窝下压（4 级）。如果视诊发现肌肉萎缩，应立即进行量诊。大腿周径的测量应在膝关节充分伸直的情况下，在髌骨上方测量周径，行双侧对比。腓肠肌的测量应取其周径最长处。捻发音本身不一定是存在异常情况的证据，但应记录其部位，以供日后参考。它可能与髌股关节内侧或外侧的关节面以及胫股内侧或外侧的关节面有关。

皮肤温度：发热可能是炎症、肿瘤，温度低可能是麻痹。

肌腱：肌紧张可以触及张力很高，麻痹则张力低。跟腱断裂可以触及凹陷。

关节肿胀：关节炎症的表现，膝关节可以触及浮髌征。

压痛和叩击痛：是最常见的异常所见。局部炎症和创伤的表现，骨折时常观察是否有垂直力量传导的局部疼痛，神经损伤时观察损伤部异常叩痛如麻飕飕感觉或蚁走感，称为 Tinels 征。

骨：骨骼接近体表的部分，可以触及是否弯曲，隆起，缺损，断裂的异常活动。

三、关节活动

要分别观察主动和他动的关节运动情况。如果二者活动范围有区别称为自主运动不全，一般是麻痹造成。如果关节运动受限为关节挛缩，多数是关节外软组织的原因造成；关节运动消失称为关节强直，一般是关节内的原因，关节活动完全消失称为骨性强直，有一点活动称为纤维性强直。每个关节都有活动的正常范围和最容易发挥功能的体位。如果关节活动范围过大称为关节松弛，全身性关节松弛可能是特殊的疾病，如埃勒斯—当洛斯（Ehlers-Danlos）综合征、马方综合征等，可以由几个动作看出，如肘关节、膝关节、腕关节、指关节的过伸动作。正常结构损伤造成超过正常的活动范围称为动摇关节。韧带损伤造成的异常活动为关节不稳定。

髌股关节的检查包括静态与动态评价两部分。应确切记录髌骨从完全伸直到屈曲的全程运动。在完全伸直时，髌骨与中间嵴相接触，其外侧面与髁间窝的外侧接触。随着关节屈曲，髌骨向内侧移动，其各个面与股骨踝的接触也逐步增加。

由于膝关节屈曲至 30°时髌骨面才会与股骨髁间窝接触，在屈曲到这个角度时，应该可以扪及内侧和外侧的髌股关节。当内侧或外侧髌股关节有可疑压痛或有捻发音时，应评估髌股内侧和外侧的触痛。

检查胫股关节时，应注意关节附近有无囊性物（腱鞘囊肿）、局限性压痛、捻发音、弹响及咔嗒音。纤维软骨损伤或变性均会造成半月板损伤。当半月板损伤时，查体会发现关节间隙压痛伴有弹响或咔嗒音。损伤的半月板移位会造成关节活动度受限。膝关节不能完全伸直提示关节交锁。

半月板损伤的检查分为两类：一类是通过触诊发现压痛点或咔嗒音，另一类是通过旋转关节间隙产生疼痛。

基本的触诊试验包括 Bragard 试验、McMurray 试验及第二 Steinmann 试验。①Bragard 试验是将手指按压于关节间隙，外旋胫骨、逐渐伸膝，压痛加剧即为阳性。该试验使半月板向前、更接近检查者的手指。内旋屈曲膝关节压痛缓解。如果是股骨或胫骨关节面不规则造成的压痛，则在屈曲位和伸直位疼痛无变化，而且在关节活动时压痛部位始终固定；②McMurray 试验是指在关节间隙有可触及的弹响。检查内侧半月板时，膝关节全屈曲位，外旋胫骨、逐渐被动伸膝时出现弹响为阳性。检查外侧半月板时，膝关节全屈曲位，内旋胫骨、逐渐被动伸膝时出现弹响为阳性。如果在完全屈曲及屈膝刚开始时出现弹响，一般认为损伤更靠近后方。如果在接近伸膝位的关节间隙弹响提示损伤可能更靠近前方；③第二 Steinmann 试验是指在膝关节屈曲位时压痛移向后方，伸直位时压痛移向前方，说明损伤的半月板在随膝关节活动而移动，而关节间隙的病变在膝关节活动过程中压痛位置始终固定。

其他试验包括在膝关节旋转活动中引出疼痛的几个试验。①Apley 试验通过研磨压迫胫股关节面，如引出疼痛，则提示半月板损伤。Apley 试验也可通过牵引分离关节面来进行。如果分离试验引出的不适感轻于压迫试验引出则提示半月板损伤合并固定的关节间隙病变。如果两者引出的疼痛程度相同，提示关节面病变（如继发于骨关节炎的关节面不规则）；②Bohler 试验是对膝关节施以内翻和轴向压力，如引出疼痛，则提示内侧半月板损伤（施以外翻和轴向压力可诊断外侧半月板损伤）。鸭步会使损伤的半月板后角压力增加，引出疼痛；③当关节交锁时应采取 Helfet 试验。由于正常活动受限，胫骨结节不能随伸膝曲外旋，Q 角也因此不能随伸膝增至正常。伸膝时膝关节不能正常外旋也是阳性体征；④Payr试验是让患者处于 Turkish 坐位，对膝关节施以向下的压力，如果存在内侧半月板损伤，便会引出内侧疼痛；⑤第一 Steinmann 试验（又称 Mecke 试验）是使膝关节屈曲90°，然后突然外旋胫骨。如果存在内侧半月板损伤，会产生内侧关节间隙疼痛。当怀疑外侧半月板损伤时，可通过胫骨内旋进行检查。

四、韧带和周围关节囊结构的检查

应力试验可以评价内、外侧副韧带，前、后交叉韧带，后内侧和后外侧关节囊结构的状态。膝关节完全伸直时的外翻防力试验可检查内侧副韧带和后内侧关节囊。膝关节屈曲30°由于此时关节囊得到松弛，可用来单独检查内侧副韧带。因此，充分伸直位可评价韧带和关节囊，而屈曲位可单独评价韧带。类似的在充分伸直位和屈曲 30°位时也可通过内翻应力试验来评价外侧副韧带和后外侧关节囊。在应力试验中，检查者应记录应力的终点。检查者通过确定关节打开的程度，可将其分为 I ~ III 级或用毫米的数值记录。没有一种检查方法是绝对客观的，而笔者建议采用分级系统。对于应力试验的 I 级损伤是指在应力下关节几乎不能或完全不能打开，但试验会引起沿侧副韧带走行的疼痛，尤其在损伤的部位。II 级损伤指关节有一定程度的打开但有一明确的试验终点。III 级损伤是指几乎无明确试验终点，关节可以自由打开。

有许多试验可对前交叉韧带的完整性进行检查。Lachman 试验和前抽屉试验是分别在屈曲 30°和 90°时对胫骨施加前向的应力。一般认为，Lachman 试验对于交叉韧带的后外侧束更为敏感，而前抽屉试验对前内侧束更敏感。如膝关节屈曲 30°时主动收缩股四头肌，在伸膝前，由于前交叉韧带受损，后移的胫骨会被股四头肌的收缩拉向前方。

屈曲旋转抽屉（FRD）是建立在 Lachman 试验的基础上，并强调在屈曲 15°~30°位时胫骨的运动和股骨的旋转。从屈曲 15°位时开始，对胫骨施以前向的拉力，可引出胫骨的前半脱位，Lachman 试验中更为多见。如果膝关节进一步屈曲，胫骨复位到股骨并可听见金属碰撞样沉重的声响，同时伴有股骨的内旋。

牵拉试验、轴移试验和 Losee 试验强调胫骨在股骨下的前外侧运动。Lachman 试验、抽屉试验和 FRD 可用于检查完全清醒和未经治疗的患者。但前外侧试验会引起患者明显的不适，因此近期膝关节受伤的患者很难耐受。对于慢性膝关节不稳的患者，进行检查相对容易，患者往往能够配合检查者进行试验，并且会主诉这种运动及引起的不适与发生膝关节不稳时的实际感受类似。

牵拉试验是在关节屈曲、胫骨内旋时对腓骨头向前施力，同时使膝外翻。造成胫骨外髁前向半脱位。当被动伸膝时，胫骨会恢复原位并发出金属碰撞样低沉的声响，有时甚至可以看到胫骨的复位。

轴移试验是使患者充分伸膝，内旋外翻胫骨，对腓骨头向前施力。开始屈膝时会出现胫骨外侧向前半脱位，加大屈膝角度，胫骨恢复原位。此试验偶尔会引出内侧关节间隙疼痛，这提示合并内侧半月板损伤。

Losee 试验与牵拉试验类似。膝关节屈曲、外翻，胫骨外旋，产生半脱位，膝关节逐渐伸直，内旋胫骨，胫骨恢复原位，也会产生类似牵拉试验的响声。此试验的重点是胫骨外旋时的半脱位。

后交叉韧带的评价有两个基本试验和一个改良试验。后 Lachman 试验是在屈曲 30°位对胫骨向后施力。后抽屉试验是在屈曲 90°位，对胫骨向后施力。有学者认为充分伸直时的内翻应力试验可检查后交叉韧带。如上所述，充分伸直并内翻，膝关节外侧间隙打开，可检查外侧副韧带和后外侧关节囊结构，一些检查者认为如果后交叉韧带完整，则外侧间隙无法打开。也有学者认为后交叉韧带完整时内翻应力检查也可以有阳性结果。有时对于关节打开的程度进行分级有助于判断损伤的程度。I 或 II 度松弛一般涉及外侧副韧带和后外侧关节囊损伤，而后交叉韧带通常正常；而其有明确终点的 III 度松弛可能涉及后交叉韧带损伤。

慢性后交叉韧带松弛的膝关节通常会出现后方的塌陷，如患者膝关节位于屈曲 90°位时主动收缩股四头肌，在伸膝前，后移的胫骨平台被股四头肌的收缩拉向前方。

Slocum 试验可评价后内侧关节囊。当胫骨外旋时，后内侧关节囊会收紧，前移的幅度比中立位旋转的抽屉试验小。当后内侧关节囊受损时，Slocum 试验会发现胫骨前移的幅度增加，并且胫骨有"外滚"的趋势。

屈曲 90°位、胫骨内旋的前抽屉试验可检查后外侧关节囊。如果后外侧关节囊受损，胫骨在内旋位抽屉试验时向前移动的幅度较中立位抽屉试验增加，并且胫骨有"内滚"的趋势。过伸反张现象与后外侧关节囊受损有关。如果保持充分伸直，由于缺乏后外侧关节囊及其支持结构，会出现膝关节过伸和胫骨向外旋转。反轴移试验是在膝关节屈曲、胫骨外旋位，随着膝关节伸直，胫骨恢复原位并可触及金属碰撞样感觉，提示后外侧关节囊受损。

在检查韧带和关节囊结构时，应对损伤的部位进行所有的试验。尽管有复杂的计算机和检查设备，膝关节的骨科检查法仍是诊断支持结构损伤有效的方法。有时尽管经过体格检查、磁共振成像和局部浸润麻醉，但膝关节诊断性评估仍不完全。有时检查者更愿意使用那些较敏感的应力试验，但在麻醉下检查以及进行关节镜检查来明确损伤的解剖改变也是必要的。重要的是，准确诊断是准确治疗的关键。

五、量诊

主要测量肢体长度和周径以及关节活动度。

1. 四肢长度　肢体一定要放在中立位，两侧按照同样的标准点进行测量。

上肢：为肩峰到桡骨茎突的距离。

前臂：肱骨外上髁到桡骨茎突，或者尺骨鹰嘴到尺骨小头的距离。

上臂：肩峰到肱骨外上髁的距离。

下肢：髂前上棘到内踝的距离（spina malleolar distance，SMD），这和下肢位置关系很大，两侧一定放在相同的肢位。或者大转子到外踝的距离（trochanter malleolar distance，TMD），但是没有包括股骨颈和股骨头，很多人就是因为这部分异常产生下肢不等长的。

2. 四肢周长　上臂在肱二头肌腹部位，前臂在最粗的部位，大腿在髌骨上 10cm，小儿在髌骨上 5cm。小腿在近 1/3 的最粗部位。

3. 关节活动度　关节活动度（range of motion，ROM）的测定标准使用中立位 0° 法进行测量，就是将关节的中立位设定为 0°，在此位置开始的活动为实际测量度数。如膝关节伸展为 5°，屈曲为 135°。如果达不到中立位则标为负值，如膝关节不能伸直到中立位，差 20°，则标为伸展 −20°。

观察患者的步态和下肢的站立姿态。触地相时间缩短提示该侧为伤侧肢体。肢短性步态可伴有严重的膝关节内翻或外翻畸形，应进行肢体长度的测量。在研究触地相时，应综合分析膝关节内翻或外翻与股骨内外侧移位的关系。通过测量胫股角以了解下肢临床对线，解剖轴不同于机械轴，机械轴是立位 X 线上由股骨头经膝关节至踝关节的连线。通过使用量角器测量大腿与小腿的夹角，可以了解有无内翻或外翻畸形。这些测量也可以用于 X 线片的测量。

髌骨对线受到股骨颈前倾、胫骨旋转、髌骨面的个体解剖差异以及股骨髁间窝深度与角度的影响。Q 角是胫骨结节中点与髌骨中点连线和髌骨中点与髂前上棘连线的夹角。正常值是 10°~20°，也受股骨颈前倾和胫骨旋转的影响。测量时，取仰卧位，髋关节和膝关节充分伸直。如果膝关节轻度屈曲，由于胫骨相对于股骨内旋，Q 角会减小。

临床上关节腔积液有时很明显。因此在记录主动活动范围的同时，也应记录屈伸受限的程度，以便于通过触诊和检查被动活动范围进一步评价膝关节的活动范围。依照惯例，完全伸直为 0°，屈曲度可以用角度或足跟与臀部的距离来记录。伸直受限提示存在膝关节迟滞、交锁或屈曲挛缩。屈曲受限提示存在关节腔积液、疼痛或伸直挛缩。

股四头肌的萎缩有时通过视诊即可发现，提示该侧为伤侧肢体。应进行肢体的周径测量及触诊。

六、神经学检查

（一）感觉检查

1. 浅表知觉　包括触觉、痛觉和温度觉。主要在脊髓丘脑侧束传导。检查时应该按照感觉分布图进行感觉检查，注意从正常部位向异常部位逐步进行，注意进行左右对比。可以以正常为 10，异常部分让患者评价为十分之几。

（1）触觉：使用柔软的毛笔或脱脂棉片进行检查，结果采用触觉迟钝、触觉消失、触觉过敏进行记录。

（2）痛觉：使用专用检查针或磨钝的针头进行检查，交界区可能会不清楚。结果采用痛觉迟钝、痛觉消失、痛觉过敏进行记录。

（3）温度觉：使用 42℃的温水和 10℃的凉水分别装在试管里进行测试，分别接触皮肤 3s，通过和正常部位对比得出结果。结果采用温度觉迟钝、温度觉消失、温度觉过敏进行记录。

（4）错感觉：浅表感觉障碍，感觉到和实际外界刺激不同的感觉，如麻酥酥的感觉或烧灼感。

2. 深感觉　不用视觉感知关节运动方向和位置的感觉。主要走行在脊髓后索。通过位置觉和震动觉来检查。

（1）位置觉：患者闭目状态下，使用拇指和示指从侧面把持要检查的患指进行屈伸的检查。

（2）震动觉：使用音叉在骨突的部位进行检查，主要观察患者能够感觉到震动的持续时间，并和正常部位对比。

（3）深部痛觉：对于睾丸或跟腱的压力，一般可以有强烈的痛感，脊髓结核可以感觉减退，神经炎可以过敏。

3. 复合感觉　手拿物体不用视觉也能分辨形态和质地，在皮肤上写字也能感知字的内容属于复合感觉，主要和大脑前叶相关。常用的检查法是两点识别法，一般用两点间最小距离表示。正常指尖部 3~5mm，手掌 7~10mm。

（二）反射

1. 腱反射　肌肉放松状态，被检肌腱轻度牵拉状态下快速敲打肌腱，引发的肌肉瞬间收缩。一般分为正常（+），低下（+-），消失（-），轻度亢进（++），亢进（+++），显著亢进（++++）。脊髓损伤平面以下的反射会出现亢进，马尾和末梢神经损伤会出现低下或消失。反射一般可以用图示的方法进行标示。

霍夫曼（Hoffmann）反射和瓦滕贝格（Wartenberg）反射属于腱反射的一种，虽然它们的出现常预示着脊髓功能障碍，但并不是病理反射。

2. 浅表反射　刺激皮肤或黏膜引起瞬间可见的肌肉收缩。多数见于锥体束障碍，也可见于感觉障碍。常用的反射有腹壁反射（T_7~T_9，T_{11}~T_{12}），提睾反射（T_{12}，L_1），肛门反射（S_2~S_4），足底反射（L_3，S_2）。

3. 病理反射　皮肤表面刺激引起的异常足趾运动。巴宾斯基（Babinski）反射：划足底外侧引发足趾背伸动作；查多克（Chaddock）反射：划足背外侧出现同样的足趾运动。病理反射标记为阳性（+）或阴性（-），阴性为正常，阳性反映锥体束障碍。

4. 阵挛　肌腱快速被动伸展时，肌肉出现节律性连续收缩。反映锥体束障碍。常用为髌阵挛和踝阵挛。

（三）日常动作相关的综合功能的判断

1. 上肢　手是否可以触摸口唇，是否可以自己洗脸洗头，是否可以自己梳头，是否可以穿衣服，是否可以系扣子，是否可以手摸到后腰，是否可以搬动椅子，是否可以双手支撑身体，是否可以捧碗，是否可以握拳，是否可以用手指捏东西，是否可以使筷子，是否可以闭眼拿东西和识别东西，手指是否可以屈伸运动。

2. 下肢　是否可以不用支撑从椅子上站立，是否可以单足站立，是否可以足尖站立和行走，是否可以足跟站立和行走，是否可以下蹲，是否可以上下台阶，是否可以盘腿，是否可以做二郎腿，是否可以脱袜子，是否可以伸膝抬腿。

3. 躯干和四肢的综合功能　是否可以翻身，是否可以不用手支撑起床，是否可以从地上捡东西，是否可以进行便后擦拭。

七、关节痛和关节肿胀的检查

（一）关节检查的特点

表浅关节疼痛肿胀是脊柱外科最常见的表现之一，在体检上有一些特别要注意的地方。从关节疼痛肿胀的一些特征可以找到诊断的重点方向。

1. 单关节还是多关节　单关节发病首先考虑局部因素，局部关节的骨、软骨或滑膜、韧带损伤、剥脱性骨软骨炎等。另外一些代谢性疾病也可能首先表现在单关节发病，如痛风、假性痛风等。关节化脓性感染也多是单关节发病，包括血源性感染。而多关节发病可能首先要考虑类风湿关节炎。另外，病毒性感染、白血病也可能是多关节发病。如果化脓性关节炎是多发的，一定要考虑有免疫功能不全的可能，如艾滋病等。

2. 是否双侧发生　类风湿关节炎、病毒性关节炎、骨性关节炎可能经常是左右双侧性发病，虽然不一定是对称性的。

3. 是否伴有发热　关节炎一般不伴有发热，但是有些是伴有发热的，如急性化脓性关节炎。类风湿关节炎可能会发热，如果 38℃ 以上要考虑系统性红斑狼疮、成年人 Still 病、青少年性类风湿关节炎，后两种疾病有峰热（spiking fever）的特点，上午低热，下午和晚上高热，可以相差 3~4℃。而风湿病体温一般不会超过 37℃。其他要考虑的如败血症、病毒感染、胶原病等。特别要注意的是免疫功能不全的患者即使发生化脓性关节炎也不一定发热。

4. 是否伴有皮疹　儿童的关节炎有时候要靠皮疹来鉴别，如青少年性类风湿和风疹都可以造成关节炎，但是一旦出现特殊的环状皮疹可以断定是青少年性类风湿造成。另外成年人的关节炎也可能会先出现皮疹，如掌跖脓疱症和干癣性关节炎就是先有皮疹再有关节痛。

5. 关节痛和关节周围组织痛需要鉴别　关节周围常有滑囊，也是常发生炎症的地方。如膝关节后内侧痛可能是鹅足滑囊炎，40 岁以下肩关节痛可能是非交通性肩峰下滑囊炎，而 50% 的腘窝的腓肠肌内侧头附近的半膜肌滑囊炎和膝关节有交通。

肘关节处的淋巴结肿胀也要注意和关节炎鉴别。可能是局部软组织肿瘤；如果有猫饲养史，也可能是猫抓病。

肌肉和肌腱的病变也需要鉴别，60 岁以上急性双侧肩胛和臀部痛可能是类风湿性多发肌痛症；血清反应阴性脊柱关节病常在肌腱附着部位出现炎症性疼痛—肌腱炎。另外身体多处疼痛、肌肉僵直和疲劳感主诉的人要考虑纤维性肌痛症。

6. 关节肿胀和肿瘤的鉴别　关节周围是肿瘤的好发部位，如腱鞘囊肿、血管瘤、外生性骨软骨瘤、嗜酸性肉芽肿及比较少见的滑膜肉瘤，要注意和寄生虫病鉴别。

（二）关节肿胀的触诊

关节肿胀只能在比较浅表的关节触摸到，如膝关节、腕关节、踝关节等，而肌肉包裹较多的关节很难通过触诊发现。触诊是检查关节肿胀的重要方法。首先要注意鉴别是一般的关节痛还是已经到了关节炎的状态。如果是单纯的关节痛，一般不会出现关节局部的热感，如果触诊发现关节明显比其他关节热度高，应该考虑关节炎。检查时注意进行两侧的对比。另外，关节炎会出现关节滑膜的肿胀肥厚，指间关节会出现梭形肿胀，关节四周会有明显的压痛。如果只是手指的肌腱滑膜的炎症，只会在肌腱走行的部位有压痛，而其他关节部位如两侧不会出现压痛。

关节出现炎症时可能出现关节内积液。有的可以通过触诊检查，积液明显者可以触及液体压力的传导。膝关节有特殊的检查方法—浮髌征，检查方法是用一只手的示指和拇指形成一个 U 形压迫，在髌骨的上方和侧方压迫关节囊，另一只手反复按压髌骨触查是否有浮动的感觉，有积液者会有明显的浮动感，即为阳性。

第二节　影像学检查

近几十年现代影像学的发展，使过去依靠经验判断的许多疾患得到了明确诊断。特别是 CT 和 MRI 等的综合应用，使许多骨关节疾病的诊断更加直观、准确。膝关节的影像学检查，对骨科医生来讲，虽然比全身其他诸大关节更要熟悉，但因未能接受现代影像学训练，仍有许多专业医生还不能自如地运用骨关节影像学资料，即使获得了这些资料也不善于正确判断，以致贻误了适时诊断和治疗时机。

在现代影像学发展中，虽然 CT 和 MRI 占据着有利优势，但膝关节 X 线摄片和造影仍然具有传统优势地位，既廉宜又简捷，作为最初的筛查手段，仍是普遍认可的基本方法。

一、X 线检查

（一）膝部骨关节 X 线检查

膝骨关节损伤是常见的骨关节损伤之一，其发生率在下肢损伤中居第 2 位，仅次于髋关节。膝关节损伤包括关节挫伤、韧带断裂、骨折和脱位等，多属复合损伤。膝关节损伤后，因局部肿胀严重，疼痛剧烈，物理检查只能了解受伤的大概部位，很难判定损伤类型和程度。患者多为突然发生的意外情况致伤，很难叙述清楚受伤时下肢和膝关节所处的位置和外力的方向，给准确诊断造成困难。因此，对每一例膝关节损伤的患者，在物理检查的基础上，必须进行 X 线摄片检查，以明确损伤的部位和类型，给正确的治疗提供帮助。但有时常规 X 线摄片也可能不完全反映损伤的全部情况；有时因骨折或脱位在搬运中可自行复位，特别是膝关节韧带损伤，X 线摄片仅能显示软组织和膝部肿胀，这时需要加摄特殊位 X 线片，或做应力摄片，与损伤病史、临床检查相结合，有助于作出正确的诊断。

膝骨关节周围的 X 线解剖影像：正常膝骨关节周围软组织由皮肤、皮下组织、肌肉、肌腱组成。在日常 X 线检查中，往往只注意有无骨折，而关节周围软组织变化易被忽视。X 线检查确定软组织损伤的主要根据是关节囊外脂肪层的变化。在正常 X 线摄片上，膝关节前后脂肪层显示较为清楚，肌肉和肌腱可借肌间脂肪层及膝关节前、后脂肪层形成对比，而勾画出其部分轮廓。

1. 膝关节前脂肪层　正常成年人膝关节的前脂肪层长 2.0～3.0cm，厚 2.0～2.5cm，呈三角形，分布在胫骨近端前缘髌韧带之后，称为髌下脂肪垫，其间有多个翼状襞与关节囊相系。X 线侧位片可见脂肪垫三角形透亮区，其中有不规则的网状结缔组织翼状襞。脂肪层的后方隐约可见密度增高的半球形阴影，即前关节囊，因脂肪层包绕在关节囊的周围，故在关节囊阴影中仍可见透亮的脂肪组织阴影。

2. 膝关节后脂肪层　膝关节后脂肪层较前脂肪层小而薄，正常成年人长 5cm 以上，个别人较短可在 3cm 左右，最大厚度可达 2cm，也呈三角形或不规则形。前缘以股骨和胫骨及后关节囊为界，后缘紧贴在诸多肌腱的前方，上下端向上下延伸与肌间脂肪相连。肌肉发达者，上部有股四头肌、腘绳肌、股二头肌等，比目鱼肌的跟腱端向前膨隆，致使后脂肪层上部被压变薄，肌肉不发达者，脂肪层后缘则呈直线向上，与肌间脂肪延续。X 线侧位片上，在透亮的脂肪层中，被纵行、平行、斜行或不规则方向行走的结缔组织结构分隔。该脂肪层的前下方密度稍高，为后关节囊，与脂肪层界限不清，有时呈半球形阴影。

3. 膝关节出血的 X 线影像

（1）关节囊内出血影像：膝关节损伤中，关节内的骨折或严重的韧带撕裂者，都可引起关节囊内的出血，由于膝关节内、外侧关节囊紧贴在内、外侧韧带外侧，囊壁很紧，囊腔很大，少量囊内出血时在 X 线正位片上缺乏特征。关节囊的髌上囊因适应膝关节的屈伸活动，囊壁松弛，囊腔较大，囊内出血多时可引起前后髌上关节囊的膨隆，X 线侧位片上显示前、后关节囊密度增高，髌上囊和膝后方呈半球形膨隆。当后侧关节囊破裂时，血液可溢入前脂肪层、后脂肪层、肌间和大腿下段与小腿上段皮下。

（2）关节囊外出血影像：膝关节的严重损伤，如韧带断裂、髌骨脱位及股骨和胫骨内、外髁骨折均可引起关节囊破裂和骨间膜断裂，从而发生关节囊外出血和软组织水肿，

X线检查显示为前后脂肪层变窄和密度增高，后关节囊外脂肪层的改变较前脂肪层更明显。这是因为前关节囊比较坚固，后关节囊易破裂。关节囊外出血、水肿的X线检查变化是：后脂肪层受压变窄，是后侧屈肌肿胀、膨隆、压迫后脂肪层造成的。后脂肪层出血引起条索状或散在密度不均阴影，与一般软组织肿胀相似，这种变化表现为脂肪层结缔组织间隔水肿，呈多数粗大不规则条索状结构。

4. 膝关节损伤软组织X线影像的意义 膝关节损伤在有明显病史、症状而无明显骨折时，观察软组织的改变是相当重要的，有时甚至可以成为主要的诊断依据。

（1）常规X线及临床检查有明显软组织改变而未见骨折，应进行其他位置的摄片检查，往往可以发现有撕脱骨折，甚至有严重的韧带损伤及髌骨脱位。

（2）应力下摄片。握患者的踝足部在膝关节内翻和外翻力状态下摄正、侧位片，观察膝关节间隙和胫腓远侧联合间隙的改变。

（3）X线检查如有上述软组织变化，当时虽未发现骨折，应注意随诊，以防不完全骨折等某些异常漏诊。

（4）X线检查出现上述软组织变化，无骨折时可能标志着有严重的关节韧带损伤甚至完全撕裂，因而有必要在X线检查报告中详细记录软组织所见，必要时可做关节造影检查，以进一步明确诊断。

（二）膝关节的正常X线解剖

1. 后前位（正位）膝关节摄片 患者仰卧于摄影台上，对侧膝部屈曲。被检查侧下肢伸直，将膝关节放于暗盒中心，膝关节置0°摄片。

后前位膝关节的X线影像学特征：膝关节由股骨远端与胫腓骨近端联合组成关节，关节间隙呈"H"形，均匀等宽，X线正位片能清楚地显示膝关节，股、胫骨的前后面影像有以下特征。

（1）关节面：股骨远端关节面与胫骨关节面相互平行，股骨远端双髁隆起，关节面与胫骨平台上面凹槽吻合。股骨轴线与膝关节水平线外侧交角为83°。应与对侧X线检查相比较。

（2）纵轴线：股骨干的纵轴线成7°角交于膝关节水平面，并通过髌骨的中点内侧。

（3）膝关节内外侧间隙：该间隙在标准前后位片上能被清楚地显示，通常很少超过4mm（球管距离100cm），如超过4mm，可能有关节内积液、软组织水肿和（或）侧副韧带损伤存在。

（4）内髁和外髁的关节面互相平行，强迫内翻或外翻时，其夹角不能大于5°。

（5）股骨内髁比外髁大，且低于外髁3~5mm，少数超过5mm。

（6）髌骨超过股骨内外髁水平线以上 5～12mm，位于偏外侧 5～7mm 位，髌骨下极不超过两侧股骨髁最低点连线。

（7）股骨纵轴线与胫骨纵轴线相交成 7°交角。

（8）股骨关节线即股骨髁远端关节面的正切线，与股骨纵轴线连成的股骨关节线角（膝关节基角）向外呈 84°角。

股骨关节线与胫骨纵轴交角为 83°。

胫骨平台后倾角为 5°～7°。

2. 侧位片　患者侧卧于摄影台上，被检侧膝靠于台面，对侧膝部向前上方弯曲，被检侧下肢伸直，膝部外侧紧靠暗盒，膝关节横轴线垂直于暗盒，使膝关节成标准侧位。摄片范围应包括膝关节、股骨、胫骨和腓骨上段。X 线摄片时中心线应垂直于膝关节中心，膝关节保持 25°～30°屈曲，不能有内、外旋。

侧位片影像学特征如下。

（1）关节面：观察股骨远端关节面及胫骨平台是否吻合，结合正位片在胫、股骨的关节面上能画出两条平行线。

（2）纵轴线：胫骨纵轴线应与股骨纵轴线相交在膝关节面的中心。

（3）侧位片可显示股骨和胫骨髁部、平台骨折。

（4）胫骨平台髁间棘骨折在侧位片上多可清晰认定。

（5）侧位片上胫骨和腓骨近端重叠，腓骨小头分离或脱位显示不如正位清楚，但胫骨平台、腓骨近段骨折在侧位片上尤为清楚。

3. 髌骨轴位片　髌骨轴位片可显示髌骨与股骨髁部关节和髌骨本身的 X 线影像，以判断髌骨脱位、半脱位和髌股关节骨化、游离体、髌骨软骨病等。

（三）膝部骨关节病变的基本 X 线影像学特征

1. 骨质疏松　骨质疏松是膝关节损伤后最常见的一种 X 线表现。骨质疏松表示在一定单位体积内，正常骨质的数量减少，骨的有机和无机成分同时减少，骨小梁间隙加大，皮质的哈佛管及伏可曼管增大且具有不规则间隙。按其范围可分为全身性和局限性两类。局限性骨质疏松可见于骨关节急性炎症、肢体失用固定、不动和少动等。骨质疏松的典型 X 线表现是：疏松区骨小梁数目减少，但清晰，骨小梁间隙加宽，骨浓度减低，皮质变薄，早期能保存应力线上的骨小梁。膝关节因少动或固定不动失用引起患区明显骨质疏松，其 X 线检查可表现为斑点状或弥漫性骨质疏松。斑点状骨质疏松一般显示在患区有多数数毫米大小的小透亮区，以近骨骺线处最为明显，其边缘可模糊也可锐利完整，周围骨质一般也有疏松现象。除骨硬化区以外，骨内钙盐丧失达 30%～50%时，X 线摄片才能显现骨质疏松的征象。骨质疏松还可依据骨密度（BMD）及骨形态学改变来诊断和衡量其程度。

2. 骨质硬化与增生 骨质硬化与增生是骨质变致密的一种现象，它与骨质疏松刚好相反，是在一定单位体积内骨量增加。其 X 线摄片显示骨浓度增大，皮质变厚，外缘不平滑，皮质与松质的界限不清，骨小梁结构不清，骨小梁间隙变小或消失。骨硬化可表现为弥漫性或局限性，它与正常骨质的界限不清，经常是机体的一种代谢过程，可见于骨外伤修复期、类风湿关节炎、慢性化脓性炎症、成骨性骨原发或继发性肿瘤等。骨质增生常发生于骨端边缘、骨嵴、骨突的部位，即多见于肌腱、韧带、骨间膜的附着部位，按其部位和形状不同常被称为骨刺、骨桥、骨唇等。膝关节骨质增生多见于骨损伤、炎症的修复期或慢性劳损等。松质骨内也可见到骨内钙化，其骨质浓度较骨质硬化更为浓密，显示为无结构的颗粒状钙沉着，为局限性。

3. 骨膜增生 正常骨膜在照片上不显影，骨膜受到刺激以后，其内层的造骨细胞发生造骨作用而形成骨膜性新生骨即骨膜增生。X 线摄片可看到靠近骨皮质的外面有局限性或较大范围的层状、带状、毛刷状或不规则的浓度加大。按其性质可分为 3 种：一是外伤性骨膜增生，发生在外伤以后，因骨膜下的新生骨受骨膜限制，其边缘光滑、整齐，内缘与皮质间的界限也比较清楚；二是感染性骨膜增生，因感染部位常同时存在着造骨及破坏变化，其边缘不规则，浓度不均匀且模糊；三是恶性肿瘤的骨膜增生，这种骨膜增生常称为骨膜反应，可表现为葱皮状、放射状、横行纤维条索状。层状骨膜增生的中心部被破坏后，则于上下端残存着三角形或袖口状的阴影，称为 Codman 三角或葱皮样骨膜反应，是诊断恶性肿瘤的重要依据。恶性肿瘤的骨膜增生常伴有邻近皮质及髓质的破坏和软组织肿物。

4. 骨坏死 骨的血液供应出现障碍会发生骨坏死。其病理变化为骨小梁表面上成排的成骨细胞消失，骨细胞陷窝空虚、骨细胞死亡，但骨结构仍保留原样。在坏死骨尚未由生存骨分离下来时，仅显示病变部位相对密度增高（与周围骨质疏松相比较反映出来的），而没有明显的形态变化。骨完全坏死以后，肉芽组织尚未进入死骨区之前，骨内既无成骨也无破骨，仍保留着骨原有的形态，骨密度（BMD）增高。当肉芽组织伸入死骨区内时，有许多破骨细胞包围死骨，将其溶解、吸收，形成缺损，骨小梁被破坏、中断或消失，死骨被清除，形成囊性变，这时才有死骨结构的改变。骨坏死的主要 X 线征象是骨的密度增高，但不均匀，膝关节的骨坏死是胫骨结节骨骺缺血坏死胫骨后端缺血坏死。股骨及远端缺血坏死少见。其他部位也可见骨炎症、肿瘤、骨栓塞及骨折后等。

5. 骨质破坏及关节破坏 骨质破坏是骨的有机及无机成分被溶解、吸收的现象，其病因不同，X 线征象也不一样，可分为 4 种。

（1）进行性骨破坏：因炎症感染或恶性肿瘤引起，破坏区的形状不一，边缘不清且不规则，与正常骨质间的分界常是逐渐移行的。恶性骨肿瘤的骨破坏又称骨溶解，是因骨破坏较快，常为大片状，严重者患区骨质几乎消失，类似骨溶解状。

（2）压迫性骨缺损：因骨局部受压，骨萎缩以致缺损消失，这时的骨缺损边缘锐利且与正常骨质间界限清楚，如骨质表面的软组织肿瘤压迫骨质出现骨质缺损等。

（3）神经营养破坏性骨缺损：在中枢或末梢感觉神经失去感觉作用时局部不能自卫，屡次受到外伤而造成的骨破坏或缺损。X 线摄片显示关节周围散在碎骨片，如夏科关节。

（4）代偿性骨缺损：是骨组织被纤维组织、囊性组织或软组织取代的表现。缺损部位的边缘锐利，病变区慢慢增大，邻近骨皮质可因受压而逐渐膨胀、变薄等。

（5）膨胀性骨改变，股骨、胫骨膨胀性改变见于骨囊肿、骨巨细胞瘤和成骨性骨肉瘤等，应在 X 线发现基础上行 CT 扫描或 MRI 检查进行鉴别。

6. 炎症性增生和破坏　十分多见，慢性期更为常见。关节破坏时，关节的大部分软骨破坏、脱落，关节间隙变窄，关节面的骨面呈局限性骨质疏松。病变侵犯软骨下骨质时，可出现关节骨面粗糙、缺损及边缘不规则和增生骨赘。关节的狭窄及骨质缺损可出现于一侧或整个关节，常见于关节的化脓性感染及结构性感染等。

7. 关节强直　关节强直分为纤维性强直和骨性强直两种，是关节的软骨或骨大量破坏以后，粗糙的骨端相互融合所导致，常由关节炎演变而来。纤维性强直的 X 线征象是关节间隙变窄，但无骨组织穿过关节间隙。关节骨性强直时关节间隙消失，关节间隙之间有骨小梁通过，常见于化脓性关节炎的后期。

8. 肥大性关节炎　肥大性关节炎是因关节软骨坏死和软骨增生两种因素所引起。X 线摄片显示关节面不平，关节软骨钙化，关节边缘部骨质增生及硬化，韧带骨化及骨节增大，其主要病理变化是：在生理状态下，关节软骨细胞保持相对稳定，不增生也不骨化，关节软骨部分细胞发生坏死后，其邻近生存的软骨细胞变得活跃，出现增生、分化、肥大，使关节软骨增厚、关节间隙增宽，骨性关节面硬化或凹凸不平，这时关节软骨深层的血管增生，侵入关节软骨肥大退变区进行成骨。关节软骨不断增生，骨化不断进展，骨关节逐步增大。骨关节增大是发生在关节软骨与骨的部分坏死者，如果关节软骨全部坏死，就不会出现骨关节增大，关节囊附着于骨干的部分是由纤维软骨连接的，这些纤维软骨增生、分化、肥大，引起骨化，造成关节囊及韧带骨化，出现骨关节软骨的退行性变化。

9. 关节周围肿胀及积液　关节周围肿胀常见于创伤或炎症。X 线摄片显示关节周围软组织膨隆，密度增高，关节周围的肌肉间脂肪层或脂肪垫阴影消失。其病理变化是关节内滑膜组织增生、关节囊增厚、关节囊外纤维组织增生等一系列软组织增生反应，造成关节周围软组织肿胀密度增高。采用 CRX 线照相后，软组织影像常难以识别。

10. 膝关节畸形　原因很多，可为先天性和后天性肌性瘫痪引起髋、膝肌力不称引起关节屈曲、过伸，以内、外翻畸形多见，纠正量的确定必须明确畸形原因，有针对性的矫正才有效。

正常膝关节内有少量（5mL）滑液，因创伤或炎症反应而导致关节内积液时，X 线征象显示关节囊膨大，关节间隙增宽，邻近的肌腱阴影或脂肪垫影像因受压而移位，髌上囊膨大尤其明显。

（四）膝关节骨折和骨折愈合过程中的 X 线影像

骨骼在胚胎时期是由两种不同的组织发生方式发展而来的，即膜内成骨和软骨内成骨，它们所形成的骨骼的组织结构是相同的。骨折愈合过程中的成骨活动同样由这两种方式来完成。

1. 膜内成骨　膜内成骨是直接从间充质分化成骨组织而形成骨，骨折时断端附近未剥离的骨外膜深层和骨内膜的细胞即通过膜内成骨的方式形成新生骨，使骨折达到愈合的目的。膜内成骨的 X 线片显示骨折上下端比较广泛的“骨膜反应”，从初期到晚期，密度均匀一致，边缘光滑整齐。从组织学上观察，骨折后第 3 天骨膜内层的间叶细胞增生，细胞呈扁平状，再分化后细胞变肥大，成为前成骨细胞，并出现胶原纤维。骨折后 1~2 周，细胞排列成柱状，紧贴在原来的骨组织上变为成骨细胞，分泌骨基质，基质钙化，成骨细胞被钙化包埋，成为幼稚的骨细胞，形成骨小梁。膜内成骨是由间叶细胞变为成骨细胞和骨细胞 3 个阶段，即由间叶细胞增生、分化和形成骨小梁的 3 个时期。骨膜下新生骨完全骨化一般要在骨折后 4~5 周完成。在胫骨中下 1/3 交界部骨折，由于局部血供较差，膜内成骨和软骨缓慢而骨愈合所需时间更长。

2. 软骨内成骨　软骨内成骨是由间叶细胞先分化成软骨，经过软骨骨化而成骨。骨折后断端之间的间叶细胞和附近肌纤维间的间叶细胞增生、分化都可以形成软骨，通过软骨内成骨的方式形成新生骨。在骨痂形成过程中，X 线检查骨痂呈斑片状，密度不均，互不连接，是软骨内成骨尚未完全，这种骨痂不够牢固。从组织学观察，骨折后第 3 天骨膜撕裂的边缘和肌纤维束之间的间叶细胞开始增生，细胞由梭形肥大呈椭圆形，骨折后 1 周变成幼稚的软骨组织，出现软骨基质。骨折后 1~2 周软骨细胞迅速增生成柱状排列，基质钙化，引起细胞退化坏死，成骨细胞紧贴在钙化的基质上变为骨细胞，形成初级的骨小梁。软骨完全骨化一般在骨折后 4~5 周。

3. 骨折愈合的 X 线表现　骨折愈合过程中的不同阶段，骨痂生长在 X 线征象上的表现不同，骨痂的组织学形态也不同。骨折后 1 周内，由于骨折部位软组织扩张，血流受阻发生浆液性水肿和断端骨膜、髓腔内的血管断裂形成血肿，X 线摄片可见局部软组织肿胀，皮下组织呈粗大的网状结构，层次模糊，密度稍高。骨折后 2~3 周，在内（外）固定物的稳定下，由于软组织的浆液性水肿逐渐被吸收，皮下粗大的网状结构逐渐消失，软组织层次稍清楚，但是骨折部位由于结缔组织增生，形成大量软骨痂，以及周围软组织的新生血管和肉芽组织吸收血肿。因此，骨折部位软组织仍然膨隆，密度较高。骨折两断端骨干出现骨膜反应，X线检查先出现少许线样骨膜新生骨，随着这种新生骨量的增加，X线检查可见到密度均匀、边缘光滑整齐、与骨干平行的单层或多层骨膜反应。同时，在骨折断端出现内骨痂，这是骨内膜增生、间叶细胞增生、分化为成骨细胞，以膜内成骨方式形成的新生骨，X线检查表现为骨折线由锐利变为模糊，髓腔内有少量骨痂，内骨痂的不断增多，折端近骨折线处则逐渐硬化、致密，这是骨折愈合过程中成骨活跃的表现。同时，骨折端的骨膜和周围肌纤维间的间叶细胞增生分化，先形成软骨。软骨逐渐骨化形成骨痂，X线检查表现为骨折断端的两旁出现斑片状、密度不均、边缘模糊、分散的骨化阴影，随后骨化部分逐渐扩大，互相融合，连成一片，此时血肿的中心还不能完全机化，骨折端中心骨痂出现最晚，X线检查骨折断端间的透亮区可以存在很长时间。一般在骨折后4~5周，断端间的骨化与上下骨干周围的新生骨，两种成骨融合在一起，X线检查表现为两折端新生骨逐渐增多，断端连接，骨折愈合，这就是骨折愈合的基本过程。

在骨折修复过程中，骨痂的生长分为外骨痂和内骨痂两种。外骨痂是生长在骨皮质之外、骨折端的周围及断端之间，外骨痂在骨干及皮质骨骨折的连接愈合中起主要作用。外骨痂包括膜内成骨和软骨内成骨两种新生骨，肌肉较少，骨折移位小的部位膜内成骨的外骨痂相对较多，肌肉丰厚，骨折移位大的部位，软骨内成骨的外骨痂较多。内骨痂是指生长在皮质骨内面，松质骨内或骨髓腔突向断端的部分，扁骨松质骨及关节内骨折，膝内骨折的连接愈合主要依靠内骨痂的作用。

4. 常见的膝部骨折

（1）胫骨平台骨折：胫骨平台骨折是胫骨上端遭受重力冲击由股骨髁传导引起平台骨碎裂。依其骨折部位、形态与对功能的影响分为4型或3型。X线检查显示：①胫骨平台内、外侧宽度变大、塌陷；②平台前后径增加，并有骨折线自上而下显现，骨片向后倾斜；③内侧或内外侧胫股骨间隙增加；④有时伴胫腓骨上间隙加大（脱位）和腓骨上端骨折；⑤伴股骨髁对应骨折；⑥可能伴有膝交叉韧带、侧副韧带和半月板损伤。胫骨平台骨折由于X线由内向外或由外向内投照其骨影重叠而显示结果不同。

胫骨平台骨折多为粉碎性骨折，复位后必须有良好的坚强固定，拆除固定钢板螺丝钉后，往往还能在胫骨上端的骨小梁结构的"紊乱"影像中找到佐证，而是否有创伤性骨关节炎的发生，还要在之后2~3年内经受膝关节活动的考验才能证明。

（2）胫骨髁间隆突骨折：胫骨髁间隆突尤其后侧隆突常单独或合并胫骨平台和股骨远端骨折，单独胫骨髁间隆突者并不少见。X线检查可见1~2个游离的骨棘于关节内，正位片上遮挡和重叠少，常显示清晰，侧位片由于骨重叠多，难以显示。当交叉韧带严重撕裂时，外后方的髁间隆突骨折片移位较大，一般移位不显著。

（3）髌骨骨折：髌骨在髌韧带与股四头肌之间，经常承受巨大应力，因此，外伤性骨折常见。X线摄片对髌骨骨折有良好显示，且是常规临床筛选手段。

髌骨骨折分3型或4型，分上极骨折、下极骨折和粉碎性骨折，复位治疗方法多，疗效多数较好。在X线投照时多取正位与侧位，正位片与股骨重叠，有时显示欠清，但髌骨正常位置在膝关节间隙以上偏外，髌骨下极常在关节间隙内而可认定。若过低或过高，应找出原因。侧位片检视髌骨关节面的对合与完整，因此，可用来检查髌骨骨折整复固定后的对合状况，虽然髌骨轴位片可以充分显示髌股关节与髌骨是否完整及骨折对合、复位完善与否等情况，由于需术后禁忌的屈膝位投照，而成为不可取的做法。但髌骨轴位片有助于认清髌骨本身完整性，同时还能认清与股骨关节面之间的关系是否正常，因此具有很高的临床意义，也有助于辨识髌骨半脱位、脱位、不稳等情况。

善于运用常规髌骨正、侧位投照，不仅可以辨识髌骨与关节本身，有时能从中找出髌骨对股骨压迫摩擦的痕迹、髌骨凹陷、髌股关节炎、髌骨软骨病及股骨髁畸形等。有时还能发现髌韧带、股四头肌肌腱骨化和髌骨畸形等。

（4）股骨髁部骨折：股骨髁部骨折在正、侧位片均能良好显露，临床十分常见。但对于儿童和无移位成人髁部骨折有时未必都能认清，常借助2周后复查X线片或CT扫描来进行认定或排除。因此，临床医生对于隐匿性骨折始终要保持警惕，防止门诊遗漏，或患者回家后出现骨折巨大移位，并伤及膝关节后重要血管、神经。对于股骨髁粉碎性骨折的X线检查辨识较易，即使术后骨生长也能顺利完成，但仍应定期进行X线摄片复查认定骨折愈合良好后才能拆除内固定，不可认为9~12个月为其期限。

（5）儿童股骨、胫骨骨折：儿童膝部股骨、胫骨骨折不多见，对于无移位骨折有时十分隐匿，X线正、侧位片中要善于找出疑点确认，或告知2周后复查，或即刻CT扫描可疑部位。由于儿童股骨、胫骨骺未闭合，股骨、胫骨干骺部骨折既可单独发生，也可以伴同其他骨折损伤发生，告知患者和家属有关预后问题有助于消除误解。

（五）膝关节退变的X线影像

膝关节退变及其退变性膝关节炎疼痛常是中老年患者的求诊、摄片的主诉。退变发生在30岁以后，50~60岁尤多，至后期伴膝内翻，但X线摄片上的特征增多。

早期膝关节退变除正常生理性退变外，运动员、外伤后是膝关节早期退变的诱因。

随着年龄增长和运动量的增加，施于膝关节的应力表现也随之明显，患者频繁求医，发病常为双侧，但起初以单侧痛主诉者普遍，投照双侧膝关节正位片退变程度相近。

双侧膝关节骨关节炎，患者一侧有症状，X线检查表现特别，应注意寻找症状出现的原因，如上方髋关节、腰脊柱和（或）踝足疾病，可诱发一侧病变加剧，对治疗和预后评估有重大裨益。X线正、侧位片典型中、后期退变表现如下。

（1）骨小梁粗细不均，较多受力部分骨密度趋高，边缘应部分趋低。

（2）骨边缘增生，尤见于胫骨髁间隆突、平台边缘、股骨关节面周边，如股骨的髌上缘、股骨髁后缘与周边等，可见到不均衡骨赘唇状隆起，有的尖锐，有的圆润，粗细不一。

（3）软骨下骨硬化：系关节面软骨受力较大部位，其软骨下骨骨化程度趋高。

（4）髌骨边缘赘骨增生，其中髌韧带和股四头肌与髌骨受力附着部变尖、变长，由于此骨赘过长，影响膝关节伸屈。

（5）整个膝关节变粗、变形，或可表现为脱位、半脱位，并可合并骨折。

（6）膝关节间隙狭窄、不均，内窄外宽者较多。

（7）后期可见股骨或胫骨关节面塌陷骨折、强直和剥落性游离体。

（六）膝关节结核的 X 线表现

膝关节结核分为滑膜结核、骨结核和全关节结核。滑膜结核病灶侵及膝关节滑膜，以关节内积液为主要特征，无疼痛，膝部无发热现象，功能受影响，而此期 X 线摄片主要特点是膝部软组织肿胀，膝内间隙变宽，骨质无明显累及。至后期，积液浸泡的关节骨骨小梁稀疏，骨质并无破坏现象。若继续发展，病灶侵入骨内，且骨内病灶与关节相通，迅速成为全关节结核。

骨结核指病变最初侵及股骨远端或胫骨近端并未累及膝关节腔者。一般不易发现，也无自觉症状、体征，甚至结核病灶穿破、侵及关节腔周围组织才有疼痛、肿胀等不适感，仍然可行走、做家务而少就诊。拖延数日甚至一两个月，膝肿胀明显，甚至膝关节行动障碍时才去就医，此时往往已为全膝关节结核期。

全膝关节结核来源可为滑膜结核或骨结核，主要病理特征是不仅骨破坏，同时还有膝关节腔的软组织破坏。X线表现有股骨和（或）胫骨单灶性抑或多灶性破坏，形成大小不一空洞，死骨交错存在，死骨骨密度高，可游离或一侧仍依附于骨主体。软组织侵蚀，韧带受蚀可坏死、液化。如进行 MRI 检查，T_2WI 示膝内多量积液，其中漂浮坏死组织，正常交叉韧带、半月板于后期皆难以辨认，T_1WI 显示前、后间隙充盈积液，其中漂浮脂肪垫和出现周围软组织肿胀。

（七）膝部骨肿瘤 X 线特征

膝部骨肿瘤应用 X 线检查作为临床筛检的第一手段普遍得到应用，迄今已经有数十年历史，认识膝部骨肿瘤的 X 线影像特征，有助于早期发现恶性肿瘤，早期进入临床治疗，以达到较优的临床疗效。

1. 骨巨细胞瘤　骨巨细胞瘤是膝部股骨、胫骨好发的常见肿瘤，为骨髓内间质细胞异样增生的巨细胞和多能基质细胞组成的骨肿瘤，瘤细胞巨大、多核（平均 20~30 个），分布不一致。其中典型的巨细胞减少或消失，而基质细胞排列混乱、紧密，细胞形态不一，是恶性骨巨细胞瘤的特征。

X 线检查主要表现为肿瘤好发于长骨膝部股骨、胫骨干骺部，出现偏心圆形或椭圆形破坏区，与周围骨质边界不清，骨皮质因肿瘤膨胀而变薄，无骨膜反应，肿瘤团尤像泡沫样影，中间有薄骨嵴间隔。泡沫样改变是肿瘤残存断裂的骨皮质或皮质内形成的骨嵴和骨间隔重叠影。除非外皮质骨骨折，一般无"骨膜反应"现象。有时肿瘤极度膨胀达到骨主体外 2~3 倍，呈透亮状。

骨巨细胞瘤应与骨囊肿、良性成软骨细胞瘤、甲状旁腺功能亢进症、中心型软骨瘤等进行鉴别。

2. 骨软骨瘤　骨软骨瘤有单发和多发之分，单发占 90%，多发占 10%。多发者可能是与遗传有关的先天性骨发育异常（Ollier 病）。本病系幼年以软骨内骨化形式缓慢生长，直到骨骺闭合才自动停止生长的肿瘤。单发者无遗传性，不影响骨发育。

单发时其为一无痛肿物，若小，不可扪及。一般无症状，压迫相关神经、血管、肌腱等时，可能引起症状。X 线检查显示与膝关节中心相反的离心性胫骨、股骨骨隆起，其瘤体内骨小梁与胫骨、股骨的骨小梁相连，基底呈蒂状，中间骨松质与主骨骨松质无异，肿瘤尖呈离心指向，有些骨软骨瘤基底宽大；肿瘤形状如三角形、悬垂形、菜花形，压迫近邻骨骼时可致骨畸形、骨缺损等。至中年，瘤骨中有钙化斑片。一旦发生恶变，骨软骨瘤突然增生增大，钙化、骨化作用增强，形如棉絮骨影，瘤骨边缘不清，基底始有破坏。单发者恶变占 1%，多发者高达 10%~20%。大多数恶变为软骨肉瘤，少数为骨肉瘤。

3. 骨肉瘤　骨肉瘤在膝部股骨、胫骨多发。肿瘤起源于骨基质、骨膜或骨血供系统间隙，起于骨膜深层者居多。膝部股骨、胫骨干骺部是骨肉瘤好发部位，发生时最具特征的是骨膜反应；Codman 三角又称骨膜套袖或日射状新生骨小梁，有些呈蓬乱毛发状或成团状。这类骨膜反应的特点有：①骨膜反应的最外层比深层密度高；②骨膜反应与骨皮质之间有一个透亮间隙。大多数骨肉瘤出现成骨反应，少数出现溶骨性骨破坏，骨呈溶骨筛孔状、斑片状、虫蚀状，或出现不规则大片溶骨，有时主骨破坏呈局灶性、大片不规则溶骨，同时有 Codman 三角骨膜反应，大片溶骨可造成病理性骨折。

骨破坏在 X 线影像中，除日射状、Codman 三角状反应外，还有大片成骨和部分骨溶解样破坏，有时出现小片骨膜反应兼有部分主体骨成骨反应。

骨肉瘤的 X 线影像特点主要视病期而异,早期以骨膜反应为主,中期兼有主骨骨质异常,后期是大块骨破坏或增生,膝部极度肿胀和疼痛。这种溶骨性破坏可表现为边缘型溶骨、中心溶骨和成骨性溶骨 3 种形态。有时这 3 种形态或其中两种形态掺和在一个膝部股骨或胫骨上。有时成骨和溶骨同时存在。

骨肉瘤的 X 线影像学表现对于临床工作者来说是十分重要的基础知识,有了这些基本认识,就可以对这些患者提出进一步筛查项目,如 CT 或 MRI、MRA 等诊查技术,而不至于遗漏而贻误病情,影响治疗和预后。

二、膝关节的 CT 扫描

(一) CT 扫描在膝关节病损中的优势

CT 扫描在骨关节系统中弥补了普通 X 线摄片的影像重叠及软组织结构分辨不清的缺点,把毗邻的不同器官及组织直接显示成清晰的图像,极大地提高了病变的检出率和诊断的准确性。CT 检查用于骨关节系统的优势如下。

(1) 有极好的密度分辨率,能很好地显示各种组织结构层次,能把 X 线平片中无结构的软组织影分别显示出皮肤、皮下脂肪、半月板、筋膜、肌肉束及某些血管、神经;在骨结构上可区分松质骨、皮质骨及骨髓,可显示骨质的破坏、增生等。

(2) CT 扫描的断面图像把平片中前、后的重叠影像呈横断面图形展开,明确区分病变位于骨或关节内、关节外,在肌肉内还是肌间隙或皮下组织中;骨破坏区内的小骨影是破坏的残留骨还是新出现的钙化和骨小梁形态与分布;观察骨软骨瘤骨性肿块顶部软骨帽的厚薄,以确定其是否生长活跃或恶变;观察环绕骨干的骨旁成骨肉瘤是否侵入骨内等,这些对治疗方案的制订都至关重要。

(3) 对多种结构可避免影像重叠,如病变与胫腓骨及股骨与髌骨的关系,两骨相重叠处的病变及骨折,以及病变是囊性或实性等都能很好地区别。

(4) 对关节结构的显示在很大程度上代替了有创侵入性检查和关节造影,如对膝关节的韧带、半月板及滑膜的显示;对关节内游离体及软骨结节的观察优于平片及造影。用于椎间盘扫描可以确切诊断椎间盘突出的方向、程度及合并退化、钙化的形态。用于骨盆创伤中观察骶骨的隐性骨折,显示骶髂关节分离及平片未显示的髋臼骨折和关节脱位,以及复位后夹于关节内的碎骨片等。

(二) CT 扫描对膝部影像的欠缺

CT 扫描只能观察横断面,不易得出组织器官或骨关节某个部位的整体概念,如脊柱的侧弯、后突畸形、膝关节上下脱位、骨盆的扭曲变形等。整体形象可用扫描前的 CT 定位片结合三维表面成像进行观察。

横断面的扫描还会使平行于扫描层面的裂隙无法显示，因而可能使骨、肌腱、韧带的横向断裂和半月板的水平撕裂被遗漏。

膝关节多为凹凸不平，使膝关节的横断面扫描影像缺乏连贯性，因而容易遗漏膝关节内许多重要结构性病变，特别是软组织的完整性与其对骨连接的影像改变无法令临床工作者满意。

（三）CT 扫描技术和图像

1. CT 图像的产生和 CT 值　CT 机的 X 线管和探测器置于环形架的相对面，人体置于环形架中央，在 X 线管发射 X 线束的同时，探测器和 X 线管环绕人体一定厚度的层面进行同步旋转，探测器接受从不同角度穿过人体的 X 线，X 线穿过各种组织时有不同程度的衰减，经过计算所得数据处理和图像重建后在显示器上呈现 CT 图像。按 CT 机的设计，图像是以矩阵的方式排列在计算机的影像存储器上，每一个矩阵点形成 1 个像互助组，矩阵有 256×256、512×512、1024×1024 等，每一个像素都对应着扫描部位相当大小的一块组织（体素），像素所显示的数据即为此部位组织的平均 X 线衰减值，也就是 CT 值。

CT 值是 CT 图像中测量组织密度的单位，以其创始人 Hounsfield 命名，简称亨氏单位，以 HU 表示。测量 CT 值时选一定大小的区域测量其数据，所选定和测量的区域称"兴趣区（region of interest，ROI）"，此区的 CT 值是此区内各个像素 CT 值的平均值。被测区内如果既包含了病变又包括了正常组织，得出的数据就毫无意义，故测量时要选好有代表性的区域。

2. 窗宽（window width，WW）、窗位（window level，WL）的应用　CT 图像是由黑白两个相同的灰阶来显示的。人眼只能区分由白到黑 16 个不同的灰阶，为了显示密度差较小的不同组织，在 CT 机上须使用窗口技术，可以选择一定 CT 值的范围（窗门），使由黑到白的 16 个灰阶所包含 CT 值跨度缩小，小到可以把密度接近的组织在显示器上呈现不同的灰阶。这个 CT 值的跨度称为窗宽。应将被观察的组织的 CT 值放在窗宽的中心，这个中心称为窗中心或窗位，以此为中心进行窗宽的调整，以求得组织间的密度差而达到理想的显示效果。例如，观察肝（CT 值约 50HU）内的囊肿（CT 值约 10HU），其与肝的密度差为 40HU，较为理想的窗宽为 160HU，此时每个灰阶的 CT 值 = 160HU÷16 = 10HU，在 160HU 的跨度中，窗位在 +50HU 时，窗位上下各包括 80HU，则屏幕上可分辨的图像 CT 值从 +130HU（50HU+80HU）至 -30HU（50HU-80HU），-30HU 以下的组织全部呈黑色，+130HU 以上的组织全部呈白色，而肝内囊肿与肝组织的密度差为 40HU，相当于差 4 个灰阶，故囊肿可清楚显示。

3. 层厚　调节 CT 机上准直器的裂隙来控制扫描层面的厚度。各关节的扫描可用 3～5mm 层厚，观察骨组织、膝关节半月板和腕关节三角软骨等可采用 1～2mm 层厚。层面越薄，图像分辨越清楚，称为高分辨 CT，但机器耗损增加，检查时应权衡利弊，视需要采用。

4. 层距　层距为一个层面的中心到下一层面中心的距离。层厚与层距相同时，为连续无间断的扫描。进行二维和三维图像重建时，图像须连续无中断。

5. 增强扫描　静脉注射有机碘溶液（对比剂）可加大正常组织与病变组织间的密度差别，血运丰富的组织在注入对比剂后，短时间内影像密度增高，称为强化。病变区无血运或少血运者，增强扫描后无明显强化，因附近正常组织强化，病变区呈相对低密度而得以显示。增强扫描适于软组织病变的显示，骨内病变一般不用增强扫描。

6. 部分容积效应　两种密度有差异的组织包含在一个扫描层面的同一部位内会分不出是什么组织，CT 值测量也不准确，所测的 CT 值不能代表真实病变或组织的密度，称为部分容积效应。为避免此干扰，注意扫描层面的厚度应在病灶直径的 1/2 以下，以清晰地显示病灶结构和测量其真正的 CT 值。

7. 三维图像重建　三维图像重建为用螺旋扫描方式可以在短时间内获得不间断的容积数据，因而可进行三维重建，得出有立体感的图像。

8. 长度和面积的测量　在 CT 显示屏上测量物体的大小极为准确，要求被测量部位摆放与台面平行，所设定的窗宽、窗位及扫描层厚必须合适，否则难以准确。如肺内病灶在肺窗可以清楚显示，在纵隔窗则病变缩小甚至不能显示，为了对照治疗前后的变化，需在同样的窗位条件下测量比较，并将层面设在病灶中心测量。

CT 定位片可用于长骨干骨折内固定术前骨干长度和髓腔宽度测量，以选择合适的内固定器材。骨矫形术前还可用 CT 定位片测量关节各种角度及骨干长轴与关节所处的位置关系等。

（四）膝部的 CT 扫描

膝关节 X 线解剖影像与 CT 影像：膝关节的 X 线影像是 CT 扫描影像的基础，CT 能够更深入、更细致地观察其深部的切面结构改变。

膝部横位扫描可以得到较多膝骨关节的影像学资料，以区别其间的病变，髌股关节和股骨中心骨密度下降，骨小梁稀疏，应首先考虑膝关节骨的骨血窦、骨髓腔之外的其他可能病变，如膝关节的骨关节炎（早期）的可能性。再进行髌、股骨水平两个层厚扫描，以显示髌股关节和髌骨、股骨较重骨关节炎和骨边缘增生、骨硬化带等，可见骨小梁的腔隙与周围的骨小梁稀疏、粗大。如将扫描层厚再升高，髌、股骨和髌股关节，骨质、骨小梁异常形态。

膝关节骨折和膝关节脱位：CT 可以看到骨重叠遮挡的骨折或难以显示的重叠的骨折影。如果采用 CT 三维成像，显示其骨折和脱位有明显的优势。但对半月板、交叉韧带等损伤呈劣势。

三、MRI 检查

MRI 检查对诊断肌肉骨骼系统疾病效果极佳。它可以提供非侵入性多层面的骨与关节影像，解剖细节全，分辨率高，并且患者避免了放射线的危害。MRI 可以检测到非常小的改变或组织之间细微的差别，提供了疾病的早期而且较为特异的诊断手段。

（一）半月板

半月板是纤维软骨结构，分为前角、体部、后角 3 个部分。矢状位图像显示最为清晰，外侧为领结状，内侧为三角状。半月板与关节囊相连的部位构成三角的基底，关节面的前和上部分构成三角形的另外两边。半月板顶点尖锐，为游离缘。内侧半月板半径较外侧半月板大，与关节囊紧密结合，后角比前角大。外侧半月板移动性较大，半径较小，在体部与后角结合部和关节囊角松弛结合。腘肌肌腱在外侧半月板后角经过，形成腘肌肌腱裂孔。外侧半月板前后角大小相似，这一点与内侧半月板有所不同。

半月板在核磁影像表现为低信号。半月板撕裂的影像表现为半月板内异常信号增高。但是，不是所有半月板内异常信号都是病理状态。根据病理学组织学检查半月板异常信号可分为Ⅰ、Ⅱ、Ⅲ级。Ⅰ级显示半月板内类似圆形的异常信号增强，异常信号没有到达关节面。Ⅱ级为半月板内线性的异常高信号影，异常信号没有到达关节面。这些信号改变为半月板黏液样变性和微小裂缝有关，不是撕裂的表现。在 50 岁以上的正常人群，这种现象非常普遍，所以对于Ⅰ、Ⅱ级，可能是随年龄增长的一种正常表现。在年轻人和小儿中，半月板内异常高信号非常少见，可能与正常穿动脉影有关。Ⅲ级特点是异常信号影延伸到上或前方关节面，形成游离的边缘，这些都是半月板撕裂的表现。换句话说，Ⅲ级就是撕裂，不可能是正常的某种变异。在绝大多数病例中，辨别半月板内异常信号是否与关节面相接比较容易。偶尔情况下，对于广泛的Ⅱ级与Ⅲ级较为困难。一般来说，对于广泛的信号改变，如果和关节面的关系不清，那么往往不是撕裂的表现。在有疑问的病例，冠状位有所帮助。撕裂可以分为水平、垂直、倾斜等类型。

在矢状位能最好地显示半月板撕裂的大部分影像。在冠状面影像可能显示不清。通常，对于半月板撕裂不能通过某一张影像观察完全，所以综合多个平面的影像学表现对于了解撕裂的具体类型更为清楚。半月板游离缘的撕裂常表现为正常游离缘的显影模糊。在以往有过半月板部分切除的病例常伴有桶柄状撕裂伤。

由于半月板形状为 C 形，正常情况下在矢状位可以在 2～3 张图像上拍到连续的图像。桶柄状撕裂伤患者这种连续性的表现消失，半月板游离缘影像模糊，桶柄状撕裂伤冠状位表现清楚，通常位于髁间嵴，在矢状位上撕裂部分表现为后交叉韧带下方的延长部分，称为双后交叉韧带症。矢状位在 3 张以上图像上显示半月板提示盘状半月板的可能。这种异常形状的半月板常见于膝关节外侧，有撕裂倾向。

常规 MRI 检查应同时观察半月板和关节囊连接部位的情况。对于该部位病变的诊断，核磁非常敏感而且仅表现为半月板与关节囊之间的距离加大，或半月板外侧边缘的信号增强。正常情况下，半月板外侧边缘延伸到胫骨平台皮质外侧，这一点有时在诊断半月板和关节囊连接部位是否存在病变时有所帮助。对于半月板和关节囊连接部位的分离，核磁共振检查阳性率很低，敏感性低，所以不能作为诊断的依据。

在前交叉韧带撕裂时，MRI 检查对半月板撕裂的诊断敏感性很低。DeSmet 报道，当伴有前交叉韧带撕裂时其敏感性在内侧半月板撕裂从 97% 下降到 88%，外侧半月板撕裂敏感性从 94% 下降到 69%。这种敏感性下降是多因素造成的。

（二）交叉韧带

1. 前交叉韧带　前交叉韧带从股骨外髁内侧发出，止于胫骨前侧髁间嵴，大概相当于胫骨关节面前缘后方 10mm。通常厚度为 11～13mm，外围包有很薄的鞘。因为前交叉韧带从外侧到内侧形成很小的夹角，所以在常规矢状位不能在一幅影像上完全显影，必须连续在 2～3 张图像上才能观察完全。偶尔，需要倾斜矢状位采集图像来得到完整的影像。尽管前交叉韧带观察的最佳图像是矢状位图像，冠状位和轴位图像有时也有很大帮助，尤其是怀疑其是否撕裂时。

正常情况下，前交叉韧带表现为相对的低信号，特别是在股骨侧。然而在胫骨侧前交叉韧带远端矢状位有条纹状改变，这通常是正常现象（与脂肪、结缔组织、滑膜组织有关），不要误认为是撕裂。

两种膝关节撕脱骨折与前交叉韧带损伤或止点损伤有关。随胫骨前交叉韧带止点撕脱，放射性检查有特征性改变，表现为在胫骨前侧髁间嵴前上方的骨片。这种损伤在年轻人中较为常见，说明前交叉韧带没有完全撕脱。Segond 骨折是半月板和关节囊接合部在外侧关节囊韧带处骨性止点的撕脱，特点是胫骨平台外侧线性骨折。这种损伤常合并前交叉韧带撕裂和半月板损伤。

MRI 检查对于前交叉韧带撕裂的诊断准确性很高，敏感性为 92%～100%，特异性为

89%～97%。前交叉韧带撕裂早期影像包括：①髁间嵴异常的假性团块影（血肿），T_2加权像高信号，这是由出血和血肿所致；②韧带纤维不连续或中断。

慢性前交叉韧带撕裂影像包括韧带影像消失和前交叉韧带水平位显示异常。慢性损伤不正常影像表现为慢性损伤部位的低信号和在后交叉韧带下方的瘢痕组织影像。

急性前交叉韧带损伤常伴有关节内积液（关节积血）。有很多文献描述了前交叉韧带撕裂的表现，这些对于诊断前交叉韧带损伤，尤其在诊断模棱两可的情况时很有帮助。股骨外侧髁前侧部分挫伤和胫骨平台后侧部分挫伤是挤压损伤从胫骨前侧传导到股骨所致。对于前交叉韧带损伤，这些挫伤的部位非常具有特异性，这种损伤机制可以造成股骨外侧髁骨软骨损伤，有时造成关节面的压缩；侧位像有时能够观察到关节面的压缩情况。其他前交叉韧带撕裂的间接影像包括后交叉韧带屈曲征、外侧半月板后角抬高。

MRI 检查对前交叉韧带部分撕裂诊断的敏感性和特异性分别是 40%～75% 和 62%～89%。但 MRI 检查能敏感地发现局部韧带增厚、信号增强、纤维结构扭曲等变化。

对于曾接受过前交叉韧带重建手术的患者，尽管既往手术留下了金属钉子，MRI 检查仍可清楚显像。重建前交叉韧带的组织在术后 6 个月通常是低信号；6 个月内其内部或周围显示高信号的情况并不多见，可能与滑膜组织、残留水肿或术后改变有关。重建前交叉韧带的组织撕裂会出现异常信号、异常形态学表现或连续性中断和断裂等影像学改变。

2. 后交叉韧带　后交叉韧带起自股骨内髁后外侧，止于胫骨髁间嵴的后缘。后交叉韧带厚度较前交叉韧带大 12～20mm。后交叉韧带呈现广泛的低信号，外形类似于曲棍球棒。在矢状位和冠状位能清楚地观察到该韧带，在其前或后侧可伴有 Humphry 和 Wrisberg 韧带。

后交叉韧带撕裂在影像学上表现为韧带内部强信号或韧带纤维结构断裂。慢性韧带撕裂造成韧带组织变薄，或不显影，或异常的成角改变。MRI 检查不能对慢性撕裂的病例进行全面有效的检查，撕裂部位的纤维连接可能造成 MRI 检查表现正常。胫骨止点处撕脱骨折较少，但是放射学表现比较有特点。

（三）侧副韧带

1. 内侧副韧带　内侧副韧带为膝关节提供内侧支持，在解剖上分为深、浅两层。浅层纤维又称胫骨侧副韧带，发自股骨内髁，止于胫骨内侧。深层纤维发自内侧关节囊和内侧半月板，止于胫骨和股骨内侧邻近关节线水平。深、浅层纤维之间存在滑液囊。

内侧副韧带在 MRI 检查冠状位能清楚显示。纤维组织呈现低信号，从其发自股骨一直到止于胫骨能完整观察到其全长。轴位像能补充观察内侧副韧带，有助于对其全面观察。

内侧副韧带撕裂造成韧带纤维信号的中断，韧带内部显影不清或信号增高。撕裂的韧带常表现为波纹状，这与正常情况下的直线状有很大差别。内侧副韧带广泛扭伤（Ⅰ级）通常造成韧带周围信号增强而韧带部分或完全撕裂（Ⅱ级和Ⅲ级）在韧带内部呈现高信号，这种高信号是由于水肿、出血造成的。

2. 外侧副韧带 外侧副韧带复合体前侧部分由髂胫束、后侧部分由股二头肌、中间部分由腓侧副韧带组成。腓侧副韧带发自股骨外髁（外上髁），止于腓骨头颈交界处。外侧副韧带加入股二头肌肌腱形成联合腱，止于腓骨头。外侧副韧带位于腘肌肌腱浅层，于外侧半月板后角后方越过腘肌肌腱裂孔。外侧副韧带和髌骨外侧支持带、弓状韧带、外侧关节囊共同维持膝关节外侧的稳定性。因此，这些组织的共同损伤较单纯外侧副韧带损伤更为常见。

同内侧副韧带一样，冠状位片能清楚显示韧带的情况，轴位片是有效的补充。正常情况下，外侧副韧带为低信号的薄层组织，由于其由后向前倾斜，通常必须通过 2~3 张影像才能获得完整的图像。外侧副韧带撕裂显示为韧带连续性中断、韧带增厚、信号增强或周围信号增强。

（四）伸膝装置损伤

伸膝装置包括股四头肌肌腱、髌韧带、髌骨。矢状位能清楚显示这些结构。股四头肌肌腱和髌韧带显影为黑色组织；对于肌腱的一些正常变异有所了解能避免误诊。由于股四头肌肌腱由 4 个完全分开的肌腱汇合而成，在矢状位像其内部有顺长轴的类似隔离带的信号影。但是，这种情况在髌韧带比较少见。

股四头肌肌腱严重断裂，造成股四头肌肌腱失效和低位髌骨。股四头肌肌腱撕裂比髌韧带断裂在老年人中常见，尤其是在进行激素治疗和慢性肾功能不全的患者。髌韧带撕裂通常是部分损伤，易发生在年轻人中，尤其是运动员。传统放射学检查显示损伤部分局部纺锤样增厚，周围组织水肿。髌韧带完全断裂造成高位髌骨。

MRI 检查能清楚显示撕裂的部位、损伤的广泛程度，并鉴别损伤是部分性还是完全性的。肌腱撕裂造成肌腱正常低信号的中断，损伤部位 T_2 加权像高信号，通常周围软组织显示高信号。完全断裂时肌腱回缩，断端增厚，内部信号增强。MRI 检查发现股四头肌肌腱、髌韧带肌腱炎和部分撕裂的表现相同。在 MRI 检查中常见的髌韧带损伤是跳跃膝。跳跃膝是髌韧带在髌骨附着部位发生肌腱炎或部分撕裂，造成肌腱内部 T_2 相高信号影，常涉及偏后侧的纤维。

髌骨和股四头肌肌腱断裂在全膝置换术后是较少见的并发症，由于金属假体的影响，这些相对表浅的组织应用超声检查效果更好。

（五）髌股关节

髌骨为三角形的扁平骨，是全身最大的籽骨。髌骨后表面的上 3/4 为关节面，由纵向的中央嵴，内侧嵴分为内、外侧关节面和奇面；外侧关节面和较短且陡峭的内侧关节面构成髌股关节。髌骨后表面的下 1/4 位于关节外，是髌腱的附着点。

1. 髌骨软化 常规放射学检查不能观察到关节软化，除非在病理状态下如软骨钙质沉着症。平片对一些有症状的软骨病变非常敏感，如损伤、软骨软化、早期广泛性关节退化病等，只有在软骨病变明显，关节间隙狭窄软骨下骨发生改变时平片才能发现软骨丢失。MRI 检查不仅能观察到髌骨软骨的表面情况，还能早期发现软骨内的病变，敏感性、特异性、准确性分别是 48%～100%、50%～97%、52%～91%。关节液作为正常存在的对比剂，对观察病变有一定帮助。

在全身，髌骨的关节软骨最厚，正常情况下厚度均一、MRI 检查信号敏感。MRI 检查能够发现髌骨软化，在关节镜下也有相应的形态学改变。早期髌骨软化表现为局部或弥漫性的信号异常，软骨表面形态异常。当病情进展时，MRI 影像可以观察到软骨变薄、不规则、出现裂隙，并导致软骨下骨囊性变。MRI 检查对于关节软骨期病变非常敏感，然而对于软骨期病变的诊断不是最理想的。

2. 滑膜皱襞 滑膜皱襞是胚胎时期出现并存在于膝关节的间隔组织。这些组织在成年仍然存在于髌上、髌下、髌骨内侧，然而在髌骨内侧部分增厚的滑膜皱襞可能会造成髌前痛。髌上和髌骨内侧皱襞在矢状位和轴位观察最为清楚。常规膝关节 MRI 检查偶然能发现这些表现。除非在增厚或炎症情况下，很少引起临床症状。如果关节没有积液，滑膜皱襞很难被发现。

（六）髌骨外侧脱位

很多文献对于髌骨外侧脱位进行了详细描述，特别是由于 MRI 检查和平片的特点，对于临床诊断有一定的困难。髌骨外侧脱位的临床症状较少，对于诊断髌骨疾病较为困难。这些患者中有时在髌骨内侧缘出现异位的骨化改变，强烈提示这类型的损伤。MRI 检查髌骨外侧脱位影像表现包括 髌旁内侧支持带断裂，髌骨内侧边缘和股骨外侧髁骨挫伤或者软骨损伤。这些典型的骨软骨损伤是由于髌骨内侧和外侧髁压缩骨折的结果。急性髌骨外侧脱位常伴有较大的血肿，继发于内侧支持带损伤和（或）骨/软骨骨折。

（七）骨创伤

对于膝关节创伤的患者，影像学检查通常先从最常用的常规检查做起，X 线检查能够对膝关节骨骼损伤有整体的了解。MRI 检查仅适用于怀疑有骨损伤和软骨或软组织损伤患者。

（八）胫骨平台骨折

常规影像学检查通常能清楚地显示胫骨骨皮质断裂和胫骨关节面的压缩。如果怀疑患者有骨折，最好选择应用 MRI 检查，不仅可以确定或排除可疑的骨折，也能清楚显示其他在临床上重要的损伤，如半月板、韧带损伤等伴随损伤。

（九）应力性骨折

应力性骨折有两种类型：疲劳骨折多出现于正常骨骼受到反复的过度应力，病理性骨折为正常应力作用下异常的骨折。后者通常发生于由于年龄增长造成的骨质疏松、代谢性骨病、激素治疗等情况。这些骨折可以是皮质骨或松质骨的骨折。股骨常发生髁上骨折，包括前后方的骨皮质，胫骨近端皮质应力性骨折通常发生于中上 1/3 后侧皮质交界处，松质骨骨折常发生于胫骨平台内或外侧前方。皮质应力性骨折通常表现为线性的放射学透亮线，局部骨皮质增厚或肥大。松质骨应力性骨折通常表现为局部骨小梁密集。随访放射学检查表现，骨折位下胫骨平台关节面下方，局部区域水平型密度增高，提示骨折愈合。放射学观察皮质骨或松质骨应力性骨折比较困难，应用 MRI 检查会很有帮助。

（十）骨坏死

膝关节骨坏死（SONC）典型症状为突发的膝关节内侧剧痛，多发生于老年妇女。患者常规影像学检查常为正常表现。常规平片要在 2~3 个月后才会有阳性发现。平片表现包括股骨内髁负重区的局部透亮区，通常周围有硬化带形成，病情进展会出现关节面塌陷/变平。二相同位素骨扫描显示股骨内髁在三相局部放射性浓集则支持诊断。然而这种诊断不具有特异性，相似的结果可以出现在骨关节炎、骨折、骨挫伤等病变中。

MRI 检查用于诊断 SONC 的准确性和特异性都很高，而且与普通平片不同，包括骨扫描和 MRI 检查对于 SONC 症状期的诊断率极高。SONC 患者典型表现是在内侧髁关节面附近曲线形的低信号区，周围有不同程度的骨髓水肿表现。传统放射学检查特征性表现为干骺端波形钙化改变。

综上所述，传统的放射学检查是检查膝关节骨和软组织以及对于骨的完整性、骨对线进行评估的常规检查。更复杂的检查如同位素骨扫描、CT、MRI 可以用于检查疑似病例。MRI 已经替代了关节造影检查，用于检查膝关节内的病理改变，而且其应用范围在以很快的速度扩大。合理应用这些检查能够帮助医生有效、准确地发现疾病，进而选择合理的治疗措施。

第三节　关节穿刺检查

关节液的检查主要目的是了解关节状况与其相应疾病之间的联系以及区分炎性渗出和非炎性渗出，作出排除诊断。

一、采集标本要求

标本采集应使用肝素钠进行并及时送检。

二、检查内容

（一）常规检查

外观（体积、颜色、透明度、黏滞度）、黏蛋白凝块形成试验、pH。

（二）特殊检查

临床生化检查：总蛋白、葡萄糖、乳酸、尿酸酶。
血液学检查：细胞计数、细胞分类。
显微镜检查：变性细胞、结晶体、淀粉样蛋白等。

三、临床意义

关节液检查的临床意义在于区分四大类型，即非炎性渗液、炎性渗液、化脓性渗液和损伤性渗液，通过上述检查进行关节疾病的鉴别诊断。

第四节　肌电图检查

神经肌肉在兴奋时，发生生物电变化，使用针电极插入骨骼肌，将其生物电活动导出，经过多级放大，在阴极示波管的荧光屏上显示出来，并加以观察分析，称为肌电图。肌电图检查范围主要是下运动神经元即周围神经、神经肌肉接头和肌肉本身的功能状态。对每块肌肉进行测定时，通常分为4个步骤进行观察：①插入电位即针电极插入肌肉时的电活动；②肌肉完全放松时的自发性电活动；③肌肉轻度收缩时运动单位电位的特征；

④肌肉用力收缩时的运动单位电位募集类型。

一、正常肌电图

（一）插入电位

当针电极插入肌肉或在肌肉内移动时，由于针的机械刺激及损伤导致肌纤维去极化，而产生短暂的电活动，称为插入电位。正常肌肉的插入电位持续时间很短，一般表现为基线的漂移，一旦针极停止移动，插入电位随即消逝。

（二）放松时的自发电位

肌肉在完全放松的情况下出现的自发电活动称为自发电位。正常肌肉在完全放松时，除了可以见到终板电位和高频负电位外，因为没有神经肌肉电活动，不出现肌电位，称为电静息。

（三）轻度收缩时的肌电图

正常肌肉做轻度收缩时产生的动作电位称为运动单位电位，它来自针极下几个运动单位的电活动。在检查中主要观察运动单位电位的时限、波幅、相位的变化。

1. 时限　指运动单位电位变化的总时间，包括肌内神经支传导、终板延搁及肌内扩布过程。单位用毫秒（ms）表示。正常的时限一般在 5~15ms。测定每块肌肉 20 个不同电位的时限，再取平均值称为运动单位电位的平均时限。

2. 波幅　指运动单位肌纤维兴奋时，产生的动作电位幅度的总和。单位用微伏（μV）或毫伏（mV）表示。正常肌肉波幅波动于数百微伏至几毫伏之间。测定每块肌肉 20 个不同电位波幅，再取平均数称为运动单位电位的平均波幅。

3. 相位　运动单位电位的相位由离开基线偏转的次数决定。分为单相、双相、三相、四相及多相（五相以上则为多相）。正常运动单位电位多为双相、三相和四相，多相波电位一般不超过 20%。相位主要反映运动单位内不同肌纤维放电的同步性，相位增多说明同一运动单位内肌纤维同步不好或有肌纤维脱失。

（四）用力收缩时的肌电图

肌肉在不同用力收缩时，由于参与收缩的运动单位数目和发放频率不同，因而出现不同的类型。

（1）单纯相：肌肉轻度用力时，只有少数运动单位参与收缩，肌电图上呈现出孤立或稀疏相互不重叠的运动电位。

（2）混合相：肌肉中等度用力收缩时，参与收缩的运动单位数量增加，肌电图表现为有些区域电位密集，有些区域稀疏，尚可看出基线的图形。

（3）干扰相：肌肉最大力收缩时，兴奋的运动单位数量最多，放电频率最高，出现重叠相互干扰图形。

此外，介于单纯相与混合相之间的图形称为近混合相，介于混合相与干扰相之间的图形称为近干扰相。

二、影响肌肉收缩类型的因素

肌肉最大力收缩时所募集的类型，在很大程度上取决于受检者的合作程度。如果患者未用最大力量收缩肌肉，则不能达到满意结果即干扰相图形。有些肌肉如腓肠肌，由于跨越两个关节及收缩位置的影响也有可能达不到干扰相的程度。另外，操作中针极位置放置不当，也会影响肌肉收缩时的募集类型。

（一）异常肌电图

异常肌电图的表现主要包括插入电位延长、肌肉放松时出现异常自发电位、肌肉轻度收缩时运动单位电位的异常以及运动单位募集和发放类型的改变。

（二）插入电位延长

插入电位延长是指针电极在插入、移动时出现电位的骤然排放，由纤颤电位、正相电位、束颤电位等组成。时间超过 3s。这是由于肌肉失去神经支配后，肌膜对机械刺激兴奋性增高的结果。这是神经源性受损的可靠指征。在肌源性损害中，插入电位延长有时也可见到。

三、肌肉放松时出现的异常自发电位

（一）纤颤电位

神经损伤及变性后，肌纤维失去神经的正常调节而对乙酰胆碱的敏感性大幅增强，出现自发性收缩产生的电位。

（二）正相电位

神经损伤变性后，肌纤维自发性收缩产生的另一种异常波。其特点为初始为正相波，其后出现一个时限较宽、波幅较低的负相波，又称正锐波。它通常和纤颤电位同时出现。

纤颤电位和正相电位也是神经源性受损的可靠指征。在肌源性损害中纤颤电位和正相电位也可出现，但在数量上相对较少。在检查中根据纤颤电位、正相电位数量的多少将其分为少量（+）、中等量（++）及大量（+++）异常自发电位。

（三）束颤电位

束颤电位是肌肉放松时出现的自发性运动电位。常在脊髓前角细胞、神经根病损中出现。束颤电位仅表示运动单位兴奋性增高，不能单独确立诊断，所以为诊断时的参考电位。

（四）肌强直电位

肌强直电位是一种高频发放的特殊电位。由针刺、移动、叩击时诱发，操作中可听到飞机俯冲样声音或像摩托车发动时的声音，常出现在肌强直疾患和某些肌病中。在神经源性病变中偶尔也可出现较短暂的肌强直放电。

四、肌肉轻度收缩时运动单位电位的异常

（一）神经源性受损

当神经完全性受损时，对于完全失去神经支配的肌肉，随意收缩时没有肌肉动作电位出现，称为病理性电静息；当神经不全受损时，在部分失去神经支配的肌肉中，随意收缩时可见肌肉动作电位，但平均时限增宽、波幅早期下降，慢性期由于神经末梢侧支芽生增多，波幅增高，多相波明显增多。

（二）神经再生时运动单位电位的变化

外伤后周围神经外膜连续性尚存或经手术吻合新生的神经纤维通过膜管逐渐长入肌膜，早期运动单位内只有少数肌纤维恢复了神经支配，在肌电图上表现为成簇的多相小波在基线上起伏称为新生电位。这是神经再生早期可靠指征。随着新生轴索支配肌纤维数目的增多逐渐转变为再生电位，直至恢复到正常运动电位。

（三）肌源性受损

肌纤维变性、坏死、数量减少、密度下降导致运动单位电位平均时限缩短，平均波幅降低。一般平均时限小于正常值20%，平均波幅低于正常值70%具有诊断意义。此外，由于存活的肌纤维功能异常，肌纤维兴奋同步性差，常出现短棘波多相电位，又称肌病电位。

五、肌肉最大力收缩时运动单位电位募集类型的改变

在神经源性损害中，由于运动单位减少，导致发放的运动单位电位数量减少，所以达不到干扰相的图形，根据受损程度不同肌电图可表现为不同募集类型，如单纯相、近混合相、混合相等。在肌源性损害中，可出现密集细碎的干扰相电位称为病理干扰相。这是肌源性受损特征性表现。

六、肌电图的临床应用

（一）确立有无周围神经损伤

由于受心理因素和社会因素影响，有些患者出现癔症瘫或夸大病情等功能性麻痹，肌电图检查可提供确切的客观依据，协助临床诊断。

（二）区别神经源性与肌源性受损

肌电图是鉴别神经或肌肉疾病最灵敏的检查方法之一。主要依据前述神经源性与肌源性受损在肌电图上的特征表现明确诊断。

（三）判断神经损伤程度及损伤部位

肌电图可显示受检肌为正常肌电图、神经功能障碍、部分失神经支配或完全失神经支配，从而判断所支配神经的损伤程度。又可根据不同肌肉神经支配的异常情况，判断损伤的部位在脊髓前角细胞、神经根、神经丛、神经干、神经支。

（四）观察神经再生及恢复

肌电图可提供神经再生的早期指征即新生电位。若定期检查，肌电图还可提供再生是否顺利的信息，如果神经再生顺利，新生电位逐渐恢复为正常运动电位。如果运动电位长期停留于某一阶段无进展，则表明神经再生受阻，常需要再次手术。

七、术前筛选动力肌、术后观察移位肌功能

由于神经受损严重或肌肉缺损，失去了直接修复的可能，常需要进行肌肉移位等功能重建，术前肌电图检查可以客观了解肌肉的功能情况，有助于临床筛选动力肌和手术设计。术后协助临床观察移位肌功能，并指导患者进行功能锻炼。

八、肌电图检查的禁忌证

（1）血液病患者，如血友病、血小板减少、白血病等，不适宜做此项检查，以免形成血肿。

（2）严重的高血压、心脏病、脑血管疾病、精神障碍的患者及孕妇，以免造成突发性意外。

（3）严重的糖尿病，而血糖又未能得以控制的患者，以免发生感染。

（4）肝炎活动期的患者，以免造成交叉感染。

九、肌电图检查需要说明的问题

（1）肌电图检查是一项有创伤性的，且需要患者配合的检查方法。因此，在检查的过程中会给受检者带来一定的疼痛和不适，检查前需向患者讲明，以得到患者的理解与配合。

（2）肌电图检查对周围神经损伤的早期诊断有一定困难，因为纤颤电位、正相电位多在神经受损后 2~3 周出现，因此，此项检查常需在神经损伤 15~20d 以后进行。

（3）肌电图检查是将针电极经皮肤插入受检肌进行测定，因此，应尽量选择浅层肌肉及与其他肌腹重叠交叉较少的肌肉，以减少误差。

（4）肌电图检查可以根据神经、肌肉电生理改变，确定受损的性质、程度、部位和范围，但不能作出病因诊断。

（5）工作人员的临床经验、操作的准确性、分析判断的能力以及患者在检查中能否合作与诊断的可靠性密切相关。

第五节　活体组织检查

一、对象和目的

活体组织检查（简称活检）技术对于骨科医师是一项重要的技术，主要用于骨肿瘤、软组织肿瘤以及骨与软组织病变的诊断和鉴别。根据患者提供的临床信息和影像学表现，怀疑患者有肿瘤可能或者不能明确诊断时应该考虑使用活检技术，获取病变组织的标本送病理检查，以便在术前获得准确的诊断，根据诊断制订周密的手术计划。

非肿瘤的骨病变也能导致常规影像学上的局部异常，包括创伤、代谢性骨病、骨循环疾病、滑膜病等，尤其是骨感染特别需要鉴别。骨科医师在见到骨的局部病灶时应时刻考虑到这些疾病。如果怀疑是骨肿瘤，应将其归入以下 3 种主要类别：①良性骨肿瘤；②恶性原发骨肿瘤；③骨转移瘤。每一大类还分各亚型，需要进一步的临床及影像学解释。在这种情况下，医师应决定是继续负责该患者的治疗还是将其介绍到骨肿瘤专家处治疗。有恶性骨肿瘤表现的患者应转诊给有经验的骨肿瘤专家。

尽管活检通常对技术的要求不高，但根据活检的表现作出最终的决定却需要详细的思考及丰富的经验。如果计划或方法不合适往往会对患者的诊断及治疗产生相反的效果。活检方法、切口的不当及活检的并发症会极大影响对骨与软组织肿瘤的治疗。

为了正确活检，外科医生首先应保证初步诊断及分期是适当的，包括临床表现、化验及影像学检查，这些为医生提供了关于肿瘤范围的信息，然后由他提出鉴别诊断从而决定最佳的活检部位，是闭合活检、切开活检还是切除活检，以及活检组织如何处理。活检对治疗及预后都有意义，因此活检应由最终计划为患者治疗的医师执行。高度怀疑为恶性的病变应马上交由骨肿瘤医师进行活检并进一步分级。

二、适应证和方法

活检的适应证：临床表现和影像学表现都为良性的骨与肌肉病变，如骨囊肿、脂肪瘤，不需要行活检，只有表现为良性侵袭性、恶性和诊断不明确的时候才行活检，以明确诊断和对疾病进行分类。

活检位置的选择有重要的意义，因为骨与软组织肉瘤可能会种植于伤口。正确的活检位置应位于恶性肿瘤手术的切除范围内。由于保肢手术的应用广泛，活检位置的选择更加关键。活检位置在肿瘤切除范围之外，可能会导致不必要的切除。因此，活检部位的选择一定要建立在考虑到几种可能术式的基础上。制订手术方案主要依据活检前的鉴别诊断及决定肿瘤切除范围的肿瘤分期。至于术式的选择则只能通过对骨与软组织肿瘤的手术及诊断经验而定。为了选择合适的活检部位，医师应熟悉各种截肢术的切除范围及在何种情况下可以行何种保肢术。为此，医师应在活检前了解患者可能的诊断及肿瘤的范围以建立初步的手术方案。如果医生只关注于取得一块组织以供诊断而忽略了可能的最终手术过程，很可能会将切口选错位置，从而威胁到保肢手术的可行性乃至患者的存活，即使转诊后也会给骨肿瘤专家的进一步治疗带来巨大的麻烦。对于活检位置的选择很难制定专门准则。肢体的横切口通常为禁忌，因其很难与骨或肌腱膜间室等纵向结构一同被切除，所以肢体活检通常采取纵行切口。主要的神经、血管结构应避开，因为活检时的污染可能导致这些结构最终被切除。活检通道也不应穿过正常的间室结构或关节，这样就不必在手术时导致正常间室被切除。

活检方法可分为闭合活检和开放活检，其中闭合活检又分为针吸穿刺活检和套管针穿刺活检，开放活检又分为切开活检和切除活检。

闭合活检是指不需要切口而通过活检针穿刺取材的方法。软组织病损特别是位置较深的病变，使用闭合活检可以减少活检成本并节约诊断时间。另外，对于因肿瘤快速扩散而累及皮肤的患者，应避免切开活检。软组织肿物的闭合活检可以在门诊进行，这样可以为医患双方提供方便并减少手术风险。穿刺技术包括针吸穿刺和套管针穿刺。不管哪种闭合活检方法都需要仔细研究影像学表现，确定进针路径，对于复杂部位可以在 C 臂机或者 CT 引导下穿刺。

针吸穿刺活检应当采用相对较小的针头（直径 0.7mm），由经验丰富的医师将细针穿刺至病变部位，吸取少量病变组织。这种方法对恶性肿瘤的诊断准确度可达 90%。然而，对于特殊的肿瘤类型或组织分级其准确率则很低，因为获得的组织太少且组织结构被破坏。细针穿刺对于诊断局部软组织肿物是否复发及淋巴结转移很有价值，很少用于原发骨肿瘤的活检。

套管针穿刺活检是目前主要使用的活检方法。穿刺活检应在手术室进行，部分椎体肿瘤可在 CT 室局麻下进行。可以使用一种直径为 3.5mm 的穿刺针，针尖呈环钻样可以穿入病变骨皮质进入髓腔内，通过负压吸引（20mL 注射器）进行取材；也可使用另一种直径为 2mm、含标本槽的套管针，通过套筒快速滑动将肿瘤切削入标本槽进行取材，不是通过负压抽吸。术前行静脉全麻或局麻，以避免疼痛干扰穿刺取材，如条件允许尽可能静脉全麻操作，减少患者痛苦。根据术前确定的取材部位、途径进行取材。穿刺时，穿刺孔及针道位于手术切口上，便于日后进行手术治疗时能将穿刺污染区完整切除。穿刺针道尽可能与肢体的长轴平行，通过肌肉而不应通过肌间隙取材，以避免肿瘤局部扩散、种植。取材结束后轻压取材部位数分钟止血以减少污染范围，特别应避免污染重要的血管、神经束。椎体肿物通常在 CT 或 C 臂机指导下自椎弓根进入病灶取材，以减少出血及对周围正常组织的污染。该技术的诊断准确度可达 96%，然而由于取到的标本量有限，在处理标本之前应仔细计划，并由有经验的病理医师进行分析。

闭合活检的一个局限性是有限的活检无法完成更多当前的临床研究，如细胞遗传学或流式细胞计量等。此外，其对软组织肉瘤分级的诊断准确度会明显降低。而这恰恰具有重要的临床指导意义，因为很多当前治疗方案都会对高度恶性的软组织肉瘤采取术前化疗。同样，尽管诊断报告的准确性较高，未被诊断的报告也不能作为否认恶性肿瘤存在的证据，因为标本可能来自肿瘤邻近的正常组织或假包膜。闭合活检由于给骨造成较小的损伤，可以降低因活检导致病理性骨折的风险。闭合活检特别适用于骨盆或脊柱等难以到达的部位。当代谢性疾病、感染或局部复发被高度怀疑时，闭合活检是最理想的方式。而在非均质的肿瘤，闭合活检则存在取材上的问题，这种情况下需要在手术室行强化影像引导下的穿刺，同时它也会给经验不够丰富的病理医师带来诊断上的困难。即使在最有经验的机构，也有 25%~33% 的概率出现取材不足，而即使取材充足，其诊断准确率也只有80%。原发骨肿瘤及影像学无法诊断的患者其闭合活检诊断准确率要比均质的肿瘤包括转移瘤及多发骨髓瘤等患者低。

对于恶性肿瘤，没有经验的医生不能做闭合活检。因为闭合活检时肿瘤细胞会污染针道，所以在最后的确定性手术时针道和肿瘤必须一起切除。新辅助化疗或放疗将推迟最终手术，那时针道的位置将难以辨认。因此，可以在活检时用墨汁在针道附近的皮肤上做记号。最终手术的外科医生对针道的方向和位置也应该有足够的了解。对恶性肿瘤行闭合活检和开放活检都会被肿瘤细胞污染，因此应该由有经验的外科医生来做。最好是活检和手术由同一名医生来完成。

开放活检分为切开活检和切除活检。在开放活检中，可获得相对较大量的组织标本，从而帮助有经验的病理学家更准确地作出诊断，这是其优点之一。开放活检也可以降低经验不足的医师取材错误的概率。但是其风险、并发症及后续取材部位不足等缺点也会明显增加，尤其是在施术者经验不足的情况下，开放活检更易造成术后血肿、肿瘤细胞扩散、术后感染，还可造成病理性骨折。

如果术前诊断肯定，或者肿瘤体积小且放射学提示是良性肿瘤，那么行切除活检就可以达到诊断和治疗的双重目的。骨样骨瘤和骨软骨瘤的诊断通常是基于切除活检结果的。

是否对软组织肿瘤行切除活检是一个复杂的决定过程，恶性可能性小的皮下肿块通常更倾向于进行病灶切除。相反，对于体积大的深部软组织肿块直接行病灶切除术可能会引起广泛的肿瘤细胞污染进而限制下一步的治疗选择。如果切除活检的病理结果提示为恶性肿瘤，应评估切除的边界是否符合恶性肿瘤的切除边界，如果不够则应行扩大切除术。

切开活检是较常使用的技术，尤其对于恶性肿瘤而言。因为只要技术成熟，它所造成的肿瘤细胞污染比起切除活检更少。进行切开活检时，注重技术细节对于获取高质量标本和减少肿瘤细胞污染是很关键的。在相对能够获取足够标本的基础上切口应该尽可能小。当接近恶性肿瘤的假包膜时，肌肉的颜色会从红色变成鲜肉色。恶性肿瘤通常是灰色或白色的，而且它的假包膜被丰富的扩张的毛细血管包绕。对于恶性肿瘤来说，不能仅切取肿瘤的假包膜，其包膜和肿瘤的交界面也应该切取活检。任何恶性肿瘤的外周部分都是肿瘤最具有代表性和最有诊断价值的部分，中心部分通常已经坏死。标本组织严禁使用血管钳夹取。一般很少有必要获取的多个组织样本，因为这种做法会造成肿瘤细胞的外溢导致污染。

外科医生选择切开活检的部位应该根据平片、CT、磁共振显示的最低分化和钙化最少的部位，因为这通常是最具代表性的部位。避免在 Codman 三角区进行活检，因为有可能把反应骨误当成骨肉瘤。除非软组织没有被累及，否则对恶性骨肿瘤活检时无须取骨样本，凿取含有恶性肿瘤的骨皮质可能会引起病理性骨折而造成截肢的后果。如果一定要获取骨样本，那么凿成圆孔，以减少应力的集中。如果需要一个大骨窗，那就必须凿成椭圆形，方法是先在骨的长轴上凿出两个独立的圆孔，然后使用动力锯平行地切割使两孔相通。使用骨凿将多个钻孔连通，所形成的长方形骨窗可能会引起应力集中在各个角而发生骨折，因此不应使用。术者最好不使用术中定位装置，除非它们是通过切口的。仔细彻底地止血对防止术后血肿的形成是必要的。如果存在骨窗，应填塞骨水泥以预防肿瘤对软组织的污染。活检的切口应小心地缝合以防止切口坏死或溃疡，特别是因肿瘤压迫或放射治疗造成皮肤营养受损的切口更应小心。如果有可能是恶性肿瘤，那么应避免使用切口引流，因为引流管通道可能会成为肿瘤传播的通道，所以最终手术时必须连同活检部位一并切除。如果一定要放置引流，其留置方向应与切口线保持一致，如果引流管与活检部位距离太远或活检切口的缝合面很大，那么要将活检部位连同引流通道一并切除在技术上几乎是不可能的。

对恶性肿瘤进行活检时是否使用止血带尚无定论。虽然未经证实，但反对者认为使用止血带会使静脉血淤滞，导致松开止血带时发生瘤栓的危险性增高；伤口关闭后松止血带会形成深部的血肿。但是，使用止血带也有使活检部位的视野更加清晰，使手术进行地更加快捷，失血更少等优势。在止血带松开之前，如果手术步骤明确且能迅速完成，那么是可以防止瘤栓形成的，但这只是在理论上可行，尚未经过科学论证。

使用止血带有两点是必须防范的。首先，不能对患肢进行压迫驱血，因为这将使肿瘤细胞进入血流。其次，如果不是马上要行最终的手术的话，那么应该松开止血带并且在伤口关闭之前仔细地进行止血。如果先关闭伤口后送止血带的话，那么很可能会因为假包膜里的血管出血而形成一个大血肿，这对于后续手术治疗很不利，因为血肿蔓延到的各个地方都应被认为受到了肿瘤的污染。

三、标本的处理

针吸穿刺活检得到的标本量很少，往往只充满了细针的尖部，这时需要准备玻璃片，用 5mL 的空注射器对着细针的尾部将标本吹到玻璃片上。往往需要 2 块或以上的玻璃片，一块进行快速染色，送至病理医生行快速病理检查，获得诊断。另外的玻璃涂片用作其他的染色和病理检查。如果快速病理显示穿刺所取的并非典型的病变结构，往往需要立即进行二次穿刺以获得正确的标本。

套管针穿刺活检所取的标本比针吸穿刺活检所取的标本量要多。将导管针从病灶取出后，用针芯或充满肝素盐水的注射器将标本推出，所有取出的组织标本置于肝素盐水中，先用肉眼判断，洗去血块，剔出坏死组织及质硬骨组织，如标本量过少，可以反复多次取材，以确保获取足够病变组织。将有代表意义的条索状或块状的肿物标本轻轻放入甲醛溶液中浸泡固定，避免挤压标本，送病理科进行病理学检查。如果要行快速冰冻检查则直接将挑选的有代表性的部分标本送病理科，不能在甲醛溶液中浸泡，其余标本用甲醛浸泡行常规石蜡病理检查。

切开活检和切除活检一般能获得足够多的标本。如果要行快速冰冻病理检查，则取一部分有代表性的标本直接送病理科，其余标本放入甲醛溶液中浸泡固定，避免挤压标本，用作以后的脱钙、常规石蜡切片、HE（苏木精—伊红）染色和病理组织学观察。

即使不在同一次麻醉下行最终的手术，也最好行快速冰冻病理检查，有经验的病理医生可以根据快速冰冻病理检查判断出所取的组织是否为病变组织和是否有足够的标本，避免再次麻醉下行二次活检。

四、病理组织诊断

骨与软组织肿瘤的诊断依靠临床表现、影像学表现和病理检查的结果，其中病理诊断在手术决策中起着很大的作用。通过活检，在术前能获得病理诊断，如果标本足够还能获得肿瘤的分级，手术医师就能根据肿瘤切除原则选择合适的边界对肿瘤进行彻底的手术。

在行活检之前，外科医生必须和病理医生讨论将实施活检的患者的影像学表现和可能的诊断，这样能帮助病理医生得到更为有用的冰冻病理结果，还可以确保送检的组织是诊断需要的，而不是其他的组织。除了对病理切片进行 HE 染色和常规的石蜡包埋外，还需要对病理组织进行其他的检查，因为在临床上经常会发生将感染误认为是肿瘤，同样肿瘤也可能被误认为是感染。因此，应将活检的标本进行需氧、厌氧、真菌和抗酸的培养，以确定病灶是否为感染所致。对于圆形细胞肿瘤和软组织肿瘤，电子显微镜检查是一种重要的诊断手段，这时应将活检标本用戊二醛浸泡而不应该使用甲醛。

免疫组织化学染色诊断对于鉴别恶性肿瘤的价值不高，而且有些免疫学标记只能用于冰冻的检查而不能用于标本固定之后的检查。组织学检查目前使用不多，因为需要辅以其他很多特殊的技术，如细胞分析、组织印迹、组织培养、激素受体、流式细胞技术及细胞遗传学技术。同时，病理医生的知识面及经验对病理诊断也有很大影响，建议临床医生与病理医生密切交流，提高诊断水平，这种信息交流在活检诊断中至关重要。

对于快速冰冻病理检查，病理医生能判断出所取的标本是否为病变组织和是否有足够的标本，能对肿瘤有初步的诊断。尤其是准备在同一次麻醉下活检与手术治疗同时进行时，冰冻病理检查更为重要。冰冻病理只能对软组织适用，对于有硬的骨质的标本不能采用。实际操作中，即使是骨肿瘤，标本中也有柔软的部分，能用于冰冻病理检查，能区分出是转移癌、感染或者是原发的骨肿瘤。只有在临床诊断、影像诊断和冰冻病理诊断完全吻合时才能在同一次麻醉下行最终的手术，在诊断上哪怕有一点怀疑，都必须等到石蜡切片结果明确后才能施行最终的手术。

第三章 膝关节镜下的诊断及治疗

第一节 关节镜的发展史

关节镜的发展史是内镜发展史的一部分。现代关节镜是从膀胱镜演变而来的。

1806 年 Philip Botzini 演示了他的光导器，有两根管，用一根蜡烛做光源。烛光通过一根管反射入膀胱，医生可从另一根管窥视膀胱的内部情况。1853 年 Desormaux 将松节油与酒精混合燃烧产生光亮，用一面镜子将光线射入膀胱，用于观察膀胱内的病变。1876 年 MaxNitje 膀胱镜的光源采用电加热白金圈，外套鹅羽管，水冷却的方式。影响早期内镜发展的主要原因是光源问题。在爱迪生（Thomas Edison）发明了白炽灯后，1890 年 MaxNitje 膀胱镜已能摄取膀胱的照片。

近代，日本 Takaji 和 Watanabe 为关节镜的发展做出了杰出的贡献。Takaji 是第一个成功地用内镜检查膝关节的医生。1918 年他观察了尸体的膝关节，1919 年他用 7.3mm 的内镜观察了膝关节结核的关节内部情况。1932 年，他用黑白照片做了内镜检查的报告。1936 年他制作了膝关节的彩色内镜照片和电影。Watanabe 是 Takaji 的学生，他继承和发展了 Takaji 关节镜的工作。1958 年，他的 21 型关节镜被认为是真正成功地专门用于关节检查的内镜系统。22 型关节镜使用了冷光源。1955 年 3 月 9 日，Watanabe 完成了关节镜下黄色巨细胞瘤切除术。1962 年 5 月 4 日，他做了关节镜下半月板切除术。1957 年，Watanabe 主编的关节镜图谱第一版出版。1969 年出了第二版。

与此同时，欧美的一些医生为关节镜的发展做了大量的工作，1921 年 Eugen Bicher 用 Jacobeus 腹腔镜检查膝关节并报告了关节炎的病理和半月板病变的诊断。1952 年 Michael Burman 用 4mm 的关节镜检查膝关节，与 Mayer、Finkelstein、Sutro 等合作发表了膝关节关节镜诊断的经验报告，以及其他关节的关节镜手术技术。在北美，关节镜得到了很大的发展和普及，并发表大量的研究论文和学术报告。这对全世界的骨科发展起了巨大的推动作用。著名学者有 Robert Jackson，Ward Casscells，Jack McGinty，Richard O'Connor，Lanny

Johnson，John Joyce Ⅲ，Ken DeHaven，Ralph Lidge，Isao Abe，David Dandy 等。1972 年，国际关节镜学会（IAA）在美国的费城成立，Watanabe 任第一届主席。1982 年北美关节镜学会（AANA）成立。至 1986 年 AANA 已经统计出共完成了关节镜手术 395 566 例。

我国关节镜的普及与世界先进水平相比仍有较大差距。1978 年北京积水潭医院最先引进了关节镜设备。开始只有北京、上海等几家大医院能做这种手术。1983 年举办了全国第一期关节镜学习班和研讨会。到 1990 年全国各大中城市的许多医院已经购置了关节镜设备，成立了全国关节镜学组。现在每两年召开一次全国关节镜研讨会。我国已经有越来越多的骨科医生认识到了关节镜在关节疾病的诊断和治疗方面的重要作用。

第二节　关节镜的基本设备、适应证和并发症

顺利完成关节镜手术的基本要求是要获得一个方位正确而清楚的图像，这需要配备最基本的设备。

一、基本设备

1. 关节镜　现代关节镜是一个 Hopkins 棒镜系统，外面有金属的保护鞘。在膝关节，所用关节镜直径是 4mm，加上外面的金属保护套管直径是 5mm。1.7mm 的关节镜用于颞下颌关节，2.7mm 的关节镜用于腕关节。根据视角，关节镜分为 0°、30°、70°、120°等不同类型。0°镜用于初学医生的训练，30°镜用于常规手术的配置，70°镜用于膝关节后室的检视。通过旋转 30°镜，可以将镜下视野扩大 4 倍以上。

2. 套管和管芯　套管既是保护关节镜的外鞘，又是关节灌注和引流的通道。管芯分为钝头和锐头两种。锐头管芯插入套管便是刺入关节腔的穿破器。换上钝头的管芯即可做松解关节内粘连带的剥离器。

3. 监视系统　现代关节镜应具备摄像、录像和监视系统。一方面可以避免术者直视目镜造成手术区域的污染，另一方面从监视器上观看画面有利于助手的配合和培训。录像系统记载病变及手术情况的原始资料，可用作手术资料记录、学术研究和技术训练。

4. 灌注系统　简单的灌注系统是依靠重力来完成的，液瓶高度要高于膝关节 1m 以上，才能有足够的压力使关节充分扩张。现代关节镜系统配备有灌注泵，能根据需要调节压力，一般压力为 5~10mL/min。灌注液用生理盐水或林格液，后者更符合软骨细胞的代谢环境。

5. 刨削打磨系统　刨削打磨系统是完成关节镜下手术必需的。应根据需要配置不同直

径和形状的刀口，有刨刀、切刀和磨钻等，并可调节转速和正反转方向。摆锯式切削，可防止软组织挤夹于刀口内。手柄连接吸引装置，能随时吸出组织碎屑。

6. 光源系统　现代关节镜采用冷光源，灯泡是 150W 钨丝灯，通过光导纤维与关节镜连结。可以自动调节亮度，色彩及手控摄像。

7. 镜下器械　包括以下几种。

（1）探针：用于探测病变的大小、质地、深度和张力。探针上的刻度可以测量半月板破裂的长度，关节面软骨缺损的直径等。

（2）手术剪：镜下手术剪用于完成关节镜下的各种剪切操作。剪刀的方向，有直向、左向和右向，这样剪切比较方便。

（3）手术刀：镜下手术刀用于镜下组织的切割，根据手术要求，手术刀被设计成各种形状，刀口有在前方、下方和反向的，以完成推切、压切和钩切的操作。

（4）吸力切钳：主要用于咬除半月板。将半月板咬成小的碎块，从后方的吸管吸出。钳口有直向、左向和右向的设计，用来咬除正前方、右侧和右侧的组织。吸力切钳在半月板部分切除术中非常有用。

（5）活检钳：有大小之分。主要用于钳取滑膜组织和小的游离体及软骨碎片等。

8. 激光手术刀　一种新的镜下手术器械是 Ho-YAG 激光刀（钬-钇铝石榴石）。这种激光的优点是在液体中操作而没有明显的能量衰减。根据手术需要可调节发射频率和能量，用于滑膜的烧灼切除、半月板的切割汽化、软骨面的成形、关节囊及粘连带的松解、关节囊的紧缩等。

9. 腿架　用于固定大腿，可根据医生的习惯来决定是否使用。如果没有助手，关节镜手术由术者一人来完成时，腿架是非常有用的。

二、膝关节镜手术的适应证

原则上，膝关节内的病变都是膝关节镜手术的适应证。除了有皮肤感染和关节骨性强直外，如果怀疑关节内有病变存在，就可以考虑做关节镜的诊断性检查。然后根据诊断性关节镜的结果，决定病变的处理是在关节镜下完成或切开关节手术。膝局部的皮肤感染，可经关节镜带入关节；关节骨性强直时，关节没有屈伸活动，没有关节间隙，关节镜无法置入。以上两种情况做关节镜手术肯定是不行的。目前可以在关节镜下完成的膝关节手术如下。

1. 急性膝关节损伤

（1）创伤性出血：年龄过大或过小者除外。

（2）交叉韧带损伤：进行修补或加强。

（3）半月板周围损伤：修补。

（4）骨软骨骨折：除去关节软骨碎片。

（5）胫骨平台骨折：在关节镜监视下复位和螺丝钉固定。

2. 机械性紊乱或结构性紊乱

（1）半月板损伤：部分切除、成形、修补。

（2）交叉韧带损伤：关节镜下韧带重建。

（3）游离体：摘除。

3. 膝关节疼痛

（1）髌骨轴线不正、半脱位：需行髌外侧支持带松解术。

（2）滑膜皱襞综合征：皱襞切除或松解。

（3）髌骨软骨软化症：清理。

（4）退行性半月板病变：部分切除。

（5）关节内粘连带：松解或切除。

4. 膝关节炎

（1）骨性关节炎：清理软骨碎块及退变破裂的半月板，骨赘切除，钻孔和滑膜切除。

（2）类风湿关节炎：诊断和滑膜切除。

（3）晶体性滑膜炎：清理关节内积集的晶体。

（4）化脓性关节炎：关节内清理坏死物质，二管冲洗吸引方法治疗。

（5）慢性关节炎：色素绒毛结节性滑膜炎、滑膜软骨瘤病、血友病性关节炎、牛皮癣性关节炎及滑膜结核均可行滑膜切除，按二管冲洗吸引方法治疗。

三、膝关节镜手术的并发症

和任何外科手术一样，膝关节镜手术也存在并发症。1986 年 AANA 的 395 566 例关节镜统计，其严重并发症的发生率是 0.6%，包括感染、腘动脉损伤、下肢静脉栓塞和麻醉意外等。

1. 麻醉　膝关节镜最常用的麻醉是硬膜外麻醉或腰麻。如果该麻醉效果不好，则需要加用局部麻醉或改为全身麻醉。全身麻醉最主要的并发症是呼吸道梗阻，硬膜外麻醉最常见的并发症是血压异常，局部麻醉常易出现的问题是麻醉药过量中毒。老年人常易出现的麻醉问题是心律失常。因此，即使关节镜手术时间可能很短，也要在麻醉设备齐全的手术室进行，确保安全。

2. 诊断失误　关节镜的诊断正确率高于物理检查和关节造影。但也不能因此完全用关节镜代替必要的临床检查，包括体格检查、X 线平片和必要时的 MRI 检查。常规的术前检查是必须的，术前诊断要有倾向，必须明确是否有关节外病变和累及骨质的病变。

3. 韧带损伤　在关节镜手术时，为了扩大关节间隙，常需助手做内、外翻动作。如用力过大，可发生侧副韧带损伤。

4. 止血带麻痹　一般诊断性关节镜检查不需要给止血带加压，但做支持带松解、滑膜切除及韧带重建时，常需使用止血带，止血带使用时间，一次不能超过 90min。

5. 器械破损　每一名有相当关节镜手术例数的医生都可能遇到过这种情况。避免发生器械破损的关键是操作不要用蛮力。在使用手术剪和切钳时，如组织较硬韧，操作一定要轻柔，防止发生器械破损。如视野突然变暗，除了光源出问题外，要想到关节镜是否被损坏。如有器械碎片遗留在关节腔内，要立即停止手术，先将碎片取出，必要时需用 C 臂机进行定位。碎片在视野内时，要减慢灌注，先要稳定情绪，夹住碎片，再行取出；当碎片在视野外时，要按顺序重新检查整个关节腔寻找碎片；如镜下找不到，透视定位后再在镜下找，不要轻易将关节切开。

6. 关节软骨面损伤　每一次关节镜检查或手术都有可能造成关节软骨面的损伤。特别是在做半月板后角的手术操作时，如果关节间隙狭窄，进镜位置偏高，则易于损伤股骨髁软骨面。对于初学者来说，最易发生的错误是将穿破器刺入关节时用力过猛，造成股骨滑车软骨面的损伤。

7. 关节血肿　这是髌骨外侧支持带松解术常见的并发症，发生率为 5%～42%。在用钩形刀划开髌骨外侧支持带时，膝外侧动脉髌上支易被切断，这是造成关节血肿的原因。Ho-YAG 激光手术刀在做外侧松解时可将血管烧结，从而避免这种并发症的发生。

8. 血栓性静脉炎　血栓性静脉炎并不是常见的并发症，但膝关节手术后有发生此并发症的潜在危险性，老年、肥胖和使用止血带会使这种危险性增加。AANA 报道的发生率是0.1%。

9. 动脉损伤　常规关节镜检查和手术不会发生腘动脉损伤。当做膝后关节腔手术和在韧带重建手术导针定位时，偶可发生此并发症。在做膝后外和后内入口时，穿破器方向要偏向前方。正确的操作可以避免此并发症。如在术中怀疑有腘动脉损伤，要立即中止原手术，体位改为俯卧位，切开腘窝，暴露腘动脉并进行修复。

10. 感染　关节镜手术发生感染的机会很低，在过去造成关节镜手术感染的常见原因是半月板缝合术后将线结打在皮外，现已不用此法。AANA 报道的感染率是 0.8%。

第三节　关节镜的基本技术

膝关节镜检查可以直观膝关节内部病变，还可同时进行膝关节内病变的手术处理。进行关节镜检查，必须了解膝关节内的解剖结构，以选择正确的入路，此点十分重要，否则会遗漏病变或延长手术操作时间，甚至会导致关节内组织结构损伤。

掌握"三角操作技术"是进行关节镜检查最基本的要求，即关节镜由入口进入关节腔，将图像反映在监视器上进行观察，而手术器械由另一入口进入关节内，并在关节镜监视下进行手术操作。关节镜下手术必须眼手配合一致，掌握三角操作技术。经过长时间的练习之后才能得心应手。可通过 3L 吊袋液体悬高 1m 以上进行灌注，完全可以将关节腔隙扩充。通过关节镜双通道套筒连接进水管和吸引管，进行注水和出水，形成灌注和吸引系统，必要时可于髌上囊另做出水口。

一、膝关节镜入路

膝关节镜前外侧及前内侧为标准入路，在关节间隙上缘髌腱旁开 1.5cm，内外侧膝眼凹陷处，一侧作为关节镜入口，另一侧作为器械入口，进行关节内探查和手术操作，必要时可附加髌腱正中入路（髌腱正中髌骨下极 1cm）。

二、前外侧入路

屈膝 90°，在胫骨平台上方一横指宽，髌韧带外侧缘，做一 4mm 的小切口。用圆头穿刺锥和套筒插入切口，经皮下组织、髌下脂肪垫和关节囊进入关节腔，向股骨髁间窝方向刺入，缓缓伸直膝关节，将穿刺锥沿髌骨下方与股骨滑车沟之间插入髌上囊。打开进水通道，充盈关节腔，按顺序检查。此入路便于观察外侧半月板的后角和内侧半月板的体部及前角。

三、前内侧入路

此入路便于观察内侧半月板的后角及外侧半月板的前角。一般用作半月板切除。

四、中央入路

在髌韧带中线，髌骨下极 1cm 处做小切口，屈膝 90°将套筒穿刺锥向股骨髁切迹方向刺入，将膝关节伸直，套筒沿髌骨下方插入髌上囊。也可经髁间入路，观察膝后内侧关节间隙。如经中央入路或前内侧入路，内旋胫骨由后交叉韧带与股骨内髁之间的间隙进入后内侧关下间隙。也可经中央入路或外侧髁下入路，由前交叉韧带与股骨外髁之间的间隙进入后外侧关节间隙。先用30°关节镜引导套筒通过交叉韧带与髁间进入后关节囊，然后用70°关节镜观察后关节腔室更方便。

五、髌上入路

经此入路将关节镜置于髌股关节之间，可较好地观察髌骨关节面、股骨滑车及在不同屈膝角度二者的对合情况，也可经内侧髌上入路行滑膜切除或作为出水通道。

六、膝后外侧入路

经此入路可观察到外侧半月板后侧的边缘、腘肌肌腱、前交叉韧带外侧面等结构。膝关节内旋，屈膝90°，在膝外侧间隙，腓骨头近侧，髂胫束后缘与股二头肌前缘之间做一小切口，关节囊充盈膨胀后，用套筒及穿刺锥向后关节囊方向穿刺，无阻力并有液体流出表明已进入后关节囊。

七、髌骨旁入路

经此入路可观察到髌前脂肪垫及内、外侧半月板前角。在髌骨内侧或外侧做小切口，将套筒针向前内或前外侧方向穿刺。屈膝20°~30°，沿髌骨边缘下行即可达到膝前关节囊。用30°关节镜进行观察，内侧入路可看到外侧半月板的前角。

八、膝后内侧入路

经此入路主要观察膝后内侧关节间隙，可见内侧半月板后角的边缘撕裂、后交叉韧带撕裂纤维或关节游离体。膝关节外旋，屈曲90°，在内侧副韧带及股骨内髁后侧的关节线处做2~3mm切口，向内髁后方穿刺，无阻力后拔出针芯，如有液体流出表明已进入后关节囊。

九、关节镜检查步骤

关节镜检查时患者取仰卧位，屈膝下垂，为避免灌注液体污染手术台和地面，在膝关节套入接液袋，在大腿中段扎气压止血带备用，皮肤消毒铺单。关节镜、刨削刀和射频，分别放置在左、右两侧。在髌骨外上方与股骨外髁交界处行膝关节穿刺，向膝关节内注入60~100mL含有肾上腺素的生理盐水，以便灌注扩张关节腔，达到止血的目的。将30°关节镜目镜与摄像头相连，连接关节镜光源系统，将关节镜套筒插入关节内，按一定程序进行，以免遗漏病变。常规检查顺序为髌上囊、膝内侧间隙、髁间切迹、膝外侧间隙，必要时检查膝关节后内侧和后外侧间隙。

十、髌上囊

正常髌上囊穹隆部呈圆幕状。滑膜较薄，表面光滑，并可看见其上的血管网，有时在髌上囊外侧可有滑膜皱襞存在，滑膜皱襞呈片状或束带状，多与髌骨纵轴呈垂直分布，为胚胎残留组织。有时滑膜皱襞紧贴在股骨髁上，屈伸活动膝关节时有弹响或嵌压疼痛症状。如果嵌入髌股关节间隙内，髌股关节研磨试验阳性。老年患者或有炎症的膝关节，可见关节滑膜绒毛样突起，滑膜血管增多，有时髌上囊裂孔内有游离体滞留在其内，注意不要遗漏。

十一、髌股关节

将关节镜置于股骨滑车部位，然后向后缓慢拔出，关节镜倾斜面朝向髌骨，直到看见髌骨上缘为止，手指轻敲髌骨，可见髌骨上下移动，手指向内、外侧推动髌骨即可观察髌骨关节面各部分。转动关节镜使物镜倾斜面朝向股骨部分，可观察到股骨滑车部分的软骨面。

十二、膝内侧间隙

检查髌股关节后，沿股骨内髁关节面的上缘，将关节镜向内侧移动，待关节镜移到股骨髁内侧面时，将套筒贴于股骨内髁内侧面上向前推进，逐步屈曲膝关节，此时即可看到膝关节内侧沟，注意观察有无粘连及游离体存在。轻轻将关节镜撤回一些，看到股骨内髁的关节面，向外移动关节镜，即达股骨髁与胫骨平台间隙。将膝关节屈曲45°，外旋外展小腿，使膝内侧关节间隙增宽，此时可见内侧半月板前角。髌前脂肪垫遮挡关节镜视野，影响观察时可插入探针，压下脂肪垫。如果滑膜增生肥厚，可用刨削刀清理后再进行观察。观察半月板体部与后角则需外旋膝关节，逐步伸直小腿并用力外翻膝部，从前交叉韧带旁边插入镜子进行观察。将关节镜轻柔插入关节间隙，可见内侧半月板后角及其在胫骨上的附着点。外旋膝关节时，内侧半月板内缘向内稍突起，内缘变直。外展膝部则内侧半月板弯曲。屈膝20°较易观察内侧半月板的后角。观察内侧半月板后，将关节镜移向髁间切迹。

十三、髁间切迹

屈膝60°~70°，可见髌滑膜束带由前交叉韧带上方髁间切迹延伸到髁前脂肪垫，其宽度不一。较宽的髌滑膜襞有碍关节镜由髁间切迹移向膝外侧间隙。脂肪垫常是阻挡视线的主要原因，对关节镜检查会造成困难。脂肪垫与内、外侧半月板的前角比较靠近，所以观察半月板前角时，可将关节镜由半月板体部向后抽，以免脂肪垫的阻挡，也可用探针将脂肪垫挑开，如脂肪垫过大也可用刨削器切除一部分。前交叉韧带起于股骨外髁，止于胫骨棘，分为前内侧束和后外侧束，在屈曲膝关节时，前内侧束紧张，伸膝时后外侧束紧张，以保持膝关节的稳定性。其近 1/3 部分不易观察，而远侧 2/3 韧带则很易观察。由于其表面有滑膜覆盖，有时不能观察到前交叉韧带是否断裂，可在镜下行抽屉试验或用探针钩动前交叉韧带看其是否松弛。由于前交叉韧带的阻碍，后交叉韧带不易观察到。经髁间切迹于股骨内侧髁间窝处，可充分观察后交叉韧带。

十四、外侧间隙

关节镜沿股骨外髁的外侧方进入即可看到外侧沟和外侧隐窝，游离体可藏留此处。平卧位，将膝关节外旋，屈膝 45°向下方压迫膝内侧，使膝内翻内旋。然后将关节镜内移到关节间隙，首先观察外侧半月板后角。由于外侧半月板后角与关节囊无附着，在探针的帮助下，可观察到外侧半月板后角的上、下面，在后角的外侧，可看见腘肌肌腱。腘肌肌腱穿过外侧半月板裂孔（此处比较薄弱，容易向两端撕裂）。然后沿外侧半月板后角内侧缘，将关节镜向后抽退，观察半月板的体部及前角。由膝外侧入路观察外侧半月板前角则比较困难，可旋转镜头调整角度，观察就会比较容易。

关节镜检查结束后，冲洗关节腔，将关节腔内血液及组织碎片冲洗干净并缝合伤口，进行加压包扎。如关节腔内出血较多，必要时可放置负压引流管。术后冷敷有利于止血、止痛。

第四节 局部麻醉下关节镜检查与手术

近几年，关节镜手术作为一种检查与治疗兼顾的微创诊疗方法，越来越多地得到人们的认可，并在国内得到了广泛开展。局部麻醉（简称局麻）下关节镜手术具有操作方便，创伤小，并发症少，费用低，对全身生理功能干扰小，不影响患者饮食，不必留置尿管，可早期进行功能锻炼，特别适用于年老体弱、全身情况欠佳、不能耐受全麻或脊髓麻醉的患者等优点，被越来越多的医师作为常规方法在临床中应用。局麻下关节镜手术除了手术操作较为复杂的肩关节和髋关节外，可应用于膝关节、踝关节、肘关节、腕关节等疾病的关节镜手术诊断和检查。以膝关节为例，局部麻醉可以满足膝关节镜大部分手术的镇痛要求，包括：骨关节炎、类风湿关节炎行滑膜切除、软骨修整、半月板修整术；游离体和异物的取出术；半月板损伤清理和缝合、交叉韧带囊肿切除术；髌股高压症的外侧支持带松解术；交叉韧带损伤的皱缩术。

局部麻醉药物的选择，一般包括酯类和酰胺类两大类，酯类局麻药的代表药为普鲁卡因，酰胺类局麻药的代表药为利多卡因。酯类局麻药作用时间短，其扩散和穿透力均较差，对黏膜几乎没有穿透力，而且其所含的对氨基化合物在代谢过程中可形成半抗原，易引起变态反应。因此，目前临床上大都采用酰胺类的代表药利多卡因作为常规局麻药。利多卡因具有起效快、弥散广、穿透力强、麻醉较持久的特点，特别适用于关节腔内的表面麻醉。另外，利多卡因在代谢过程中不形成半抗原，不易引起过敏反应，所以临床应用过程中比较安全。利多卡因局部浸润常用浓度为 0.5%～1.0%，经过临床试验研究证明，关节腔内麻醉和局部浸润以 0.6% 的利多卡因效果较佳。

局麻下关节镜手术一般不应用止血带，为保持手术视野清晰，在每 3 000mL 冲洗液中加入 0.1% 肾上腺素 1mL，浓度相当于 1：300 000，既有止血效果，又减少了术后关节腔血肿并发症的发生。在局麻药中加入适量肾上腺素有延长麻醉时间和阻止关节腔内出血的作用。

局部麻醉方法包含两部分，即手术入路局部的皮下浸润麻醉和关节腔内表面麻醉。穿刺点麻醉即手术入路局麻，笔者采用 2% 利多卡因与生理盐水以 1：2 比例混合，每 10mL 溶液中加入 1 滴 0.1% 盐酸肾上腺素，而麻醉药的剂量则由不同的关节腔容积的大小决定。以膝关节镜手术为例，笔者通常采用 2% 利多卡因 20mL+生理盐水 40mL+6 滴 0.1% 盐酸肾上腺素来配制，穿刺点浸润麻醉，注射于皮下、肌肉各层组织。

局麻下关节镜手术最好采用辅助性超前镇痛药物，我们运用超前镇痛的理念，术前给予辅助性镇痛药收到了满意的围手术期镇痛效果。在各类镇痛药物中，笔者更倾向于非甾体类抗炎药，如氟比洛芬酯注射液、塞来昔布。其中氟比洛芬酯注射液具有靶向聚集的特性，在手术部位浓度可达到邻近组织的 50～100 倍；另外有起效快、血药浓度高、作用时间长（可持续 8h 以上）、不良反应小等优点。笔者进行了随机双盲安慰剂对照试验，结果显示其镇痛效果极佳。

局麻注意事项：麻醉前询问患者有无过敏史，注意药物剂量，最好采用低浓度有效局麻药，局麻药误入血管后或用药过量容易引起中毒反应，轻者有恶心、呕吐、面色苍白、头晕，重者发绀、惊厥，如不及时处理，可引起呼吸循环衰竭。应用安定类镇静药可减少中毒反应。对不能充分合作的小儿及老年人、肌肉发达、肌力紧张的患者以及精神高度紧张、焦虑的患者麻醉前应做好充分的解释工作，必要时选择其他麻醉方式。

第四章 膝关节常见手术入路

只有全面理解膝关节的局部解剖才能正确地进行膝关节外科显露。关节病变、解剖与手术方案相互关联。尽管膝关节软组织层次清楚，有利于逐层分离，但应注意保护皮肤血供，特别是有既往手术史或预计可能有多个切口时。皮肤供血主要来自膝内侧的隐动脉和下行的膝关节动脉。这些血管穿过深筋膜，并在其浅层形成血管吻合，然后它们继续穿过皮下脂肪供应表皮，在这些表浅部位很少有血管交通。因此分离时应深至筋膜层，以保护皮肤血供。皮肤血供不应与髌骨血供相混淆。

许多膝关节手术切口和入路最初都是在关节镜手术开展之前为了开放式半月板切除术或重建手术而设计的。由于它们在目前仍有一定的应用，故在本章中将对其进行回顾。有些入路是可延长的，其中仅有一部分长度是某个手术所必需的。应尽可能行单一切口，而不要行多个小切口，因为该患膝日后可能还要进行手术，多个瘢痕会引起皮肤并发症。

膝关节前方纵切口是可延长切口，可向近、远端延长以暴露股骨远端、髌骨和胫骨近端。这种前方切口还可以显露内、外侧支持结构，若行二次手术也可沿原切口打开。通过这一切口进行内侧髌旁关节切开，能够最大程度地显露膝关节，是最为灵活、适用范围最广的一种入路。过去，半月板切除术的切口呈横形或呈沿内外侧关节线的弧形。这些切口应用有限，且不能延长。后内侧或后外侧角手术时可纵行切开或使切口微成弧形，在这一区域内行大"S"形切口没有价值。在关节后方，可行"S"形切口，因为此时"S"形切口也可被延长。

第一节 内固定及关节置换手术入路

一、前方入路

（一）皮肤切口

膝前正中切口是一种广泛应用的可延长切口。切口向近、远端延长后，可将大块组织翻开，显露前方、内侧与外侧的支持结构。若将正中切口向内侧平移，将与 Langer 线平行，其张力与不良复合均降低。与前正中切口相比，平行于 Langer 线的切口愈合与力量恢复均较快、瘢痕也较轻，目前无证据显示该切口会造成外侧皮肤切缘缺氧增加。

Kocher 前方"U"形切口和 Putti"U"形切口现已不用，主要原因是它们可影响周围皮肤血供引起并发症。前方横切口较为美观，但无法进行延长显露。

（二）关节切开

髌旁内侧或前内侧关节入路应用最广，它们可提供广泛的显露，用于开放式前交叉韧带重建术、全膝置换术和关节内骨折固定术。由于该入路可能损伤髌骨血液循环，有些学者建议使用股内侧肌下、经股内侧肌或矢状位正中入路，上述入路均是由内侧显露膝关节。前外侧入路是由外侧显露膝关节。只要计划得当并正确选择关节切开方式，这些入路均可完全显露关节前部。

（三）髌旁内侧关节切开

这种方法能很好地显露膝关节的绝大部分结构。髌旁内侧关节切开通过将股内侧肌从股四头肌肌腱上离断，然后通过髌内侧支持带沿髌韧带向远端延长。沿关节囊切口切开滑膜囊，牵拉或切除脂肪垫。当分离至关节线时，应注意内侧半月板前角和内外侧半月板之间的横韧带结构。完成关节切开后，髌骨应能向外侧脱位并翻开。髌骨脱位后屈曲膝关节，注意勿将髌韧带从胫骨结节上撕脱。如果髌骨向外侧脱位有困难，可将近端股四头肌肌腱切口向表层延长，或沿胫骨结节至胫骨嵴内侧边缘小心地将髌韧带在骨膜下分离。勿将髌韧带从胫骨结节上游离下来。

由于损伤髌骨血液循环层，Insall 对劈开髌骨入路进行了改良。正中切口显示伸膝装置，自髌上 8~10cm 处起分开股四头肌肌腱，切口呈直线，经过髌骨，沿髌韧带内缘向远端延长。将股四头肌扩张部自髌骨前面锐性分离剥起，直到显露髌骨内缘为止。切开滑膜囊，沿中线切开内侧开脂肪垫，然后将髌骨向外侧脱位。该入路并非在无神经区进行，但是股直肌和股内侧肌均由切口近端的股神经支配。

行前内侧入路时，可遇见隐神经的髌下支。隐神经走行于缝匠肌后方，于缝匠肌和股薄肌肌腱之间穿过筋膜，到达膝内侧部的浅层。隐神经髌下支于该处向皮层支配膝前内侧部的皮肤。Kummel 和 Zazanis 都曾指出该神经有变异，因此在手术时要注意保护以避免术后出现神经瘤引起疼痛。Insall 则认为与实际病理状态相比，神经瘤的形成与患者的忍耐程度更为相关。

二、股内侧肌下入路

该入路能直接到达膝关节前部，因此比髌旁内侧入路更符合解剖特点。股内侧肌下入路适用于绝大多数膝关节重建手术，只有外侧单髁置换除外。

此入路宜采用皮肤正中切口，延长至髌骨上下方。翻开内侧皮下组织瓣后，可见股内侧肌下缘。于股内侧肌于髌骨上内侧角的止点处，沿肌内下缘将筋膜鞘切断并向下至肌间隔处，这样便将股内侧肌与肌间隔分离开来。然后沿髌骨内缘向远端切开关节，沿髌韧带内缘切开内侧支持带直至胫骨。将股内侧肌从肌间隔上向近端钝性剥离。注意勿损伤内收肌管（Hunter 管）内的神经和血管结构。打开髌上囊处的关节囊以显露关节。此时髌骨已处于松弛位，屈膝后即可将其向外侧脱位并翻转。

三、股内侧肌中入路

劈开肌肉的股内侧肌中入路也采用标准正中皮肤切口，向深层切开皮下组织和深筋膜，显露股四头肌组织。分辨出股内侧肌后，顺肌纤维方向切透肌层。勿切开股四头肌肌腱。将切口延长至髌骨内上角，之后沿髌骨和髌韧带内侧向远端延长至胫骨结节水平。与股内侧肌下入路一样，须切开髌上囊的关节囊，以便外翻脱位髌骨。提倡该入路者认为，这种方法比股内侧肌下入路更容易外翻髌骨，因为所形成的肌内侧肌组织块较小。另外，这种入路劈开肌肉的位置也避开了其神经和血管走行区。

四、前外侧入路

Kocher 描述的前外侧入路是经髌骨近端约 8cm 处切开外侧关节囊，起点位于股外侧肌肌腱加入股四头肌肌腱处，向远端沿外侧支持带延长。切口还可继续向远端穿过脂肪垫以显露外侧间室，至胫骨结节稍远处。这种入路不如前内侧入路常用，因为内翻脱位髌骨比外翻脱位髌骨困难。

五、髌旁外侧入路

膝关节有固定外翻畸形或合并屈膝挛缩或胫骨外旋时，行全膝置换术可考虑髌旁外侧入路。固定内翻畸形是唯一的相对禁忌证。

行皮肤正中切口或外侧切口，向远端延长经过胫骨结节外缘上方。自股四头肌肌腱外缘行外侧髌旁切口打开关节，经髌骨外缘继续向远端进入前间室筋膜，距胫骨结节 1.5cm 处起向外至 3cm 处。为使髌骨向内侧脱位以显露关节，需截除一薄片胫骨结节及所附着的髌韧带。保留内侧骨膜折叶与髌下脂肪垫，用于之后关闭外侧支持带缺损。

六、外侧入路

外侧入路的显露范围有限，但适用于外侧半月板切除术和半月板囊肿切除术。Bruser建议在完全屈膝位于关节线水平行外侧水平横切口。皮肤切口始于关节线，自髌韧带向后延长至腓骨头与股骨外髁间的假想线。辨认出髂胫束，顺其纤维方向切开，自外侧副韧带前方和外侧半月板上方横行切开关节囊。Brown 等对该入路进行了改良，在髂胫束前方行纵切口。O'Donoghue 则建议在屈膝位行皮肤切口，先沿髌骨外缘起水平切开，然后沿髌韧带纵行至胫骨结节。顺髂胫束长轴方向将其劈开。Smillie 入路也是使膝关节处于屈曲位，皮肤切口自靠近髌骨下极处开始，斜向后下方，止于关节线稍远侧。于髌韧带与髂胫束的间隙中切开关节囊。为了避免在外侧间室中形成较大的脂肪垫而增加手术难度，Pogrund建议皮肤切口紧贴髌骨下外侧面开始，弧形向下向后延长。沿皮肤切口切开前方关节囊。

为了显露外侧关节部分，Cave 提出一种弧形皮肤切口，自股骨外上髁后方起，向下向前至髌韧带。在外侧副韧带前方切开前关节囊，平行于外侧副韧带并在其后方切开后关节囊。这样可以充分显露外侧半月板。

七、内侧入路

与外侧入路相似，内侧入路的显露范围也有限，适用于内侧半月板切除术和半月板囊肿切除术。Hoppenfeld 和 Deboer 建议自髌骨内下角起，弧形向前向后切开皮肤至关节线稍下处，沿皮肤切口切开关节囊；Henderson 提出，在内侧副韧带后方行后内侧纵切口显露后内侧角的效果最佳。这两种方法都能完全显露内侧半月板。沿内侧关节线横行切开皮肤，然后在内侧副韧带前方斜行切开关节囊，在韧带后方则纵行切开。

Cave 提出一种冰球棒式皮肤切口，用于内侧关节显露。屈膝 90°，自内上髁后方起向下并逐渐弧形向前切开皮肤至关节线稍下处，然后转向前至髌韧带内侧缘。通过内侧副韧带前后的两个独立切口进入关节。通过这两个切口能完全切除内侧半月板。

前内侧斜切口较短，显露范围有限。皮肤切口自髌骨与股骨内上髁中点处起，向胫骨结节延伸。沿皮肤切口切开关节囊和滑膜囊，延长切口时必须要先劈开内侧支持带。

为了到达内侧支持结构，屈膝 60°，在收肌结节近端 2cm 处切开皮肤，弧形越过内侧副韧带向远端延伸，经膝关节至胫骨前内侧面。沿缝匠肌上缘切开筋膜层，进一步屈膝，向后牵拉缝匠肌，显露半腱肌和股薄肌。牵开上述三肌肌腱，显露内侧副韧带的胫骨止点。于内侧髌旁切开关节囊显示关节前部。将腓肠肌内侧头从关节囊上分离下来，与鹅足肌腱一同向后牵拉以显露关节后部。在内侧副韧带后方纵行切开后关节囊。

八、后内侧入路

屈膝 90°，触及内收肌结节，自内收肌结节处起沿内侧副韧带行一向前凸出的弧形切口，止于鹅足肌腱水平。继续在股内侧肌与缝匠肌间隙内分离，显露后内侧关节囊和腓肠肌内侧头。于内侧副韧带后方纵行切开后内侧关节囊，显露关节的后内侧部。在远端可见缝匠肌、股薄肌和半腱肌止点。半膜肌位于切口的后方。隐神经在 Hunter 管内位于内收大肌肌腱前方与缝匠肌深方，缝匠肌覆盖着 Hunter 管，牵开缝匠肌后可显露管内容物，包括股浅动静脉、隐神经和股内侧肌近端的运动神经。向近端延长切口可到达腘窝，显露 Hunter 管顶部。向前牵拉股内侧肌，从骨膜下抬起内收肌组织后即可显露股骨近端。

九、后外侧入路

一种方法是屈曲膝关节，于股二头肌肌腱和腓骨头前方行弧形切口。在髂胫束后缘与股二头肌前缘之间切开组织，以避开腓总神经。向后牵拉跖肌与腓肠肌外侧头，显示后外侧关节囊和外侧副韧带。另一种方法是在股骨外髁上 3~4cm 处进行骨膜下分离，这样后外侧关节囊就在腓肠肌外侧头前方由其股骨附着部处抬起，这就是"过顶"入路。向近端延长切口可显露外侧股骨干，包括股外侧肌和肌间隔。向远端延长则显露腓骨头和股二头肌后方的腓神经。

十、后方入路

后方入路可显露腘窝及其内的神经和血管结构，包括膝关节的后关节囊、半月板后方附着点、膝关节后间室、股骨和胫骨髁后部，以及后交叉韧带的起点。腘窝是屈膝褶皱，故不应经过腘窝行纵切口。可自内侧或外侧行 "S" 形皮肤切口。切口起自外侧时，先于股二头肌表面纵行切开，然后斜行跨过腘窝，再于腓肠肌内侧头表面转向远端。切口若起自内侧，则先于半腱肌表面切开，跨过腘窝，再于腓肠肌外侧头表面向远端延长。牵开皮瓣，位于深筋膜内可见跨越小腿中线的小隐静脉，静脉外侧是腓肠内侧皮神经。切开筋膜，沿腓肠内侧皮神经找到它在胫神经上的发出点。腘窝呈菱形，上角由内侧的半膜肌与外侧的股二头肌围成，下角由腓肠肌的两个头围成。腓总神经沿股二头肌后缘走行。可见腘神经内侧发出支配腓肠肌、腘肌、缝匠肌和跖肌的运动分支。腘动脉和腘静脉位于胫神经的内侧深部。动脉有 5 个分支：膝上外动脉、膝上内动脉、膝中动脉、膝下外动脉和膝下内动脉。血管从神经内侧的近端越过神经前方向外、向远端走行。

离断腓肠肌内侧头的腱性起点后可到达后内侧关节囊，此时应向外侧牵拉腘血管和神经。离断腓肠肌外侧头的腱性起点则可到达后外侧关节囊，此时应向内牵拉血管和神经。

十一、显露股骨远端的外侧入路

该入路可显露股骨外髁后面及其支持结构。同时也可以显露后髁间凹，以便进行"过顶"入路。屈膝90°，沿股骨远端外侧面行弧形皮肤切口，在Gerdy结节表面向远端延伸，止于关节线远端约5cm处。扩大髂胫束与股二头肌之间的间隙。向前牵拉髂胫束，向后牵拉股二头肌，从而显露外侧副韧带和后外侧角。于外侧髌旁切开关节囊，显示外侧半月板前角。为避免损伤外侧半月板，应从关节线上方2cm处切开关节。若要显露外侧半月板后角，应向后牵拉腓肠肌外侧头，沿外侧副韧带后方在关节线近端纵行切开关节囊。行"过顶"入路时，辨认股外侧肌并向前牵拉。此时可在股外侧肌下方见到膝外上动脉并予以结扎。在股骨粗线内侧于骨膜下分离腓肠肌外侧头和肌间隔，向远端越过股骨外髁进入后髁间凹。

十二、下翻髌骨入路

Coonse和Adams于1943年提出了一种股四头肌翻转入路。此入路自股四头肌肌腱末端起，平行于髌骨沿髌韧带内缘行旁正中切口。掀开皮瓣，沿中线劈开股四头肌肌腱，在髌骨上方约1cm处切口转向内侧和外侧，同时沿髌骨和髌韧带向下。此入路可将髌骨和髌韧带下翻以完全显露关节。

髌骨下翻的改良入路则采用前正中切口。行内侧髌旁关节切开，与股四头肌肌腱顶端呈45°角行第二个切口，向外侧延长通过股外侧肌和髂胫束上部。外侧切口止于膝下外动脉以保护血供。现在已很少需要行完全的髌骨下翻，因为近端切断股四头肌肌腱可很好地进行软组织显露，也可以进行功能重建。Insall称为"经股直肌腱近端斜切入路"。

十三、胫骨结节截骨前方入路

行前正中切口至胫骨结节下方8~10cm处。从髌骨上方6cm处沿内侧髌旁、胫骨结节和胫前嵴切开关节。Whiteside和Ohl用这种入路进行复杂的全膝置换术，并提出用摆锯自胫骨结节下8~10cm处水平截开胫骨嵴并从胫骨上撬起。保留外侧骨膜、肌肉结构和股四头肌伸膝装置的外侧部。Fernandez认为在双髁胫骨骨折时应行胫骨结节截骨术。他使用前外侧髌旁直切口，牵开大块内外侧皮下组织瓣，用摆锯和骨凿行胫骨结节截骨。截骨呈梯形，长5cm，上边宽2cm，下边宽1.5cm。游离胫骨结节和胫前嵴后，向近端掀起整个伸膝装置，切开髌后脂肪垫显露全部关节。

十四、显露近端胫骨的外侧横入路

屈膝 90°，从近端起于胫骨结节上方 1~2cm 处切开皮肤，向后沿胫骨外侧延长至腓骨头。辨认腓骨头、髂胫束、外侧副韧带和股二头肌肌腱。无须找出腓神经，因为它位于股二头肌肌腱的深部。沿髌韧带外缘行垂直切口，再沿胫骨前外缘斜线行横切口，延长至胫腓上滑膜关节。从 Gerdy 结节上骨膜下掀起髂胫束，自胫骨骨膜下掀起前外侧肌肉组织、胫前肌和趾长伸肌的近侧部。于胫骨近端的后外侧角处切开上胫腓关节，自胫骨后方掀起腘肌，显示胫骨的整个近端外侧部。胫前返动脉在骨间膜处由胫前动脉分出，向后外侧于胫骨外髁处与膝外下动脉吻合。应注意保护该动脉或充分止血，以免出现术后血肿。该入路适用于胫骨高位截骨术。

第二节　关节镜手术入路

关节镜在多种膝关节疾病的治疗中都有一定的价值。目前有多种关节镜入路，使许多关节切开入路失去价值。

上内侧入路是在髌骨上内方 3~4cm 处行皮肤穿刺，然后平行于髌骨内缘进入关节。此入路常用于放置入水管或从上方观察髌骨轨迹。

上外侧入路是在髌骨上外方 3~4cm 处行皮肤穿刺，并沿髌骨外缘深入。此入路常用于观察髌骨股骨轨迹或放置入水管。

前内侧入路的建立需要屈曲膝关节，在前关节线上方约 2cm 处穿刺皮肤，穿刺点可在髌韧带的内缘或再向内 1cm 处以避开脂肪垫。用关节镜鞘和穿破器刺穿关节囊和滑膜囊。此入路可显示内侧间室与外侧间室。但有时不容易观察内侧半月板后角。

前外侧入路的皮肤穿刺点在前关节线上方约 2cm 处的髌韧带外侧缘。用关节镜鞘和穿破器刺透关节囊和滑膜囊。此入路用于观察内侧间室、外侧间室和髌骨股骨关节面。

内侧辅助入路的皮肤穿刺点紧贴内侧半月板上方，位于前内侧入路以内 2~3cm 处。平行于内侧半月板插入刀片以保护半月板。此入路位于股骨内髁凸缘的后方，可直接到达内侧半月板后角。当需要在内侧间室中使用两把器械时可建立该入路。

外侧辅助入路的皮肤穿刺点紧贴外侧半月板上方，在前外侧入路以外 2~3cm 处。平行于外侧半月板插入刀片加以保护。此入路位于股骨外髁凸缘的后方，可直接到达外侧半月板后角。当需要在外侧间室中使用两把器械时可建立该入路。

内外侧髌中入路在关节线的更上方，在髌骨的腰部。距离髌骨内缘或外缘约 0.5cm。

在所需间室的前部置入关节镜，可看到对侧半月板。

经髌韧带入路是在髌骨下角的远端，直接穿过髌韧带。切口应与髌韧带纤维平行以免切断之。此入路可观察内侧间室和外侧间室，用于三通道的关节镜手术。

后内侧入路的建立需屈曲膝关节，在内侧关节线上方 2~3cm 处的内侧副韧带后方穿刺皮肤，通常在后内侧角的柔软处。建议经前外侧入路插入关节镜并穿过髁间窝从对侧照明，以辅助建立该入路。在插入刀片前，可先用腰穿针予以确定。用手术刀切开皮肤和关节囊，用套管和钝刀刺穿滑膜囊。

后外侧入路的建立也需要屈膝，触及位于外侧副韧带后方与股二头肌肌腱上方的柔软处。经该处沿股骨外髁后方刺入腰穿针。确定后于此处切开皮肤，并用套管和钝刀穿入关节。

随着半月板修复手术的出现，Scott 等提出行后方切口联合关节镜下修补以避免神经和血管损伤。内侧修补时，行一长约 5cm 的后内侧纵切口。向后牵拉缝匠肌和隐神经的缝匠肌支。辨认并向后牵拉股薄肌和半腱肌。有时需切开半膜肌直头部 2~3mm，并掀起腓肠肌内侧头的内侧半。需放置拉钩以保护包括胫神经和腘动静脉在内的神经和血管。此后，可在关节镜下行内侧半月板缝合。

外侧修补时，在外侧副韧带后方行一长约 6cm 的后外侧纵切口。在髂胫束后缘与股二头肌前面之间的间隙中进行钝性分离。继续向深部于腓肠肌肌腱外侧半与包括弓状韧带复合结构在内的后外侧角之间进行分离。需放置拉钩以保护神经和血管。向内侧分离时不应超过腓肠肌外侧头的中线，以免损伤神经和血管。腓神经受到股二头肌肌腱的保护。此后，可在关节镜下行外侧半月板撕裂的修补。

第五章　人工膝关节置换术

第一节　总论

膝关节属于屈戌关节，但在正常的步态周期中，膝关节运动并不是一个单纯的绞链运动，而是一系列复杂的多轴心三维运动。屈伸活动时，膝关节的旋转中心在不断变化，在不同的屈伸角度描出的旋转中心可连成一个 J 形曲线。在矢状面上屈伸的同时，股骨髁和胫骨平台之间还伴有滑动和滚动，冠状面上出现内收外展，横截面上出现内旋和外旋。对正常步态周期的分析表明，膝关节摆动相屈伸约 70°，站立相屈伸约 20°，伴有约 20° 的内收外展和 10°~15° 的内外旋，这些角度还和整个机体的活动状态有关。

膝关节本身有多种稳定机制，如关节面的形状和关节周围各肌群的协调性等，但最主要的因素是膝关节韧带和周围软组织等结构。内侧稳定性主要由关节囊、内侧副韧带、内侧半月板和交叉韧带维持，外侧稳定性主要由关节囊、髂胫束、外侧副韧带及交叉韧带维持，前方稳定性主要由股四头肌、前交叉韧带和关节囊维持，后方稳定性主要由后交叉韧带和关节囊维持，旋转稳定性由上述结构共同维持。

人工膝关节置换的长期疗效有赖于下肢正常力线的恢复。虽然目前对假体的安置角度意见不同，但是其最终目的都是使双腿站立时膝关节的横轴平行于地面，以恢复关节面的正常力学分布。正常下肢力线从股骨头中心到踝关节中心，此线经过或靠近膝关节的中心，于身体真正的纵轴成 3° 外翻角。股骨的解剖轴线与下肢力线呈 6° 外翻角，与身体纵轴成 9° 外翻角，不同人的这些角度略有变化，胫骨的力线与身体纵轴成 2°~3° 的内翻角。

髌股关节的力学问题也很重要。随着膝关节屈曲角度的增大，髌股关节受力逐渐增大，髌骨和股骨之间的接触面也发生变化，以 20°~60° 时最大。平地行走时，髌股关节面间的应力很小，但是在一些屈膝角度较大的活动中（如爬楼梯等），此力增加很多。此外，髌股关节的对合情况对受力也有影响。

一、发展简史

人工膝关节置换术起始于 20 世纪 40 年代，Campbell 等设计了一种金属假体置换股骨关节面，但是由于疗效差，未能推广应用。20 世纪 50 年代，Wallidus 等设计了绞链式限制型膝关节假体，这种假体具备自身稳定性，即使软组织的稳定性已经被破坏，仍可取得较好的近期疗效，但是它没有滑动和滚动运动，破坏了膝关节的基本生物力学特点，所以远期松动率很高。此后，McKeever 和 MacIntosh 设计了表面式非限制型金属胫骨平台假体，使人工膝关节置换术的疗效有所提高，但是假关节的稳定性仍较差，容易发生松动。直到 20 世纪 60 年代末，Gunston 发明了多心型假体后，现代人工膝关节置换术的历史才真正开始，这种假体由 4 个部件组成，以不锈钢或钴合金和高分子聚乙烯作关节面，采用聚甲基丙烯酸甲酯骨水泥固定假体，该假体能较好地模拟正常膝关节的生物力学特点，有良好的临床疗效。随着学者们对膝关节生物力学的认识不断深入及假体材料的不断完善，人工膝关节假体的研究开始向两个方向发展，一个方向注重于新的非限制型假体的研究，另一个方向则注重于原有的限制型假体的改进。

在非限制型假体方面，Freeman 等在多心型假体的基础上做了进一步的改进，研究出 ICLH 假体（Freeman-Swanson 假体）。该假体分为平台假体和股骨假体两个部分，更为重要的是他们提出了人工膝关节假体的设计原则。20 世纪 70 年代以后的非限制型假体均参照了这些原则，只是增加了两个问题，即髌骨关节面是否需要置换和后交叉韧带是否需要保留。Freeman-Swanson 假体的主要问题是聚乙烯关节面比较大，平台假体承受的前后方向的滚动力矩很高，因此容易松动。20 世纪 70 年代还有一些与 ICLH 假体类似的假体，如几何型、解剖型、双髁型、UCI、Marmor、Duopatellar、Brigham、Geopatellar 等假体。早期的非限制型假体存在的主要问题是髌骨痛、假体松动和感染。20 世纪 70 年代发明的全髁型假体、Eftekhar 假体和 Townley 假体开始增加了髌骨假体置换，除 Townley 假体保留后交叉韧带外，前两者均切除后交叉韧带，Eftekhar 假体还增加了一个平台金属托。这些假体植入后疗效十分明显，其中全髁型假体应用最为广泛，疗效最好，已经成为衡量其他各种表面型全膝置换术假体的"金标准"。20 世纪 80 年代以来，由于学者们逐渐认识到聚甲基丙烯酸甲酯骨水泥的缺点，出现了骨长入生物固定型假体，如 PCA、Miller-Galante、Ortholoc 等假体。这些假体的近期和中期疗效与经典的全髁型假体相近，主要问题是平台假体的多孔面骨组织长入的数量和质量不稳定，易产生松动。到了 20 世纪 80 年代末，有学者开始用计算机辅助设计膝关节假体，但是费用高，而且其疗效也未显示出特别优越，这在很大程度上限制了其临床广泛应用，但是其对于一些膝关节局部解剖比较特殊的病例，如骨骼发育不良的幼年型类风湿关节炎、骨质缺损等有一定的实用价值。

　　目前临床上常用的非限制型全膝关节假体基本上类似全髁型假体，只是在是否保留后交叉韧带、假体的固定方式（用骨水泥、骨长入、紧密嵌插）等问题上有所不同。较多使用的非限制型假体（不包括单髁置换假体）有 ICLH（Freeman-Swanson 假体）、全髁型、Townley、Kinematic、PCA、Cloutier、Miller–Galante、New–Jersey LCS、PFC、Ortholoc、Tricon-P、AMK、G-PAC、Natural Knee、Genesis、AKC、Porocoat 等假体。在非限制型表面置换假体中还有一类用于置换一侧胫股关节室的假体，即半髁假体，基本设计原理和全关节假体相似。目前临床上使用的半髁假体有全髁型、单髁型、Modular、St. George、Manchester、Freeman、Robert Brigham、Compartmental Ⅱ、Zimmer 等，其设计思想也都大同小异。

　　在非限制型人工膝关节假体发展的同时，限制型假体也在早期铰链假体的基础上有了发展，陆续出现了 Sheehan、Gschwend、Attenborough、Spherocentric、Stanmore、Link、Lagrange-letournel、Guepar、Herbert、Deane 等假体。金属固定限制型铰链式假体已不再使用，目前认为这类假体：①并发症多见；②手术技术比较容易，假体本身的长柄可维系关节良好的对线；③近期疗效多较为满意；④随时间的发展，疗效很快减退，主要原因是假体松动和晚期感染。现在常用的限制型假体有 TCP Ⅲ、Stabilocondylar、Spherocentric、Kinematic Stabilizer、Insall-Burnstein、Kinematic Rotating Hinge 等假体，而且越来越趋于使用带长柄的表面式限制型假体，如 TCP Ⅲ 等。

　　膝关节假体的材料基本都是从全髋关节假体演变而来，只是在假体材料的细微组成和加工工艺上有所改进。膝关节假体所用的金属材料主要有钴合金（Co-Cr-Mo）和钛合金（Ti_6Al_4V）。目前钴合金和超高分子聚乙烯组成的假体是膝关节假体材料的"金标准"，有关超高分子聚乙烯和聚甲基丙烯酸甲酯的改进仍处于尝试阶段，其他一些等弹性或低弹性材料（如生物陶瓷）也尚未成熟。证实一种新的材料优于以往的材料一般需要 10 年，因此这些研究结果尚待进一步实验观察。

　　为了更好地保证假体的力线正常，在研究假体的同时，20 世纪 70 年代末人们开始研究假体的手术定位器械，绝大多数情况下目前的定位器械能使保证假体的位置良好，但是根据我们的手术经验，手术医生绝不能完全依赖现有的器械，因为器械的正确应用本身也是一门技术。现在不少研究者从假体的研究转入定位器械和方法的研究。

　　我国的人工膝关节置换术起步较晚，20 世纪 80 年代开始仿制 TCP 假体（钢研院假体），仅有少量的临床报道。1990 年，我们根据中国人的膝关节解剖数据，结合多孔面骨长入生物固定的原理，设计了国产多孔表面解剖型膝关节假体，胫骨平台部分采用骨水泥固定，自 1992 年以来已临床应用 70 多个关节，近期疗效满意，但也发现配套定位器械有待改进等问题。

由于目前市售假体种目繁多，术前选择假体时，常让人感到无所适从。笔者认为，大多数患者可选用经典的用骨水泥固定的 TCP 假体或类似假体，年纪比较轻、骨质比较好的患者可选用不用骨水泥固定的假体，即使是选用后者，也可考虑加用骨水泥固定（尤其是平台假体）。保留和不保留后交叉韧带的假体各有利弊，要视术中情况而定，其原则基本上是只要切除后交叉韧带，就应该用不保留后交叉韧带的假体，反之亦然。限制型假体主要用于再次置换术，很少用于初次手术的患者，而且应尽可能使用带长柄的表面式限制型假体。

不管采用什么假体，手术关节本身或身体其他部位的活动性感染都是手术的绝对禁忌证。相对禁忌证包括年轻、术后活动多、肥胖、手术耐受力差等，这些因素在术前均需仔细考虑，此外患者的合作态度也是影响疗效的一个重要因素。

二、半关节置换术

半关节置换术现已很少应用，但并没有完全淘汰，假体采用 McKeever 半关节假体，主要用于采取关节镜、关节清理术、截骨术等效果不好，而且年轻、肥胖、活动过多不宜行全膝置换术或单髁置换术的患者，也可用于某些胫骨平台骨折的患者。该术式要求术前患膝结构稳定，没有明显的畸形和软组织病变，股骨髁关节面基本正常。手术成功的关键在于严格的病例选择和精确的假体定位，其疗效虽较全膝置换术或单髁置换术略差，但在保留骨质、减少手术创伤等方面仍有优势，因此有些患者仍可考虑半关节置换术。

三、单髁置换术

膝关节单髁置换术主要用于一侧胫股关节室的骨性关节炎，术前膝关节韧带基本正常的患者。其优点在于：手术只切除病变的关节面，因此切除的骨质较全膝置换术少；植入人体的异物少（包括金属、聚乙烯、骨水泥）；手术时间、手术创伤和并发症少；手术即使失败再次手术改为全膝置换术并不困难。其禁忌证包括：患膝畸形严重（内翻大于15°），关节严重不稳，伴有明显的屈曲畸形；包括类风湿关节炎在内的所有炎症性关节炎；2 个或 3 个关节室同时受累。

单髁置换术的关键在于病例选择和手术技术，假体要求精确定位，没有丰富手术经验的医生不宜为患者施行此术，这是单髁置换术的主要缺点，也是失败的主要原因，因此在单髁置换和全关节置换的选择上，学者的意见尚不一致，但是近年的一些远期随访表明，只要病例选择得当、假体位置良好，10 年优良率可达 90%。

四、全膝置换术

全膝置换术在基础理论研究、手术技术、病例数量、假体设计等方面研究均较深入，其在人工膝假体置换中占据十分重要的位置。全膝置换术治疗效果确切，一般认为，只要各方面处理得当，现在的非限制型全膝置换术10年的优良率可达90%以上，优于或等于全髋置换术的疗效，限制型假体的疗效较差，初次手术时的5年优良率一般为70%~80%。但目前全膝置换术在假体材料、假体设计、手术技术、围手术期处理等方面均有待进一步改进，生物材料及生物力学是目前研究的焦点，此外手术技术和再次手术的问题也十分突出。目前我国骨科医生对全膝置换术的认识、手术技术和围手术期的处理需要不断提高，这一点应引起骨科界的充分重视，如不经过严格训练，盲目手术，必然会导致手术的失败。

第二节　全膝置换术

一、手术适应证

在膝关节炎的手术治疗中全膝置换术（total knee arthroplasty，TKA）占有很重要的地位，主要用于严重的关节疼痛、不稳、畸形，日常生活活动严重障碍，经过保守治疗无效或效果不显著的病例。具体包括：①膝关节各种炎症性关节炎，包括类风湿关节炎、骨性关节炎、血友病性关节炎、Charcot关节炎等；②少数创伤性关节炎；③胫骨高位截骨术失败后的骨性关节炎；④少数老年人的髌骨关节炎；⑤静息的感染性关节炎（包括结核）；⑥少数原发性或继发性骨软骨坏死性疾病。必须强调的是，全膝置换术并不是一种十全十美的手术方式，虽然大多数患者疗效满意，但仍应注意适应证的选择，否则肯定会影响疗效，有其他手术指征的病例应尽可能避免行全膝置换术。

二、手术禁忌证

下列情况禁忌行全膝置换术：①膝关节周围肌肉瘫痪；②膝关节已长时间融合于功能位，没有疼痛和畸形等症状。根据笔者的手术经验，严重屈膝挛缩畸形（大于60°）、严重骨质疏松、关节不稳、严重肌力减退、纤维性或骨性融合并不是手术绝对禁忌证。

三、影响手术效果的因素

手术成功与否有赖于5方面的因素：病例选择、假体设计、假体材料、手术技术、术后康复。目前临床上使用的假体大同小异，只要手术技术过关，使用任何一种假体都可望取得良好的疗效。Insall等曾使用TCP假体行76个全膝置换术，随访10年后发现，其中假体位置良好的 66 个膝关节没有任何松动迹象。和全髋关节置换相比，全膝置换术对手术技术的要求更高，前者可容许 5°~10°，甚至 20°的误差，而后者只要有 5°的误差就能明显影响手术效果，10°的误差产生的影响可能已经是毁灭性的了。另外，在软组织平衡方面，全膝置换术的要求比全髋关节置换术高得多。

四、术前评估

全膝置换术是较大的关节重建手术，对患者术前评估详尽、正确与否将直接影响手术过程及术后功能恢复。与其他手术比较，术前除常规进行患者心理、手术耐受力评定外，手术难度的评估是必不可少的一个重要环节。接受全膝置换术的患者，因原发疾病、病期和既往治疗等因素差异，临床表现差异较大，尤其是类风湿关节炎患者，晚期呈现的各种畸形，如膝关节严重屈曲挛缩、高度骨质疏松、骨质缺损、关节强直和肌肉萎缩等，均给手术带来很大的困难。术前临床医生必须对此有充分的准备，才能保证手术的顺利完成。

评估全膝置换术难易因素主要包括下列几个方面。

1. 手术顺序选择 骨性关节炎患者很少出现下肢其他关节同时受累情况，对于严重类风湿患者，手术前必须对双下肢，如髋、膝、踝及双足的功能及结构破坏情况，其他关节是否有畸形，力线是否正确等作出评估。有严重踝关节内、外翻畸形和髋关节强直的患者，先行膝关节置换，不仅手术操作困难，术后由于力线的不正确，将会引起置换的膝关节异常受力造成松动而失败。因此，在决定膝关节置换术前必须对下肢的其他关节进行评估，对那些严重下肢力线不正，而又不能在膝关节置换同时矫正的畸形部位，应先行手术矫正。

2. 膝关节活动范围 无论是屈曲受限，还是屈膝挛缩，都会妨碍手术操作。膝屈曲受限将影响膝手术视野暴露，定位器械不能正确安置，胫骨平台、股骨后髁切割，膝关节囊后方骨赘清除变得十分困难。轻度屈膝挛缩（小于 30°）十分常见，这对手术操作的影响较小。严重屈膝挛缩多见于类风湿关节炎患者，尤其那些长期不能行走，需卧床或依靠轮椅者，其固定性膝关节屈曲挛缩在 90°以上，多同时伴膝内、外翻或旋转畸形。由于受到侧副韧带、交叉韧带起止点及不同胫骨平台切割面松质骨强度改变的限制，单纯采取多切除胫骨、股骨骨质，不能完全解决屈膝挛缩畸形，而更主要依靠后关节囊松解手术，甚至腓肠肌、腘绳肌、腘窝筋膜的彻底松解，手术难度明显增加。另外，术后发生神经、血管牵拉伤，屈膝挛缩复发等也是值得术前注意并预防的一些问题。

3. 下肢力线与畸形 主要指膝内外翻畸形。这类患者下肢力线不正，同时伴有膝关节不稳。人工膝关节置换旨在恢复下肢力线，平衡周围软组织，重建关节稳定性。铰链式膝假体构造本身具有良好的关节对线和内在稳定性，手术技术比较容易，理论上是治疗严重内外翻畸形的一种合理选择。但鉴于假体松动、断裂发生率很高，对于这类患者应尽可能采用半限制甚至非限制型人工膝假体。手术难度也随之加大，主要技术关键在于调节内、外侧副韧带的张力，使之平衡。

4. 骨质缺损　是人工膝关节置换术中经常遇到的棘手问题之一。如膝内外翻股骨髁破坏缺损、囊性变、单侧髁发育不良、平台塌陷等，严重者引起膝周软组织附着点骨结构强度减弱，支撑假体的骨质减少，出现应力集中、假体松动现象。骨缺损修复可采用骨水泥充填、植骨、平台可调式假体和定制假体等方法。根据病变程度及术者经验，在合理评估基础上，术前应作出适当的选择，尤其是必要的手术器械及假体的准备。

5. 骨骼质量　可分为骨质硬化和骨质疏松。骨性关节炎患者，在异常承受应力和磨损最大的部位，发生象牙变和增厚。骨质硬化妨碍了摆锯对假体植入骨床的顺利切割，影响切割面平整。同时受硬化骨质阻挡，骨水泥不能很好地渗注到松质骨骨小梁间区。正常骨切面处松质骨具有良好的可塑性，骨切面略不平整者，在膝关节置换术过程中，通过对覆盖其表面膝假体施加一定的压应力，可实现松质骨与非骨水泥固定型假体表面多孔层的紧密嵌插。局部骨质硬化患者，即使骨切面平整，也只能达到骨切面与多孔面的表面贴合，而无压配合效应。

骨质疏松者术中面临的问题远较骨质硬化者复杂。首先，要求术者十分细心，力求避免因操作可能出现的骨质缺损、骨折等；其次，骨质疏松还影响膝周软组织重建时韧带在骨质附着点的结构强度。就骨水泥固定型膝假体而言，骨小梁间腔隙的增大，有利于骨水泥的灌注而获得良好的假体固定效果，却不利于非骨水泥型膝假体的固定。笔者认为严重骨质疏松患者膝关节假体以选择骨水泥固定型为宜。

6. 局部软组织及血液循环　所有手术都会遇到这一问题。在此特别强调，是因为全膝置换术中有许多类风湿关节炎病例，与骨性关节炎不同的是他们除表现出上述手术困难因素外，多伴皮肤抵抗力低，愈合能力差。血管炎引起的皮肤缺血，贫血、低蛋白血症造成局部软组织营养不良，静脉壁脆弱。激素及环磷酰胺、青霉胺等免疫抑制剂的使用，使术后感染率明显升高，类风湿关节炎患者术后感染率是骨性关节炎的2.7倍。另外，术前长期广泛服用非甾体类抗炎药，有可能降低血小板功能，增加术中、术后出血，并损伤患者消化道粘膜，有潜在溃疡存在，容易继发术后应激性溃疡。对这些不利因素，术前应有充分的准备。

7. 患者的心理状况　长期类风湿病变，可能导致少数患者心理甚至精神的改变。这种精神心理的改变，可能导致术后不配合，功能训练、手术效果不理想，甚至手术完全失败，特别对某些幼年型类风湿病患者尤为严重。这些患者由于从小就患病和存在功能障碍，基本上没有体会过正常和无痛的生活，他们常被父母带到医院，而患者本人对手术并不感兴趣，这在术后很难配合艰苦的康复训练，手术效果很难理想。

五、假体选择

目前上市人工膝关节假体种类繁多，按置换范围假体可分为单髁型和全髁型；按固定方式可分为骨水泥型和非骨水泥型；按限制程度可分为限制型和非限制型。在此基础上，不同厂商和研究单位又根据各自设计特点，再进一步衍生出不同系列膝假体，如非限制型膝假体有 ICLH 型、几何型、双髁型、解剖型、全髁型、Townley 型、后方稳定型及 PCA 型等。

1. 固定方式　主要分骨水泥固定型和非骨水泥固定型两类假体。20 世纪 50 年代末，Charnley 将骨水泥引入人工髋关节置换术。随着使用技术的不断改进，至今骨水泥在人工关节置换术中仍广泛采用。实践也证明，只要使用方法得当，绝大多数骨水泥固定型人工关节置换术临床效果满意。Jones 和 Hungcrfold 指出，骨水泥本身并不是人工关节置换术的薄弱环节，而使用方法不当才是问题的关键所在。骨水泥本身确实也存在一些缺陷，如骨水泥碎屑与假体松动的关系现已得到证实。非骨水泥固定型假体的设计思想是通过紧密压配合和骨组织长入假体多孔层达到生物固定的效果。使用这种假体对局部骨骼质量、术者手术技术要求较使用骨水泥型假体者高，假体安置必须与骨切面严丝合缝、紧密贴合。另外，术后需推迟 4~6 周再负重以便骨组织长入假体孔隙。长期随访资料并未显示两组的临床效果有显著差异。笔者认为：①大多数患者可选用骨水泥固定型假体；②年轻、骨质量较好的患者可选用非骨水泥固定型假体；③经验不足者建议选用骨水泥固定型假体。

在膝假体中，胫骨平台假体是反映不同固定方式设计风格的主要部件，如胫骨平台部件骨髓腔侧固定长柄的形状、位置、长短、数目，辅助固定平台假体的松质骨螺丝钉有无、枚数，聚乙烯平台有无金属底托，金属托骨质面多孔型、网状型、光滑型、羟基磷灰石涂层型等，不同来源的假体在这些细节问题上可有一定差异，但均符合人工膝关节假体的基本设计原则。具体选择可视者经验而定。

2. 限制程度　限制程度不同的人工膝假体其临床适应证、术后疗效及并发症均有很大区别，术前能否根据患者病情选择适当膝假体，直接影响术后治疗效果的好坏。限制型假体，如铰链式的 Guepar 型、Spherocentric 型和 Herbert 型等，其近期临床效果较好。由于术后膝只限于单一平面活动，极易引起假体—骨水泥—骨组织界面间应力异常集中，中、远期假体松动、感染等并发症发生率很高。这类假体现已极少用于初次膝置换术患者，仅适用于再次人工膝关节置换术或骨肿瘤切除重建术，有严重骨质缺损、膝周软组织破坏、关节稳定差等病例。

随着手术技术的改进，目前绝大部分膝畸形、关节不稳患者都能通过少限制型、非限制型人工膝关节假体置换术得到纠正，因此人们越来越多地趋向于使用这种假体，特别是初次置换的患者。这类假体品种最多，按假体限制程度由高至低排列，临床上经常使用的主要有 3 类，即不保留交叉韧带的后方稳定型（以 Insall-Burnstein Ⅱ 型为代表），侧副韧带稳定型（以全髁型为代表），保留后交叉韧带型（以 PCA、Foundation 型为代表）。对人工膝关节置换术中是否保留膝后交叉韧带，目前仍有争议。

切除后交叉韧带的优点：有利于手术操作，膝假体固定确切，易清除后关节囊股骨髁后方的骨赘、游离体、病变滑膜以及残余骨水泥；有利于纠正严重屈曲畸形；避免髁间撞击症。缺点：增加假体—骨水泥—骨组织界面间应力；易出现胫骨后方半脱位、脱位；轮槽设计影响膝屈曲度。以全髁型膝假体为例，不保留后交叉韧带的侧副韧带稳定型假体，其典型的股骨—胫骨接触面设计为轮—槽式结构，胫骨平台假体关节面的曲率半径与股骨髁相匹配。因此当这类膝假体受到水平方向应力时，股骨髁不能前后平移，只能顺平台曲度向前、后上方移动，这样引起双侧副韧带拉伸过紧，由此水平应力转换成垂直方向作用于假体骨组织界面，增加界面间剪切力。另外，轮—槽设计使膝屈曲过程中滑动成为股骨髁、胫骨平台间主要的运动形式。屈膝至一定程度时，发生平台后部突起与股骨后髁相抵触，影响膝关节的进一步屈曲。

保留后交叉韧带的优点：维持膝后方稳定性；分散水平应力，减少假体—骨水泥—骨组织界面应力集中现象；减少平台后部突起与股骨后髁撞击，为设计大屈曲度膝假体提供条件。缺点：手术技术要求高；"翘翘板"现象；这类假体内在限制性小，在关节韧带薄弱时，易出现膝半脱位；增加磨损。以 Foundation 膝假体为例，保留后交叉韧带膝假体其平台部件往往曲度很小，尤其平台后半部可设计成平面型，水平应力可为膝周韧带吸收。股骨髁在屈膝过程中，以滑动、滚动方式向胫骨平台后方移行，换言之，胫骨平台移向前方，因此避免了平台后突与股骨后髁的撞击。当然，这类假体股骨、胫骨部件近似于点—点接触的设计导致压应力集中，假体磨损加重。

上述可见，膝假体后交叉韧带保留与否各有利弊，术者在选择膝假体时，首先应正确理解各类假体各自"限制性"的具体内容，然后可根据自己的使用经验和配套器械作出选择。笔者的经验是：高度屈膝挛缩畸形患者、后交叉韧带有缺损者，应选用不保留后交叉韧带的膝假体；尽量保存结构正常的交叉韧带，最大限度地维持膝关节自然稳定性，减少假体—骨水泥—骨组织界面剪切力。

3. 假体尺寸　假体尺寸是否合适，将明显影响术后效果。股骨髁假体尺寸过大，可引起骨与假体接触面积不称，固定强度减弱。同时，伸膝装置前移使伸肌过牵，影响术后屈膝功能，甚至妨碍切口闭合。如假体尺寸过小，则增加假体下沉机会。另外，过多切除股骨髁前骨皮质，或造成骨皮质切迹，可引起股骨干骨折。当然，平台假体尺寸选择不当也可出现类似问题。如尺寸过大，增加其与膝周关节韧带磨损，特别是内侧副韧带；尺寸过小，则因平台周围缺乏胫骨边缘高强度的皮质骨支撑，术后假体易产生松动下沉。

　　一般情况下，购买假体时，厂商会提供假体测量胶片模板，模板上一般均标明投照 X 线球管高度与放大率，对照同一高度拍摄的膝 X 线正、侧位片进行术前膝假体测量。这种方法虽有一定的误差，但实用、简单。使用这种方法时，应保持模板与 X 线摄片放大率的一致。注意下列 3 种情况常可引起测量误差：①严重屈膝畸形，膝关节不能与片盒贴紧，使膝放大率增加；②膝非旋转中立位时的侧位片，影响股骨髁、胫骨平台前后径测定；③在肥胖患者，X 线摄片膝关节放大率也会有所增加。要想更准确测定假体尺寸，可采用 2 种方法：使用不透 X 线的标准测量尺，一般将 100mm 标尺固定在投照骨骼的同一水平，因而标尺与骨骼的放大率相同，以利准确矫正；分别测定 X 线球管与股骨、胫骨正侧方（L_1），X 线球管与片盒距离（L_2），计算实际放大率（L_2/L_1），再根据 X 线摄片膝影像，得出所需假体尺寸。

　　4. 材料　钴合金和钛合金是目前人工膝关节中最为常用的 2 种金属。虽然两者在抗疲劳强度、弹性模量、耐磨性等方面有差异，但其临床效果基本相似。有极少数人对钛合金过敏，应在术前询问是否有对钛金属眼镜架或手表壳过敏史。国外有些医师对有疑问的患者，用薄钛合金片粘于手表壳后面进行皮试，如皮肤出现炎症反应，最好采用钴铬合金假体。

　　5. 特殊假体选择　有些假体胫骨平台带有可滑动的高分子聚乙烯垫，其作用类似于半月板，如 NewJersey 型、Minns 型、Rotaglide 型膝假体。虽然这类假体投入临床已有 10 余年，且从理论上分析，这种设计更符合正常膝功能解剖特点，但目前"无半月板"型膝假体仍是大多数医生喜欢选用的假体。

　　胫骨平台可调式假体是为伴有骨缺损的人工膝关节置换患者设计，通过在胫骨平台下嵌入不同角度的楔状金属块，纠正胫骨平台骨质缺损，特别是周边部位楔状骨缺损，而不适应于中央型骨缺损患者。是否选择这种假体，由于涉及相应特殊器械的准备，医生术前必须作出明确选择。

　　6. 髌骨　髌骨置换问题尚有争议。欧洲骨科界不主张常规置换髌骨，他们认为，髌骨置换术后残存髌骨骨组织强度减弱，易并发骨折。以美国为代表的美洲骨科医生则认为在全膝置换术中应常规置换髌骨。他们的临床资料表明，髌骨置换术后其骨折发生率并非想象的那么高，另外，这些患者术后的治疗效果明显好于未置换髌骨组。笔者建议对下列患者行全膝置换术时，术中常规进行髌骨置换：①髌骨关节面已有破坏的患者；②所有类风湿关节炎患者，以清除全部关节软骨，否则由于类风湿关节炎的存在，髌骨软骨将会继续破坏，严重影响手术效果。

六、手术方法

人工膝关节置换术的疗效优劣主要取决于 4 个方面，即病例选择、假体选择（设计和材料）、手术技术和术后康复。现行假体外形尽管存在许多差异，但设计和材料却差异不大，只要手术操作得当，大多疗效满意。全膝置换术允许的误差很小，髋关节假体 5°、10°甚至 20°的误差，对疗效的影响仍在允许范围之内，但是膝关节手术 5°的误差已很不可靠，10°的误差其结果往往是毁灭性的，另外即使假体的位置正确，还需要保证膝关节屈伸状态下的侧方软组织平衡。术后延长制动时间和肌力训练并不能纠正软组织的失衡，因此软组织平衡完全取决于手术本身。

不管采用何种膝关节假体，人工膝关节置换术的基本操作原则是一样的，只是各种器械的使用方法有所不同。从手术的角度来说，最容易的病例是只有关节面破坏，而关节对线正常，韧带结构完整，骨质坚强而且无缺损者，本节一般方法以此为基础进行论述。至于术中可能遇到的特殊问题，将在后面作详细的论述。

（一）一般原则

总的来说，行全膝置换术时要注意：假体的大小尽量符合原来的解剖直径；术中尽可能使用定位器械，以保证假体精确的对位；保证软组织平衡，不能为矫正软组织畸形而过多切除骨质，术后胫股关节应外翻 5°~7°；骨质切除后，屈膝位和伸膝位骨断面之间的间隙相等，要尽可能保证假体植入后能恢复原来的解剖形态；假关节在屈曲和伸直位均稳定，假体植入后，胫股和髌股关节的运动轨迹良好；胫骨平台假体后倾 0°~10°；手术完成时膝关节能完全伸直；平台假体不内翻，股骨假体不内旋，股骨假体的前翼不能嵌入股骨皮质；术后关节紧张度宁松勿紧；大多数类风湿病例应置换髌骨关节面；骨质缺损应尽量用植骨块充填；骨质疏松的患者要防止术中发生骨折；尽可能缩短手术时间，同时采用超净层流手术室，减少感染机会；骨水泥的假体要采用现代骨水泥技术。不同的患者术前情况和术中所遇到的问题各不相同，需要针对这些问题给予特殊处理，尤其是类风湿关节炎患者，晚期表现出的各种畸形给手术造成很大的困难，严重类风湿关节炎患者的全膝置换术是对骨科医生膝关节置换手术技术的考验。

（二）一般方法

术前严格的皮肤准备、术前 1~2d 开始静脉滴注大剂量抗生素、先进的超净层流手术室及严格的无菌操作等，对防止和减少手术后感染非常重要。上驱血带止血之前15min，常规从静脉快速滴入青霉素 800 万 U。

1. 手术入路　自髌上缘上 7.5cm 处至胫骨结节内侧做膝关节前正中皮肤切口，此切口较弧形切口瘢痕小，如术后一旦出现皮肤感染或愈合问题，不易直接与关节囊相通。如果原有陈旧的切口瘢痕，宜采用原切口；如原有横行切口瘢痕，仍采用前正中切口，一般不会增大瘢痕。由于膝关节浅在，表层只覆有皮肤和少量软组织，组织愈合又常受到全身疾病和免疫抑制剂的影响，因此手术中夹持皮肤及皮下组织时要轻柔。

切开皮肤、皮下组织及深筋膜浅层，于深筋膜浅层与深层间进行剥离，此处剥离范围不宜过大，剥离应层次正确，手法轻柔，严禁钳夹皮肤，以免出现术后皮瓣坏死及感染，影响伤口愈合及术后功能锻炼，这一点对类风湿关节炎患者尤其重要。自切口上端向下，沿中线切开髌腱，绕过髌骨内缘（髌骨内缘应留出少许髌腱组织，以便术后缝合关节囊），向远端至胫骨结节内缘（即 von Langenbeck 入路）。向外翻开髌骨，暴露出整个膝关节前部，必要时可切除髌前脂肪垫。屈膝 90°，松解内侧关节囊胫骨附着部，凿除胫骨平台边缘增生骨赘，这在膝内翻畸形伴有骨性关节炎的患者尤为重要。切除前交叉韧带，暴露膝关节腔。修整股骨、胫骨及髌骨关节面边缘，咬除骨赘，如果滑膜增生严重，尽量予以切除，以不影响下面的操作为度。此时开始松解软组织，并安置假体。

Insall 提倡采用关节囊正中入路及 Jones 入路的一种改良方法。切口自股四头肌肌腱顶部，经股内侧肌肌腱髌骨止点的边缘跨过髌骨，至髌骨结节内侧 1cm 处，然后自髌前将其内侧附着的髌腱剥离，并将胫骨结节的部分骨膜剥离，使胫骨骨膜、鹅足止点及部分髌腱相延续，保证术后关节内侧的稳定性。Insall 认为，这一入路的优点在于：①对于膝关节近乎强直的患者，可以避免胫骨结节撕脱骨折，即使发生撕脱，由于髌腱仍和部分胫骨骨膜相延续，可重新固定；②缝合关节囊时，由于骨膜上附有鹅足纤维，可避免缝线撕脱，故此入路术后稳定性好，关节囊愈合较快。

Scott 报道过一种倒 V-Y 形入路，是 Coonse 和 Adams 倒 V 形入路的改良方法。适用于屈曲度很小、股四头肌长期挛缩的膝关节，有些再次置换的患者需采用此入路。可避免髌腱的胫骨止点撕脱。方法：首先采用 Scott 的正中关节囊入路，然后从髌腱顶端与原切口成 45°角，切开股外侧肌肌腱和髂胫束上部，至膝外上动脉附近（注意保护此动脉）。此入路的优点是：①股内侧肌肌腱与胫骨的联系完整，缝合后关节内侧稳定；②只需缝合纵行的关节囊切口及髌腱的顶部，而斜行的切口只需根据髌股假关节的对合情况，予以部分缝合，对于髌骨外侧脱位或半脱位的患者起到外侧松解的作用。但术后早期由于股四头肌乏力会出现伸展滞缺，影响术后功能锻炼，一般术后经过专门训练可在 6 个月后恢复正常。

2. 病变关节面切除　膝关节病变关节面切除是人工膝关节表面置换术成功最关键的步骤，必须严格按照膝关节正常轴线和生理角度进行操作，为保证手术操作的准确性，每种假体都有配套的切割模具和器械，这些器械主要有股骨髁前定位（以 Zimmer 为代表）和后定位（以 Howmedica 为代表）两种方式，但无论是前定位还是后定位，都必须找到股骨髁的中心点，并把髓腔轴线定位杆准确地插入股骨髓腔正中。方法看起来很容易，但当股骨髁骨质增生、髁间窝被赘骨充满时，或者股骨髁有破坏缺损时，操作起来并不简单，必须将赘骨凿除或进行校正后才能准确定位。另外，一般中心点并不在髁间窝的正中，而是略偏外侧 5mm 左右。

屈膝位切除胫骨平台及股骨髁关节面，切除量必须根据假体的配套器械决定。正常膝关节有两个解剖特点：胫骨平台向内侧倾斜 3°~5°，内侧胫股关节承重较外侧多；外侧胫股关节面接触较内侧少，主要为旋转支点。同时外侧副韧带在屈膝位较为松弛，以保证股骨外髁有较大的活动度，但是目前许多假体并未模拟这一特点，因为模拟正常股骨外髁的活动很复杂。在安装假关节时，要求内外侧软组织紧张度一致，使内外侧胫股关节平均承受应力，方法是：①与胫骨纵轴成直角，并后倾 5°~10°角，切除胫骨平台；②外旋股骨，使之与胫骨平行，保证屈膝位骨质切除后留下一个矩形间隙，而非梯形。如果同侧髋关节强直，会引起行走时膝、踝和足的外旋，但是只要同侧髋关节尚能活动，将出现少许代偿性内旋，保证正确的下肢力线。

检查屈膝位骨质切除量及软组织松解程度的方法是伸直膝关节，观察屈膝位及伸膝位的间隙是否相同。原则上说，在保证软组织平衡的前提下，屈膝和伸膝位间隙应当一致。间隙不等将会导致：①屈膝位前后方不稳或伸膝位屈曲挛缩；②伸膝位内侧侧方不稳。如果术中发现屈膝和伸膝位间隙不等，应调整股骨骨质的切除量和软组织平衡。高度屈曲畸形的患者必须彻底松解后关节囊，有时甚至将后交叉韧带止点连同骨质凿下向后推移，达到松解的目的。或者切除后交叉韧带，选用后稳定型假体，如 Zimmer ⅠB-Ⅱ型或 Foundation 后稳定型假体。

3. 假体植入　用脉冲加压冲洗关节腔，尤其是松质骨断面，植入假体（用或不用骨水泥）。待骨水泥凝结后，清除溢出的骨水泥，检查下肢力线、关节稳定性及活动度，尤其是髌股关节对合情况，必要时行外侧髌系带松解。松止血带，止血，留置两根关节内引流管。屈膝 35°，前关节囊较为松弛，缝线张力较小，以免缝线撕脱，逐层缝合。大块敷料包覆切口。

（三）几种具有代表性的膝关节假体和器械简介

不同厂家生产的假体各不相同，需与该厂家生产的器械配套使用，但是各家器械各有优缺点。定位器械的应用是人工关节置换手术技术中的一大进步，目前公认，全膝置换术应尽可能使用定位器械，以保证假体精确的对线对位，但是不要过分依赖定位器械，尤其是一些较为复杂的病例，因此手术医师应当理解全膝置换术的主要原则，必要时还需靠主观的判断。下面介绍4种不同的假体及其手术方法，分别用于保留和不保留后交叉韧带的半限制型假体、完全限制型假体和半髁置换假体。

1. 保留后交叉韧带的半限制型膝关节假体（以 Foundation 假体为例）　手术入路同前。暴露膝关节腔后，屈膝90°，在股骨钻孔导向器的引导下，经股骨髁中心，钻孔深入股骨髓腔，经此孔插入T形柄髓内定向杆，小心扩开股骨髓腔峡部。根据术前X线摄片测量的外翻角，选择一相应的股骨髓内套管（5°、7°、9°），将套管与股骨远端切割导向器锁定，再将T形柄髓内定向杆与套管连在一起，插入股骨髓腔。将股骨远端切模固定在标记杆上9mm切割线处（标记杆上切割线每隔2mm为一档）。通过股骨远端切模上髓外定向器的小孔，用髓外定向杆测量股骨假体对线，正确的位置应使决定该定向杆经过股骨头中心。经股骨远端切模上标有"0"的两个孔，在股骨上钻孔，并以固定针固定该切模。卸下股骨远端切割导向器，将锯片固定器接在股骨远端切膜上，用摆锯切除股骨远端关节面。

将股骨测量器贴在股骨远端断面上，使其后爪卡在股骨后髁上。在股骨测量器上安置相应的股骨短桩套（股骨短桩套分左右，有两种，即3°外旋位和中立位，如3°外旋位股骨短桩套将使股骨假体上的短桩定向于3°外旋位）。将股骨测量器上的测量针顶在股骨前外侧皮质上，拧紧测量针，锁定旋钮，再拧好调节旋钮，至其与测量针锁定旋钮紧贴，读出所需股骨假体的型号（测量过程中，有时读数位于两个型号之间，则以中点为界，一般术者选择方法为，偏大型号一侧者选用较大的型号，否则选用较小的型号。此外，股骨测量器的左、右臂上也有刻度，用于测量所需股骨假体的横径）。用6.4mm钻头，经股骨短桩套，在股骨上钻两个孔，以容纳股骨假体上的短桩。

根据已确定的股骨假体型号，在股骨远端放一相应大小的股骨前后切膜，经锯片固定器切除股骨前后髁。在股骨远端放一股骨斜面切模，卸下该切模上的快速锁定柄，安上锯片固定器，这样可分别切除股骨前后斜面。在股骨斜面切模的前面安置股骨滑车钻孔导向器，用钻头修整股骨滑车沟区。

调节胫骨切割导向器的长度，使其与胫骨全长相平行，将该导向器的近端定位针轻轻放在胫骨平台中部相当于髁间棘处。将T形胫骨切模的中心对准胫骨结节内侧，以控制下肢对线。调节胫骨切模的高度，使切割面略高于胫骨平台，在该切模最上端的一个小孔内穿入一根3.2mm钻头，使之位于关节面上。沿踝部定向杆，调节髓外调节管，使钻头的纵轴正好平行于胫骨平台关节面。用固定针将胫骨切割导向器固定在胫骨上，然后检查导向器与胫骨结节的位置关系。在没有胫骨内翻的情况下，胫骨结节应平行于导向器；在伴有正常限度以内的胫骨外翻时，胫骨结节的近部应位于导向器的外侧，中部应位于导向器的内侧，远端应位于导向器的外侧。任何偏移均需重新调节胫骨切割导向器的位置。导向器位置最常见的错误是内翻，表现为胫骨结节近部位于导向器外侧，中部正位于导向器后方，远端位于导向器内侧。矫正的方法是，用固定 T 形胫骨切模的固定针，固定 2°内翻—外翻胫骨切模，再安上锯片固定器，切除胫骨近端，此法可矫正 2°的内翻畸形。

Foundation 膝关节假体还配有一套髓内定向系统，因其定位更为精确，使用髓内定向的人越来越多。方法：用股骨髓内钻在胫骨上钻一孔，插入 T 形柄髓内导向杆，深入髓腔。组装好胫骨髓内切割导向器，确定切面后倾角度，然后将该导向器与 T 形柄髓内导向杆相连（为保证旋转对线，应使 T 形胫骨切模的中心位于胫骨结节内侧），予以固定，将胫骨标志针安到 T 形胫骨切模上，调节切模位置，使标志针尖端位于 9mm 处（表明将切除 9mm 骨质），并放在病变较轻一侧的胫骨平台的最低点。经 T 形胫骨切模上标有 0 字样的小孔在胫骨上钻孔，插入固定针，予以固定（T 形胫骨切模上有许多小孔，0 小孔上面或下面的小孔切除厚度以 2mm 增减，用以调节胫骨近端的切除量）。卸下胫骨切割定向器，在胫骨切模上安上锯片固定器，切除胫骨近端。

修整胫骨平台周围骨赘，用胫骨测量平板测量胫骨平台断面的大小（为保证胫骨假体的旋转对位，可以安上股骨假体试模和胫骨假体试模，检查对线关系）。垂直于胫骨平台板，钻两个 2mm 深的 3.2mm 小孔，各插入一根圆头骨钉。

将带有手柄的胫骨平台钻孔导向器安在股骨测量平板上，用胫骨柄磨削器按平台孔导向器在胫骨髓腔上开孔，再用胫骨扩孔器修整此孔，至其能完全容纳该扩孔器。经胫骨测量平板四个角上的小孔，用 3.2mm 钻头钻 4 个深约 1.5cm 的小孔，以供置入胫骨平台假体上的 4 个短桩。用测量器测量髌骨厚度，选定合适的髌骨假体厚度，切除少量髌骨皮质，切除厚度与选定假体厚度相当，如果髌骨厚度已不足 18mm，则应适当少切除一些骨质，以保证留有足够的髌骨安置假体。髌骨测量采用髌骨测量器，测量时应使测量器的中心偏内侧，以保证髌骨假体的最高点对应于正常髌骨的最高点，还需保证假体植入后，髌骨假体边缘留有 2mm 的骨质。根据选定的髌骨假体型号，在髌骨夹上安上相应的夹套，将髌骨夹放在髌骨断面上（髌骨夹套的中心应偏内侧，以保证髌骨假体对位正确）。用相应大小的髌骨磨削器在髌骨上钻一个 2.5mm 孔，然后在髌骨夹套上安一相应大小的髌骨钻孔导向器，轻击该导向器，使之固定在髌骨上，再用髌骨短桩钻，在髌骨上钻一孔，此孔中插入一髌骨短桩栓后，再钻另外 2 个孔，钻出的 3 个孔用于容纳髌骨假体上的短桩。分别安上股骨假体试膜、髌骨假体试模、胫骨测量平板和胫骨试模，观察假体位置是否正确。还可用轴向定位杆观察假关节的旋转对合情况。最后取出试模，根据试模大小及平台间隙垫的厚薄选择假体，并植入固定。

2. 不保留后交叉韧带的半限制型膝关节假体（以 Insall-Burnstein Ⅱ，ⅠB-Ⅱ后方稳定假体为例）　此类假体适用于后交叉韧带已破坏或切除的病例，某些再次手术的病例，以及有髌骨切除病史膝关节后方不稳的病例。ⅠB-Ⅱ假体的股骨部件用钴铬合金，平台金属托用钛合金，髌骨及平台关节间隙垫用高分子聚乙烯。可分为两种：一种是后方稳定假体，可保证假关节后方稳定性，但不具内外侧方稳定性；另一种是限制型全髁假体，具有后方及侧方稳定性。

ⅠB-Ⅱ后方稳定假体不分左右；股骨部及平台金属托为54~74mm，分5种型号；平台关节间隙垫的厚度为8~25mm，分7种型号；平台金属托下方的柄直径为10~24mm，分12种型号，适用于初次或再次手术者，髌骨假体直径为32~40mm，分5种型号。另配有厚度及角度不等的多个楔形金属垫片，用于矫正内外侧平台的骨质缺损和内外翻畸形。

手术入路同前。切除前、后交叉韧带，屈膝位将胫骨平台向前水平脱出。将胫骨切模套入胫骨切模导向杆，导向杆下端贴近踝关节中点（内、外髁近侧），并予以固定，同时调整胫骨切模的位置，使其位于胫骨结节近侧，并使胫骨切模导向杆的方向与胫骨轴线相平行。将胫骨切模导向杆用固定针固定在胫骨上，用平台切除厚度测量器调节胫骨切模至理想位置，在此位置上用固定针将胫骨切模固定在胫骨近端，拆除平台切除厚度测量器。通过胫骨切模上的切割槽，用摆锯切除胫骨平台关节面。

找到股骨髁间窝中心点，用8mm钻头在股骨远端钻一孔，直入股骨髓腔（注意保持钻头在矢状面及水平面上与股骨干平行）。在该孔中，插入股骨髓内导向杆，至导向杆末端金属面紧贴股骨内侧髁关节面，并使导向杆与胫骨断面平行，用固定针将导向杆固定在股骨远端。将股骨前切模固定在导向杆上，使股骨前切模的定向钩紧贴在股骨前髁的股骨正中的皮质上，通过股骨前切模上的切割槽，用摆锯切除股骨前髁。这里要强调指出，如果导向钩的尖不是在股骨干皮质正中央，就会出现切除股骨前髁过多，深及股骨皮质内，安装假体时嵌入股骨干骨皮质，造成术后股骨骨折。卸下股骨前切模，在导向杆上安上股骨远端切模，使其轴向针正插入导向杆的轴向孔内，然后在股骨远端切模上插入固定针穿过定向孔，其角度按术前测量讨论的结果而定（角度定向孔有多个，需根据术前X线摄片决定切除后外翻角度）。用2~3根固定针固定股骨远端切模，卸下股骨髓内导向杆，用股骨髓外定向弓及定向杆检查股骨远端切模的方向。卸下股骨髓外定向弓和定向杆，通过股骨远端切模上的"标准切割槽"切除股骨远端。卸下股骨远端切模，将股骨前后测量导向器平贴在股骨远端断面上，要求测量导向器的固定爪贴在股骨后髁的软骨面上，而且其可调式测量器贴在股骨前断面上，固定该可调式测量器，读出测量器上的股骨假体型号，如果数值介于两个型号之间，应选较小的型号，然后根据此型号，找出相应的股骨前后切模，用两根固定钉将此切模固定在股骨远端，使切模与股骨前断面相贴，用摆锯通过股骨切模上的切割槽切除股骨前后髁。卸下股骨前后切模，用间隙测量器测量伸膝位及屈膝位间隙，屈膝位时，用8mm厚的间隙测量板插在股骨后髁断面和胫骨断面间，用胫骨髓外定向杆检查胫骨切面是否准确，必要时可分别使用不同厚度的间隙测量板，以保证恰当的软组织紧张度，然后在伸膝位用同样厚度的间隙测量板检查伸膝位间隙，如果插入该间隙测量板后，膝关节不能完全伸直，则需再切除一些股骨皮质，切除量可用另一些间隙测量板（分-2mm、-3mm和-5mm 3种）估计。根据测量结果，在股骨远端再次切模的对应深度孔上穿入两根针，然后将此切模固定在股骨前断面上，使两根针正好贴紧股骨远端断面，通过该切模上的切割槽在股骨远端再切一次。卸去股骨远端再次切模，插入适当厚度的间隙测量板，检查屈膝及伸膝位间隙是否相等，下肢力线是否正确。将同一型号的股骨髁切模固定在股骨远端，使其挡板正贴在股骨前断面上，固定后，切除股骨髁间窝骨质，再切除股骨前后翼骨质。卸下股骨髁切模，股骨端骨质切除即已完成。

在胫骨平台后方用一翘板将胫骨向前脱出，将平台柄模板放在胫骨断面上，要求该模板的手柄正对胫骨结节或略偏内侧。固定该模板，用平台柄打入器在胫骨近端中心孔处，如果骨质坚硬，需先用骨凿，再用平台柄打入器。至此胫骨端骨质处理即已完成。

切除髌旁残余的滑膜组织，将髌骨切模固定在髌骨关节面上，将髌骨托平，切除髌骨关节面，保留10mm厚的髌骨，断面应保持平整。将髌骨柄模板放在髌骨断面上，经此模板用髌骨钻在髌骨上钻一中心孔。

依次安装股骨假体试模、平台金属托试模、聚乙烯平台试模及髌骨假体试模。此时各部件应对合良好，膝关节活动度良好，关节各方向上稳定。如果髌股关节有半脱位，此时可行髌外侧支持带松解。取出试模，骨水泥固定相应假体。

3. 完全限制型膝关节假体（以 Kincmati Ⅱ旋转铰链假体为例）　此类假体本身在一个或多个运动平面上有一定限制，虽然屈伸活动均不受限制，但内收、外展及旋转受限，因此这类假体适用于骨质缺损和（或）韧带严重不稳的病例，以及某些再次置换的病例。现用的大多数完全限制型假体属旋转铰链式结构，与真正的铰链式关节不同的是，此类假体可允许膝关节有少许旋转活动，这一特点不仅可以改善术后步态，而且可减少骨—骨界面应力，减缓松动。

Kinematic Ⅱ旋转铰链假体包括一个带长柄的钴铬合金股骨假体和一个金属胫骨假体，两者借一个金属轴相连，股骨假体和金属轴之间有一聚乙烯轴套，是主要的承重面；胫骨假体分两部分，承重部件为金属制成，嵌入一聚乙烯制成的髓内部件，这样的结构可允许膝关节有一定的旋转。此外，还有一个聚乙烯制成的减震部件，用以防止完全伸膝时金属部件间相互碰击，还可保证金属轴的位置不变。股骨假体分左右，只有中号，胫骨髓内部件按其厚度分3种（8mm、16mm和21mm），髌骨假体分小、中、大和加大4种型号，均可与股骨假体的前翼相匹配。

手术入路同前。自后交叉韧带股骨附着点前方，用一4.8mm钻头，在股骨髁中心做髓腔中央钻孔。根据术前 X 线摄片测量的股骨解剖轴,选择合适的导向器轴套(7°、9°或 11°),安在装配架ⅠA上(此处应注意左右)。将装配架ⅠA贴在股骨髁上,使其后缘与股骨髁后缘平行,同时拧紧两根内翻—外翻螺钉,将长髓内定向杆经导向器轴套插入股骨髓腔,保证装配架ⅠA在屈伸方向及内外翻方向上对线良好。将装配架ⅠA推向股骨髁,使其与股骨内外髁中较突出的一侧相贴,拧紧内翻—外翻螺钉,使其与股骨内外髁中较低平的一侧相抵,小心打击装配架ⅠA,使其固定在股骨髁上,助手扶持两侧的手柄,加压,使之双侧贴紧并稳定。将股骨远端横向切模ⅠB安在装配架ⅠA上,保证ⅠB上刻有"Primary"的一面位于前面。如果为返修手术,则应让ⅠB上刻有"Revision"的一面位于前面。经ⅠB上的中央孔松松地插入一个3.2mm针,此针应同时穿过最靠ⅠA装配架体的舌部上的中央孔,这样可防止ⅠB向近侧移位。用两根3.2mm针穿过ⅠB中央孔两侧的小孔,将ⅠB固定在股骨远端上,然后拔去第一根3.2mm针、髓内定向杆和ⅠA装配架,沿ⅠB远侧平面,用摆锯切除股骨远端关节面,拔出ⅠB及其固定针。

将旋转铰链前后切模放在股骨远端切面上,将此切模的短髓腔栓嵌入髓腔中央孔,用两根固定针将切模固定在骨面上,用摆锯切除股骨远端前后髁。

在髓外定向系统的引导下,将胫骨切模Ⅴ放在胫骨上,并保证其在旋转方向、内外翻方向和屈伸方向上对线良好。将胫骨横向切模(固定在胫骨上端,用摆锯平胫骨横向切模上面切除胫骨上端。卸下股骨横向切模及其固定针,用8mm、16mm或21mm间隙测量板检查是否需调整骨质切除量,并明确内外侧软组织是否平衡。

将旋转铰链胫骨模板放在胫骨断面上,使模板的手柄正对胫骨结节,保证旋转对线。经模板上的中央孔,用骨凿切去一正方形骨块,造成一骨洞。在胫骨断面上,用刮匙或牙钻做出一凹面,以容纳胫骨髓内部件的两个侧翼。将适当厚度的胫骨髓内部件插入前面做出的骨洞,安上股骨假体,将胫骨承重部件的柄插入髓内部件。

在股骨假体上安上聚乙烯轴套,用金属轴接好股骨和胫骨假体。依前述方法安装髌骨假体,检查髌股关节对合情况。卸下所有假体部件,局部冲洗后,再用骨水泥固定假体。最后调整金属轴上的小孔,使其与胫骨承重部件上的小孔相对,插入聚乙烯轴锁和高分子聚乙烯减震部件(胫骨承重部件的金属缘应正好卡住减震部件的边缘)。

4. 单髁置换假体(以 Omnifit 单髁假体为例) Omnifit 单髁假体包括一个钴铬合金制成的股骨假体、一个高分子聚乙烯平台和一个钴铬合金平台托,假体内面为多孔面,可用或不用骨水泥固定。

手术入路同前。切除半月板前角,伸直膝关节,在手术侧股骨髁上用美蓝做一标记(此点为伸膝时股骨与胫骨接触面上最靠前方的点,称为前标记)。用摆锯自前标记切除少许软骨和软骨下骨,再切除前标记至后髁的软骨,以供安装股骨切割导向器。用股骨测量并确定股骨髁的大小，测量时股骨测量板的弓应与股骨髁的弧度大致相仿，测量板前缘正卡在前标记上，同时其手柄与股骨干相平行。用美蓝标记股骨髁前后面的中点，再沿股骨测量板画两点的连线，确定出股骨髁的中轴线。

将已选定的股骨钻切导向器放在股骨髁上，导向器的前缘对着前标记，并且通过导向器上的小孔应能见到美蓝画的股骨髁中轴线，如果导向器的大小合适，可从股骨后髁切除3～5mm的骨质。扶稳股骨钻切导向器，由助手经导向器先钻两个3.2mm孔，再钻两个6.4mm孔，然后切除股骨后髁。卸下导向器，自后髁断面沿前述美蓝线，用薄的摆锯切出一骨槽，至靠后侧的3.2mm孔，骨槽宽度应达3.2mm，以供股骨假体后翼嵌入。

选一大小合适的股骨修整导向器，将其固定在前述的6.4mm孔上，用一特制的修整钻，自后向前修整股骨髁，切除2～3mm的骨质。卸下导向器，再用骨锉将骨面锉平整。屈膝100°，安上股骨试模，此时股骨试模的安放应很容易，与已修整出的股骨髁骨面正好相吻合，试模的前缘嵌入股骨髁。经股骨试模中央孔钻一骨洞，屈膝90°，安上胫骨对线导向器，此导向器测量杆的大小应与股骨假体相配套，借一固定针穿过股骨试模中央孔，使其与导向器测量杆相连，此时胫骨对线导向器应与胫骨长轴平行，并与第2趾相对，导向器测量杆应与其上的切割导向器切面成90°（如果位置得当，经切割导向器测量杆可切除3mm的骨质）。经切割导向器在胫骨上钻两个3.2mm小孔，插入固定针，予以固定。卸去胫骨对线导向器。屈膝90°，取一胫骨假体试模，使其与股骨假体试模对合后中央孔相对，经两者的中央孔打入一固定针，使胫骨假体试模与胫骨平台面垂直，经两者的接触点，即平台前缘和后缘，此线即为垂直切割边界。

在切割导向器引导下，垂直锯开平台，然后贴着切割导向器的平面切除平台病变关节面，此时可以很方便地切除半月板后角及股骨、胫骨后侧的骨赘。选择一与平台前后径最相近的胫骨假体试模（试模宁大勿小），除去胫骨切割导向器，安上胫骨假体试模（可适当修整平台断面，保证屈膝0°～100°时，胫骨假体试模不翘起）。

除去股骨及胫骨假体试模，选择胫骨试模相同型号的胫骨钻孔导向器放在平台断面上，经此导向器在平台上钻两个6.4mm孔，适当扩大孔口的前缘，便于插入胫骨假体上的短柄。

屈膝90°，植入胫骨假体，嵌紧，检查其前后缘是否与骨面紧密贴合，然后打入股骨假体。最后检查假体位置、对线关系及关节活动。

（四）特殊问题的处理

以上所述各种手术操作方法适用于解剖结构基本正常的膝关节，但是大多数情况下，手术关节总是伴有不同程度的关节不稳、畸形、挛缩等特殊问题，目前主张对于初次手术的病例，尽可能使用表面置换，特别是半限制型假体，一旦将来出现问题，仍然可采用其他假体进行返修重建手术。因此假关节的稳定和对线就十分重要。

大多数膝关节炎会侵蚀软骨或骨质，引起关节不稳，一般类风湿关节炎引起的膝关节不稳比较对称，而骨性关节炎引起的不稳则不对称。膝关节不稳如果不伴有周围韧带的病理改变者，可按标准的手术方法进行，只需少切除一些骨质，维持原有韧带的张力，这种不稳叫做对称性关节不稳。但是晚期病例不可避免地伴有韧带的代偿性挛缩改变，如伴有严重内翻畸形的骨性关节炎，内侧副韧带增厚短缩，内翻畸形固定，不能被动矫正，与此同时，外侧副韧带和关节囊受到过度牵张，这种不稳叫做不对称性关节不稳。很显然，这种不稳仅仅通过植入假体是不能矫正的。外翻畸形与内翻畸形相反，表现为外侧关节囊、外侧副韧带和髂胫束挛缩，同时伴有内侧副韧带松弛。表现为固定性外翻畸形的患者，尤其是类风湿关节炎患者，可同时伴有胫骨外旋畸形，这与髂胫束挛缩有关。

1. 胫骨旋转　胫骨假体如旋转位置不当，可致胫骨关节对合不良，严重时引起旋转脱位或半脱位，而且常引起髌股关节对合不良，胫骨假体内旋是术后髌骨脱位的原因之一。术中常见的困难是胫骨结节偏外，对着膝关节外侧室，如果胫骨假体放在胫骨断面中央，则偏离胫骨结节方向。正确的处理方法是旋转胫骨，使胫骨结节正对前面，在矢状面上经胫骨结节做一直线，使胫骨假体与此线垂直。有时还可见到一种特殊类型的旋转位置不良，表现为屈膝时，外侧胫股关节对合不良，外侧平台面向前半脱位，此时内侧胫股关节对合尚好，这种屈膝时的胫骨内旋是由于腘肌过度紧张所致，应切除。

2. 屈膝挛缩　骨性关节炎患者常没有明显的屈膝挛缩，即使有，程度也多较轻，一般在30°以内，手术不存在太大困难。但是类风湿关节炎患者常见屈膝挛缩，尤其是那些病程长，长期不能行走，需卧床或依赖轮椅者，其固定性屈膝畸形可达90°以上，笔者曾碰到过屈膝畸形达110°的患者。主要由后关节囊挛缩引起。

和侧方成角畸形不同的是，轻度屈膝挛缩可以通过多切除一些胫骨及股骨骨质来解决，但是此法有一些弊病，这是因为：①股骨切除量受侧副韧带止点位置的限制；②胫骨切除量过多会引起术后屈曲不稳，而且影响后交叉韧带止点；③越是远离胫骨关节面的骨质其强度越小，骨质切除过多容易引起术后假体松动；④骨质切除量过多会造成术后肢体短缩，伸膝装置相对延长，股四头肌无力而引起伸展滞缺。因此，在适当多切除一些骨质的同时，屈膝畸形的矫正主要靠后方软组织的松解。

长期屈膝挛缩的患者正常的关节囊后隐窝消失，后关节囊粘在股骨后髁上，术中应首先剥离粘连的后关节囊，重建后隐窝。切除后交叉韧带及其附着处的后关节囊中央部，这样在后关节囊内侧部及外侧部的后方正好各自对应于腓肠肌肌的内、外侧头。剥离腓肠肌肌腱与后关节囊间的粘连（必要时可游离腓肠肌股骨止点），在膝关节内、外侧后角处，垂直切开后关节囊内、外侧部，使其与相邻的内、外侧副韧带分开，切除时注意后方的血管和神经，小心逐层横断。类风湿关节炎患者的关节囊常明显增厚，与腓肠肌粘连紧密，仍应将两者分开，关节囊切开的目的在于将后关节囊内、外侧部分开，至暴露出腘窝脂肪层，增厚的关节囊主要位于膝关节内、外侧后角，因此切开时不会损伤腘窝内的重要结构，但是横断后关节囊时仍应十分小心，操作轻柔。为便于暴露，可先切除股骨后髁和胫骨平台（这一方法不同于常用的先从膝关节后方肌腱松解、后切除骨质的方法）。如果屈膝挛缩伴有固定性膝外翻畸形，则可先行外侧松解，从外侧暴露后关节囊。

严重屈膝挛缩的矫正可牵拉或压迫腓总神经，引起术后一过性的腓总神经麻痹，可以另做一后外侧切口，松解腓总神经。为防止屈膝挛缩复发，应在术后用伸膝位石膏固定，此后每天用被动活动器（CPM）进行屈伸功能训练，但每晚用伸膝位石膏托酌情固定，持续数周，以防止睡眠时患者习惯于屈膝体位，影响手术疗效。

3. 屈曲不稳　屈曲不稳多由类风湿病变引起，也可由于手术操作不当（如软组织松解不当、胫骨切除过多等）引起。屈曲不稳常伴有屈膝挛缩，术中需选择厚度合适的假体，以缩小屈膝时的胫股关节间隙，保证屈膝位关节稳定性，同时应保证伸膝位时关节间隙不至于过窄，术后遗留屈膝挛缩。

预防因软组织松解不当引起的屈曲不稳，应遵循以下原则，即在切除骨质之前，首先检查伸直位及屈膝 90°位时，软组织是否平衡，对挛缩一侧的软组织予以松解。术中暴露出膝关节后，用骨膜起子或间隙测量器撑开关节腔，至两侧韧带均已紧张（伸膝和屈膝 90°位），以此明确软组织是否平衡，同时予以适当矫正。

4. 骨质缺损　骨质缺损常见于骨性关节炎的内侧胫骨平台，以及类风湿关节炎的股骨后髁和胫骨平台，从侧面看类风湿关节炎的股骨后髁常呈鼓槌状或鸡腿状，术中屈膝位牵开膝关节后，可见间隙很宽。

大多数情况下，胫骨平台的切除量以正好位于软骨下终板下面，一般不超过 0.8cm，后交叉韧带止点一般在胫骨后方 0.8~1cm 处。如果切除量过多，不仅会使后交叉韧带附着点丧失，而且承负假体的胫骨强度将明显变弱。处理骨质缺损的方法有骨水泥充填（用或不用螺丝钉加强）、植骨、平台下加金属垫片及定制假体，其中以植骨和平台下加金属垫最为常用，骨水泥充填法存在骨水泥松动的问题，近年来已基本不用，定制假体费用昂贵，较少采用。植骨块最好能取自股骨远端切下的骨质，也可使用库存骨，方法是首先清理植骨床和植骨块上的软骨和纤维组织，再用螺钉固定好植骨块。目前大多数可组配式膝假体系统各有大小形状不同的金属垫，可供垫在股骨或胫骨假体上，矫正骨质缺损。

5. 内翻畸形　内翻畸形多见于骨性关节炎患者，术中需通过松解内侧软组织予以矫正。松解时，宜多次使用间隙测量器，检查两侧关节间隙是否相等，同时用髓内或髓外定向系统测量下肢力线是否正确。松解内侧软组织前，需切除前交叉韧带（交叉韧带多不受原发病变的影响，故能保持原有长度，妨碍侧方软组织失衡的矫正）。

手术中，首先清理股骨和胫骨内侧的骨赘，从胫骨上段剥离一层软组织，其中包括骨膜、内侧副韧带、内侧关节囊韧带、胫骨鹅足止点，与后关节囊及半膜肌止点相延续。方法是关节囊切口沿关节面下 8～10cm 处胫骨前内侧面，向内侧剥离胫骨骨膜，屈曲膝关节，并外旋下肢，继续向后方在骨膜下游离（对于轻度内翻畸形的膝关节，内侧副韧带止点不必游离，但对于中、重度畸形，则必须游离），在游离的同时，可用间隙测量器经内侧关节间隙牵张内侧软组织。整个松解过程中，内侧软组织保持延续，因此松解后下肢相对延长，而且不影响术后的康复活动。松解的限度是，胫股关节保持 7°外翻，一般达到中立位即可接受。

6. 外翻畸形　外翻畸形的矫正原则与内翻畸形一样，只是由于解剖关系的不同，而略有不同，特别是膝外侧有腓总神经通过，而且韧带、关节囊、筋膜的附着也不同，因此外翻畸形的矫正应从股骨一侧进行。

外翻畸形严重的患者可在软组织松解前，将腓总神经予以松解游离，尤其是绕经腓骨颈的部分和尚未穿入小腿前室的深支部分。手术中，翻开髌骨后，自股骨髁上切断外侧关节囊、外侧副韧带和腘肌肌腱，再切开后关节囊，有时还需切断腓肠肌外侧头。一般情况下，前述方法已松解彻底，但对于外翻畸形严重的病例，还需切断髂胫束（髂胫束挛缩不仅引起固定性外翻畸形，而且在屈膝时引起股骨外旋畸形，术中很难通过剥离使其延长）。外侧松解过程中，有些病例需切断后交叉韧带，这样术后可能出现屈曲不稳，即使用厚聚乙烯平台，仍有可能出现膝外侧旋转半脱位。一般情况下，术后随着瘢痕的形成和后关节囊的再粘连，能阻止这种不稳的出现，但是仍有些病例由于软组织愈合不佳，会出现这种问题，因此比较安全的办法是，采用后方稳定型假体（如 Insall-Burnstein Ⅱ后方稳定假体）固定性外翻畸形有时伴有髌骨外侧半脱位，需在髌骨外缘切断髌外侧支持带，方法是，经髂胫束和股二头肌肌腱的间隙切开，这样可以保护自膝外下动脉和膝上动脉发出的髌骨支，以免术后因缺血坏死，引起髌骨疲劳骨折。

7. 骨质疏松　骨质疏松在类风湿关节炎患者十分常见，尤其是那些长期卧床的患者。尽管目前也有使用非骨水泥固定假体的成功报道，但是一般主张用骨水泥固定的假体，特别是那些程度较重的患者。手术中，注意操作不能粗暴，清除外溢的骨水泥时，尽量在其尚未完全凝结之前进行，以免在完全凝固后凿除骨水泥时造成假体下骨质缺损或骨折。

8. 骨性融合　这种病例比较少见，需要注意两点：①髌股关节融合者凿开融合时，保留足够厚度的髌骨，以免髌骨骨折和假体安置困难；②胫股关节融合时，需先彻底松解软组织，在骨撬保护下，切除融合部，防止损伤胫后血管和神经。同时注意屈膝位骨性融合病例，应彻底松解后关节囊部位的粘连和挛缩，否则膝关节很难达到伸膝位。长期随访表明，术前骨性强直的患者术后活动范围会逐渐减少，这一点术前应向患者说明，以督促患者术后坚持功能锻炼。

9. 股四头肌挛缩　股四头肌挛缩见于膝关节长期伸膝位僵直的患者。常用的关节囊旁弧形入路和前正中入路，会引起屈膝时胫骨结节撕脱，需采用倒 V-Y 入路。

10. 关节内粘连　关节后方粘连及后交叉韧带挛缩的膝关节屈伸活动时，没有正常的滚动和滑动，整个关节以后侧为轴心，类似一个铰链，随着关节的屈曲，胫骨持续前移。手术中，应切除后交叉韧带，剥离后关节囊，重建正常的关节囊后隐窝，垂直将后关节囊与侧副韧带剥离。

11. 再次置换（返修术）　如果假体出现松动，患者病情加重，则需要及时行返修手术，又称修正术。手术前须摄 X 线负重位片，检查假体及骨质情况；确认是否有感染（体检、白细胞计数、红细胞沉降率、革兰染色、细菌培养及敏感性测定、放射性同位素扫描）；准备器械（假体、植骨等）。手术中尽量取原切口，避免在切口过多游离，注意防止髌腱止点撕脱；取出原有假体及骨水泥时，应保护周围骨质及韧带结构。一般胫骨假体较易取出（柄较长或骨长入型假体取出时有困难），股骨髁假体常没有松动，取出时较为困难；根据术中所见，确定合适的再置换假体，骨质缺损和韧带结构不稳者，需使用完全限制型假体。

我院 230 例全膝置换术后，出现松动及晚期感染 8 例，另外还有 2 例外院手术失败患者。总结 10 例修正术体会是：术前应备有比原假体小 1、2 号的假体，并做好植骨的准备，手术如能彻底清除炎症组织，一期采用庆大霉素骨水泥固定的再置换，术后长腿石膏托固定时间 3 周，待炎症控制较好时再开始被动活动，全部病例均一期愈合，但由于术后活动训练较晚，再置换术后关节活动范围不如第一次。

第三节　临床及放射学评价

一、临床评定

全膝置换术（TKA）的疗效与髋关节置换术基本相同，根据美国膝关节外科学会的临床及 X 线评分方法，术后患者的评分多明显提高，疼痛缓解，肌力、步态、关节畸形等均有明显改善，但是影响疗效的因素很多，如患者的年龄、体重、诊断、术前准备、假体选择、手术技术、术后康复、术后的活动情况等。类风湿关节炎患者的全膝置换术疗效不及骨性关节炎；术后活动多的患者不及术后活动少的患者。

为了更好地总结经验，了解患者术前术后功能的改变以及术后长期随访，手术前后，尤其是术前，必须严格地进行膝关节功能评分。目前临床中最常用的膝关节功能评分为 HSS 评分。

二、X 线评定

我国在全膝置换术的工作起步较晚，而术后的 X 线征象（如假体位置、力线、固定性能等）是评价 TKA 疗效的重要指标，采用统一的 X 线评价方法，可以对不同假体、不同术者及不同手术方法产生的疗效进行比较，同时对临床资料进行计算机化管理，使许多定性数据可以转变成定量数据。

TKA 术后患者均常规拍摄膝关节正位、侧位及髌骨轴位像，其中正位相包括负重位和非负重位，负重正位片最好能包括髋及踝关节，侧位相屈膝 30°，髌骨轴位相用 Merchant 法，管球和片匣距离为 101.6cm，拍片前先在透视下定位，使 X 线正通过关节线，与股骨及胫骨干垂直。

负重位正位片上主要观察股骨角、胫骨角及膝外翻角。非负重正位片上观察胫骨平台假体周围的透亮带，分为 1~7 区，其中 5~7 区适用于各种平台假体的固定柄（包括螺丝钉）。

侧位片上主要观察：①股骨假体前屈角；②平台假体后倾角；③髌骨高度，髌下极至胫股关节面的垂直距离，或 Insall-Salvati 比值（即髌骨下极至胫骨结节的距离和髌骨上下极之间的距离）；④关节线高度，即胫骨结节至关节线的垂直距离；⑤股骨假体周围透亮区，分为 1~7 区，其中 1 区和 2 区代表假体前翼，3 区和 4 区代表假体后翼，5~7 区代表中间区；⑥平台假体周围透亮区，分为 1~5 区；⑦髌骨假体周围透亮区，分为 1~5 区，其中 1 区和 2 区分别代表髌上和髌下极，3~5 区代表髌骨固定柄周围区；⑧平台覆盖率，即（正侧位片上假体左右径×前后径）÷（胫骨平台本身左右径×前后径）。

髌骨轴位片上主要观察：①髌股关节对合角，即以股骨髁角的平分线与此角顶点和髌骨顶点连线之间的夹角；②髌骨倾斜角，即股骨滑车切线与髌骨外侧面切线的夹角；③髌骨假体周围透亮线，分为 1~5 区，其中 1 区和 2 区分别代表髌上和髌下极，3~5 区代表髌骨固定柄周围区；④髌骨覆盖率，即（侧位片上髌骨假体上下径×轴位片上左右径）÷（髌骨本身上下径×前后径）。

将各假体周围透亮区的宽度相加，即可得出该假体周围"透亮区宽度和"，单位 mm。松动的判断方法是（以分 7 区的平台假体为例），"透亮区宽度和" ≤4，而且此数值不随时间增大，则意义不大；如果在 5~9，则应紧密随访，警惕松动；如果 ≥10，则不管有无症状，均提示可能已经松动或松动即将发生。

X 线摄片在 TKA 术后的评价中有十分重要的意义，目前国外有关 TKA 的许多报道采用 X 线评价，但是由于患者术前情况各不相同，而且手术方法、假体类型、骨水泥种类、手术医生等不尽相同，因此如果没有统一的评价标准，很难对手术疗效进行评价。随着计算机应用于人工关节置换术，资料的统计迫切要求将定性资料转变成定量资料，便于大样本的数据处理，为此美国膝外科学会于 1989 年制订了 TKA 的 X 线评价标准，此后世界各地很多同行相继采用此标准，对 TKA 进行术后疗效评价，并以此为依据指导手术，判断预后。但是我们在临床应用此标准的过程中，发现此标准还不够完善，如没有描述髌股关节对合情况、关节线的位置变化等方面的问题，而这些指标已经确认和手术疗效及并发症的发生有紧密的联系，为此我们做了前述的补充。

和人工全髋关节置换术不同，TKA 对下肢的力线要求很高。目前一致认为，TKA 术后膝关节应外翻 7°，误差不超过 2°，胫股（FTA）应为 174° 左右。但是 1984 年以前 TKA 术后下肢力线的测量均采用卧位 X 线片，往往掩盖了某些膝关节的力线异常，特别是术后软组织不平衡的膝关节。从 1985 年开始，学者们认识到 X 线负重位片对于评价 TKA 术后关节力线的重要性，而且主张尽可能包括髋关节和踝关节，以准确测量出下肢力线。因此，建议采用负重位全下肢 X 线检查。

TKA 必须保证手术前后关节线的位置基本一致，否则会影响侧副韧带和后交叉韧带的受力，影响关节活动及其稳定性。术后关节线抬高的患者伸直位和屈膝 90° 时关节稳定，但在屈曲 45°~60° 以及超过 90° 时，侧副韧带特别紧张，临床上可以见到，和关节线位置正常的膝关节相比，这样的膝关节屈曲活动度比较差；相反，如果关节线的位置偏低，那么术后伸直时尚稳定，随着膝关节的屈曲，稳定性越来越差。因此有必要测量术后的关节线高度，并与术前值相比较。

TKA 术后髌骨的并发症比较多见，常因此影响 TKA 的疗效，有些患者不得不再次手术，而髌骨高度的改变、髌股关节对合情况等是导致并发症的重要原因。通过 X 线摄片观察术后这些指标及其变化，可以预测髌骨的某些并发症。我们采用髌下极至胫股关节面的垂直距离或 Insall-Salvati 比值（即髌骨下极至胫骨结节的距离和髌骨上下极之间的距离）确定髌骨高度，采用髌股关节对合角（正常 <10°）和髌骨倾斜角（正常 >8°）观察髌股关节的对合情况。

正常的胫骨平台一般后倾 8°~10°，由于胫骨前面的松质骨离关节面越远强度越差，如果此处的骨质切除比较多，势必会减弱对假体的支承能力，因此应尽量多保留胫骨前面的骨质，取后倾 10° 位，有些胫骨假体的关节面本身带后倾度，此时只需将假体垂直于胫骨纵轴放置即可，但假体绝不允许前倾，否则膝关节屈曲时，会发生后方的卡压，而且平台的前面将承受异常增高的拉伸应力，加快假体的松动。因此测量平台假体的后倾角对 TKA 的预后有重要意义。

正常股骨干有一个向前弯的弧度，一般为5°，测量股骨前弯弧度主要是为了了解股骨假体在矢状面上的位置，如果髁假体安装时角度大于股骨本身的弧度，将改变股骨髁假体矢状面上的应力分布状态，导致假体松动，这是股骨髁假体松动的常见原因；反之，如果该角度减小，股骨髁假体的前翼将嵌入股骨皮质，造成局部的应力集中，容易引起股骨髁上的应力性骨折。

假体松动是TKA远期失败的主要原因之一，但是目前还缺乏特别好的早期诊断方法，直视下（包括关节镜或切开手术时）发现松动是唯一的确诊方法，但是X线摄片上的透亮线有重要的提示作用，现多认为，产生透亮线的原因是假体周围的骨质吸收和纤维膜形成，至少可以认为是微观水平的固定不确切，但是透亮线如不是逐渐发展的，而且不是完全性的，其宽度小于2mm，可能并没有太大的临床意义，大多数患者的临床效果仍然很好。对于不用骨水泥的假体来说，如果出现了透亮线，即提示骨未长入假体。

平台假体的金属托底面边缘原则上应和平台骨断面边缘相吻合，也就是说平台覆盖率应达100%，该数值越小，单位面积承受的压应力越大，越容易发生假体下沉和松动。

TKA的X线评价还存在不少问题，受摄片技术、投照位置、仪器设备等因素的限制，定量数据的测量和定性指标的判断还不够完善，影响了X线摄片对TKA疗效的评价。建议：①由于X线摄片的放大率受到许多因素的影响，为了避免因此而引起的误差，可以同时摄入一已知长度的金属标志物；②由于聚甲基丙烯酸甲酯骨水泥显影差，和松动引起的透亮区难以区别，因此应使用含钡骨水泥，尤其是不带金属托的假体；③现在市售的假体很多，在划分假体周围透亮区时，可根据假体的具体形状设定，并参考前述方法判断假体松动。

第四节　围手术期处理与康复

全膝置换术（TKA）的目的在于缓解膝关节疼痛，矫正膝关节畸形，改善患膝功能状态，从而提高患者的生活质量。TKA术前、术后进行康复活动，可以最大限度地改善假体膝关节功能，围手术期的处理和术后康复活动是否得当直接影响手术效果的好坏。此点应引起术者的充分重视并使患者充分理解与配合。

膝关节置换术后必须严密观察患者，特别需注意患者有无心肺功能异常、休克、出血量过多等症状。对高龄、有严重合并症的患者，术后可在重症监护室观察数小时，待病情稳定后再回病房。

术前长期服用激素的患者，可出现肾上腺皮质萎缩，术中、术后2~3d内应继续给予激素支持。常规给予氢化可的松 50~100mg/d 静脉滴注。适当剂量激素维持，可以预防患者因手术打击、疼痛诱发肾上腺皮质功能危象。

大多数医师主张术前预防性使用抗生素，于术前 30min 基于静脉输注抗生素，术中维持血中抗生素浓度，术后继续给药至少 7d。对初次抗生素选择，我们的经验是尽可能使用对金黄色葡萄球菌、链球菌敏感的抗生素。根据术中采集标本的细菌培养结果，及时更换用药。另外，可根据手术时间、手术难度、术中无菌操作情况等，适当延长抗生素应用时间至 2 周以上。

术后是否常规给予预防性抗凝治疗，意见尚未统一。一般认为对具有潜在危险因素的病例，如肥胖、下肢静脉曲张或一些有助于血栓形成或以前曾患有血栓性静脉炎、肺栓塞的病例，应使用抗凝治疗。膝关节置换术后常规应用抗凝药物 6 周，目前临床上常用的抗凝治疗为低分子肝素皮下注射，阿司匹林或利伐沙班口服。

膝关节功能主要体现在关节活动度及股四头肌、腘绳肌，所以全膝置换术后康复的主要内容是关节活动度锻炼及股四头肌、腘绳肌肌力增强锻炼。①膝活动范围锻炼，除恢复膝功能外，还有牵拉挛缩组织，避免粘连，促进下肢血液循环，防止深静脉血栓形成和栓塞作用。持续被动活动（CPM）是早期膝功能锻炼的主要手段。一般术后应立即开始 CPM 锻炼，对术前屈膝挛缩严重者，术后可先石膏托膝伸直位固定 2~3d，以减少屈曲挛缩及术后出血。CPM 活动的方法为：术后第 1 天开始 CPM 活动，初次活动范围为 0~45°，每天连续活动 12h，每天增加活动范围 10°，出院前至少达到 95°。CPM 使关节活动比较容易，有利于防止术后粘连，缩短术后恢复时间，增强患者康复信心。至术后 6~12 个月，即使不用 CPM，通过主动膝关节屈伸活动，仍可获得同样的膝关节活动度锻炼；②肌力增强锻炼，患者膝关节因病症长时间活动减少，股四头肌及腘绳肌均有不同程度减退，在术前、术后可采用辅助主动运动、主动运动、抗阻力主动运动等进行必要的肌力增强锻炼。

在全膝置换术后康复治疗的具体操作过程中可能会遇到一些特殊问题，如局部出血、疼痛、膝活动范围受限、老年及康复欲望低下等。关于术后感染、血栓形成、腓总神经损伤、关节不稳、骨折等术后并发症的处理，将在本章第五节中详细讨论。

一、出血

全膝置换术中、术后出血量较大，一般为 600~800mL。尤其对术前已有贫血的类风湿患者及老年体弱患者的影响将是严重的，往往需及时输血。异体血血源紧张，有传播艾滋病、肝炎的潜在危险，因此对符合下列条件者常规采用自体输血方法，一般术前采血量为 600~800mL，分 2~3 次，在 7~10d 内完成采血。①一般健康状况良好，无心血管及肝肾功能不良；②无脓毒血症和凝血因子缺乏；③不伴有恶性肿瘤；④预计术中出血量达

1 000mL 以上；⑤术前血红蛋白不低于 100g/L，血细胞比容大于 0.33。对长期处于轻度贫血的患者，其血红蛋白指标还可以适当放宽。目前术后引流血液回输装置已在国外投入临床应用。预防术后出血的关键是术中彻底止血。术后 1~2h 内出血量应在 200~400mL，如术后 10~12h 内持续出血量超过 1 000mL，则须引起重视。首先应停止使用 CPM 锻炼，使其固定在保持膝关节屈曲 40°~70°位，此位置有利于提高局部组织压力。另外，采用弹力绷带包扎，关闭关节腔引流管，必要时可阻断下肢血供 30min。采用上述方法，绝大多数术后出血能得到有效的控制。如仍无效，则考虑进一步的急诊探查。

二、疼痛

疼痛是术后最常见的症状。除造成患者痛苦不安外，还可以影响各器官的生理功能及手术膝关节功能的正常恢复，必须有效地解决。术后早期疼痛，多因手术创伤引起，可用常规剂量麻醉止痛剂，口服塞来昔布或曲马多等药物，或肌内注射哌替啶 50~100mg。注意除外筋膜室综合征、局部压迫、感染等病因。大多数患者随着手术区域瘢痕的成熟及关节功能的逐渐恢复，疼痛能缓解。但临床上仍有少数患者术后无明显原因，长期下肢疼痛得不到缓解。治疗时应注意：①不要轻易行膝关节再置换术，除非假体松动、感染或位置不当诊断明确；②对术后 1~2d 内疼痛严重者可适当加大止痛药剂量或使用强效止痛剂；③寻求心理工作者的合作。极少数病例术后疼痛由反应性交感神经营养不良所致，可行腰交感神经阻滞术。

三、膝关节活动受限

判断术后膝关节活动范围是否改善的参照指标是术中膝关节最大屈伸度，即术中髌骨复位、切口缝合时，膝关节被动活动范围。要求患者术后 2 周，通过康复治疗，膝屈伸范围达到术中膝最大屈伸度。如术后 9~10d，患膝伸展滞缺超过 5°，屈曲小于 90°时，则应寻找原因，有无感染、疼痛引起的股四头肌保护性痉挛等，除外这些情况后，即开始施以手法按摩矫正。在手术室内监护麻醉条件下，手法使膝关节被动伸直，并且屈曲 90°以上。麻醉作用消失后，给非甾体类抗炎药，并且休息 1d，第 2 天重新开始锻炼。笔者的经验是按摩治疗以安排在术后 10~15d 为宜，超过 3 周，手术区域粘连纤维化，强行手法推拿会造成关节囊撕裂、肌腱断裂甚至骨折。鼓励患者积极主动参与锻炼，使其理解如果关节活动范围恢复越慢，将来的功能越差。另外，由于长期屈曲挛缩的膝关节即使在全膝置换术后也会因腘绳肌的挛缩发生轻度膝屈曲畸形，而且正常人在休息时膝关节也倾向于轻度屈曲，所以在睡觉时，伸膝位石膏托固定有助于维持关节活动度，一般术后需维持使用 6~8 周，以防止出现伸展滞缺。

四、老年人

老年人有一系列身心方面的特殊性。首先是肌肉萎缩，肌力低下，骨质疏松，肌肉本身对刺激的反应延迟，缺乏运动的协调性和准确性；其次是老年人心肺功能储备较小，术后能量代谢恢复缓慢，多合并有贫血、低蛋白血症、糖代谢异常、脂代谢异常、高血压、冠心病等疾病，术后易出现对康复锻炼的耐受力减小；再次是老年人免疫系统调节功能低下，术后更易出现并发症，会因此被迫中断康复锻炼，影响 TKA 疗效。综合上述因素，老年人 TKA 康复应注意：①早期离床，增加活动，即使运动器官没有问题的患者也有必要进行体力恢复训练；②防范并发症；③感情上支持、理解，病房中尽量老少搭配混住；④康复计划要切合实际；⑤锻炼过程中应注意适量休息；⑥强调安全性，避免损伤，在厕所、走廊、病房等处要注意加以保护，防止意外创伤或骨折，尤其是术后刚下地活动的几天内。

五、康复欲望低下

有些行 TKA 的患者术前对 TKA 寄予很大希望，认为只要手术成功，就能摆脱痛苦，这类患者在术后恢复不满意或体会到康复锻炼的艰苦的情况下会出现意志下降、康复欲望低下、满足于已获得的功能，再次手术的患者更是如此，对于这些患者，在康复锻炼时医护人员应注意：①对病情做充分说明，给患者以鼓励，一般情况下，患者对医护人员的谈话内容非常敏感；②最好让这类患者参观其他人的锻炼及锻炼后的效果，通过效果好的患者与其交流锻炼体会，树立榜样，从而增强其康复信心；③由于 TKA 康复锻炼中疼痛无法避免，所以对这类患者要尽量减少疼痛，方法包括使用镇痛剂、理疗等，运动时在不影响效果的情况下动作尽量平缓；④在医护人员与患者之间建立良好的关系，同时还需要社会工作者、心理治疗医生的合作；⑤取得家庭和亲朋的帮助；⑥出院后，必要的社会福利制度也有助于康复效果。这类患者中一部分经上述努力会使锻炼取得显著效果，但多数效果不显著，医生对此需有足够的认识，不要提过高的要求。

第五节 术后并发症及处理

全膝置换术（TKA）是人体较大的重建手术。术后容易发生多种局部和全身并发症，其中部分并发症是施行大手术后常见的，但也有一些仅与本手术有关。膝关节位置表浅，周围肌肉少，人工膝关节假体本身作为异物影响局部组织对损伤的耐受性，因而术后局部并发症的发生率较高。某些并发症，如血栓形成和栓塞、心脑血管意外，常可带来致命性的后果；另有一些并发症，特别是假体松动、感染、关节不稳定，常可引起严重的、持久病变，有时不得不承受多次手术的痛苦，而且疗效也不满意，预防的关键在于严格的围手术期处理和正确的手术技术。

一、血栓形成和血栓栓塞性脉管炎

下肢深静脉血栓形成（DVT）和肺栓塞是全膝置换术后常见的全身并发症。全膝置换术后尽管采用了适当的预防方法，下肢深静脉血栓形成发生率仍高达11%~33%。在某些高危人群，如40岁以上肥胖者，小腿水肿、下肢静脉曲张、以往有深静脉血栓者，发生率则更高。随着人工膝关节置换术数量的增加，此类并发症的预防和治疗更加重要。

早期多无临床表现，当出现严重肺栓塞和深静脉阻塞时，才表现出相应的临床症状，单纯依靠临床表现作出诊断往往时机已晚，早期诊断主要采用静脉造影、^{125} I -纤维蛋白原扫描以及非侵入性技术如多普勒超声检查、阻抗体积描计法、静脉血流图及复式超声图像检查等。与静脉造影相比，复式超声图像检查的敏感性、特异性和准确性分别为89%、100%和99%，由于其避免了静脉造影术潜在的各种并发症，是目前公认的诊断TKA术后DVT理想方法。有关文献报道，TKA手术前后尽管采用了适当的预防措施，术后DVT的发生率仍有5%~15%。对术后发生DVT患者的治疗方法，一般认为对发生在小腿部位的静脉血栓和近端静脉小血栓，可不做常规抗凝治疗。这主要是考虑到抗凝治疗本身可能带来的一些临床问题，除非出现静脉血栓向近端进行性增大或较大血栓完全阻塞静脉，但在制订抗凝治疗方案时应慎重。

常用的预防TKA术后DVT的方法主要有使用弹力长袜、足底静脉泵、下肢持续被动活动（CPM）、术后早期活动、小剂量低分子肝素、利伐沙班等。这些预防措施十分有效。Stulberg等报道，使用预防性治疗方法后，TKA术后静脉造影DVT阳性率从84%下降到57%。Lynch等指出，机械性预防措施如CPM、足底静脉泵等，治疗效果优于药物性预防措施，单用机械性预防措施可使TKA术后DVT发生率从75%的预期值降低到10%，肺栓塞从24%下降到7%。术后当晚皮下注射低分子肝素，随后依据每天出血时间和APTT检查结果，使剂量个体化。服用华法林期间，尽量避免同时应用抗血小板药物如阿司匹林、非甾体类抗炎药等。对发生在大腿部的深静脉大血栓（大于8mm×60mm），可选择溶栓治疗或肝素抗凝。治疗性用药时间应维持6~7周。

二、感染

人工膝关节置换术后感染，是其严重并发症，它是造成膝关节置换术失败的主要原因之一。根据术后感染出现的时间，分急性、亚急性及晚期感染，急性感染是指术后 12 周内发生的感染，术后 12 周至 1 年内发生的感染为亚急性感染，晚期感染多发生在手术 1 年以后，其原因可能为局部免疫力下降、身体其他部位感染血行播散所致。手术后急性早期感染，在早期病例组发生率为 1%～10%，随着预防性抗生素、层流过滤手术室的使用和积极的伤口处理，目前发生率多低于 1%。但类风湿患者的感染率远高于骨性关节炎患者。

人工膝关节置换术术后伤口感染，虽然原因很多，但与其他感染一样具备 3 个基本条件，即感染源、有利于细菌生长繁殖的环境及全身或局部机体抵抗力的下降。在膝关节这一身体表浅部位内埋藏大块金属异物和骨黏合剂等材料，增加了感染的机会和严重性。异物的存在，可增加某些微生物的毒力，某些微生物能在生物材料表面产生一层多糖蛋白质复合物保护膜，它造成假体周围厌氧菌和需氧菌共生环境，逃避机体的抵抗作用，除非去除假体，否则这类感染病灶很难控制。当患者患有肥胖、糖尿病、类风湿关节炎，以及使用免疫抑制剂、激素、抗凝制剂等药物，术后感染率更高。另外，限制性铰链型膝关节假体、金属微粒、局部原先接受过手术、皮肤坏死、手术时间延长、术后血肿形成、或伴有身体某处感染性病灶等因素，也容易促使感染发生。

感染一般发生在骨水泥或金属与骨组织的界面处，其中金黄色葡萄球菌感染最常见，占 35%～50%，其次为表皮葡萄球菌、厌氧菌和革兰阴性菌。术后早期感染，其临床表现与一般化脓性感染一样，急性炎症的体征明显，容易引起患者和医生的注意。但深部感染，其临床表现特殊，一般局部急性炎症不明显，常无红、肿、热的表现，体温和白细胞计数可以不高，虽然大部分患者红细胞沉降率增快，C 反应蛋白水平增高，但对类风湿关节炎患者，这些指标难以作为 TKA 术后感染的依据。对关节穿刺物或引流组织应多次做需氧菌、厌氧菌、真菌、分枝杆菌培养和细菌药敏试验。如果 X 线检查出现骨膜新骨形成，软骨下骨吸收，特别是出现假体周围的骨质吸收，则应考虑可能存在深部感染。同位素扫描可以进一步明确诊断。

早期表浅感染，只要及时清创引流，使用有效的抗生素，感染容易控制，预后也较好。但晚期深部感染，处理困难，后果严重，多数需要取出人工关节后，采取多种有效的抗感染措施，才能控制。晚期感染大部分为血源性感染，人工膝关节置换术后，如果患者身体其他部位有感染灶存在，应及时给予预防性抗生素治疗，以控制血源性感染的发生。

对 TKA 术后深部感染患者，应在全麻下进行膝关节的彻底清创，对同时具备下列条件者可考虑保留假体而直接闭合伤口：①出现感染症状不超过 2 周；②抗生素敏感的革兰阳性菌感染，如链球菌、对甲氧西林敏感的金黄色葡萄球菌；③无窦道及术后长时间伤口引流史；④无假体松动或放射学感染迹象。术后伤口内置引流管和冲洗管，经静脉应用敏感抗生素至少 6 周。膝关节固定直至伤口完全愈合，一般为 2~3 周，经上述治疗，约 20% 病例感染可以得到控制。由于感染复发或初次清创时，假体已有松动，在施行手术治疗时，可选择关节切除成形术、再置换术、融合术。关节切除成形术，适用于下肢多关节受累和术后功能要求较低患者，但术后需要长时间使用膝支架（平均 5.5 个月），膝关节稳定性欠理想。一期或延期关节融合术是治疗 TKA 术后感染的传统治疗方法，虽然术后患肢疼痛消失，负重功能良好，但造成骨质丢失、患肢短缩、步态失常及关节活动能力丧失等。如严重感染同时伴有大块骨质缺损，融合术变得异常困难。且目前手术成功率仅为 60%~81%。假体再置换术治疗 TKA 术后感染是一种较为有效的方法，尤其是采用 II 期手术方法，成功率达 97%，术后功能恢复良好，感染复发率低，常作为衡量其他治疗方法的参考标准。该治疗方法的要点是：彻底冲洗、清创感染膝关节，去除坏死组织，伤口深部放置含抗生素骨水泥珠链 2~3 周；静脉抗生素治疗至少持续 6 周。使用骨水泥暂时填充关节间隙，维持膝关节周围软组织一定张力，保持关节稳定性；再植入假体时应用含抗生素骨水泥，术后继续使用抗生素数周。

三、关节不稳

全膝置换术后，关节不稳的发生率为 7%~20%，大多数是由于膝关节周围韧带功能不全造成，主要包括韧带张力失去平衡、功能不全、对线不良及由此引起的长期慢性韧带磨损等，膝后交叉韧带和膝内侧副韧带病变是常见的影响因素。膝关节任何主要韧带结构功能不全，如果术中未得到及时处理，均可引起 TKA 术后关节不稳，术后早期不稳可能与下列原因有关：①在 TKA 术中，手术医生对已有功能障碍的侧副韧带未引起足够的重视；②术中膝关节周围主要韧带损伤；③膝关节周围支持带力量失衡现象术中未能得到良好调整。TKA 术后晚期不稳则可能是由于术中假体安置位置不当，侧副韧带长期慢性磨损造成。另外，伸膝装置受损、假体设计错误、手术技术不当及神经源性关节病等也可引起术后膝关节不稳。术中股骨髁后方截骨过多，造成屈伸位关节间隙不相称，TKA 术后易出现膝后方不稳定；胫骨平台假体后倾角过大，也易使 TKA 术后出现关节不稳；术后膝内外翻畸形引起膝关节周围支持带长期慢性磨损。关节不稳的临床表现很不一致，轻者可无任何不适，重者可出现关节脱位。常见症状是患肢打软、乏力，关节肿胀疼痛。前、后抽屉试验及关节屈伸位侧方稳定性检查有助于诊断。对临床可疑患者，可进一步摄膝关节负重正位及最大屈曲侧位像。由于继发慢性创伤性滑膜炎，关节穿刺液红细胞计数常明显增高，平均高达 $60×10^9/L$。

急性胫股关节脱位一般通过手法复位、石膏制动及股四头肌功能锻炼，可取得满意的效果。膝关节长期轻度不稳患者，可行肌力锻炼，携带辅助支架。对保守治疗无效、持续性疼痛或侧副韧带进行性松弛或多次出现可复性胫股关节脱位的患者，则应手术治疗，选用合适的假体增加平台厚度或用半限制型假体。

总之，术中准确平衡膝关节周围各肌群力量是预防术后关节不稳的关键因素，同时股骨髁截骨时注意保持膝屈伸位时关节间隙协调。对不能通过膝周韧带修复、平衡等方法纠正的关节不稳，除注意术中正确操作外，还可选择合适的膝关节假体来弥补韧带功能不足。根据关节不稳程度，选择相应的制约程度最小的假体。后方稳定型假体可以矫正后交叉韧带丧失等因素造成的膝后方不稳。对于内外侧副韧带松弛患者，应加大胫骨平台的厚度或选用半限制型假体。

四、假体松动

非限制型或半限制型关节出现胫骨假体无菌性松动是引起膝关节置换术后远期失败最常见原因之一，假体的股骨部件很少发生松动。在限制型假体中，胫骨和股骨假体松动发生率大致相似。目前，TKA术后无菌性假体松动发生率为3%~5%。引起假体松动的原因除感染之外，其他原因主要是肢体对线不佳，股骨与胫骨平台假体对位不良，使胫骨平台假体承受偏心性应力，继而一侧平台松动下沉。另外，假体固定不当、胫骨平台前倾承受异常应力、假体设计类型及手术区域骨质疏松、吸收、缺损也可造成假体远期松动。

假体松动的临床表现为患者负重时局部疼痛，X线检查假体周围出现宽度大于2mm的X线透亮带，同位素锝扫描可见在松动的假体周围出现同位素的密集。

预防假体松动的措施除改进假体设计之外，手术医生提高手术精确性是关键因素之一。在安置膝关节假体前，应检查胫骨近端骨截面和股骨远端骨截面的角度，并调整膝关节内外侧支持带，恢复正常的下肢力线，即股骨头中心至踝关节中心的下肢机械轴心线通过或接近膝关节中心。骨切割面应保留坚硬的皮质下骨，胫骨近端骨截面应在1cm内，以便假体植入时有良好的骨残端。对骨水泥固定假体，应彻底冲洗骨粗糙面，使骨水泥充分挤压入骨间隙，以取得良好的固定效果。对非骨水泥固定型假体，术后必须可靠制动2个月，使骨组织长入假体表层获得生物性固定效果。TKA术后患者避免跑、跳、背重物等活动，以防膝关节假体承受过度应力。对骨质缺损严重者，则可考虑使用带长柄的假体使应力从破损的干骺端转移到骨干区。

五、髌骨问题

由于近几年髌骨假体对位的临床意义得到了重视和髌骨假体设计不断改进，TKA术后髌骨并发症发生率有所下降。尽管如此，这类并发症仍然是影响TKA远期疗效的主要原因之一。目前发生率为1%~12%，这些问题包括半脱位、脱位、残余髌骨床骨折、假体松动、假体断裂、髌韧带断裂或无明显原因的疼痛等。

1. 髌骨脱位、半脱位　主要与胫骨或股骨假体部件旋转对位不当、膝关节外侧支持带挛缩等因素有关。尤其容易发生在严重膝关节外翻或膝关节外旋畸形的人工膝关节置换术后。膝关节轴位 X 线检查可以辅助诊断。在髌骨慢性半脱位和脱位患者，可首先试用保守治疗，包括加强膝内侧支持带，使用髌骨内外侧活动限制性支架，但对大部分病例，保守治疗效果欠佳。手术治疗时需考虑下列问题。①因胫骨平台假体内旋引起的髌骨脱位，如胫骨平台假体已有松动、磨损，应再置换；如胫骨平台假体固定良好，无磨损，则可行外侧支持带松解、胫骨结节内移术，恢复髌骨正常活动轨道；②除非髌骨尺寸不适、已有变形，尽可能避免再置换髌骨，以免去除髌骨假体所引起的局部残留骨量严重不足，或再置换过程中造成残存髌骨骨折；③由股骨髁假体位置不当引起者，术中应予以再置换矫正。

2. 髌骨骨折　大部分患者 TKA 术中需行膝外侧支持带松解术，膝上外动脉误伤造成髌骨缺血性坏死，从而导致骨折。另外，髌骨关节面切除过多、髌骨假体固定孔太深降低残存髌骨强度，髁假体前缘过厚或过分前移引起股四头肌张力增加等因素也使髌骨容易骨折。髌骨骨折可分为上下极、内外缘、横断性及水平剪切 4 种。①髌骨上下极骨折：如未累及伸膝装置，管型石膏固定 4 周即可，反之则需切开复位，内固定，恢复正常伸膝装置。术后患者常遗留伸膝滞缺，可用辅助支架治疗；②髌骨内、外缘骨折：多与假体旋转、肢体对线不当或膝外侧软组织挛缩等有关。对髌骨活动轨迹正常、骨折片轻度移位患者，可行保守治疗；对骨折片移位较大患者，可切除骨折片，并松解膝侧方支持带；③髌骨中段横形骨折：多发生在髌骨假体安置位置偏下的患者，如骨折不涉及骨—骨水泥界面，骨折端移位不明显，经石膏筒固定 4~6 周，常可取得满意效果，虽然部分患者可继发骨不愈合，但临床症状较轻，无须进一步治疗，如髌骨假体松动或膝前疼痛、伸膝装置功能失常症状持续 1 年以上，应考虑软组织松解、部分髌骨切除及伸膝装置修复等手术；④水平剪切髌骨骨折：其发生机制类似于髌骨半脱位和脱位，骨折发生在髌骨与假体交界面，手术治疗的关键是平衡髌股关节周围软组织，这类骨折常引起残存骨组织破坏，影响再置换假体的固定，因此可考虑部分髌骨切除术，用筋膜等组织覆盖。

TKA 髌骨置换术后引起并发症较多，因此部分医生认为不必对髌骨软骨面进行置换。但大多数医生同意对患有全身性疾病的病例，如类风湿关节炎、血友病性关节炎等，髌骨关节面应常规施行置换。在骨性关节炎病例中，对髌骨软骨面完整、无骨刺形成、髌股滑动轨道正常者，可考虑保留髌骨。

3. 髌韧带断裂　TKA 术后髌韧带断裂发生率小于 1%，断裂部位通常在胫骨结节止点附近，可能与术后韧带血供改变、摩擦，或手术操作过程中韧带周围或止点部位广泛剥离有关。长期卧床的类风湿关节炎患者一般有严重的骨质疏松，在暴露膝关节时，常易造成撕脱骨折，应予以重视。一经发现应积极施行手术修补，使用骑缝钉将断裂韧带重新回复到止点上，常可获得满意的治疗效果。

六、腓总神经损伤

TKA 术后腓总神经损伤发生率为 1%~5%，大多由于严重膝外翻、膝屈曲挛缩畸形手术过程中过度牵拉造成。偶尔腓总神经损伤可因局部敷料、石膏或牵引压迫所致。在严重膝外翻或屈曲畸形的成形手术中，适当暴露腓总神经对减少损伤有利。手术后一旦出现腓总神经损伤，所有敷料应立刻解除，膝关节屈曲 20° 位，以减少对神经的牵拉，并使用踝—足支架，保持踝关节中立位。大多数病例功能丧失是暂时的，但也可能会出现永久性麻痹有报道。

七、骨折

TKA 术后可发生胫骨干、股骨干骨折，也可发生胫骨髁和（或）股骨髁骨折。股骨干骨折大多发生在使用有柄假体，骨折常发生在髓腔柄尖端附近；股骨髁骨折则多发生在使用非限制型或半限制型表面置换假体病例。骨折线常穿过骨结构薄弱处，或发生在骨水泥填塞或有金属聚乙烯假体植入的邻近部位。引起术后假体周围骨折的高危因素有：①骨质疏松，包括类风湿关节炎、长期服用激素、假体位置不当引起局部应力遮挡等因素；②手术本身问题，如过多修整股骨髁前方皮质骨使该区域骨皮质变薄，不正确手术操作造成的股骨髁前皮质骨切迹，选择的髁假体偏小或假体后倾引起股骨髁假体前翼上缘处嵌入股骨干骺皮质使其强度减低，此时轻微外伤即可造成骨折；③神经原性关节病；④以往有膝关节修正术史等。

TKA 术后骨折治疗是采用保守治疗，还是切开复位内固定治疗，意见不一。如果骨折端间距小于 5mm、成角畸形小于 10°，首先予以骨牵引、石膏外固定等治疗，大部分病例经保守治疗可获得良好的临床效果。如果牵引不能维持骨折端良好解剖关系、骨折端间距大于 5mm、成角畸形大于 10° 或经保守治疗 6 个月骨折仍未愈合，可考虑切开复位、内固定术。如果膝假体严重妨碍内固定手术操作，可考虑行膝关节再置换术。

八、假体断裂

全膝关节假体的断裂，主要指金属假体的断裂，聚乙烯假体断裂较为少见。其主要原因除假体本身的质量外，还与假体安装的位置有关，如果假体力线不佳，假体长期受到异常应力，除松动外，也能使假体发生疲劳性断裂。虽然非限制型或半限制型假体金属部分可发生折断或疲劳性断裂，但随着高强度合金的使用和假体制造工艺不断提高，以及手术技术的改进，除了早期铰链式假体外，假体断裂的发生逐年减少。

九、再置换术

再次全膝置换术是第一次全膝置换术失败后的补救措施，常用于全膝置换术术后发生松动、感染等严重并发症的患者。二次手术最大的问题是骨质缺损和感染，多需彻底清创，大块植骨重建缺损，同时选用限制型假体，某些情况下如骨质缺损不严重、关节稳定性尚好，仍可用非限制型假体，半髁置换术后失败的患者再次手术需改用全关节假体。二次手术的效果一般不及第一次手术，而且并发症多见，应慎重考虑，某些患者可改行关节融合术、切除成形术或膝上截肢术。

第六章 先天性膝关节疾病

第一节 先天性膝关节脱位

先天性膝关节脱位是膝过伸的严重类型，此病较罕见，Jacohsen Vopalecky 报道真正的膝关节脱位发生率为 0.017%。其发生率为先天性髋脱位的 1%～2.5%。Curtis Fisher 整理了 1969 年以前文献，报道手术治疗例数最多者只有 15 例。1989 年，Bensahel 等从法国、意大利、瑞典等 6 个国家中只收集到 46 例。

本病女性较多，为男性的 2～8 倍，半数以上病例合并其他先天畸形。大多数患者无家族遗传倾向，Provenzano 在 200 例膝脱位患者中发现 7 例有阳性家族史，而且多数为 Larsen 综合征患者。

本病轻重不完全取决于关节脱位程度或膝过伸角度大小，主要与股四头肌挛缩程度，即屈膝范围大小有关，具有良好屈膝范围往往预示关节复位容易，保守治疗可望成功。

根据临床表现，先天性膝关节脱位可分为柔顺型与顽固型。柔顺型膝关节脱位股四头肌无挛缩或很轻，有较大屈膝范围，对手法治疗反应好；顽固型膝关节脱位股四头肌挛缩较重，常见髌上囊闭塞，无屈膝活动或不超过 30°，对保守治疗反应差，常需手术复位。

一、病因与病理

多数学者认为，先天性膝关节脱位与胎儿在宫内肢体位置不正常有关，膝长期处于过度反屈状态而致伸侧组织挛缩，胫骨近端向前移位，或由于膝过伸，腘绳肌移到膝活动轴前方，前后肌力不平衡而致胫骨向前脱出。不少学者手术中发现股四头肌有纤维性挛缩，考虑此为局限性关节挛缩症或多发性关节挛缩症表现之一，发病源于胚胎缺陷。还有学者认为，股四头肌纤维化是宫内创伤或局部受压引起的缺血挛缩，与胸锁乳突肌挛缩发病机制相似。病变主要集中于股外侧肌。顽固型膝关节脱位主要病理改变为股四头肌纤维挛缩，髌上囊闭塞，股四头肌肌腱与股骨紧密粘连，前关节囊挛缩和腘绳肌向前移位。在婴幼儿期手术多无交叉韧带改变，年龄较大者常见前交叉韧带细长或缺如，可能是膝关节脱位后引起的继发性改变。柔顺型膝关节脱位病理改变较轻，可无伸肌挛缩或挛缩较轻，关节韧带松弛比较常见。

二、临床表现

患儿出生后，一侧或双侧膝关节处于过伸状态，屈髋位足可碰到前胸，屈膝活动无或很小，膝前皮肤可见 1~2 条粗大横褶，髌骨不易触到或较小，股骨下端凸向膝后。通常膝可过伸 40°~50°（最大可达 120°），屈膝 0°~90°。多数并发其他先天畸形，常见为髋脱位、马蹄内翻足、多发性关节松弛或关节挛缩等。患儿学步晚，因膝不稳定而步态蹒跚，常伴有小腿外旋与膝外翻。不治疗则病情进行性恶化，严重者丧失行走能力。

X 线检查包括膝正位片和最大伸膝与最大屈膝两张侧位片，部分患者在膝充分伸展时才显出脱位，屈膝则对位正常。顽固型膝脱位常伴有髌发育不良和骨化延迟，偶见腓骨纵向发育不良或缺损，较大儿童可见胫骨平台向后倾斜。新生儿胫骨髌软骨多未骨化，临床诊断常以两骨干骺端对位关系为依据，由于胫骨干骺端距关节面较远，单纯性膝反曲侧位片容易误诊为膝脱位，膝关节半脱位也易与完全脱位混淆。必要时，可通过关节造影或 B 超检查，详细了解胫股关节面对位和髌上囊情况，以便正确选择治疗方案。

Curtis Fisher 曾报道 5 例有遗传倾向的习惯性膝关节半脱位，其特点是膝过伸不大，屈膝范围正常，5 例均伴有脊柱发育缺陷。主动充分伸膝时胫骨向前移位，髂胫束与股二头肌止点前移，成为伸膝动力，屈膝后胫股关节恢复正常。手术发现髂胫束与外侧肌间隔挛缩肥厚，股二头肌发育粗壮。须摄主动充分伸膝的侧位片，才能显示出膝半脱位 X线征。

产伤性胫骨近端骺分离 X 线表现可与新生儿膝关节脱位相似，临床应注意识别。此外，要注意发现本病其他并发畸形，同一肢体并发髋脱位十分常见，也最容易被忽略。

三、治疗

诊断明确后应及早治疗，开始多用保守疗法，每天数次手法按摩牵抻伸侧组织，逐渐增加屈膝和复位，手法必须轻柔，不能急于求成，以免发生骨折。当膝可屈曲 20°~30°时，每次手法按摩后应使用纸板或石膏固定患膝于最大屈曲位。每周更换 1 次石膏，定期进行 X 线检查观察关节对位情况。年龄偏大或关节挛缩严重的患者，可手法治疗与屈膝牵引并用。对膝关节完全脱位、胫股关节面有重叠者，可在膝上下干骺端穿入钢针，使用外固定架上下反向牵引，牵引力不能太大，避免骨骺分离。消除胫股关节重叠后逐渐屈膝，或改用石膏屈膝位固定。当屈膝已达 50°~60°时，可根据膝稳定情况减少白天固定的时间，开始锻炼关节活动。当屈膝已超过 90°时，夜间仍须用塑料夹板或 Pavlik 挽具保持膝屈曲位，以防挛缩复发。合并关节松弛患者膝稳定性差，应适当延长外固定时间，或需在限制膝过伸支具保护下行走一个阶段。

保守治疗一般需要 2~3 个月，出生后半个月内治疗效果好，有半数以上病例获得成功。保守治疗无效者应尽早手术，长期暴力屈膝固定将使髌软骨变形。手术时间应在学步之前。通常采用 Curtis Fisher 股四头肌成形术。手术方法：膝前内侧切口，近侧延长致大腿中上段，显露股四头肌与伸膝装置，松解髂胫束，倒 V 形切开四头肌腱，"腱舌"要尽量长些，远侧应延伸至腱扩张部。松解"腱舌"及股四头肌与股骨间的粘连，从深面松动前移的侧副韧带，在屈膝中横断紧张的关节纤维囊，直至屈膝达 90°和胫股关节复位。若前交叉韧带缺如可利用半腱肌重建。于屈膝 30°~40°缝合股四头肌。术后长腿或髋人字石膏固定 4~6 周，随后一段时间内夜间继续用屈膝夹板固定，开始负重应利用支具控制膝过伸。

1989 年 Roy Crawford 推荐一种操作简单、损伤小、适用于新生儿的皮下股四头肌肌腱切断术，总结了 10 年来用两种术式治疗 6 例 5~56d 新生儿 12 个膝关节脱位的治疗结果，发现皮下肌腱切断术与股四头肌成形术效果无大差异。指出此手术适用于有多发畸形的顽固型膝关节脱位新生儿，早手术能为早期处理其他合并畸形争得时间，也可避免闭合复位可能产生的医源性骨损伤。手术方法：助手扶持患肢做屈膝动作，术者在股直肌腱腹交界处相当于髌上缘 1~2 个髌骨长度位置刺一小口，横断肌筋膜，再在股四头肌肌腱两侧距髌上缘半个髌骨长度位置各刺一小口，横断股内外侧肌肌腱与腱扩张部，与跟腱滑移延长操作相似。小心屈膝到 90°，合并髋脱位与马蹄足畸形可同时处理。术后双侧长腿管型石膏蛙式位固定，4~6 周后改用 Pavlik 挽具或夹板固定配合物理治疗 1~2 个月。

手术治疗并发症为伤口裂开或膝前皮肤坏死，主动伸膝不充分和关节不稳定，预防办法是术中注意保留膝侧副韧带完整性，术后固定不要屈膝太大，2 周内皮肤血运无问题再加大屈膝角度，拆线后练膝关节活动，休息时仍用石膏固定直到屈膝范围大于 90°。

遗传性习惯性膝关节脱位的治疗比较简单，Curtis Fisher 对 5 例 5~10 岁双侧半脱位患儿行髂胫束切断、外侧肌间隔远段切除和股二头肌止点松解术（股二头肌近断端缝于股外侧肌肌腱深面以防复发），并用控制膝过伸支具辅助治疗，取得良好效果。

第二节　先天性髌骨脱位

先天性髌骨脱位很少见，临床上常与习惯性髌骨脱位混淆。真正先天性髌骨脱位指出生便存在的持续性脱位，又称不可复性髌骨脱位。其与习惯性髌骨脱位的区别是：①髌骨脱位恒定不变；②主动伸膝无力；③膝关节屈肌挛缩。

一、病因与病理

先天性髌骨脱位常合并其他先天异常，如先天愚型，髋关节或桡骨头脱位，多发关节松弛和马蹄内翻足等。发病可能为胚胎本身缺陷。虽然大多数病例无阳性家族史，但不少学者认为此病有遗传倾向。笔者曾见母女同有此病，另一为祖孙三代有 5 人受累及。此外，尚有宫内创伤和胚胎期肌节旋转失败等病因学说。

先天性髌骨脱位与习惯性髌骨脱位解剖病理相似，但较后者严重，除具习惯性髌骨脱位病理改变外，不同点是：①股四头肌下段肌腹向外旋转移位，起屈膝作用；②屈膝肌肉挛缩。手术治疗要求对此做相应处理。

二、临床表现

本病虽出生便存在，由于畸形不明显，很少能被马上发现。新生儿髌骨很小，表面有厚层脂肪覆盖，临床不易触知。伸膝无力在襁褓期也不容易察觉，往往在学步年龄才发现膝不正常。双膝受累者常跪地行走，单膝受累者学步晚，呈屈膝步态。3~4 岁前容易误诊为小儿麻痹或脑发育不全。常到 4~5 岁髌骨骨化后才明确诊断。

查体见患膝屈曲，小腿外旋，主动伸膝无力，被动伸膝不同程度受限，股骨髁前面空虚，触不到髌骨与股四头肌肌腱。大龄儿童可见股骨外髁增宽，在腓骨头近侧、股骨髁外旁可见向外凸起的髌骨，位置固定，伸屈膝关节或用手推髌骨均不能复位。伸膝装置下段向外旋转，止点偏外，只起屈膝或微弱伸膝作用。

X 线检查可见髌骨位于股骨髁外侧，4~5 岁前髌骨尚未骨化者，有时正、侧位片可观察到股四头肌影像位于股骨外后侧，股胫关节有明显旋转，正位片表现为胫骨向外半脱位。

三、治疗

一旦诊断明确，应尽早手术，复位髌骨，恢复伸膝装置正常力线。由于术后需行肌力训练，手术年龄太小，难以达此目的，一般认为 4~6 岁为手术适宜年龄。1976 年，Stani-savljeic 复习文献最早一例手术年龄为 10 个月，单纯行外侧支持带松解与内侧紧缩。术后 3 年随诊效果不理想，主动伸膝不完全。患儿会行走后手术或手术前后曾进行肌力训练者，术后功能恢复较好。对年龄较大、膝屈曲或外翻严重者，可先行膝后软组织松解或股骨髁上截骨术，二期再手术复位髌骨。手术方法大体与习惯性脱位相似，但需松解组织更多，难度更大。要将外旋的股四头肌内旋归位。皮肤切口需向近侧延长，沿外侧肌间隔附着线前方切开骨膜，行骨膜下剥离后，将股外侧肌与股中间肌推向前方，必要时可在股骨髁髌板近侧将骨膜横断，使股四头肌充分松解，恢复正常力线。

1992 年 Langenskiold 等介绍一种减少组织损伤和保持关节囊密封式的手术方法，并报道 12 例 16 个膝关节手术的远期随诊效果良好。手术方法：膝前 S 形切口，在髌下缘转向内侧。切断髂胫束，必要时延长股二头肌肌腱。骨膜外游离切断髌腱止点，在髌骨下极水平横断内侧支持带，向上将其与滑膜层钝性分离，直至髌上囊顶部，沿髌骨周缘切开滑膜后，可将伸膝装置掀向近侧。通过此滑膜孔松解深部粘连，并横向缝合此孔。沿髌内外缘分别切开支持带及部分股外侧肌止点，用一粗线两端 Z 形缝系于髌腱上备用。在关节囊内上象限横切开滑膜，形成一个与髌骨横断面相应大小的孔，再在内侧半月板上缘滑膜开一个与髌腱粗细一致的小孔。在胫骨结节内侧、生长板远侧骨皮质区挖一个容纳髌腱的洞穴，在洞远侧骨面钻两孔与洞相通。

将髌腱引入上滑膜孔，再从下滑膜孔引出，腱端埋入骨洞内，两线引出骨面结扎，再将髌腱与骨膜缝合加固。最后将带有部分股内侧肌的内侧支持带适当游离，向外牵拉与外侧滑膜缘缝合。皮下置一引流条，轻度屈膝位固定。术后尽早练习股四头肌收缩，4~6 周去石膏进行功能锻炼，配合物理治疗 1~2 个月。

第三节　习惯性与复发性髌骨脱位

儿童髌骨脱位并不少见，皆为向外侧脱位或半脱位。发病与先天膝发育缺陷有关，由于原发缺陷特点与轻重不尽相同，临床表现也不一样，通常分为先天性、习惯性与复发性脱位 3 种不同类型，先天性脱位表示出生便存在的髌骨持续性脱位；习惯性脱位指股四头肌有挛缩，每在屈膝过程引起髌骨脱出；复发性脱位指由外伤引起反复发作的急性髌骨脱位。临床曾见任何两种脱位类型并发于同一患者左、右膝，而且长期随诊患者中，亦见有从复发性髌骨脱位演变为习惯性脱位。因此，文献中有的临床医生把 3 种脱位相提并论。

一、病因与病理

习惯性与复发性髌骨脱位多为先天膝发育缺陷引起的继发病损，常见于关节松弛儿童。由于韧带松弛、膝外翻、胫股关节旋转变位而使伸膝装置力线改变，或因股外侧肌、髂胫束挛缩与止点变异而致髌骨内外侧受力不平衡是诱发脱位的重要因素，股内侧肌松弛和肌力减弱似为继发性改变。肌电检查表明术后股内侧肌收缩能力可恢复正常。通常，复发性髌骨脱位患者髌股关节形态发育缺陷比习惯性脱位轻，考虑此形变继发于髌骨脱位之后，在发病原因中不占重要地位。事实证明，通过调整伸膝装置力线与平衡肌力手术能有效防止髌骨再脱位，髌股关节发育也见好转。急性髌骨脱位偶见于运动员发育正常的膝关节，处理不当也可发展为复发性髌骨脱位。

髌骨位置偏高，使其离开了髁间沟而变得不稳定也是儿童髌骨脱位原因之一。高位髌骨常见于韧带松弛或股四头肌挛缩的患者。有学者报道 23 例习惯性髌骨脱位中，9 例在幼儿期有大腿肌肉注射史，提示部分患儿发病可能与局部注射有关。

髌骨高度测量，成人一般采用 Insall Sahvati 方法，髌骨高度以 X 线侧位片胫骨结节上缘凹陷区至髌骨下极距离表示，正常髌骨高度应与髌骨侧位最长对角线相等。儿童骨发育未成熟，胫骨结节定位不准确，因而此法不适用于儿童。

1989 年，Koshino Sugimoto 提出了适用于儿童的髌骨高度测量方法。通过对 36 例（59膝）正常儿童屈膝 0°～90°侧位片研究，发现在不同屈膝角度，髌骨对角线中点至胫骨骺线中点距离与股骨胫骨两髁骺线中点距离的比值恒定，屈膝 30°～90°此比值差异最小，正常范围为 0.99～1.20。

二、临床表现

习惯性髌骨脱位多见于学龄前儿童，女孩发病较多，多数无外伤史，早期无症状或症状轻微，常因蹲下膝形特异而引起注意，或因膝部轻伤检查而发现髌骨脱位，个别患儿脱位前曾有进行性屈膝范围减少史。双侧受累占 1/3，偶见一膝为习惯性，另一膝为先天性髌骨脱位。并发其他先天畸形比较少见。未经治疗的大龄儿童，常有膝痛症状。

查体见股四头肌发育较差，常伴小腿外旋或膝外翻，股四头肌角（Q 角）不正常。髌骨发育略小，被动外移幅度大。伸膝位触诊髌骨位置正常，屈膝 30°～40°见髌骨开始向外移位，甚者完全脱出，可伴有弹响，蹲位髌骨脱出最明显，恢复伸膝状态则髌骨基本复位。若施力抗阻髌骨外移，屈膝则受限制。

X 线检查包括膝正、侧位与髌骨轴位片，屈膝 40°～50°的髌骨轴位片可清楚显示髌骨脱位程度，若观察髌股关节面变化则拍摄屈膝 20°～30°轴位片较为满意。

偶见有伸膝型习惯性髌骨半脱位，Dandy 曾报道 8 例，皆为双侧受累，主动伸膝时髌骨向外移位，屈膝 20°~30° 后便复位，常见主诉为伸膝时关节有响声，一般无症状，或间有打软腿、发作性膝痛和关节积液，后期可发展为完全脱位。多数患者全身韧带松弛，股内侧肌与内侧支持带松弛尤著，而股外侧肌无挛缩，胫股关节呈刺刀枪畸形，胫骨结节位置偏外。其他发育缺陷不明显。因是伸膝型半脱位，髌骨轴位片常无阳性发现，伸膝位 CT 检查容易确诊。

复发性髌骨脱位发病较迟，多见于 10 岁以上儿童，膝发育缺陷较习惯性脱位轻，首次脱位均有明显外伤史，受伤机制与半月板损伤机制相似，在膝屈曲位，小腿外旋与股四头肌剧烈收缩同时发生而致髌骨向外脱出，常伴内侧支持带撕裂或髌股关节骨折，局部肿痛明显。肌肉放松或膝伸直后髌骨常自动复位，患者就诊时可能只有关节肿胀和膝内侧压痛，X 线检查阴性，容易与半月板损伤混淆。急性期过后行 X 线检查便能明确压痛部位在股骨内上髁而非关节间隙，可助鉴别诊断。

通常引起首次脱位暴力较大，其后脱位所需暴力逐次递减，在两次发作间期，可有膝痛与打软腿症状，用手向外推髌骨患者表现敏感并躲闪，即惧痛试验阳性，此为诊断的重要依据。

髌骨轴位片常见单侧或双侧髌骨外倾，注意有无关节面骨折或游离体，必要时应做 CT 或关节镜检查。

三、治疗

儿童习惯性髌骨脱位虽然症状较轻，若不治疗则病情进行性发展，保守治疗难以解决膝部的发育缺陷，诊断明确后应及时手术，髌股关节出现退行变后疗效则受影响。

复发性髌骨脱位初期可给予保守治疗，复位后长腿石膏固定 4~6 周，坚持股四头肌锻炼，开始行走可戴护膝保护，在一段时间内应避免剧烈运动，多数患儿限制运动后脱位得以控制。对有伸膝装置不正常而脱位频发，或脱位合并关节内骨折者则需手术治疗。

习惯性髌骨脱位的膝关节存在多方面发育缺陷，单纯松解髌外侧挛缩与紧缩内侧关节囊难以防止脱位复发，必须多种手术联合，同时调整股内外侧肌力和伸膝装置力线才能有效稳定髌骨。早在 1959 年 Boitehev 已应用综合手术治疗先天性髌骨脱位获得成功，随后 Nefedeva、Hughston、Madigan、崔甲荣等相继应用综合手术治疗各类型髌骨脱位获得良好效果。

综合手术内容主要包括 4 方面：髌外侧挛缩组织松解；髌内侧关节囊紧缩；股内侧肌止点推进；髌韧带外侧半止点内移。操作如下。①髌旁弧形切口或自外上向内下 S 形切口，首先松解外侧挛缩，包括股外侧肌止点，髂胫束伸向髌骨外侧纤维，外侧支持带和关节囊。滑膜层常需切开,松解须彻底,达屈膝90°髌骨不脱出为止,股外侧肌止点游离回缩后固定于股四头肌肌腱上;②将松弛的内侧关节囊部分切除,紧缩缝合,同时探查关节,切下滑膜留作修补外侧缺损区;③切断股内侧肌在髌骨止点,向上游离部分肌腹后将止点推进到髌骨外下角,肌肉覆盖于髌骨前面,近侧与髌前腱膜褥式缝合固定,远端与髌外下缘腱膜缝合。最后将髌韧带外侧半止点内移(Roux-Goldthwait 手术),骨膜外游离切断髌韧带外侧半止点,经内侧半深面转移至内侧,腱端埋于缝匠肌止点腱膜下缝合固定。至此,缓慢屈膝到 90°,观察髌骨是否稳定,若仍有外移趋势,应检查是松解不足还是股内侧肌推进不够,若为移位的内侧半髌韧带向内牵制髌骨作用差可再行改良鹅足转移术,将鹅足远侧 2/3~3/4 肌腱止点切断,向上翻转,与髌韧带及髌骨下端内缘缝合,此举可抗阻胫骨近端外旋和增强髌韧带止点内移效果。术后长腿管型石膏固定,屈膝 20°~30°,尽早锻炼股四头肌收缩,4~5 周去除石膏练习关节活动。

复发性髌骨脱位多无组织挛缩或较轻,常伴有软骨损伤或退行变,手术重点放在探查关节,修复股内侧肌和内侧支持带对髌骨牵制能力,髌韧带需否移位则视 Q 角大小而定。

膝外翻也是髌骨不稳定因素之一,大龄患儿膝外翻 15°以上者,考虑先矫正膝外翻,然后手术复位髌骨,否则髌骨脱位容易复发。

第四节　发育性膝内翻与膝外翻

婴幼儿膝内翻、膝外翻均很常见,多属生理性,两侧对称,弯曲可来自股骨和胫骨。生理性膝内翻在出生时最明显,又称弓形腿,膝内翻可达 15°,此与胎儿宫内姿势有关。婴儿襁褓期,由于膝关节常处屈曲姿势而不易被察觉,往往在开始站立或行走后才被发现。通常婴儿膝内翻随生长与活动逐渐减轻,1.5 岁左右胫股角接近 0°,随后又向膝外翻发展,3~4 岁可出现生理性膝外翻,外翻角可达 15°,到 6 岁左右又恢复正常,保持 5°~6°生理性外翻角。Moniey 通过体表测量 1 000 例 1~11 岁正常儿童膝关节侧偏角,发现 1 岁以上幼儿保持膝内翻者不到 3%,3~4 岁膝外翻发生率最高,5~6 岁后逐渐恢复正常。Salenius Vankka 通过 X 线摄片测量 1 000 多例正常儿童股骨胫骨角得出同样结论。

一、临床表现

1. 膝内翻　双下肢弓形弯曲,膝与小腿近端向外突,小腿远端内收内旋。走路足尖向内,重者呈现摇摆步态。双踝并立两膝不能靠拢,轻者膝间距离<3cm,重者>10cm。此值受年龄、胖瘦和关节松弛等因素影响,通过 X 线摄片测量胫股角较为准确。儿童膝关节松弛，站立位片测出值常比卧位片大。轻型膝内翻可无骨改变，重者常见胫骨与股骨内侧皮质骨增厚、硬化，弧形突向髓腔，胫骨上下骺板向内倾斜，难与早期胫内翻鉴别。Levine等发现测量胫骨近端干骺—骨干角（MDA）是一个可取的鉴别方法，他们观察了30例MDA>11°的幼儿，其中29例后期出现胫内翻典型病变，假阳性只占3%；而58例MDA≤11°者，只有3例发展为胫内翻，假阴性约为5%。因此，根据MDA大小可预测膝内翻的预后。

2. 膝外翻　又称碰撞膝，常见于3~4岁幼儿，并膝站立时，两踝距离大，膝外翻角一般不超过20°。据Morley统计，3~3.5岁正常儿童74%踝距大于2.5cm，22%踝距在5cm以上。膝外翻轻者无明显症状，角度较大患儿举步缓慢，容易摔倒，常需髋外展绕膝前进，呈现特殊划圈步态。可有膝或小腿疼痛症状。大多数患儿5~6岁股骨胫骨角恢复正常，男性此角<7°，女性10°左右。有1%~2%儿童膝外翻可持续到成年。发育性膝外翻的X线表现为股骨胫骨角增大，更确切地说是股骨髁MDA增大，胫骨髁MDA改变较小。

偶见少年迟发性膝外翻，患儿体格发育多大于实际年龄，下肢形显笨拙，骨改变主要在股骨下端；内髁高度明显大于外髁，此型膝外翻无自矫能力，在14~15岁生长高峰期踝距可达15cm。

二、鉴别诊断

发育性膝内翻应与婴儿胫内翻和佝偻病鉴别，根据MDA大小、胫内翻和佝偻病各自典型的X线征，三者不难鉴别。此外，尚须注意识别黏多糖病、干骺端发育不良和半肢骨骺异样增殖引发的膝内翻、膝外翻畸形。

三、治疗

根据临床观察，90%以上发育性膝内翻、膝外翻在生长发育中可以自行矫正，因此，对轻、中度畸形可不做任何处理，但须随诊观察。1.5岁以上膝内翻儿童需定期进行X线摄片复查。以便最后排除Blount病，后者治疗原则与发育性膝内翻、膝外翻相反，须在5岁前手术矫形才能获得满意效果。

对畸形较大或进行性加重的患儿可适当使用夹板或行走支具固定，不要通过暴力达到矫形目的，只能适当施加压力，让其在生长中逐渐矫正。白天借助夹板或行走支具固定可限制患儿过多负重。对于肥胖儿童，白天不穿行走支具，单纯夜间使用夹板固定效果不明显。

临床发现少数畸形持续进展或无自矫能力者，多属肥胖儿，考虑畸形未能逆转与骺板受力不正常有关。因此，降低下肢过量负荷可能有利于力线改善。

膝外翻合并平足或踝外翻者，可使用纵弓鞋垫和足根内侧楔形垫，保持后足于轻度内翻或中立位，以免患足内侧组织劳损和变形。

发育性膝外翻到 8 岁后仍未见改善者，根据畸形轻重和部位可行股骨或胫腓骨角度截骨术。胫骨上端截骨容易产生血管、神经并发症，操作要细心。年龄到达 11~12 岁者，可利用骑缝钉暂时遏制内侧骺板生长，操作得当可获满意效果。

第七章 膝关节结核

第一节 骨与关节结核总论

一、流行病学特点

结核病是由结核杆菌引起的慢性传染病，可侵及多个脏器，以肺部受累形成肺结核最为常见。20 世纪早期，结核病非常多见，与生活贫困有着密切关系，是贫穷劳动人民的多发病，对人类健康与生命均构成严重威胁。随着人民生活条件和卫生状况的改善，以及抗结核药物的广泛使用，结核病的发生率曾大幅下降。近年来，由于耐药性细菌的增长，结核感染病例呈回升趋势。

我国人口众多，人民的生活水平和卫生状况参差不齐，在经济落后地区，结核病仍然是多发病，严重地威胁着我国人民的健康和生命。我国现有约 5 亿结核感染者，600 多万结核病患者，其中 150 万患者具有传染性，每年约 25 万人死于结核，其中 75% 为 15 ~ 54 岁这一最具生产劳动能力的人群。

骨与关节结核属于继发性结核病，多发于儿童和青年，30 岁以下的患者占 80%，总的发病男性稍多于女性。但有统计资料显示，关节结核和骨结核发病率主要集中在青年组和中年组，儿童的发病率有所下降，发病人群由少年儿童转向青年以上人群。这可能与卡介苗接种有关，我国儿童卡介苗接种率很高，但随着时间推移，疫苗作用减弱，而导致青年人发病率增高。

原发病灶为肺结核或消化道结核，其中以原发性肺结核占绝大多数。骨与关节结核可以出现在原发性结核的活动期，但大多发生于原发病灶静止甚至痊愈多年以后。在原发病灶活动期，结核杆菌经血液循环到达骨关节部位，可以在骨与关节内潜伏多年。机体的抵抗力下降，如外伤、营养不良、过度劳累等诱发因素出现时，潜伏的结核杆菌就活跃起来而出现临床症状。如果机体抵抗力加强，潜伏的结核杆菌被抑制甚至消灭。

骨与关节结核的好发部位是脊柱，约占 50%，其次是膝关节、髋关节等。从骨与关节结核的好发部位来看，其发病除与原发灶和机体抵抗力有关外，局部因素也很重要，这些因素包括慢性劳损、局部血液供应和解剖生理特点等。

二、膝关节结核的病理学特征

结核杆菌一般不会直接侵犯骨与关节，因此，绝大多数骨与关节结核是继发性的。临床上所见到的骨与关节结核约 95%继发于肺部结核。结核杆菌由原发病灶到达骨与关节，绝大多数是通过血液播散。

1. 骨与关节病灶的形成　通过原发病灶进入血液循环的结核杆菌形成大量的细菌栓子，这些菌栓被血流运送到全身各组织中去。其中，绝大多数细菌被机体的防御机制消灭，而少数未被消灭的结核杆菌在有利条件下开始繁殖，形成一些微小的病灶。这些小病灶不产生局部症状或全身反应，因此不易察觉其存在和位置。在机体抵抗力的作用下，多数小病灶中的结核杆菌被消灭，组织破坏而形成的缺损被修复，不留痕迹而治愈。有时个别小病灶迅速扩大，形成有明显症状的病灶。也有少数小病灶中的结核杆菌未被完全消灭，仍存在有活力的结核杆菌，但由于病灶被纤维组织包围，病变呈静止状态。随着年龄的增长、机体免疫力的降低或其他不利因素的发生，如过劳、营养不良、其他疾病的侵袭等，潜伏的病变可以重新活跃起来。潜伏的结核杆菌迅速繁殖，纤维组织包膜被突破，炎症扩大或侵入新的区域，形成一个有局部症状和全身反应，可以用一些检查方法查出来的病灶。

绝大多数的骨与关节结核病灶是通过以上过程产生的，还有一部分骨与关节结核不是血源播散的结果，而是由附近淋巴结病灶、胸膜病灶、脓肿腐蚀直接蔓延到椎体、肋骨、胸骨和髋关节等部位。

骨与关节结核病灶能否形成、形成时间的早晚、病灶的多少和范围的大小、病灶形成的部位等与结核杆菌的数量和毒力、患者的体质和免疫力、局部的解剖生理特点有密切关系。一般来说，病灶好发于血运差、劳损多和生长活跃的骨松质。

2. 骨与关节结核的组织病理　骨与关节结核的组织病理与其他结核病一样，可分渗出期、增殖期和干酪样变性期。

在渗出期，被侵犯的组织可能有 3 种不同的组织反应。①巨噬细胞炎性反应，病变区内有大量巨噬细胞浸润，细胞间有少量纤维蛋白凝集，巨噬细胞内外有中等量的结核杆菌；②纤维蛋白渗出炎性反应，表现为组织间隙扩大，为纤维蛋白占据，可见到完整的胶原纤维结构，只有少数单核细胞浸润，不易找到结核杆菌；③多形核细胞炎性反应，表现为大量多形核白细胞聚集，而纤维蛋白渗出不显著，巨噬细胞也很少，其组织病理与一般化脓性炎症差异不大，唯一区别是在抗酸染色下，多核细胞内外都可找到大量结核杆菌。

在增殖期，吞噬结核杆菌的巨噬细胞变为上皮样细胞，再经过分裂或融合变为朗格汉斯细胞。朗格汉斯细胞大小不一，呈环状或马蹄样排列，位于巨噬细胞的边缘。此外，还可见细胞核排列零乱的异物巨细胞和淋巴细胞，结节周围有成纤维细胞包围。

在干酪样变性期，成片的组织（包括骨组织）失去原有的细胞结构，胶原纤维模糊消失，受累区域表现为一致性无结构的坏死。坏死周围不发生组织反应，也无浸润细胞进入坏死区。

以后的病理变化可向 3 个不同的方向发展。①局部纤维组织增生，侵入干酪样物质中，最后干酪样物质完全为纤维组织所替代，巨噬细胞消失，病灶纤维化、钙化或骨化而治愈；②干酪样物质和多核巨细胞部分地存在，但被纤维组织紧密包围，病灶呈静止状态；③干酪样物质液化，大量多形核白细胞浸润，形成脓疡，结核杆菌在脓汁中迅速繁殖增多，使脓液的感染性加强，与脓液接触的骨关节或其他脏器都可能受其感染或侵蚀。

3. 骨与关节结核的类型和发展阶段　关节的主要结构分为骨、软骨和滑膜 3 种成分。软骨本身没有血运，因而血源性软骨结核极为罕见。骨与滑膜同时发病也很少见。最初的关节结核是单纯骨结核或单纯滑膜结核。在这阶段，关节软骨面尚未受到损害，关节功能基本正常。结核病如能在此阶段内治愈，关节功能可完全或基本保存。

（1）骨结核：骨结核根据解剖部位不同，又可以分为骨松质结核、骨干结核和干骺端结核 3 种。

骨松质结核病变以浸润及坏死为主。骨松质结核又可分为中心型和边缘型两种。中心型坏死骨组织与周围活骨分离后形成游离死骨，死骨吸收后遗留空洞；而边缘型骨质破坏范围一般不大，多数不形成死骨。

骨干的血运丰富，骨干结核一般不会形成广泛的骨坏死区，儿童和青年的骨干结核都有大量骨膜新骨形成。骨干结核引起的临床症状较少，局部出现脓肿或窦道也少见。

干骺端介于骨干和骨骺之间，此处发生的结核病变，其病理特征兼有松质骨结核和皮质骨结核的特点，局部既可能有死骨形成，又可能有骨膜新骨增生。

（2）滑膜结核：指核病变局限于关节滑膜，尚未累及关节软骨面。滑膜组织丰富的关节如髋关节、膝关节等，较滑膜组织稀少的关节如骶髂、指（趾）关节更易发生滑膜结核。临床上所见的滑膜结核基本上都是弥漫性的。

结核杆菌可通过两种途径感染滑膜：一种途径是经关节腔感染滑膜，结核杆菌通过血运直接进入关节腔；另一种途径是结核杆菌先侵入滑膜下层组织，在其中产生局限性病灶，此时多无临床症状，但因滑膜很薄，病灶迅速向关节内破溃，感染全部的滑膜组织。

（3）全关节结核：由单纯骨结核或单纯滑膜结核演变而来。单纯滑膜结核进一步发展，滑膜病变将破坏关节软骨，进而侵入软骨下骨组织；单纯骨结核病变可穿破关节软骨面，进入关节腔而波及关节滑膜。两种病发展的最后结果相同，关节的 3 个组成部分均受累及，关节功能受到损害。

三、膝关节结核的诊断技术

为了提高疗效，必须早期诊断和早期治疗。早期治疗不但可以及时抑制病变的发展，保持关节功能，避免畸形，还可缩短疗程，简化治疗措施。早期治疗的前提是早期诊断，临床医生必须掌握本病的特点，以便及早作出诊断。

1. 病史　详细而正确的病史是建立诊断的第一步。骨与关节结核是一种慢性继发性疾病，在病史方面应着重询问发病过程和急缓情况，这一点很重要。还要注意个人和家庭有无结核病史和结核病接触史。对于病因、发病过程和症状表现，要详细记录。

2. 临床检查　全身检查和内科结核病有同样要求。局部检查要注意以下几方面，包括病灶部位、局部肿胀情况、皮温、有否压痛及叩痛、寒性脓肿、窦道、关节功能、脊柱和神经系统情况等。

3. 影像学检查

（1）X 线检查：X 线检查是诊断骨与关节结核的重要手段。通过 X 线平片和断层片，不但能够确定病变的部位和程度，而且能明确病变的性质和病理改变，对于指导治疗有重要价值。但 X 线检查不能作出早期诊断，一般在起病 2 个月后才有 X 线改变。在骨关节结核初期，X 线检查所见为局部骨质疏松，关节间隙或椎间隙狭窄模糊，继而骨质局部结构紊乱、密度减低。骨干结核在骨质破坏的同时有骨膜增生。骨松质结核一般表现为周围骨质疏松而没有明显的增生，病变靠近边缘者，发展为溶骨性破坏缺损；病变位于中间区，有时可见半溶骨的条块状密度增高的死骨阴影。脊柱结核还可见到脓肿阴影。

（2）CT 检查：CT 检查可以发现普通 X 线检查不能发现的问题，可以清楚显示破坏灶和死骨。螺旋 CT 还可以提供三维图像。

（3）MRI 检查：MRI 检查可以在炎症浸润阶段就显示出异常信号，具有早期诊断的价值。MRI 在明确病变范围、脓肿大小、脊髓是否变性等方面较 X 线检查和 CT 检查有明显优势。

4. 实验室检查

（1）红细胞沉降率：红细胞沉降率增快是结核病活动期的一种表现，红细胞沉降率的变化比 X 线改变要快，因此，定期检测可随时判断病变活动情况。

（2）结核菌素试验：结核菌素是从生长过结核的液体培养基中提炼出来的结核菌的代谢产物，主要含有结核蛋白。临床上常用旧结核菌素（OT）和结核菌素的纯蛋白衍化物

（PPD）。由于后者不产生非特异反应，目前被广泛应用。结核菌素试验阳性反应仅表示结核感染，并不一定发病，但如果呈强阳性者，常提示有活动性结核病灶。

（3）其他：血常规、结核杆菌培养、组织细胞检查等。

第二节 膝关节结核的治疗

骨与关节结核是全身性结核感染的局部表现，因此，治疗局部病变时不应忽略整体治疗，在强调手术治疗的同时还要重视非手术疗法。同时要注意手术适应证，不要滥用手术治疗。

1. 休息、制动和营养 全身情况的好坏与病灶好转或恶化有密切关系。休息和营养作为改善全身情况的一个重要步骤，是治疗关节结核不可缺少的。休息使机体代谢活动降低，消耗减少，体温下降，体重增加，有利于体力的恢复。局部制动使病变部位负重减轻，活动减少，既能减少疼痛，又能防止病变扩散，有利于组织修复。制动的性质和范围根据病情而定。一般来说，体温不高、病情稳定的患者可以适当多活动一些，有的还可以做一些有益的体操活动。体温高、病变不稳定的患者应多休息一些。关节肿痛较重的患者除休息外，局部还要用石膏托或支具固定。

除了休息和制动以外，改善患者营养状况也很重要。注意热量、蛋白质和维生素的补充。一般支持治疗包括应用鱼肝油、钙剂、B族维生素和维生素C，贫血患者还要给予抗贫血药物。

2. 抗结核药物的应用 理想的抗结核药物应在血液中达到有效的血药浓度，渗入吞噬细胞内、浆膜腔和脊液中，具有高效的杀菌、抑菌作用，使用方便，不良反应小。临床上经常使用且疗效较好的抗结核药物有异烟肼（INH）、利福平（RFP）、链霉素（SM）、乙胺丁醇（EMB）、对氨水杨酸（PAS）、吡嗪酰胺（PZA）等。

（1）异烟肼：属于杀菌药物，杀菌剂。是应用最广泛的抗结核药，具有杀菌、相对低毒、易吸收和价格便宜等特点。通过抵制结核杆菌脱氧核糖核酸（DNA）的合成，阻碍细胞壁的合成而达到杀菌的作用，并具较好的组织渗透性，易通过血脑屏障，可渗透到全身体液和腔隙中，药物浓度和血药浓度相近。剂量：成人 300mg/d 或 4~8mg/（kg·d），一次口服；小儿 5~10mg/（kg·d）。异烟肼在常规剂量很少出现不良反应，肝功能损害是其主要的毒性反应。

（2）利福平：属于杀菌药物，既是杀菌剂又是灭菌剂。通过抑制结核杆菌的 RNA 聚合酶，阻碍 mRNA 合成，对细胞内外的结核杆菌均起作用，起效快。常与异烟肼联合应用。用量 5mg/（kg·d）。最常见的不良反应是胃肠道不适，其他反应包括皮疹、肝功能损害等。

（3）链霉素：属于杀菌药物，杀菌剂。在碱性环境中具有较强杀菌作用，对细胞内的结核杆菌作用较小。杀菌机制是通过干扰结核菌酶的活性，阻碍蛋白合成。用量 15mg/（kg·d）。主要不良反应为耳毒性和肾毒性。

（4）乙胺丁醇：属于抑菌药物。与其他抗结核药物联合使用时，可延缓细菌对其他药物产生耐药性，对吞噬细胞内的细菌无效。口服剂量 30mg/（kg·d）。剂量大时可引起球后视神经炎。

（5）对氨水杨酸：属于抑菌药物。与其他抗结核药物联合使用时，可延缓这些药物产生耐药性。成人 8~12g/d，分 2 次口服。主要不良反应是胃肠道反应。

（6）吡嗪酰胺：属于杀菌药物。在酸性环境中有杀菌作用，在巨噬细胞中具有抗菌活性。

为避免耐药菌株的产生，一般主张联合用药。由于骨与关节结核呈慢性特点，用药时间不宜过短。用药期间必须注意药物反应和毒性作用。化疗原则为规律、足量、长期、联合用药。药物以 INH、SM、RFP 为主，其他药物如 EMB、PAS 为辅，总用药时间至少 1年。有学者主张短程化疗方案，使用两种全效杀菌药（INH、RFP），延续治疗阶段至少用 1 种全效杀菌药，全疗程 6~9 个月，疗效好且不良反应小。

3. 手术治疗　在抗结核药物和其他支持疗法的配合下，及时正确地施行手术，彻底清除病灶，可以缩短疗程和提高治愈率。通过手术，不仅可以清除死骨、脓肿、干酪样物质、肥厚的滑膜、其他坏死组织、瘘管等，还可以预防和矫正畸形，保留部分关节功能。

对于较大的死骨或脓肿，应手术进行清除，经久不愈的窦道可通过手术切除。滑膜结核、骨结核经非手术治疗无效，有破入关节的可能或早期全关节结核者，应及时手术。

手术前要使用有效的抗结核药物，一般用药 3~4 周，保证手术成功和避免术后结核复发或扩散。同时，积极改善患者身体情况，包括主要脏器功能和营养状态，纠正贫血。有窦道或混合感染者，术前 3~5d 给予敏感抗生素。手术后继续使用抗结核药物进行化疗。

第三节　膝关节滑膜结核

膝关节结核是最常见的关节结核，其发病率高，可能与膝关节遭受的劳损大、骨松质和滑膜组织丰富有关。膝关节滑膜组织丰富，故滑膜结核患病率比较高。

一、病理

结核杆菌可通过两种途径感染滑膜组织。一种途径是结核杆菌通过血运直接进入关节腔，首先在滑液内繁殖，其毒素和代谢产物刺激滑膜产生炎症反应，渗出液增加。结核杆菌是由关节腔逐渐侵入滑膜中，这样的滑膜结核是比较均匀一致的。另一种途径是结核杆菌先侵入滑膜下层组织，在其中产生局限性病灶，但由于滑膜组织很薄，病灶会迅速向关节内破溃，排泄入关节腔的结核杆菌感染全部滑膜组织。

滑膜感染后，出现充血、水肿、炎症细胞浸润和渗液增加，此后滑膜细胞增生，由单层变为多层，细胞由扁平变为立方形，滑膜表面粗糙，形成绒毛乳头增生。乳头表层和深层可见结核结节及干酪样坏死。

滑膜内凝固的纤维素经关节的滑动作用可塑形成白色、光滑，犹如米粒状物，称为米粒体。在膝关节内，有时可达数百个。

二、临床表现

1. 症状和体征　好发于儿童和青少年，常为单侧发病，双侧同时受累很少。患者全身症状比较轻微，可能有低热、消瘦、红细胞沉降率加快等，儿童患者可能有夜啼、易哭、脾气变坏等。疼痛不剧烈，轻度跛行，具有劳累则加重、休息则减轻的特点。膝关节弥漫性肿胀，浮髌试验阳性。膝关节穿刺可见黄色浑浊液体。病史长者可出现大腿肌肉萎缩，关节功能轻度受限，患膝不能完全伸直。

2. 影像学表现　X线摄片可见软组织肿胀及骨质疏松。初起时肿胀只限于关节囊，为普遍性肿胀，侧位片可见肿胀的髌上囊，病期较长者髌下脂肪垫透明阴影消失。股骨下端、胫骨上端和髌骨都有骨质疏松现象。关节间隙可稍增宽或狭窄。MRI检查可见关节滑膜组织增生和关节腔积液。

MRI显示关节积液信号，骨质无明显损害，其周围软组织水肿呈高信号或低信号。

三、鉴别诊断

本病要与类风湿关节炎、创伤性滑膜炎、色素绒毛结节性滑膜炎相鉴别。

1. 类风湿关节炎　类风湿关节炎早期可以先由一个关节开始，如果先侵犯膝关节，往往不易与滑膜结核鉴别。两者发病年龄、体征、红细胞沉降率变化和X线表现都相似。需要进行滑膜组织活检、关节液细菌培养才能确定。

2. 创伤性滑膜炎　多见于青壮年，常有外伤史或剧烈运动史。X线检查仅见关节腔增宽、髌上囊肿胀，而无骨质疏松。红细胞沉降率正常。关节腔穿刺可见血性积液。

3. 色素绒毛结节性滑膜炎　病史长，患膝肿胀明显，但功能障碍却不显著，红细胞沉降率不快，穿刺可见血性或咖啡色液体。结节型可触及大小不等结节。病理检查可确诊。

四、治疗

在总的治疗原则下，可在髌上囊肿胀处注射抗结核药物，注射前要将关节腔积液抽出。局部注射每周2次，3个月为1个疗程。如有好转可继续1个疗程。

如果注射治疗无效或病变加重，或者滑膜明显肥厚，可做滑膜切除术。选用膝前内侧切口，将髌骨翻向外侧，显露髌上囊但不要将其打开，于滑膜囊外做分离，将其完整切除。然后切除股骨髁间窝及前交叉韧带周围的滑膜，再切除内、外侧副韧带与股骨内、外髁之间的滑膜组织。膝关节后方的滑膜组织可用刮匙刮除，必要时在后方另做切口将其切除干净。彻底冲洗后缝合切口。临时固定2周后开始进行功能锻炼。

利用膝关节镜做检查，可了解膝关节病变情况，切取滑膜组织进行病理检查而达到早期诊断的目的，而且能同时行关节镜下滑膜切除术，清除关节内病变的滑膜组织、致病菌、炎症介质。此方法的优点是创伤小、恢复快。

第四节　膝部骨结核

一、病理

膝部骨结核多发生于股骨下端和胫骨上端的骨骺和干骺端，髌骨和腓骨头结核比较少见。

在中心型骨结核，坏死骨组织与周围活骨分离后形成游离死骨，死骨吸收后遗留空洞。局部脓液增加，压力增大，病灶向四周扩大，或向关节方向发展而造成全关节结核，或向侧方发展穿破骨膜，在软组织中形成脓肿。脓肿内可含实质性或半实质性的干酪样坏死物质，脓肿表面没有急性炎症的表现，称为寒性脓肿。脓肿可沿肌肉间隙流注，最后可能向体表穿破形成窦道。窦道经久不愈，合并混合感染。

边缘型骨结核，骨质破坏范围一般不大，多数不形成死骨。边缘型骨结核也可向关节腔或体外穿破。

二、临床表现

骨结核在发展为全关节结核以前，局部疼痛一般不明显，检查时可发现膝关节某一部位有局限性压痛。关节功能受影响较小。病灶穿破外周骨皮质可出现寒性脓肿，表现为局部组织膨隆，可触及波动感，但皮温不高。脓肿破溃后形成窦道，可流出米汤样脓液、干酪样物或死骨。窦道经久不愈可发生混合感染。

X 线检查中心型病变早期可见磨砂玻璃样改变，以后有死骨游离，死骨吸收后遗留空洞。边缘型病变可见溶骨性破坏而死骨少见。CT 和 MRI 检查较 X 线检查能更早发现骨质破坏。

三、治疗

如果病灶距离关节腔较远，估计近期没有侵入关节腔的可能，而且局部没有明显死骨和脓肿，可以给予非手术治疗。经治疗无效或病变逐渐扩大者应施行病灶清除术。对估计容易侵犯关节的病灶或有明显死骨或脓肿的病灶，应及时做病灶清除术。手术过程中要避免通过关节。病灶清除术后如果缺损较大，可取自体髂骨植骨。

第五节　膝关节全关节结核

一、病理

滑膜结核进一步发展，病变累及软骨和软骨下骨板，就演变为全关节结核。在早期，软骨和软骨下骨板的破坏只局限于边缘，大部分软骨尚保持完整，属于早期全关节结核。

骨结核向关节内发展引起滑膜和软骨的病变，就演变为全关节结核。在早期，软骨面的破坏只局限于骨病灶破入关节处，属于早期全关节结核阶段。以后对面的关节软骨面也发生接触性破坏。

上述早期全关节病变进一步发展，软骨面和软骨下骨质大部分破坏，病变就进入晚期全关节结核。软骨和骨质的破坏不断增加，半月板和交叉韧带也难保存。由于软骨和骨质的大量破坏，关节囊和侧副韧带相对松弛，加上肌肉的牵拉作用，胫骨向后、外侧脱位。骨骺破坏引起生长发育障碍，患肢缩短。

脓肿破溃后，可向下流注，出现经久不愈的窦道。

二、临床表现

由骨结核和滑膜结核转变为全关节结核，疼痛加重，甚至出现剧烈疼痛。患者明显跛行，关节肿胀，活动功能受到影响，大腿肌肉萎缩，关节屈曲畸形，甚至半脱位。有窦道者可见瘢痕和皮肤色素沉积。患者低热、消瘦、红细胞沉降率加快、食欲不振、贫血。

早期全关节结核，X线摄片可见股骨和胫骨内、外髁边缘小而局限的破坏。来自骨结核的早期全关节结核还可见附近骨质的接触性破坏。关节间隙正常或稍狭窄。

晚期全关节结核，X线摄片可见骨破坏较上述增加，软骨下骨板大部分破坏消失，关节间隙狭窄或消失。关节畸形或半脱位。儿童股骨和胫骨发育不佳。

三、治疗

对于早期全关节结核，如无手术禁忌证，应及时做病灶清除术，以保留关节功能。术前处理按总的治疗原则，术后临时制动2周后进行功能锻炼。

对于病变发展中的晚期全关节结核，可采用非手术治疗，如无效，应及时做病灶清除和关节融合。

对于晚期全关节结核病变静止，但关节不稳或有严重畸形，行走困难的患者，可做关节融合手术或截骨矫正畸形。有学者采取膝关节置换方法，但病例数不多，远期效果仍待观察。

第八章　化脓性关节疾病

第一节　急性血源性骨髓炎

急性血源性骨髓炎（acute hematogenous osteomyelitis）最常见于青壮年，即劳动生产最活跃时期，约有 80% 发热，男性多于女性，胫骨和股骨发病数最高（约占 60%），胫骨远端也是好发区，其次为肱骨及桡骨。感染病灶主要发生在长骨的干骺端。在广泛采用抗生素治疗以前，死亡率为 20%～30%。近年，死亡率已降到 1%～2%。

一、病因

致病菌的来源可能是皮肤的感染病灶，如疖、痈、脓肿、毛囊炎、溃疡等，大多由金黄色葡萄球菌引起。而黏膜感染如咽喉炎、扁桃体炎、鼻窦炎、中耳炎等，由链球菌引起，其中尤以溶血性链球菌毒性最大，也有查不出原发病灶的患者。无论有无原发病灶，血流中有细菌是造成骨髓炎的先决条件。细菌到骨内，必须能生存繁殖，才能造成骨髓炎。急性血源性骨髓炎约 80% 发生在 10 岁以下，且发病先从骨的干骺端开始。这是因为小儿骨的血供比成人丰富，干骺端具有丰富的血管网。从解剖学上看，长骨干骺端的血液循环和血管结构比较特殊，它有很多的终末小动脉，骨营养血管小支到骺板作 180° 转变形成静脉窦，血流缓慢。因此，细菌易在此停留和积聚。细菌聚集越多，则消灭越难，发生骨髓炎的机会就越多。有学者认为，在干骺端缺乏吞噬细胞，故抵抗力差，这就更有利于细菌生长。

此外，由于某种因素使全身抵抗力一时降低，在儿童期发生急性传染病，如天花、猩红热、麻疹、疟疾等，由于发病过程中，机体抵抗力大为降低，人体的皮肤、黏膜或其他部位的病灶，因抵抗力降低而导致细菌扩散，引起葡萄球菌败血症，并往往继发为骨髓炎。其他如营养不良，身体受寒冷、潮湿、疲劳影响，机体抵抗力骤然降低，常可引起急性菌血症，也可发生血源性骨髓炎。

二、病理

急性骨髓炎大部分发生在长骨的干骺端，由于细菌的繁殖和局部骨组织的变态反应，引起一系列炎症改变，结果骨组织坏死，形成小脓肿。若细菌的毒力小，机体抵抗力强，则骨脓肿可局限化，形成局限性骨脓肿（Brodie脓肿）。否则，病灶继续扩大，甚至可波及整个骨干。其扩展途径与转归如下。①向外扩展：骨脓肿突破干骺端的坚质骨，达骨膜下形成骨膜下脓肿，骨膜下脓肿逐渐增大而压力增高时，感染即经由"哈佛管"侵入骨髓腔；②直接进入髓腔：骨感染向髓腔方向蔓延，脓肿可直接破入髓腔，髓腔内压力增高时，又可经"哈佛管"向外蔓延到骨膜下，形成骨膜下脓肿；③包壳形成：骨膜下脓肿形成时，被剥离的骨膜就形成一层新骨，感染继续存在时，新骨就逐渐增厚，形成骨壳或包壳。包壳大小、厚薄不一致，它可以包围部分或整个骨干，包壳通常有许多穿孔，称为骨瘘孔，从这些孔内经常有脓液排出；④死骨形成：当骨膜被脓肿剥离时，该部骨干因失去来自骨膜的血液供应而发生坏死，再加上骨的营养血管栓塞，骨的坏死范围更为广泛，与活骨完全分离的将成为死骨。已分离的死骨，如松质死骨可完全吸收，不吸收的小死骨可经骨瘘孔自行排出，大的死骨必须手术摘除。上述骨髓炎过程可分为两期，在死骨未形成前为急性期（起病后4周内），以后为慢性期，常有经数年甚至10年以上长期不愈者。

三、临床表现

起病急，往往先有全身不适、寒战，继而体温急剧上升达39~40℃，脉搏加速，白细胞计数增高，可高达（20~30）×10^9/L以上。在发病后24~48h，骨端部即有肿胀、疼痛及压痛，3~4d后，骨膜下脓肿形成，肿胀及疼痛加重，邻近关节出现反应性积液。骨膜下脓肿破入软组织后，疼痛减轻，压痛及肿胀更重，皮肤红、热，可有波动感。脓肿穿破皮肤后，肿胀及疼痛减轻，但伤口经久不愈。

四、影像学表现

一般在发病后10d内，CT和MRI检查显示骨质破坏改变，特别是一开始即用抗生素治疗的患者，高质量X线摄片可显示两侧骨膜不对称或一侧局限性膨起。此后，可见干骺端骨质疏松（脱钙），并进而出观骨质吸收破坏，骨膜增厚，其阴影密度增高，呈葱皮样阴影，为骨膜下新生骨，在被其包绕的骨皮质则出现虫蚀样破坏，并与骨髓腔相通。病变如继续发展，则成为不规则的死骨块，若与其周围疏松的骨质相对照，则显示其骨密度增高。

五、诊断

病情严重、高热的患儿，伴有肢体疼痛、肿胀及压痛时，应考虑本病并立即治疗，不应等待细菌培养结果和 X 线典型征象的出现，以免延误治疗。此外，由于广泛应用抗生素，骨髓炎的临床过程有时不典型，菌血症的症状轻，骨坏死范围小，骨增生及骨硬化不明显，易被误诊为慢性骨髓炎。

为了获得早期诊断，有必要施行诊断性穿刺。在压痛最明显处，用较粗的针头经皮肤向骨质穿刺，如有脓液，即可确诊。吸出脓液或血样液体应立刻做细菌涂片和培养，前者可在几分钟内区分出革兰阳性或阴性细菌，能指导选用抗生素；后者有助于区分细菌种类，确定致病菌对抗生素的敏感程度。

X 线早期诊断需借助分辨率高的 CRX 线机，有清晰表现。CT 和 MRI 检查比 X 线检查发现异常早 10~15d，出现密度或信号异常。

通过同位素扫描早期诊断急性骨髓炎是近年来新开展的技术，朱葆伦用铟-113m 骨扫描诊断 14 例急性血源性骨髓炎，13 例由同位素和 X 线摄片对照证实，其中 12 例在 X 线摄片尚未能明确诊断时，同位素骨扫描已肯定诊断。同位素铟-113m 骨扫描在骨髓炎发病后 24h 即能见到异常，较 X 线摄片显示早 10~14d，故对早期诊断急性骨髓炎是一种安全、简便、无损伤、有价值的检查手段。

血细菌培养+药敏、血白细胞计数和血 PCR 或有异常升高，有助于本病的诊断。

六、鉴别诊断

本病应与下列疾病相鉴别。

1. 软组织炎症　早期急性血源性骨髓炎与早期蜂窝织炎、丹毒等软组织炎症常不易鉴别。鉴别的主要依据是：①急性血源性骨髓炎的最早期，全身中毒症状严重，局部疼痛剧烈，而局部红、肿则较轻，压痛较深。软组织炎症则相反，全身中毒症状不太严重，而局部红、肿较明显，压痛较浅；②蜂窝织炎、丹毒等多为链球菌感染所致，对青霉素等抗生素较敏感，早期用大量抗生素易控制。也有葡萄球菌感染所致的蜂窝织炎，对青霉素有耐药性，但蜂窝织炎常较早形成软组织脓肿，有助于鉴别；③早期骨髓炎常发生在长骨干骺端处，其周围都有压痛，而软组织炎症常不局限于干骺端，压痛在肢体一侧；④早期 X 线摄片表现，软组织炎症的脂肪层增厚，急性骨髓炎病变在深层，而皮下层轻微。

2. 化脓性关节炎　关节肿胀出现早，疼痛在关节部位，肌痉挛及活动受限更明显，关节腔内穿刺吸引有脓液。

3. 急性风湿热和类风湿关节炎　压痛不在干骺端，前者为游走性多发性关节炎，后者为累及双侧并可有对称的病变，其症状较化脓性者轻，类风湿因子阳性，关节液的黏蛋白浓稠度降低能确定诊断。

4. 尤因肉瘤　虽常有发热、剧痛，X线摄片示骨皮质外有葱皮样阴影，CT或MRI检查有明显异常，白细胞增多等，但全身症状较轻，其病变主要在骨干，且较广泛。

七、治疗

血源性骨髓炎急性期治疗包括4个方面，即早期正确使用抗生素，局部脓液引流，患肢制动及加强全身抵抗力。

（1）抗生素的及时有效应用非常重要，在确诊或疑为急性骨髓炎时，即应使用对葡萄球菌有效的抗生素，如青霉素或新青霉素，或同时用两种抗生素。如果在3d内无明显疗效，则应及时调整抗生素。尽快培养出致病菌种，找出敏感抗生素。对危重患者采用静脉或肌内注射，病情稳定后改为口服。直到体温恢复正常、全身症状消失为止，然后可适当减量再继续使用3周。虽全身症状好转，若停药过早，急性炎症可能复发或局部病变继续发展而转为慢性骨髓炎。

（2）早期局部切开引流术：在应用大剂量抗生素、全身支持疗法及局部制动治疗的同时，严密观察12~24h，症状未明显改善者，应早期处理局部病变，施行切开引流术，排出脓液，减少毒素吸收，从而减少发生败血症的机会，同时，早期切开引流可解除骨膜下脓肿的压力，避免血管栓塞，防止大片骨质坏死和死骨形成。对已形成软组织脓肿者，单纯切开引流效果不好，必须扩大骨皮质开窗减压引流。

（3）患肢抬高及制动：应用石膏、夹板或牵引，可使患肢休息及抬高，减少炎症扩散，减轻肌肉痉挛与疼痛，防止畸形和病理性骨折等。

（4）全身支持疗法及对症治疗：输液可以纠正脱水，维持水及电解质平衡，预防酸中毒。此外，要注意休息，增加营养，给予高蛋白、高维生素食物，必要时少量多次输血，根据需要应用镇静、止痛及降温药物。

【附】急性骨髓炎切开引流术

1. 适应证　急性化脓性骨髓炎确诊后，除应用敏感抗生素和支持疗法外，应做切开引流术，不要等待X线摄片上有骨质破坏时，才行手术治疗。也不能仅靠穿刺抽脓治疗，因穿刺排脓不彻底，髓腔内压力不降低，病变可继续发展。

2. 麻醉　硬膜外麻醉或腰麻。

3. 体位　一般可取侧卧位，患肢放在舒适的位置。用止血带。

4. 手术方法　以胫骨远端急性化脓性骨髓炎为例。

（1）切口：以肿胀、压痛最明显的部位为中心，在胫骨前内侧做纵行切口，切开皮肤及皮下组织后，可见骨膜水肿、增厚，注意避免进入关节和骺板。

（2）切开骨膜：按切口方向切开骨膜，吸出脓液，并做细菌培养和涂片染色检查。

（3）病灶处理：吸净软组织内脓液和骨膜下脓液，然后在干骺端骨皮质上钻数个孔，注意不要钻到骺板。若骨膜下无积脓，钻孔后也无脓液流出，即已达到减压目的，局部使用抗生素后，缝合伤口。若有脓液经钻孔流出，则将骨膜向左、右两侧各剥离1～1.5cm，用骨凿沿上下钻孔处和左右侧切除部分骨皮质"开窗"，吸出骨髓腔内的脓液和坏死组织，用生理盐水冲洗后，注入抗生素，缝合伤口。或用凡士林纱布松松填在骨髓腔内引流。

5. 术后处理

（1）骨病变范围广泛者，用夹板或石膏固定，防止发生病理性骨折。

（2）抬高患肢，以利血液循环。

（3）继续全身应用抗生素，给予支持治疗。

（4）密切注意伤口引流是否通畅，第一次更换伤口内部敷料应在术后5～7d，并在手术室进行。

（5）脓腔内冲洗疗法：经切开引流骨皮质开窗后，在脓腔内放置两条乳胶管，做持续冲洗疗法。由于手术后脓腔内不断被流动的液体所冲洗，腔内积血、渗液、残存的致病细菌及毒素能及时清除及引流，使细菌失去了生长、繁殖的条件，从而有利于感染局限及病骨重建血运，防止死骨的形成，加速愈合过程。笔者治疗结果显示，未用冲洗治疗的19例中，14例转为慢性骨髓炎形成流脓瘘管或死骨，5例愈合。用冲洗治疗的12例，中9例愈合，3例转为慢性骨髓炎形成流脓瘘管或死骨。

脓腔内冲洗疗法有效的冲洗标志是，滴入与流出的液量要基本相同，切口处无大量液体渗出，无明显肿胀，体温下降，疼痛减轻。冲洗时间一般维持3～7d即可拔管。引流管口缝合。

第二节 膝部慢性骨髓炎

急性骨髓炎若治疗不及时或治疗不彻底，即转为慢性骨髓炎（chronic osteomyelitis）。少数病例是由开放性骨折或战伤继发感染而来，后者病变范围多较局限。

一、临床表现

血源性骨髓炎急性期过后，仍有持续或间断低热，局部肿、痛，或已有窦道经久不愈，也可以时发时愈。窦道开放时，不断排脓，无全身症状，若窦道暂时闭合，脓液积聚，则出现急性化脓性感染症状，如发热，局部红、肿、痛、热等。如炎症继续发展，可自原窦道破溃，排出脓液和小块死骨，有时破口经过一段时间也能自行封闭，但常反复发作，直至病灶被彻底清除为止。

慢性骨髓炎持续不愈的原因一般有以下 4 种。

（1）异物存留，尤其是创伤引起的骨髓炎，如子弹、碎片、布帛、石子等以及骨折切开复位的内固定物钢板、螺丝钉等，一旦发生感染，则也成为异物。

（2）死骨形成，相当于异物在创口内存留，可引起炎症，持续排脓。如死骨较小，可渐被溶化随脓液排出伤口或瘘管外；如死骨太大，则必须手术摘除。

（3）骨内空腔形成，引流不畅：慢性骨髓炎形成后，骨组织破坏常形成空腔，里面积聚脓液或坏死组织，因孔道太小，引流不畅，致使慢性炎症持续存在。

（4）瘢痕组织妨碍愈合，慢性骨髓炎反复发作长期不愈的患者，由于骨或软组织内有坚厚的瘢痕组织，致使局部血供更为稀少而致愈合不良。

二、影像学检查

可见骨质增厚、硬化、不规则的骨腔和大小不等的死骨。增生及硬化明显时，骨腔及死骨被遮盖而不能显示，可采用高电压或断层照相确诊。有时为了明确骨腔、死骨和窦道的关系以及窦道的行径，可经窦道口注入碘油或 12.5% 碘化钠溶液进行窦道造影术。CT扫描可以明确死骨与主体骨分离状况。

三、治疗

单独使用抗生素对慢性骨髓炎无效，必须手术取出死骨和异物，消除死腔，切除伤口内外的瘢痕组织和所有坏死组织，清除病灶，才能阻止复发。常用的手术治疗方法如下。

（1）死骨摘除术：死骨形成后，小的死骨片很可能随着脓液流出，大的死骨不可能排出，于是留在骨腔内成为持续感染的主要原因，而必须通过手术将其摘除。一般窦道所在处就是通向死骨部位的最简捷途径。手术最好用止血带，先用弯探针插进窦道口探索一下，以了解窦道的方向和深浅，然后沿窦道做一直切口，长 5~7cm，用骨膜起子将软组织向两旁剥离少许，用骨凿扩大骨部洞口，避免不必要地切除骨质，等到洞口扩展到相当大时，用钳子将死骨摘除。死骨摘除后，刮除骨腔内坏死组织和肉芽，然后用凡士林纱布覆盖在创口上进行包扎。

（2）碟形手术：有时慢性骨髓炎持续不愈的原因不是由于死骨形成，而是由于骨内形成一个袋状空腔，造成引流不畅、脓液积聚的现象。这种空腔形成，有时也由于死骨摘除后引起，碟形手术就是要把空腔变成一浅的碟状创面。手术方法同死骨摘除术，切除瘢痕和窦道，纵行切开骨膜，去除盖在病灶一侧的硬化骨，取出死骨，清除病灶，而后切去骨腔壁周边的骨质，使其成"碟形"，以消除空腔，松松地填塞凡士林纱布，包扎伤口。本手术适合在具有浅层皮下组织的骨骼如胫骨、尺骨、桡骨等。

（3）封闭石膏疗法（Orr 手术）：死骨摘除后或碟形手术后，都需经常换药，既费时间又消耗敷料物品，且肢体局部得不到休息，每天换药还容易发生其他细菌的继发感染等，Orr 手术就是在碟形手术的基础上，用长腿管型石膏固定，术后继续用抗生素治疗，10~14d 后开一石膏窗观察伤口，更换外层敷料后，继续固定。本手术优点是简便易行，引流通畅，缺点是脓液分泌物渗透创面的石膏后，发生奇臭，常不易为患者所接受。

（4）病灶清除术：手术原则同碟形手术，但清除要更彻底，使骨腔的骨面普遍渗出新鲜血，骨腔较浅时，可直接缝合伤口，有皮肤缺损时，可行皮瓣移植。若骨腔较大，可选用下述方法解决。

（5）带蒂肌瓣填充术：病灶清除后，将邻近的肌肉做成带蒂肌瓣，填满骨腔，是较有效的方法。操作时应保留肌瓣的血管、神经，肌瓣不能过长，张力不要太大，其蒂应避免扭转。如局部无肌瓣可以填充，如胫骨下端、跟骨、距骨等慢性骨髓炎所致的死腔，则可用交叉肌瓣填充。

（6）大网膜填充术：病灶清除后，应用显微外科技术，移植大网膜于骨腔内，大网膜质地柔软，可以皱拢，在移植时不受形状的限制，且有良好的血液循环，容易成活。但腹腔内已进行过手术或患过腹膜炎者，因大网膜已有粘连，不适合此种手术。术后，应防止肠粘连、腹部疝等并发症，故应慎重考虑应用。

（7）骨腔植皮术：在碟形手术后，当骨腔面长了少量肉芽时，可施行骨腔植皮术，植皮成功后，局部就等于有了一层最好的外科敷料，植上的皮可使骨面与外界隔绝，杜绝细菌的继发感染，这种骨腔植皮，同普通常用的植皮术没有差别，只是植皮后需用纱布紧紧加压包扎，才能确保植皮和骨面的粘连成活。

（8）骨腔植骨术：在病灶清除后，如病灶附近无可采用或符合要求的肌瓣，或不宜做大网膜移植，则在清除病灶的同时，取髂骨骨片移植在骨腔内，伤口可放入抗生素，缝合伤口，用管型长腿石膏固定 6~10 周，本法有时可因发生感染而失败。

（9）双管闭式冲洗吸引法：病灶清除后，骨腔内置入两根塑料管，入水管置于高位，持续滴入抗生素溶液或生理盐水，出水管稍粗，置于低位，以利引流。出水管也可连接负压吸引装置，此疗法有利于控制感染和新生肉芽填满骨腔，而使病变愈合。

（10）肌皮瓣移位术：病灶清除后，因骨腔较大，且合并有皮肤缺损，不适宜做肌瓣填充术、大网膜填充术或骨腔植骨术时，根据病变部位和病情的不同，可选用以下治疗方法。①用腓肠肌内侧头肌皮瓣移位治疗胫骨慢性骨髓炎并皮肤缺损；②局部旋转皮瓣治疗跟骨慢性骨髓炎；③下肢交叉皮瓣，适用于胫骨严重开放性骨折伴有软组织广泛缺损引起的慢性骨髓炎；④局部肌瓣结合下肢交叉皮瓣，适用于胫骨上段前方慢性骨髓炎、清创后胫骨的残腔较深、皮肤及软组织创面缺损较大者，在局部将胫前肌做带蒂肌瓣填充残腔，并于双侧小腿做一交叉皮瓣，1个月断蒂，效果良好。

（11）含抗生素胶（骨水泥）球填充术：清除病灶及死骨后用含链霉素或庆大霉素珠链填充，持续地释出抗生素灭菌。如果需要松质骨填充骨腔，可在数月后取出庆大霉素珠链进行植骨。

（12）病灶切除术：对腓骨中上段、髂骨、肋骨、股骨大粗隆、桡骨头、尺骨下端、肩胛骨等部位的慢性骨髓炎，可将病变部分大块切除，不影响功能，疗效也较好。

（13）截肢术：应用极少，其适应证为：长期不愈的窦道伴有皮肤癌变者；破坏广泛、肢体功能完全丧失者；严重感染不能控制，必须截肢才能保存生命者。

【附】 骨髓炎病灶清除和闭式冲洗—吸引疗法

1．适应证

（1）慢性骨髓炎瘢痕面积较小，在伤口缝合后皮肤边缘无张力者，可行此手术。

（2）急性骨髓炎行骨开窗处理后，也可用闭式冲洗吸引法治疗。

2．麻醉　硬膜外麻醉或腰麻。

3．体位　仰卧位，患肢放在舒适位置。用止血带。

4．手术方法　以胫骨上端慢性骨髓炎为例。

（1）切口：一般常用梭形切口，同时切除浅层瘢痕和窦道，并达深筋膜或骨面（胫骨前内侧），随即切除瘢痕和窦道。

（2）清除病灶：切开和剥离骨膜，显露病灶，吸净脓液，刮除肉芽组织，如骨瘘孔周围骨质硬化，用骨刀在骨皮质上开窗，或凿除骨腔壁的硬化骨，将整个骨腔敞开，摘除死骨，凿成碟形，用生理盐水冲洗后，放开止血带，结扎止血。

（3）安放冲洗管和吸引管：骨腔内置入两根硅橡胶管（直径 3~5mm，长约 50cm），每根管上剪 6~9 个侧方小孔，用腹腔穿刺套管针，从伤口一端的骨膜下，经肌肉、皮下组织，在距伤口缘约 5cm 处斜行穿出皮肤，用套管针将有侧方小孔的一段管引导至伤口内。同法将另一根硅橡胶管自伤口另一侧引导至伤口内，将有孔的一段管平放在骨髓腔底。此时即可开始用生理盐水从管中冲洗和吸引伤口。一般以伤口近端的管作为冲洗管，远端的管作为负压吸引管，注意两根管必须无扭曲或阻塞，以维持液体流通无阻。

（4）缝合伤口，固定患肢和继续冲洗吸引：伤口全层间断缝合，要求达到伤口不漏水的程度，最后用凡士林纱布覆盖，使伤口呈密封状，用石膏固定患肢。

5. 术后处理

（1）患者回病房后，立刻将冲洗管连接于盛冲洗液的吊瓶上，将吸引管连于负压吸引器上，调整流入速度和吸引力量。为了防止管腔被血块、脓液阻塞，在术后 12h 内滴注速度应当略快，以后每分钟 30~40 滴。

（2）术后除观察伤口渗血量、脉搏、血压及全身情况外，应注意保持冲洗和吸引管畅通，这是保证手术成功的重要措施之一。术后第 3d 开始用抗生素溶液冲洗，每天用量为含一定量敏感抗生素的生理盐水 3 000~5 000mL，冲洗和吸引最好能持续 2 周再拔除导管。

第三节　局限性骨脓肿

局限性骨脓肿（Brodie 脓肿）是一种慢性局限性骨髓炎。毒力小的细菌在轻度或无症状的菌血症时，随血液循环进入干骺端，形成局限性化脓性骨内病灶，即称为局限性骨脓肿。

一、临床表现

（1）本病多见于青年和儿童，好发部位为胫骨及腓骨下端、肱骨上端的干骺端。

（2）发病时症状多不明显，没有血源性骨髓炎的全身中毒症状，仅有局部轻度疼痛。但本病可反复发作，发作时局部有红、肿、痛、热等现象，经用抗生素和休息后症状可好转。

（3）X 线摄片表现为长管骨干骺端处的圆形或椭圆形的骨质疏松区，范围较小，直径多在 1~2cm，四周为密度增深的硬化骨，骨膜增生及死骨很少见。

二、治疗

在抗生素的控制下，刮除脓肿及周围硬化骨，用自体松质骨植骨消除骨腔后，伤口一期缝合，效果良好。

第四节　硬化性骨髓炎

硬化性骨髓炎又称 Gaffe 骨髓炎或原因不明的骨髓炎。本病少见，可发生在长骨骨干，最常发生在胫骨骨干和股骨骨干。起病有的缓慢，有的则有急性发作过程，也有病史不清者。此病多见于青壮年，可能由于低毒力的细菌感染所致，外伤常能激发本病急性发作。

一、临床表现

局部常见的症状为肿胀、发热、钝痛。劳累或长途步行后疼痛加剧，休息时疼痛减轻，局部有压痛，夜间疼痛加重，可呈钻凿样痛。血液培养为阴性，病程缓慢，可长期存在，但不出现脓肿，虽不用抗生素治疗，局部症状也可慢慢静止。

二、X 线表现

骨干呈梭形肿大，无死骨形成，由于新生骨形成显著与骨质硬化，可有骨皮质肥厚和髓腔狭窄阻塞，一般在硬化的骨质内无透光区可见，但病程长的病例可见轻度虫蚀样改变，有不规则的透光区，骨膜无掀起及无软组织肿胀现象。

三、治疗

局部制动，大量使用抗生素。手术凿除一部分硬化骨后把髓腔暴露，以达到减压的目的，这是目前常用的治疗方法。伤口愈合后，要长期保护患肢，持重或运动过多后本病易复发。

第九章　非特异性关节炎

第一节　类风湿关节炎

类风湿关节炎（rheumatoid arthritis，RA）是一种病因未明的慢性全身性疾病，以周围关节对称性、多发性关节炎为主要特征。主要表现有晨僵、关节侵蚀性改变及进行性关节畸形。而膝关节类风湿关节炎是类风湿在膝关节的表现，与其他关节具有相同的临床特征。

一般认为 RA 多见于女性，为男性的 3 倍，任何年龄都可发病，更多见于 30 岁以后。其主要特征是关节滑膜的持续炎性增殖，因为只有可动关节才有滑膜衬里，所以 RA 主要累及可动关节。临床上可见 RA 主要累及周围的小关节和大关节，呈多发性和对称性，中轴骨关节没有滑膜所以通常不受累。

一、发病机制

RA 导致的关节肿胀、脱位、畸形是滑膜持续增生的结果。在滑膜炎症过程中，释放大量的炎性物质，但发病机制尚不清楚，一般认为 RA 是一种自身免疫性疾病。

二、病理改变

类风湿关节为病变的组织变化虽可因部位而略有变异，但基本变化相同。其特点有：①弥漫性或局限性组织中的淋巴细胞或浆细胞浸润，甚至淋巴滤泡形成；②血管炎，伴随内膜增生，管腔狭小、阻塞，或管壁的纤维蛋白样坏死；③类风湿性肉芽肿形成。

三、临床表现

患者的发病年龄多在 20~45 岁，以青壮年为多，男女发病率之比为 1：（2~4）。初发时起病缓慢，患者先有几周到几个月的疲倦乏力、体重减轻、胃纳不佳、低热和手足麻木、刺痛等前驱症状。随后发生某一关节疼痛、僵硬，以后关节肿大日渐疼痛。开始时可能1~2个关节受累，往往是游走性。以后发展为对称性多关节炎，关节的受累常从四肢远端的小关节开始，以后再累及其他关节。

近侧的指间关节最常发病，呈梭状肿大；其次为掌指、趾、腕、膝、肘、踝、肩和髋关节等。

膝关节炎的表现与全身其他关节炎的表现也是相同的。主要为晨间的关节僵硬，肌肉酸痛，适度活动后僵硬现象可减轻。关节的肿痛和运动的限制，关节附近肌肉的僵硬和萎缩也日益显著。以后即使急性炎症消散，由于关节内已有纤维组织增生，关节周围组织也变得僵硬。病变关节最后变得僵硬而畸形，固定在屈位。关节受累较多的患者更是终日不离床褥，不能动弹而极度痛苦。

对类风湿关节炎患者功能状态的评定无统一标准，但常采用下述分类。

Ⅰ级：完成正常活动的能力无任何限制。

Ⅱ级：虽有中度限制，但仍能适应。

Ⅲ级：重度限制，不能完成大部分的日常工作或活动。

Ⅳ级：失去活动能力，卧床或仅能应用轮椅活动。

四、辅助检查

1. 实验室检查

（1）血常规检查：一般有轻度至中度贫血，白细胞数大多正常，在活动期可略有增高，偶见嗜酸性粒细胞和血小板增多。贫血和血小板增多症与疾病的活动相关。多数病例的红细胞沉降率（ESR）在活动性病变中常增高，ESR可作为疾病活动的指标。

（2）血清白蛋白降低，球蛋白增高。免疫蛋白电泳显示IgG、IgA及IgM增多。C反应蛋白活动期可升高。

（3）类风湿因子（RF）及其他血清学检查：类风湿因子包括IgG型、IgM型、IgA型和IgE型等。目前临床多限于检测IgM-RF，检测IgM-RF在成年RA患者3/4阳性。IgM-RF高滴度阳性患者，病变活动重，病情进展快，不易缓解，预后较差，且有比较严重的关节外表现。但类风湿因子（RF）阴性不能排除本病，须结合临床。此外RF为自身抗体，也可见于多种自身免疫性疾病及一些与免疫有关的慢性感染如系统性红斑狼疮、慢性肝炎、结节病、传染性单核细胞增多症、麻风、结核病、血吸虫病等。此外，正常人接种或输血后也可出现暂时性RF阳性。正常人尤其是高龄可有5%呈阳性，故RF阳性不一定就是类风湿关节炎，但结合临床仍为诊断RA的重要辅助方法。

近年来发现，类风湿关节炎患者血清中抗类风湿关节炎协同核抗原抗体（抗RANA抗体）的阳性率（93%～95%）明显高于其他各种类型关节炎的患者（约19%）及健康人（约16%），可作为诊断类风湿关节炎的一项有力证据。

（4）关节腔穿刺可得不透明草黄色关节液，其中中性粒细胞可达（10 000～50 000）×10^6/L或更高，细菌培养阴性。

2. X线检查　早期患者的关节X线检查除软组织肿胀和关节腔渗液外一般都是阴性。关节部位骨质疏松可以在起病几周内即很明显。

关节间隙减小和骨质的侵蚀提示关节软骨的消失，只出现于病程持续数月以上者。半脱位、脱位和骨性强直后更后期的现象。当软骨已损毁时，可见两骨间的关节面融合，丧失原来关节的迹象。弥漫性骨质疏松在慢性病变中常见。

五、治疗

类风湿关节炎至今尚无特效疗法，主要是对炎症及后遗症的治疗，采取综合治疗，多数患者能得到一定的疗效。治疗目的：①控制关节及其他组织的炎症，缓解症状；②保持关节功能和防止畸形；③修复受损关节以减轻疼痛和恢复功能。

1. 一般疗法　对于类风湿这一类风湿免疫疾病，首先应让患者保持规律的生活状态，使患者的免疫系统平静下来，防止过劳和不规律生活。同时应促进关节活动，以免过久的卧床导致关节失用，甚至促进关节强直。

2. 药物治疗　常用药物如下。

非甾体类抗炎药：通过抑制前列腺素合成所需的环氧合酶（COX）而起到消炎止痛的作用，该类药物是治疗类风湿关节炎只能缓解症状，并不能阻止疾病的进展，非甾体类抗炎药的品种很多，主要包括布洛芬、双氯芬酸、美洛昔康、塞来昔布等。此类药物在解热、镇痛、抗炎的同时，常削弱胃肠道黏膜的保护作用，减少肾内血流，影响血小板功能。因此，常见不良反应有恶心、呕吐、上腹疼痛、胃黏膜糜烂出血及消化性溃疡出血、穿孔，肾功能损害，血小板功能异常，皮疹，转氨酶升高，哮喘、头痛、头晕等。

慢作用抗风湿药及免疫抑制剂：起效时间比较晚，一般需要3～6个月，这类药物对疼痛的缓解作用较差，但及早使用能延缓或阻止关节骨的破坏，减少残疾。此类药物常伴有各种不同的不良反应，应密切观察，定期进行实验室检查。此类药物主要包括柳氮磺嘧啶、甲氨蝶呤、来氟米特、羟氯喹、环孢素、硫唑嘌呤、雷公藤等。

糖皮质激素：能迅速缓解关节炎临床症状。长时间使用或使用不当则可引起明显的不良反应。一般来说，糖皮质激素不作为类风湿关节炎的首选用药。但在以下情况可选用：①类风湿血管炎，包括多发性单神经炎、Felty综合征、类风湿肺及浆膜炎等；②重症类风湿关节炎患者可用小剂量糖皮质激素缓解病情；③经正规慢作用药物治疗无效的患者；④

局部应用，如关节腔内注射可有效缓解关节的炎症。

免疫及生物治疗：包括针对细胞表面分子及细胞因子等的靶位分子免疫治疗，如肿瘤坏死因子抑制剂、IL-1 受体拮抗剂等。此外，还有以去除血浆中异常免疫球蛋白及免疫细胞为主要目的的免疫净化治疗，如血浆置换、免疫吸附及去淋巴细胞治疗等。这些方法针对性地干扰类风湿关节炎的发病及病变进展的主要环节，可能有较好的应用前景。

3. 外科治疗　以往一直认为外科手术只适用于晚期畸形病例，但目前经非甾体类抗炎药治疗无效者可试用早期滑膜切除术。后期病变静止，关节有明显畸形病例可行截骨矫正术，关节强直或破坏可做关节成形术、人工关节置换术。负重关节可做关节融合术等。

（1）滑膜切除术：对于类风湿关节炎患者，早期膝关节肿胀严重，经反复多次治疗效果不佳者，可行膝关节滑膜切除术。滑膜切除应尽可能彻底，按层次将滑膜切除，前方相对容易，后方困难，可结合关节镜或后方入路才能实现。术后需早期进行膝关节功能锻炼，功能锻炼需坚持 6 个月以上，否则会出现关节僵直甚至融合。目前有学者主张用膝关节镜进行滑膜切除，但有切除不彻底、易复发的缺点，由于骨质疏松也易出现骨及关节软骨损伤。

（2）全膝置换术：适用于晚期关节已破坏的类风湿关节炎患者。这类患者的特点主要包括关节畸形重而且多样，骨质疏松严重，可伴有骨缺损，滑膜严重增厚。手术时应尽可能彻底切除滑膜，通过选择性地松解校正软组织不平衡，通过植骨调整骨缺损，关节屈曲畸形如不能术中矫正可通过术后牵引或功能锻炼逐步改善。类风湿关节炎患者韧带较松弛，因此关节应装得稍紧一点。

早期给予积极的综合性治疗，大多恢复较好。起病急者优于起病缓者，男性较女性效果好，仅累及少数关节而全身症状轻微者，或累及关节不属对称分布者，往往病程短暂，有 10%~20%患者因治疗不及时而残疾。

第二节　膝关节滑膜炎

慢性膝关节滑膜炎是一种持续性、非特异性的增生性滑膜病变。通常为单关节发病，很少或不影响骨和软骨，常无明确的证据表明其具有其他重要的病理过程。尽管关节液培养阴性，但这一病变似乎仍与其他部位感染有关。慢性滑膜炎也可于急性创伤已完全恢复、无任何关节炎表现数年之后出现。

一、临床表现

由于滑膜炎症反应，血管扩张，滑膜细胞活跃，逐渐出现关节肿胀，局部不适，如关节渗出较多，可有膝关节顽固积液。消退后稍时又肿起。一般疼痛不明显，局部及全身多无明显反应。膝关节检查可见局部肿胀，如有关节积液，浮髌试验可为阳性。膝关节有波动感及持续肿胀却没有周围软组织水肿是慢性滑膜炎的特点。

二、X 线表现

本病骨与关节一般无异常表现。X 线摄片可用于排除关节内其他病变。

三、诊断与鉴别诊断

单膝关节滑膜炎与痛风及假性痛风相似，所以应检查关节液内是否有结晶，以排除这些疾病。关节液细胞学检查可除外色素沉着性绒毛结节滑膜炎。MRI 可以发现由于反复出血产生的特异性沉着。MRI 也可以发现 X 线平片上见不到的骨梗死灶。本病还应与滑膜结核、滑膜瘤等滑膜疾病相鉴别。

四、治疗

慢性滑膜炎应首先采用保守治疗方法，包括关节制动、理疗、股四头肌功能锻炼和使用非甾体类抗炎药等。如关节积液较多，可行关节穿刺抽液。关节镜手术可以取滑膜活检，以帮助诊断。另外，关节镜下还可以行冲洗和滑膜切除术，滑膜切除可暂时缓解疼痛，但其能否增加关节活动范围尚不确定。

第三节 剥脱性骨软骨炎

剥脱性骨软骨炎是一种关节面的局限性慢性坏死性病变。其特点是由于关节软骨及其下面骨质的缺血坏死，与其周围健康骨骼缓慢分离，部分或完全脱落，最终形成关节内游离体。好发于膝关节，其次是肘、踝、肩与髋等关节。累及膝关节的病变几乎都发生在股骨内髁关节面，靠近髁间窝或后交叉韧带附着处。偶尔发生在外髁或髌骨下内侧。

一、病因

本病病因不明。外伤可能是致病因素，由于外伤引起软骨下骨折，逐渐形成碎片分离；或因伤及一部分关节面，引起局部血供障碍，导致局部骨质与软骨坏死，逐渐脱落。本病好发于股骨内髁的原因可能为：一般内侧髁间隆突大于外侧髁间隆突，并且在这类患者中常见内侧髁间隆突有增殖肥大现象，因此，胫骨与股骨之间如有强烈旋转或髁间隆突强烈向内侧移位时，将冲击股骨内髁关节面。骨端终末动脉的栓塞，使一块骨质及其软骨面的血供受累，而发生缺血坏死。在体质上对本病有先天敏感性，因为在同一家族中可有数人患此病，或一个患者双侧性或几个不同关节患病。本病可能与内分泌紊乱有关。

二、病理

本病最常累及股骨内髁关节面凸面，很少累及外髁。受累骨块大小不等，一般直径平均为2cm，深度为0.5cm。在病变区，软骨下的骨质缺血，局部软骨软化，在缺血骨块与其周围健康骨骼之间形成清晰的界线。最初由纤维蒂或软骨片连接于关节面或母体上，数月后骨块完全分离，脱落为游离体，流窜于关节腔内。一般为1个，有时为2~3个，在关节面上遗留有骨缺损，最后关节面充满纤维软骨。久病后易于发展为继发性骨关节炎。如果缺血骨块较小，尚未完全分离，有时还能自行重新连接，特别是青少年。

三、临床表现

多见于16~25岁的青少年，儿童也可发生，常为单关节，偶尔双侧，以膝、踝和肘关节最好发。本病的特点为关节软骨和软骨下骨质发生慢性剥脱。患病初期，病变区尚未分离而骨块仍位于母骨内时，主诉仅为膝关节隐痛或不适感，负重或运动后有不同程度的加重。日久后，病变区可部分分离，骨块有蒂状物联系时，可前后移动于关节间隙之间，经常引起短暂的交锁。患者除疼痛外，还有不稳定感及间歇性关节肿胀。最后当骨块已完全分离，形成游离体，经常流窜于关节内时，主要症状是反复出现突然的关节交锁并伴有剧痛，随后出现关节积液，限制关节于轻度屈位。有些患者能触及游离骨块。一般从坐位或蹲位起身时，易于出现交锁。经过一段时间，患者能自行复位。检查发现关节积液，股四头肌萎缩，不常影响运动。在屈膝位，内髁病变区可有压痛，偶尔可触及骨缺损。

四、影像学表现

股骨内髁关节面上显示有界线清楚的骨缺损。最初骨块仍位于母骨内，后来随着关节运动，可见一或两个游离体流窜于关节其他部位，而骨端残缺。但仅由软骨构成的游离体是不显影的，除非做关节造影或关节镜检查。晚期可见不同程度的骨关节炎性改变。投照的最好位置是膝关节半屈位，摄前后位切面像。儿童膝关节剥脱性骨软骨炎不应与异常的骨化中心相混淆。由于这种骨化中心可出现在双侧膝的两个髁，建议双膝同时摄片用于比较。

MRI 显示股骨髁部缺失样信号异常，T_1WI 为中间低信号、周边高信号，T_2WI 为周边低信号、中间高信号，有助于提示游离体与股骨髁部病灶的联系。

五、治疗

在病变早期特别是儿童患者，应先采用非手术疗法。骨骺未闭儿童的膝关节剥脱性骨软骨炎常能通过石膏固定达到治愈目的。在骨块分离之前、软骨面尚完整时，如果避免负重，缺血骨块仍保留原位，尚可复活。用石膏绷带使膝关节制动在 30° 屈位 8～10 周。患者可扶拐走路，但患肢暂不负重，并避免剧烈运动。

经保守治疗 6 个月疼痛无缓解、病损无愈合，出现病变周缘硬化及存在引起症状的游离体，或当病变已形成游离体而症状明显或儿童的膝关节剥脱性骨软骨炎骨骺闭合后症状持续者，可行关节镜手术。手术除摘除游离体外，应根据关节镜下所见病损区大小以及关节的稳定性和患者负重特点，决定是否钻孔、切除、刮除、替代并加钉软骨移植术。有时股骨内髁上的骨缺损部位逐渐充满纤维软骨，往往能恢复足够的功能。

全膝置换术受到普遍肯定，尤其是对于关节软骨面破坏明显、影响功能者，疗效良好。因为这类患者多数已届中老年，全膝置换术置换成为自然选择。

第四节　色素沉着绒毛结节性滑膜炎

色素沉着绒毛结节性滑膜炎（pigmented villonodular synovitis, PVNS）是指任何慢性滑膜炎时，反复出血使滑膜变暗、滑膜深层增厚形成绒毛状、色素沉着、形成结节。因此，色素沉着绒毛结节性滑膜炎是慢性滑膜炎和反复出血的最终结果的宏观描述。色素沉着绒毛结节性滑膜炎类似组织细胞肿瘤，但只是所累及组织细胞增生的肿瘤样变。多发生于 20～40 岁的青壮年，病变多累及下肢大关节的滑膜下组织，上肢罕见。膝关节是最常受累的部位，接下来依次为髋、踝和足关节。

一、病理改变

本病可能是一种介于炎症和良性肿瘤之间的滑膜疾病。其中绒毛型更近似炎症。动物实验证明，向关节腔内多次重复注入血液，即可产生与绒毛型相同的病理改变。运动员因多次膝关节出血，也有可能产生类似改变。结节型者系由大量滑膜细胞构成，切除不彻底则易复发，故近似良性肿瘤。

绒毛型者受累滑膜呈暗红色或棕黄色，常明显增厚，可达 1cm 以上。滑膜表面不平，常有皱襞和绒毛形成。有的绒毛细长，最长可达 1~2cm，在水中漂浮如胡须状；有的绒毛较短，互相融合成结节状。结节的直径在 1~5cm。较小的结节呈红棕色，较大的结节则呈黄白色，带有铁锈斑。结节稍硬韧，剖面上可见漩涡状纤维组织，偶见黏液变性及裂隙。有些病例既有绒毛型病变，也有结节型病变。

按病变的分布范围又可分为弥漫性和局限性两种。弥漫性多见，少数为局限性。在弥漫性病变中有绒毛型和绒毛结节型，在局限性病例中一般均为结节型。

在显微镜下绒毛表面为数层滑膜细胞，其中心为少许纤维组织、扩张的毛细血管和少量炎症细胞。细胞内、外可见含铁血黄素颗粒。结节由密集的滑膜细胞组成，胞质少，胞膜不清楚，核染色较深。在密集的细胞中可见裂隙和乳头。滑膜细胞之间偶见多核巨细胞和泡沫细胞。

二、临床表现

本病没有明显的全身症状，患者体温一般不高，红细胞沉降率不快，血象也无改变。局部症状在早期也较轻微，因此患者就诊较晚，病程较长，以 1~5 年者最多，半数以上有外伤史。本病的主要症状为关节肿胀，疼痛多比较轻微，局部皮温有时稍高，关节功能受限多不明显。呈弥漫性肿胀的关节，触及增厚的滑膜呈海绵样感觉，积液多的可触及波动感。有时可触到大小不等并稍能移动的结节。膝关节受累时髌上囊及髌骨肿胀明显，积液多的浮髌试验阳性。增生的滑膜组织有时可穿破后关节囊而进入腘窝，并沿小腿后方肌间隙向下蔓延，产生深在的弥漫性肿胀。

弥漫性和局限性滑膜炎，患肢都有轻度的肌肉萎缩。关节穿刺可抽出血性或咖啡色液体，这种关节液很特殊，具有诊断价值。

三、辅助检查

早期可见弥漫性或局限性肿胀，有时可见圆形软组织结节的阴影。晚期可见关节间隙狭窄、关节边缘腐蚀和增生性改变，并可见到关节软骨下骨呈虫蚀样改变。可有韧带钙化或关节内游离体。X 线摄片或 CT 检查只能看到关节内外结节状或分叶状软组织肿块，难以确定病变的性质。

MRI 表现为增生肥厚的滑膜在 T_1WI 上呈中等或中等稍低信号，在 T_2WI 上呈中等稍高信号，其内可见多发散在结节，呈 T_1WI、T_2WI 低信号灶；增生肥厚的滑膜在快速梯度回波（FFE）T_2WI 序列上呈明显结节样低信号。MRI 能准确显示 PVNS 的病变范围和程度，对 PVNS 有定性诊断价值，因此对于怀疑为 PVNS 的病例，术前应常规进行 MRI 检查，以确定病灶清除的范围。

四、治疗

本病的治疗有手术切除和放射治疗两种。手术切除比较彻底，对结节型病例尤为适合。放射治疗对绒毛型较好，对结节型疗效不佳。弥漫性病变切除全部的滑膜组织，才能避免复发。对于滑膜比较丰富、不易完全切除的膝关节绒毛型病变，先将关节前、后方的滑膜组织尽量切尽，术后再进行放射治疗，也可达到治愈的目的。对于膝关节弥漫性结节型病变则应切断膝交叉韧带及侧副韧带，将关节脱位后，再将前、后方的滑膜组织彻底切除，因结节型病变切除若不彻底极易复发，而且有少数病例可转变为滑膜肉瘤。而对局限性病变，则仅切除局部的滑膜组织即可。

1. 关节镜滑膜切除术　关节镜滑膜切除术对治疗局限性 PVNS 疗效较好，关节镜技术为手术医师提供了广阔清晰的视野，可直接进行绒毛和结节切除，尤其后关节囊的绒毛可以直接用刨刀通过交叉韧带进入后关节囊进行切除，可以最大限度地进行关节滑膜清除，减少术后关节积血并发症，降低复发的概率。但对于弥漫性 PVNS 病史长的病例，关节内病变广泛，滑膜组织明显增生、变厚，易导致术后复发。应考虑行切开手术。对于发病时间较短、滑膜增厚不明显、无骨破坏的病例，进行滑膜刨削后应用射频技术对滑膜面进一步烧灼气化。应用射频技术也是一种有效的手段，但远期效果尚不确定。

2. 放射治疗　目前对弥漫性 PVNS 的常规治疗方法为滑膜大部分切除术及放射治疗，放疗常用的总量为 30~35Gy。但放疗对提高 PVNS 术后疗效的作用仍有争论，有学者认为放疗能有效地清除手术后残留和术中漏入关节液中的绒毛结节细胞，加强手术治疗效果，降低术后复发率，放疗也能抑制炎性渗出，促进恢复；也有学者认为滑膜切除后加用放射治疗对提高疗效并无帮助，只要病变滑膜切除彻底，不需要同时应用放疗。彻底切除病变滑膜组织是治疗本病、减少复发的根本方法。

第五节　血友病性膝关节炎

血友病是一组由遗传因素引起的凝血因子缺乏性疾病。其临床表现为严重凝血功能障碍。反复的关节血肿继发关节病、深部软组织的自发性出血继发假瘤形成、意外创伤和必要的骨科矫形手术构成了血友病的骨科问题。

一、分型

血友病分为血友病 A、血友病 B 和血管性血友病 3 型，血友病 A 为凝血因子Ⅷ缺乏的连锁隐性遗传性疾病，女性为基因携带者，男性为发病者。血友病 B 为凝血因子Ⅸ缺乏的连锁隐性遗传性疾病，又称 Christmas 病。血管性血友病又称 Willebrand 病。血友病 A 占全部血友病病例的 80%~85%。

二、实验室检查

实验室检查是诊断血友病、评估血友病严重程度和指导替代治疗的重要依据。初步的实验室检查包括出血时间、止血带时间、凝血酶原时间、凝血时间、凝血酶原消耗试验、凝血酶原激酶生成试验及激活部分凝血酶原时间。通过这些过筛检查，可以判定患者有无凝血功能障碍。进一步的检查是检测凝血因子活度、抑制因子（Ⅷ因子抗体）、HIV 抗原和血清型肝炎病毒。监测凝血因子活度在围手术期至关重要，术前、术中和术后 2 周血液循环中凝血因子的活度必须维持在 100%。抑制因子的存在是手术的禁忌证，5%~7% 的血友病患者产生抑制因子，所输入的凝血因子将被中和掉。有统计资料显示，30% 的血友病患者 HIV 阳性，HIV 阳性患者为手术禁忌证，因为这类患者的抗感染能力低下。

三、临床表现

（1）关节出血：在血友病患者中，关节积血最常见，最易引起功能障碍。出血可能涉及任何关节，但膝关节最为常见。血友病性关节炎可分为急性、亚急性和慢性 3 种，3 型间常有重叠。急性关节血肿常无创伤史，关节有"刺痛感"，有肿胀、僵硬、皮肤发热和敏感，关节出血在几小时内迅速发展。膝关节常处于屈曲位，这是患者因疼痛不愿活动常将膝关节屈曲于 45°~75° 所致，对于急性关节出血的关节疼痛，给予凝血因子治疗后可以很快缓解，肿胀缓解程度及关节制动与关节内出血量有关；亚急性关节血肿多发生在 2~3 次急性血肿之后，表现为滑膜肥厚；慢性关节血肿多发生于急性关节血肿 6 个月之后，早期以滑膜反应为主，类似早期类风湿关节炎，晚期表现为软骨退变和关节破坏，类似晚期 OA 和 RA。

（2）肌肉出血：下肢肌肉内自发性出血为重型血友病的另一个特征，但是和膝关节积血并无直接关系。运动和静止时的局部疼痛和感觉过敏几乎存在于所有肌肉出血患者。最常见的出血部位为股四头肌和腓肠肌。绝大多数肌肉出血的首发症状为运动后疼痛，如股四头肌被累及，则休息时也可发生疼痛。

（3）血友病关节畸形：Ⅰ型是由于急性软组织出血造成肌肉挛缩和神经损伤而继发关

节畸形，约占 30%；Ⅱ型是反复的关节出血造成关节的破坏，约占 63%。

四、病理生理

关节血肿造成关节破坏的具体机制并不清楚。多次出血可致滑膜增厚，铁离子和红细胞碎片被吞噬，增生的滑膜产生大量水解酶，炎性反应持续发展，软骨破坏，关节间隙缩窄。病理过程的最后，软骨下骨严重暴露，关节纤维融合。关节内压增高和关节制动可能是关节软骨破坏的原因之一。

五、放射学特征

虽然血友病性关节炎的放射学特征不具有特征性，但临床评估仍主要参考 X 线表现，X 线摄片包括站立后前位、侧位和髌骨轴位。目前常用的是 Arnold 和 Hilgartner 的临床分期和 Pettersson 的关节评分。

Pettersson 的关节评分是根据 8 类不同的放射学特征进行评分，积分 0~13 分。正常关节为 0 分，出现下列情况的一项加 1 分，包括骨质疏松症、骨骺部的扩大、关节缘的侵蚀缺损。有下列 5 项放射学改变，即软骨下平面不规则、骨小梁稀疏、软骨下囊肿、关节间隙缩窄和成角畸形，根据程度不同分别计 0 分（无变化）、1 分（轻微变化）和 2 分（严重变化）。世界血友病联合会推荐使用 Pettersson 的关节评分，而美国则更多使用 Arnold 和 Hilgartner 的临床分期。

六、治疗

（1）凝血因子替代疗法：主要是针对急性关节内和肌肉内出血的治疗。凝血因子的治疗需要有经验的血液科医生或血液科医生和骨科医生的配合下进行。血友病 A 的替代治疗主要为凝血因子Ⅷ的替代治疗。缺乏凝血因子Ⅸ的血友病 B 患者的治疗，需补充富含凝血因子Ⅸ的冻干血浆或活性凝血酶原复合物。

（2）血友病性关节炎的治疗：具体如下。

1）急性血友病性关节炎的治疗：关节穿刺和关节镜下灌洗术。

关节穿刺：在积极补充凝血因子的前提下，于症状开始 24h 内进行关节腔穿刺，尽量抽出积血，使关节腔内减压，减轻疼痛和控制症状。

关节镜下灌洗术：血友病性关节炎表现为关节肿胀、发热、疼痛，患者往往不能忍受。如果患者能够得到凝血因子的治疗，则因急性血友病性关节炎发作而需要手术的患者将大幅减少。关节灌洗术可以减轻绝大多数患者的症状而提高康复率。清除关节内积血可以减少发展成慢性滑膜炎以及复发的可能性。

2）亚急性和慢性血友病性关节炎的治疗：非手术治疗和手术治疗。

非手术治疗：亚急性和慢性血友病性关节炎非手术治疗的目的在于防止肌肉萎缩，保护关节运动功能，控制反复发作的出血，维持膝关节的正常功能。非手术治疗包括预防性凝血因子替代治疗，辅以理疗、支具、功能锻炼。对血清 HIV 阴性患者，必要时可以口服泼尼松以改善滑膜炎症状。

滑膜切除术：滑膜切除术治疗血友病性关节炎的基本原理是，通过机械的方法切除肥厚、多血管和易碎的滑膜，以及去除组织蛋白酶等多种致病因子，从而起到改善症状、减少出血的作用。血友病性关节炎滑膜切除的手术适应证是：①持续严重的反复关节内出血；②对保守治疗顽固的持续性痛性滑膜炎；③有 6 个月的保守治疗原始记录无效者。Triantafyllou 比较了膝关节的切开和关节镜手术，认为两种方法都可显著地减少关节出血；关于膝关节活动度，在用切开法者，减少和无改变的占 75%，轻度增加的占 25%，在用关节镜手术者，增加的为 80%，减少的为 20%。为增加活动度，切开组 62.5% 的患者需按摩，关节镜组为 0。关节镜手术时间长（122min 比 59min），但住院时间短（9.4d 比 23.1d），且Ⅷ因子节约 25.6%。因而认为关节镜手术更可取。

关节清创术：对于进展的血友病性关节炎行关节清创术，对于年轻、危险性高的患者，可以避免或延迟行膝关节成形术，但作用有限。

全膝置换术：主要用于治疗严重功能障碍和疼痛的慢性血友病性关节炎。手术可以很好地减轻疼痛，改善关节的活动性和功能，但围手术期应严密进行血液学的监测，此类患者的术后感染率较高，任何轻微感染必须早期及时治疗。

关节融合术：单膝关节受累、活动度差，有严重屈曲挛缩的年轻血友病患者，关节融合术仍是有价值和合理的手术。

第六节　膝关节骨性关节炎

骨性关节炎是老年人最常见的疾病之一，主要表现为关节疼痛、关节僵直、关节肿胀和活动受限。骨性关节炎是一种退行性疾病，一般认为与衰老、创伤、炎症、代谢及发育障碍、遗传等因素有关。关节软骨是骨性关节炎的主要受累组织。它是一种由多种致病因素造成的全身性疾病。膝关节是全身最大的负重关节，承担全身的重量，最容易受伤，因此膝关节骨性关节炎是最常见的疾病。

一、发病机制

人在正常站立时，人体的重量大部分分布在膝关节内侧，当单腿站立时体重的70%落在膝关节内侧，当膝关节内翻大于6°时，人体重量的90%落在膝关节内侧。行走时膝关节会出现很小的内翻运动，而膝关节外侧的稳定结构主要是外侧副韧带和髂胫束。膝内翻导致下肢力线向内侧移位，因而在行走时为了代偿内翻运动对外侧稳定结构的冲击，会代偿性地使膝关节外旋，足跟内翻，并使躯干摆动。膝关节骨性关节炎最常见的是内侧关节面的改变，根据内侧关节软骨的破坏程度，关节间隙的变化，前交叉和外侧副韧带的损伤程度，在膝关节面磨损的部位不同。骨性关节炎是一个渐进性发展过程，外侧韧带被牵拉变长，就会造成胫骨向外侧半脱位，病变进展致使髁间窝处骨赘形成，而胫骨嵴的作用使关节间隙进一步变窄，导致前交叉韧带断裂。前交叉韧带断裂后，股骨逐步向后脱位，外侧关节间隙的逐渐狭窄和关节的半脱位，使髁间嵴将股骨髁磨损。最终导致整个关节的退变。总的来看，病变的发展是由单间室到半脱位再到双间室或全关节。

尽管膝关节内侧关节关节炎很常见，多表现为股骨、胫骨内侧磨损，但在胫骨侧的磨损部位具有一定的特点。磨损可以在胫骨的前侧或中后侧，这种磨损总是位于胫骨的边缘，这与股骨的承重有关。前内侧磨损是在西方国家最常见的一种病变。前内侧磨损的患者主要表现为伸直位下有内翻畸形，前交叉韧带完整，磨损开始出现在胫骨髁的前内侧，随着病变进展，逐渐累及内侧。内侧磨损伴前交叉韧带缺损，会导致膝关节内侧不稳定进一步加重，同时发现有内侧半月板损伤，这些表现在大于55岁患者的X线摄片和手术中可以看到。胫骨后内侧磨损的患者常表现有膝关节屈膝外旋畸形，股骨向后内侧脱位，前交叉韧带缺损，在亚洲人种中较常见。后内侧关节炎的发生，开始前交叉韧带也是完整的，重量集中在胫骨髁的后内侧，股骨后内侧不稳定，胫骨向前半脱位，致使胫骨外旋。这个过程继续进展，就会导致前交叉韧带断裂。而膝关节外侧骨性关节炎与内侧有很大的不同，在大部分的患者中没有胫骨半脱位，在许多严重的病例中胫骨髁的磨损主要集中在胫骨外侧髁中央。与膝内侧骨性关节炎有很大的不同，前交叉韧带允许膝关节有一定的外翻运动，并不会损伤交叉韧带，而且在大部分情况下内侧副韧带是完整的，这些都防止了胫骨的半脱位。只有到晚期髁间窝的严重增生，导致前交叉韧带的损伤。这些可以从切除的关节标本中得到证实。膝外翻使下肢力线位于膝关节外侧，致使内侧副韧带张力加大，患者用更大的外翻代偿步态。

膝关节内翻或外翻畸形导致的膝关节不稳定会进一步加重膝关节的退化增生，使胫骨髁间嵴增生，致使膝关节出现屈曲畸形。髌股关节的反复撞击可使髌股关节软骨退化，另外髌骨的运动轨迹和周围组织的平衡也是导致髌股关节退化的重要原因，而膝关节不稳定或半脱位加重了髌股关节的张力，加速了髌股关节的退化。

根据膝关节骨性关节炎的发病机制，分为早期、进展期和晚期。根据关节滑膜受累的程度，分为炎症期和非炎症期。

二、临床特征

患者年龄相对较大，大多在 50 岁以上，女性多于男性，这可能与女性韧带较松有关，容易出现关节受伤。早期表现为短暂的晨僵，活动后缓解，而剧烈活动后加重，休息时缓解。进展期表现为活动时伴有疼痛。而晚期则表现为持续疼痛，以夜间为重。病变进展缓慢，需经多年的发展才至晚期。常累及多个关节。主要体征为关节肿大、触痛，活动时有关节摩擦声响，关节畸形和关节功能障碍。

当累及髌股关节时，主要表现为上、下楼梯时出现膝关节疼痛，下蹲或站起时出现疼痛，下蹲困难。挤压髌股关节会出现疼痛，并有研磨感。仔细观察髌骨的运动轨迹，有时会发现髌骨倾斜，外侧有紧张的索条。当内侧关节受累时，主要表现为行走时膝关节内侧疼痛，膝关节内侧间隙有压痛，可摸到增生的骨赘，常伴有膝内翻畸形。当外侧关节受累时，表现为膝关节外侧和后外侧疼痛，膝关节外侧间隙有明显压痛，常伴有膝外翻畸形。

早期关节活动不受限，当关节增生达一定程度时，常伴有膝关节活动受限，大多是伸直受限，晚期也会导致屈曲受限。

膝关节骨性关节炎进展时，也会使膝关节出现无菌性炎症而导致反复肿胀，反复肿胀刺激滑膜也可引起滑膜增厚。肿胀使膝关节内的压力增高，关节液向后方疝出，形成腘窝囊肿。这种腘窝囊肿继发于膝关节骨性关节炎，因而与膝关节相通，单纯切除容易复发。将骨性关节炎分为滑膜炎症期和非滑膜炎症期，在临床上有一定的意义，在治疗方式上会有较大的不同。

对于晚期患者，主要表现为关节畸形和行走困难。由于长时间的活动受限，膝关节周围出现骨质疏松，由于畸形导致局部骨质硬化。

三、放射学表现

膝关节骨性关节炎的放射学表现主要有 4 个特征：①膝关节间隙进行性变窄；②负重区关节软骨下骨进行性硬化；③负重区软骨下骨囊性变；④负重区边缘部位骨赘形成。

早期放射学无表现或仅表现为关节软骨下骨硬化关节间隙轻度变窄。进展期表现为关节间隙一侧变窄，软骨下骨硬化，关节边缘骨赘形成，最常见于髌股关节和膝关节内侧。晚期则表现为膝关节间隙消失，并有软骨下骨囊性变，常伴有膝关节畸形，有大量的骨赘形成。

四、实验室检查

膝关节骨性关节炎的实验室检查包括血液检查和关节液检查。大部分患者血常规、红细胞沉降率和 C 反应蛋白正常，而炎症期的部分患者可以有红细胞沉降率和 C 反应蛋白升高，这些患者需与风湿性关节炎鉴别。

关节液检查主要表现为正常关节液，但在炎性期白细胞可能有轻度增多，但关节液的黏滞性和蛋白含量正常。

五、诊断

早期常表现为髌骨软化，这是膝关节软骨退行性变所致，多种因素如髌骨位置异常、膝关节松弛等可引起。多见于年轻人，女性为多，伴有膝关节周围疼痛，上下楼和活动后加重。

膝关节骨性关节炎的诊断根据患者的临床特征、放射学表现和实验室检查共同确定。将膝关节骨性关节炎分为原发的和继发的，继发的膝关节骨性关节炎往往与下肢力线异常或外伤病史有关。在骨性关节炎的炎性期，需与风湿性关节炎和其他可以引起关节肿胀的关节炎鉴别。

六、治疗

1. 保守治疗　对于大多数膝关节骨性关节炎的患者，特别是早期和进展期的患者采用保守治疗。保守治疗主要包括物理治疗和药物治疗。

（1）物理治疗：主要是进行膝关节股四头肌功能锻炼。由于膝关节疼痛导致关节活动受限，股四头肌萎缩，特别是股内侧肌萎缩，从而导致髌骨位置发生变化，出现倾斜。最终造成膝关节骨性关节炎。

功能锻炼的目的是通过增强股四头肌的力量，改善髌骨位置和轨迹，并且膝关节在缓慢的活动过程中挤压软骨使关节软骨的营养得到改善，这对改善关节软骨的退化很有好处，因此要特别注重功能锻炼。

方法：用力将膝关节伸直和屈曲，但在活动过程中越慢越好，在伸直膝关节后，保持伸直 5~10s。

（2）药物治疗：膝关节骨性关节炎是一种退化性关节病变，主要表现为关节软骨的退变。药物治疗主要包括对症药物治疗、软骨营养。

1）非甾体类抗炎药：主要目的是控制无菌性炎症，减轻患者的疼痛症状。机制是通过抑制前列腺素的生成，抑制炎症，达到消炎镇痛的目的。主要包括双氯芬酸、吲哚美辛、萘丁美酮等。

2）软骨保护剂：主要包括盐酸氨基葡萄糖和硫酸氨基葡萄糖。硫酸氨基葡萄糖是一种氨基单糖，为关节软骨中氨基葡聚糖的基本成分。能刺激软骨细胞的蛋白聚糖合成，因此有利于软骨修复。而采用盐酸氨基葡萄糖治疗，最好加用硫酸软骨素，以提高临床疗效。一般3个月为1个疗程，长期服用也无明显不良反应。

3）透明质酸：是关节液的主要成分，也见于关节软骨，主要分布于蛋白多糖连接处。主要作用是抗炎和免疫调节作用，具有抗缓激肽和抗蛋白酶活性的作用。但由于是由鸡冠提取纯化，有些患者出现不适的反应。一般每周关节内注射1次，5次1个疗程。

4）长效糖皮质激素：对于炎性期骨性关节炎患者，关节炎有肿胀等滑膜炎表现的患者，在采用非甾体类抗炎药疗效不佳，而且能排除是病原体感染时，采用长效糖皮质激素肌内注射或关节内注射，控制炎症，对消肿、缓解症状有很好的疗效，但不能长期使用。

2. 关节镜微创治疗　关节镜治疗骨性关节炎的主要目的：①清除膝关节内炎性物质、肥厚的滑膜、游离体及损坏的半月板；②修整变性的半月板和部分半游离软骨；③可进行部分软骨修复或移植的治疗。

关节镜治疗膝关节骨性关节炎是近些年外科治疗早期和进展期骨性关节炎的主要手段。通过清除炎性和变性的组织，处理损伤的软骨，达到治疗的效果。但对于晚期关节变形明显、关节软骨消失、增生明显的骨性关节炎患者无明显疗效。

3. 膝关节周围截骨术　主要包括胫骨高位和上端截骨术、股骨髁上截骨术、胫骨结节垫高术等。胫骨高位和胫骨上端截骨术主要用于治疗膝关节内翻畸形的患者，上端截骨主要用于年轻患者，而高位截骨主要用于40岁以上患者。高位截骨由于截骨部位在胫骨结节上，截骨端接触面积大，且髌韧带越过截骨线，因此骨折端更稳定、更容易愈合。股骨髁上截骨主要用于校正膝外翻畸形，截骨部位在髌骨上缘，防止损伤髌股关节面，截骨部位所采用的内固定应具有固定可靠、安装拆除方便、组织损伤小的特点。胫骨结节垫高术仅用于单纯髌股关节骨性关节炎的患者，通过抬高胫骨结节减轻髌骨对股骨的压力。此外，在手术过程中保持髌骨内外侧的平衡，使髌骨保持良好的位置和运动轨迹。

4. 单髁人工膝关节置换术　主要用于膝关节内外侧间室损害的患者，特别是单间室损害的患者，目前认为其近期疗效和远期疗效均高于胫骨高位截骨术。由于手术损伤小，因此很适合进行微创外科手术。但此手术要求较高，因此需要对手术医师进行严格的培训才能进行。

应选择膝关节疼痛集中在一侧，关节活动度良好，膝关节畸形不大的患者。不能通过单髁关节置换，完全校正畸形，否则会由于畸形的过度矫正导致膝关节对侧磨损过度而出现疼痛。在手术中也要注意膝关节屈伸间隙要等宽，股骨假体应放置在屈膝90°与胫骨平台相垂直的位置，而不是股骨髁的轴线上。既不能靠内也不能靠外。单髁置换术与全膝置换术相比，具有手术损伤小、康复快、活动度接近正常等优点。

5. 全膝置换术　主要用于膝关节晚期疾病的治疗，对于膝关节周围韧带良好者可采用膝关节表面置换术，而对于侧副韧带损伤的患者可采用铰链式膝关节置换。

全膝置换术不适合的患者主要包括膝关节感染性疾病及神经性疾病的患者。由于不能使关节长期存留，因此不适宜行全膝置换术。

全膝置换术置换特别是全膝置换术表面置换，要想获得长期的存留和良好的术后效果，必须遵循以下原则：①下肢力线应矫正良好，避免出现过度的内外翻畸形；②膝关节内外侧应平衡良好，防止出现内外侧不稳定；③应保持膝关节屈伸间隙等宽，避免出现前后不稳定或屈伸功能障碍；④关节假体的固定可靠。

年龄已不是阻碍进行人工膝关节置换的主要原因，主要看患者对生活的要求，以及疾病本身对患者的影响，在充分认识人工关膝节置换的得与失的情况下，可以进行人工膝关节置换。

第十章　髌股关节疾病

第一节　髌骨不稳定

髌骨不稳定（unstable patella）是膝前区疼痛的常见原因，是髌股关节常见的疾病，是髌骨软骨软化或髌股关节骨性关节炎等疾病发生的重要病因之一。近年来，该病在国内逐渐得到重视，它包括髌骨高位、髌骨偏移、髌骨倾斜、髌骨半脱位或髌骨脱位。

一、髌股关节的解剖及生物力学

1. 髌骨　髌骨是人体最大的籽骨，它是构成伸膝装置的重要组成部分。正面观呈杏仁状，横断面近似三角形，尖端向下，它被包于股四头肌肌腱内，上缘为股四头肌肌腱的主要止点，下极为坚强的髌韧带附着，腹侧关节面与股骨内、外髁及滑车形成髌股关节，除下极外，腹侧均为关节软骨覆盖。关节面中央有一条纵形骨嵴，将髌骨关节面分为内、外两部分，内侧者较窄厚，外侧者较扁宽，因中央纵嵴一般偏于内侧，故外侧关节面大于内侧关节面。内侧关节面又有一条稍隆起的纵行内侧嵴，将内侧关节面分为内侧面及内侧偏面，又称为奇面（odd facet），外侧又有一条横行的小嵴称为横切嵴。

依据髌骨轴位 X 线相内侧关节面的不同形状，Wiberg 曾把髌骨形态分为 3 型。Ⅰ型：髌骨内侧关节面呈凹面，与外侧关节面对称。Ⅱ型：内侧关节面仍为凹面，但较外侧关节面窄。Ⅲ型：内侧关节面为凸面，较外侧关节面狭窄。Baumcartl 将 Wiberg 分型作了补充，提出将内侧关节面较外侧关节面狭窄且扁平者为Ⅳ型。Ⅱ型髌骨最常见。Ⅰ型和Ⅱ型髌骨为稳定型，其他类型髌骨因两侧关节面受力不均，关节面比值（facet ratio）增大，面角（face tangle）变小，容易发生外侧偏移或半脱位。

2. 股骨远端　股骨远端的滑车沟及两侧髁的关节面与髌骨构成髌股关节，滑车的外侧髁高于内侧髁，滑车中心部关节软骨较厚，两侧逐渐变薄，股骨滑车沟正常为 135°~140°，股骨远端这种特殊结构，为髌骨的滑动提供了稳定的轨道。

3. 肌肉与韧带　股四头肌及其肌腱附着于髌骨上缘，部分肌纤维经髌骨前面向下方移行为髌韧带止于胫骨结节。髂胫束有一部分纤维连接于髌骨的外上方，它起稳定及约束髌骨的作用。股四头肌又分纵头及斜头，纵头肌纤维纵向止于髌骨上缘，斜头水平位附着于髌骨内上缘，故股四头肌有稳定髌骨及牵拉髌骨向内上的作用。髌骨两侧有来自股内、外侧肌的纵行纤维与深层横行的关节囊纤维层共同形成髌骨内、外侧支持带，它具有稳定髌骨、限制其侧方活动的作用。

二、髌骨功能

在膝关节髌骨有两个重要的生物力学功能。因髌骨是伸膝装置的中间结构，通过髌骨加长股四头肌的力臂，增大股四头肌的作用力矩，加强其机械效能，协助伸膝。另外通过髌骨在滑车沟的关节滑动，减少伸屈运动中肌腱及髌韧带与股骨髁的直接摩擦接触，并使股骨髁承受的压缩应力得以较均匀的分布。

三、髌骨的活动

当膝关节屈伸活动时，髌骨除在股骨髁间滑车上的滑动外，还有在矢状面向后活动及在冠状面的内旋活动。

1. 髌骨的滑动　髌骨内、外侧关节面滑行于股骨髁间形成的滑车沟及两侧关节面上，当膝关节完全伸直、股四头肌放松时，髌骨关节面仅由下 1/3 与滑车关节面的上 1/3 接触。髌骨大部分处在髁间沟较浅的滑车上凹。此位置股四头肌及膝内、外侧支持韧带也较松弛，故此位置髌股关节处于相对不稳定状态，髌骨易于外侧脱位。屈曲 45° 时，二者的中央部分相接触；屈曲 90° 时，髌骨的上部紧压在滑车的下部；屈曲超过 90° 时，髌骨滑入滑车沟。膝关节屈曲度增大，随着髌骨与滑车接触面的不断改变，加之伸膝肌张力作用的不断加强，可使原来不稳定的髌骨或半脱位的髌骨位于髁间沟较深的中心部而复位，故随膝关节屈曲度增大，摄切位片观察髌骨不稳定的假阴性率明显增加。一般膝屈曲大于40°，髌骨已处于相对稳定状态。屈曲 135° 时，髌骨内侧偏面才与股骨内髁接触。膝完全屈曲时，整个髌骨关节面紧贴股骨髁间窝，此时髌骨最为稳定。髌股关节的接触面，在0°~90° 位随着膝关节屈曲程度增加，其接触面也随之增加。两者呈正相关。

2. 髌骨矢状面位移　当膝关节由伸直位到屈曲位，髌骨以胫骨结节为圆心，以髌韧带为半径，在矢状面发生由前向后的弧形位移，伸直位时，髌骨中心点至胫骨结节的连线与胫骨纵轴之间形成向前的 15° 角，屈曲 60° 时形成 0° 角。屈曲达到或超过 90° 时，髌骨达到最大的后移，形成向后的 20° 角。

膝关节在屈伸过程中，股四头肌的力臂也随之发生改变，当膝完全屈曲时，力臂最短，当膝伸直到 45°时，力臂变得最长，再进一步伸直时，力臂又变短。此时股四头肌须加大收缩力，才能维持膝关节的稳定。

3. 髌骨冠状面的旋转活动　膝关节超过 90°以后，髌骨在冠状面发生内旋，其内侧关节面与股骨内髁关节接触。当屈曲至 135°左右时，内侧偏面与股骨内髁接触。

四、影响髌骨稳定性的因素

1. 静力因素　主要包括髌韧带，内、外侧支持韧带，髂胫束，股骨内、外髁等。髌韧带主要限制骨上移；内、外侧支持韧带限制髌骨侧方移位；髂胫束也有加固髌骨外上方的作用。故髌骨外侧限制机制强于内侧，膝伸直后，股四头肌放松时，髌骨稍有向外偏移。滑车髌骨失去这种限制作用，容易发生脱位。另外，正常人髌骨的纵轴长度与髌腱长度几乎相等，当髌腱长于髌骨时，为髌骨高位，也为髌骨不稳定因素。

2. 动力因素　主要指股四头肌的作用。股内侧肌因其斜头肌纤维附着于髌骨内缘上 1/2 处，当该肌收缩时有向内牵拉髌骨的作用，这是对抗髌骨外移，稳定髌骨的重要动力因素。

Q 角指髂前上棘至髌骨中心点连线与髌骨中心至胫骨结节中心连线所形成的夹角。正常 Q 角为 5°~10°。当 Q 角大于 15°时，股四头肌收缩产生使髌骨向外移动的分力。随着 Q 角的增大，向外侧牵拉髌骨的分力逐渐增大，髌骨稳定性也越差。

五、髌股关节的载荷传导

髌股关节上的作用力（patello-femoral joint reaction force，PFJRF）是指与股四头肌及髌韧带组成的合力大小相等而方向相反的力，它通过髌骨传递产生。作用力的大小与膝关节屈曲度数及体重有直接关系。随膝关节屈曲度的增加而产生的作用力也增大，因屈曲度加大，股四头肌与髌韧带之间的夹角随之减小，股骨和胫骨的作用力臂也减小，而需要更大的股四头肌肌力以抵抗体重对膝关节形成的屈曲力矩。平地行走时，所需膝关节屈曲度较小，在负重期只有 30°左右，其作用力峰值相当于体重的 0.5 倍。上、下楼梯时，屈膝达 90°，髌股关节上作用力，可达体重的 3.3 倍，几乎是平地行走的 7 倍。站立位下蹲，当屈膝至 90°时，作用力相当体重的 2.5 倍。除了体重的影响之外，由坐位主动伸膝，当膝完全伸直时，作用力为体重的 0.5 倍。伸膝至 30°时，作用力最大为体重的 1.4 倍。髌股关节上的作用力即股四头肌收缩力 FQ，髌腱拉力 FTR。股四头肌收缩力与髌腱拉力之间的夹角 α 与 β。髌股关节的作用力 FRP 是 FQ 与 FTR 的合力，即 $FTR = FQ\cos\alpha + FTR\cos\beta$。

综上所述，引起髌股关节不稳定、髌骨脱位或半脱位的病因，实际上包括了膝前区每一结构的异常，概括为 4 类。①股四头肌及其扩张部的异常，包括股内侧肌的萎缩或发育不良，内侧支持韧带松弛、断裂或撕裂，外侧支持韧带的紧张和高位髌骨；②膝关节力线异常，包括 Q 角增大，膝内、外翻和膝反屈；③髌骨形状异常如分裂髌骨，异形髌骨（Ⅲ、Ⅳ型）；④股骨髁的发育不良、继发变形，或股骨外髁形状异常等。

上述所有这些改变的共同特点是股关节失去正常的结构，导致作用于髌骨的拉力异常，或出现髌骨运动轨迹异常，使髌骨处于不稳定状态。

六、临床表现与诊断

髌骨不稳定的临床表现缺乏特异性，许多主观症状与膝关节其他疾病极为相似，而独特的客观体征较少，因此诊断需综合分析病史及体检，并依靠影像学及各项辅助检查来判断。

（一）症状

1. 疼痛　疼痛为最常见的主要症状，通常其性质不恒定，但其位置均为膝前区，以膝前内侧为多见。疼痛可因活动过多而加重，特别是上、下楼，登高或长时间屈伸活动时更为明显。

2. 打软腿　当走路负重时，膝关节出现的瞬间软弱无力，不稳定感。有时甚至摔倒，此常由于股四头肌无力或半脱位的髌骨滑出髁间沟所致。

3. 假性嵌顿　假性嵌顿是指伸膝时出现的瞬间非自主性的限制障碍。当负重的膝关节由屈至伸位时，半脱位的髌骨滑入滑车沟，常出现此结果，临床上常需与半月板撕裂或移位出现的交锁或游离体引起的真性嵌顿相鉴别。

（二）体征

1. 股四头肌萎缩　它是膝关节疾患的共同体征，当伸膝装置出现功能障碍时表现更为明显，以股内侧肌为重。

2. 肿胀　髌骨不稳定的严重病例，股四头肌无力，导致滑膜炎，出现关节肿胀。浮髌试验阳性。

3. 髌骨"斜视"　膝外翻或髌骨高位，股骨前倾角增大，胫骨外旋等膝部畸形，力线不正引起的髌骨向内侧倾斜是髌骨不稳定的常见病因。

4. 轨迹试验　患者坐位于床边，双小腿下垂，膝屈曲 90°，使膝关节慢慢伸直，观察髌骨运动轨迹是否呈一直线。若有向外滑动，则为阳性，是髌骨不稳定的特异性体征。

5. 压痛　多分布在髌骨内缘及内侧支持带处。检查者手掌压迫患者髌骨，并做伸屈试验，可诱发出髌下疼痛，临床上压痛点有时与患者主诉疼痛部位并不一致。

6. 压轧音　膝关节伸直位，压迫髌骨并使其上、下、左、右移动，可感到或听到髌骨后面有压轧音，并伴有酸痛。主动伸屈活动时也可感到或听到压轧音。

7. 恐惧征　膝轻度屈曲位，检查者向外推移髌骨诱发半脱位或脱位，患者产生恐惧不安和疼痛，屈曲膝关节时可使疼痛加剧。恐惧征也是髌骨不稳定的特异性体征。

8. 关节松弛　按髌骨向外侧可移动程度关节松弛分为3度。Ⅰ度：髌骨中心在下肢轴线的内侧或轴线上；Ⅱ度：髌骨中心位于轴线外侧；Ⅲ度：髌骨内缘越过下肢的轴线。

9. Q角异常　Q角是衡量髌骨力线的重要指标，股骨内旋和胫骨外旋可使Q角增大。导致髌骨倾斜。

（三）X线检查

髌股关节X线检查是诊断髌骨不稳定的重要手段，通常包括膝关节正位、侧位及髌股关节轴位像。髌股关节轴位像在髌股关节疾病诊断中更有意义。

1. 正位像　患者仰卧位，双足靠拢，足尖向上，使股四头肌完全放松，摄前后位片。①髌骨位置：正常髌骨中心点应位于下肢轴线上或稍内侧；②髌骨高度：正常髌骨下极刚好位于两侧股骨髁最低点连线上。若下极在该联线近侧，其距离大于20mm者为高位髌骨；③髌骨及髁的外形：发育不良或畸形。

2. 侧位像　用于测量髌骨的高度。有以下几种计测方法。

（1）Blumensaat法：膝屈曲30°，髁间窝顶部在侧位像显示的三角形硬化线投影称Ludloff三角，在其底边向前作延长线，正常髌骨下极应与该线相交。若髌骨下极位于该线近侧超过5mm，为高位髌骨。

（2）Labelle和Laurin法：膝屈曲90°，摄侧位像，沿股骨皮质前缘向远端引线，正常97%的髌骨上极通过此线，高于此线为高位髌骨，低于此线为低位髌骨。

（3）Insall和Salvati法（比值法）：膝屈曲30°位侧位像。测量髌腱长度（Lt）即自髌骨下极至胫骨结节顶点上缘，再测量髌骨最长对角线的长度（Lp），两者之比Lt/Lp，其正常值为0.8~1.2。大于1.2为高位髌骨，小于0.8为低位髌骨。

（4）Blackburne-Peel法：膝屈曲30°侧位像，测髌骨关节面下缘至胫骨平台的垂直距离（A），再测髌骨关节面的长度（B），正常A/B比值为0.8，大于1.0为高位髌骨。

（5）小儿髌骨高位测定法（中点法）：将侧位X线像找出股骨下端骺线的中点（F），胫骨上端骺线的中点（T）及髌骨长轴对角线的中点（P）。正常膝屈曲50°~150°PT与FT比值为0.9~1.1，比值大于1.2者为高位髌骨，小于0.8者为低位髌骨。

3. 轴位像（髌股关节切位像）　轴位像对髌股关节稳定性的诊断具有更重要的意义。自1921年Settegast提出采用轴位像检测髌股关节之后，相继出现多种改良的检查方法和技术。但由于不同学者采用的屈膝角度不同，因而其测量值不尽相同。笔者采用的方法是，令患者仰卧位，用特制的体位架，保持和固定膝关节屈曲30°位，使股四头肌放松。将X线球管置于髌股关节远侧，使发出的射线光束平行髌骨长轴，胶片盒置于髌骨关节近侧，使胶片和X线光束及髌骨面呈90°角。检测项目及方法如下。

（1）沟角：在髌股关节切位X线片上，自股骨髁间沟的最低点分别向内、外髁的最高点划两直线，其夹角称为沟角或滑车面角（sulcusangle，SA）。沟角的大小可以反映股骨髁间沟的深浅、滑车发育的情况。

（2）适合角（congruence angle，CA）：沟角的角分线和沟角顶与髌骨下极连线形成的夹角称为适合角。该角位于角分线内侧为负角，位于外侧为正角，该角代表髌骨与股骨的相对位置关系，通常髌骨下极位于角分线内侧，即适合角正常为负角。

（3）外侧髌股角：股骨内、外髁最高点连线与髌骨外侧关节面切线的夹角为外侧髌股角，正常该角开口向外，若开口向内或两线平行表示髌骨有外侧倾斜。

（4）髌骨倾斜角：股骨内、外髁最高点连线与髌骨切位的最大横径延长线形成的夹角为髌骨倾斜角。该角增大，表示髌骨的倾斜度增大。

（5）髌骨外移度：经股骨内髁最高点作股骨内、外髁最高点连线的垂直线。该垂线与髌骨内缘的距离为髌骨外移度，髌骨内缘靠近垂线，位于垂线上或越过垂线为正常，远离垂线表示髌骨有外移。

（6）深度指数（depth index）：髌骨横径长度与髌骨下极至横径轴线的垂直距离比为髌骨深度；股骨内、外髁最高点连线长度与由滑车沟最低点至连线的垂直距离比为滑车深度。根据Ficat测量髌骨深度指数正常为3.6~4.2，滑车深度指数为5.3±1.2。

根据笔者对80例（男35例，女45例）正常髌股关节（所有被测试者无膝痛病史，无阳性体征，年龄为18~40岁）测量的结果：沟角为138°±6°（$\bar{x}\pm s$），适合角为−8°±9°（$\bar{x}\pm s$）；外侧髌股角为7.8°±3.1°（$\bar{x}\pm s$）；髌骨倾斜角为11°±2.5°（$\bar{x}\pm s$）。髌骨外移度：92%的髌骨内缘位于垂线内或垂线上，8%位于垂线外侧，但距离不超过2mm。

髌股关节X线测量的目的在于确定髌股关节中髌骨与股骨相对位置关系，根据其不同改变对不同疾病作出判断，这些改变包括髌骨的偏移（髌骨外移度），髌骨倾斜（外侧髌股角、髌骨倾斜角），髌骨、股骨髁间沟的解剖改变及发育情况（沟角、适合角、深度指数）。这些指标不同程度地反映了髌股关节的稳定性。笔者认为：适合角测量要标记清楚，它除反映髌骨偏移外，同时反映滑车沟深浅及沟角对髌骨适合性；另外外侧髌股角重复性更好，故在诊断不稳定髌骨中，适合角及外侧髌股角更为实用。

（四）关节造影

膝关节双重造影不仅能观察髌骨软骨的改变，还可对比检查髌骨两侧支持韧带以及诊断滑膜皱襞综合征。关节造影和 CT 联合检查，对不稳定髌骨的诊断更为准确。

（五）关节镜检查

关节镜检查是一种侵入性检查方法。检查者可在镜下直接观察髌骨与股骨的位置关系，运动轨迹，以及髌骨与股骨关节软骨的改变。Jackson 根据关节镜下关节软骨改变，将关节面改变分为 3 型。Ⅰ型：髌骨软骨面有局限性软化灶；Ⅱ型：髌骨软骨面有断裂和侵蚀破坏，而股骨髁关节面正常；Ⅲ型：除Ⅱ型变化外，股骨髁关节面有破坏改变。

（六）CT 检查

计算机断层扫描技术的应用，使髌股关节不稳定的诊断更加准确。因髌股关节在 0°~20°位（伸直位），髌骨大部分处在髁间沟最浅的滑车上凹，此位置股四头肌及内、外侧支持韧带放松，髌股关节处于相对不稳定状态，故在膝屈曲 20°内的位置摄切位像，诊断骨不稳定的阳性率最高。但实际上膝屈曲 20°位摄髌股关节切位像，存在投照技术困难。影像常显示不清，难于测量，而 CT 扫描，使膝关节伸直，股四头肌放松，可对髌股关节进行任何一处断面的扫描，图像清晰，重复性好，便于测量与计算。是髌骨不稳定有力的诊断手段。

七、治疗

对大多数轻度髌骨不稳定常可经保守治疗取得一定疗效。如患者症状明显，经检查证明有髌股关节结构异常及髌骨力线不正时应考虑手术治疗。

（一）非手术治疗

1. 限制活动　限制患者日常生活中不利于髌骨稳定的活动，如登高、爬坡等，可减轻髌股关节的负荷，减少髌骨脱位机会使症状得到改善，特别是当了解到某项活动与症状加重有明显关系时，采用限制某项活动的方式，以达到改善症状的目的。当症状急性发作，伴有关节肿胀或血肿时，应卧床休息及制动。

2. 股四头肌练习　对于亚急性或慢性病例，常伴有明显股四头肌萎缩，肌力减弱，特别是股内侧肌斜头肌力的减弱，进一步加重膝关节的不稳定，使关节肿胀，症状加重，增强股四头肌练习，改善股四头肌与腘绳肌的肌力比值。最初可行等长性训练。第一步：先训练股四头肌收缩，即将患侧下肢伸直，用力收缩股四头肌，使髌骨上提，持续 5s，然后将肌肉完全放松 10s，再收缩肌肉，每回练 30~50 次，每天 3 回，2~3 周后，可行直腿抬高训练，即先行股四头肌收缩，再将足跟抬高离床 15cm 左右，持续 5s，然后放下，使肌肉放松，这样算一次，每天练习3回，每回练30次。肌肉有一定恢复后，使足部加一抵抗的负荷，作上述直腿抬高训练。重量可逐渐增加（1~3kg）以加强锻炼强度。

3. 支具治疗 髌骨支具有限制及稳定髌骨的作用，它用于急性患者，或参加某项运动，或活动较多时使用，因长期配戴患者感到局部不适并易导致股四头肌萎缩。

4. 药物治疗 非甾体类抗炎药，可减轻髌股关节骨性关节炎症状。关节液中有一定水平的水杨酸，可阻止关节软骨的纤维束改变，阻止软骨软化的发生，建议长期服用阿司匹林治疗髌股关节病。但也有学者认为，该药除减轻髌股关节骨性关节炎症状外，其他治疗意义不大。

（二）手术治疗

大多数轻度髌骨不稳定经保守治疗均可取得疗效，故原则上只在保守治疗效果不明显，症状较重，有髌股关节结构异常及髌骨力线不正的客观依据时才选用手术治疗。从笔者手术的病例看，绝大多数髌骨不稳定患者伴有髌骨软化的病理改变。其发生的机制，可能是来自直接外伤，使髌骨发生一时的半脱位或脱位，髌骨软骨面与股骨外髁相互撞击，引起髌骨软骨骨折及软骨变性。但更主要是由于髌股关节力线不正，髌骨倾斜或偏移，使髌股关节内压力分布发生改变，关节外侧压力增高，内侧压力减小。关节外侧由于负荷压力增加，使软骨发生变性，久之形成溃疡。压力减小的一侧因失用直接影响软骨细胞的正常代谢，导致软骨细胞营养障碍及细胞变性，释放的软骨溶解酶使软骨基质破坏，并诱发关节滑膜炎及关节渗出。故髌骨不稳定应早期积极治疗，以减少髌骨软骨发生变性，尽早手术矫正髌骨力线不正引起的恶性循环。消除髌骨不稳定因素。其手术方法很多。应根据患者不同年龄，不稳定程度，不同的病理因素，选择不同的方法单独或联合应用。其手术主要目的是改善髌骨力线，重建伸膝装置。其手术方法有以下几种。

1. 外侧松解术 髌骨力线不正，外侧软组织挛缩或紧张，常为其因果关系，当病变不严重不需要做较大手术时，单独髌股关节外侧软组织结构松解（包括外侧支持韧带和股外侧肌止点部松解）是最简单和最基本的手术。该术式是从髌骨外侧做微弧形纵切口，远端沿髌韧带外侧向下至胫骨关节，近端至股骨外侧肌止点及股直肌肌腱连接处，充分松解，切开支持韧带及关节囊，但要保持关节滑膜的完整。术后2~3d可行关节主动练习。2~3周后恢复正常活动。轻型病例外侧松解术可在关节镜下操作，术后创伤减小，术后遗留切口瘢痕小，术后加压包扎1~2周，防止或减少关节血肿。

2. 外侧松解、内侧紧缩术 外侧广泛松解的同时，将内侧支持韧带及关节囊充分切开，向下至髌韧带，上至股内侧肌止点与股中间肌交界处，将切开的关节囊及支持带两边重叠缩紧缝合。这是矫正髌骨力线不正的基本方法。

3. Roux-Goldthwait 法　通过髌骨远端力线的改变，减小 Q 角，增加髌骨稳定性，治疗髌骨半脱位及膝前痛。将髌韧带外侧 1/2 由止点切断，翻向内侧，将止点重新缝于内侧缝匠肌的止点鹅足部。

4. Backer 法　在髌骨外侧松解、内侧紧缩的基础上，将半腱肌距止点上方 10~15cm 腱部切断，将髌骨自内下向外上做隧道，将半腱肌的远侧断头自髌骨远侧穿过隧道，将腱拉紧，使腱断端反折缝回髌骨边缘，以矫正髌骨力线，减小 Q 角。

5. Campbell 法　在髌骨外侧松解的同时，自松解的内侧支持带及关节囊做一宽 1cm 以上的纽带，翻向近侧，将内侧切开的关节囊紧缩缝合后使纽带远端自股四头肌肌腱止点上方的内侧穿至外侧，再将纽带远端自外侧反折缝回至内侧。目的是改变股四头肌拉力方向，恢复正常的髌股适合性。

6. 上崎法　在髌骨外侧松解、内侧紧缩的同时，将半腱肌自止点切断，向近侧游离，然后自髌骨内上方向外下方做隧道，将半腱肌肌腱断端，自髌骨隧道由上向下穿出，断端反折缝回。目的是改变及加强股四头肌内侧拉力，恢复或改善髌股关节适合性。

7. Krogious 法　髌骨外侧松解后，将股内侧肌止点连同膝内侧的扩张部取下的纽带，向外侧转移，将其止点重建于髌骨外侧，内侧关节囊及支持带紧缩缝合。但通常的做法是在外侧松解的同时，行股内侧肌斜头前置术，即将其止点重建于髌骨前外侧，内侧松弛的扩张部再作紧缩。

8. Hauser 法　将髌韧带在胫骨结节的止点，连同其附着的皮质骨向内侧及远端移行、固定，对骨骺已闭合，患者的髌骨脱位、半脱位或不稳定有满意的效果，但其术后晚期髌股关节骨性关节炎的发生率较高，可能与髌韧带止点过多的向远侧移位，股关节内压增高有关，故该法目前较少应用。Hughston 和 Walsh 等将 Hauser 方法进行改良，在一定程度上克服了该手术的弊端。笔者认为，成人的髌骨不稳定大多伴有髌骨软骨软化或髌股关节骨性关节炎，其手术目的除矫正髌骨力线不正外，应同时治疗骨性关节炎，故笔者采用 Maquet 手术，使胫骨结节前置的同时，将其内移，即使髌韧带止点连同胫骨结节掀起，保持远侧皮质骨完整性，小心使胫骨结节抬高并内移各 1cm 左右，防止远侧皮质骨折断，在胫骨结节外侧及底面植骨，最后用螺钉固定。这样，内移后的髌韧带止点仍保持原水平，其张力并未增加，同时由于髌韧带的前置，有效地降低了髌股关节内压，使髌骨软骨软化改善，症状缓解。

第二节　髌骨软骨病

髌骨软骨病又称髌骨软骨软化症，是运动外伤中最多发的伤病。髌骨软骨病的病变不仅仅限于髌骨关节面软骨的病损，相应的股骨髁滑车软骨也有损伤，故又称髌股关节软骨病。此伤发病率高，严重影响运动员训练及运动成绩，甚至部分高水平运动员因为此伤不得不提前退出集训队。损伤的膝多是使用最多的主力膝，或者说主力膝症状、病变较对侧为重。

一、髌骨的解剖和生理功能

髌骨是人体最大的籽骨，生理功能包括：①髌骨位于膝关节前侧，保护股骨关节面不受撞击；②髌骨上有股四头肌附着，下连髌腱，运动时传递股四头肌力量；③髌骨有一定的厚度，股四头肌部分腱纤维和髌腱的部分维在髌骨表面交叉附着，髌骨可增加股四头肌的力矩；④髌骨在股骨滑车之前，伸屈活动时有一种链带的功能；⑤股骨髁滑车中央凹陷，髌骨关节面呈楔状突入其中，膝内外翻时此倾斜的关节面有对抗内外翻力的作用，故可防止膝内外翻，尤其膝关节半屈曲位，膝关节韧带皆处于松弛状态，此作用更为突出。

髌骨与股骨滑车形成关节。膝伸屈时髌骨在滑车上活动，轨迹是由外上至内下。膝屈曲 0°~30°时髌骨下 1/3 关节面接触股骨滑车上 1/3；膝屈曲 30°~60°时髌骨中 1/3 与股骨滑车中 1/3 关节面相接触；膝屈曲 60°~90°时髌骨上 1/3 与股骨滑车下 1/3 关节面相接触；膝屈曲 90°以上时髌骨进入滑车尾部与其两侧相接触。股四头肌的功能特点是膝屈曲 30°~50°时股四头肌的四个头皆参加用力，发挥其最大的肌力。髌骨与股骨关节面相接触的面积也大。此角度也是髌骨力矩最大的角度。运动中几乎所有膝关节发力动作都在膝屈曲 30°~50°。此角度韧带也松弛，髌骨关节面受力最大，既要受上下牵拉加在关节面的压力，又要受防止膝内外翻的侧方应力。这也是髌骨软骨病的潜在发病因素。

二、病因

髌骨软骨病的病因主要有如下几种看法。

1. 外伤　此为大多数意见。一次的暴力或逐渐微细小创伤积累所致。但大多数患者无急性外伤史，多为小创伤引起。

2. 年龄因素　随着年龄的增加，内分泌改变、小动脉硬化、局部供血障碍，引起软骨软化。

3. 营养障碍　关节软骨无血管，其营养靠关节运动时软骨不断受到挤压、放松的唧筒样作用力来获取，软骨像海绵一样藉此作用将营养吸入、代谢物排出。如果运动中软骨受到持续压力过大、过久，则软骨中的胶原纤维被破坏，失去张力，软骨失去弹性；或者关节长期不动（如石膏固定），软骨缺乏这种唧筒样力的作用，不能由滑液摄取营养。另外，任何原因造成关节滑液成分的改变都影响到软骨的营养，使软骨受损。

4. 软骨溶解　滑膜受伤后渗透压改变，血浆素进入滑液，活性增高，溶解软骨，使软骨中的硫酸软骨素降低，软骨失去弹力。另外，软骨和滑膜中的溶酶体膜破坏，释放出组织蛋白酶溶解软骨基质中的蛋白黏多糖。这些都引起软骨退行性变。

根据实验研究和临床观察，笔者认为主要是局部劳损、外伤所致。在对241例髌骨软骨病患者的调查中发现，一次外伤致病者仅占16.2%；逐渐劳损者占66.5%；劳动后发病者占1.64%（无伤史）。发病膝多为用力膝。动物实验研究表明，将兔膝踝关节被动牵拉60次/分，每天6h，抗阻力2.5kg。45h后，关节软骨出现局限性坏死区。190~213h出现局灶性石棉样变。在正常关节软骨上切口，邻近切口缘的软骨细胞坏死、减少，基质退变。

从动物实验及临床运动员的手术中看到，开始以局限性病变为主，非受伤区的软骨正常。这说明局部的长时间微细小创伤能造成关节软骨的损伤。长时间磨损、撞击引起软骨的破坏，以致细胞死亡、基质退变。在此情况下，软骨的营养障碍、溶解也成为致病因素。

三、损伤机制

主要受伤动作是膝关节半蹲发力。慢性劳损伤是主要的致病原因。膝半蹲位膝关节反复伸屈扭转使髌股关节面相互碾磨，再加上膝内外翻髌骨的异常扭转、错动、辗转、挤压，久之髌骨软骨面及相对应的股骨滑车软骨面的软骨磨损呈退行性变，产生症状。如篮球运动的上篮起跳投球，防守的半蹲位左右移动；排球的起跳扣球落地及半蹲防守，双膝外翻左右移动，是造成此损伤的机制。长期膝关节半蹲发力可引起软骨软化、剥脱或引起髌股关节的"镜相"改变。

一次性突然扭错撞击，也可使关节软骨受到严重挤压，造成急性软骨骨折、剥脱等，再继发软骨软化退行性变。受伤动作一般在半蹲位（膝屈曲30°~50°）。如上所述，此角度是膝关节受力最大的位置，故此位置受伤也最多见。大多数运动员患者在此位置出现起跳痛，说明了这一问题。

发病与训练安排有密切关系。如运动员全面素质训练不够，耐力差，易疲劳，膝关节周围肌肉力量差，都不能稳定关节，加重损伤。训练课安排不当。所谓"单打一"的训练方式，即集中某一项内容的训练，如篮球的跳投训练安排整整一堂训练课，则局部过劳致伤。

四、损伤病理

髌骨软骨病的病理改变既有髌骨软骨的病变，也有股骨髁软骨病变，还涉及其周围组织病变。

笔者曾对髌骨软骨病手术髌骨切除的 40 例患者（42 个膝关节）术中探查，其中合并股骨滑车部软骨病变者有 28 例，占 66.7%。

髌骨软骨病变肉眼所见，病变程度在同一髌骨也不一致。深浅不一，有的部位完全正常，有的部位则出现软化、纤维化、溃疡、剥脱、翘起等。

除关节软骨外，可见滑膜水肿、充血，绒毛增生，肥厚、硬韧，与髌骨关节软骨边缘的正常隐窝已粘连消失，滑膜爬入软骨面。

髌骨骨质增生，周围骨赘形成。

髌骨周围的支持带也增厚硬韧。

软骨层病变处细胞排列紊乱，细胞减少，簇聚，核缩核溶，坏死。基质退行性变，可见纤维化。血管侵入软骨层。软骨内可见钙化岛和骨岛。潮线有涨潮现象。

软骨下骨层髓腔纤维化，髓腔开放长入软骨层，骨小梁增生变粗，髓腔狭窄。骨内出现软骨岛、囊肿。

滑膜脂肪垫滑膜肥厚，绒毛增生，血管增生，管壁增厚，管腔狭窄。滑膜长入隐窝覆盖关节软骨面。

髌周腱组织呈现末端病变化。腱组织肥厚、纤维化、玻璃样变、软骨化、骨化。

五、临床表现与诊断

1. 病史　有膝关节半蹲发力过劳史（专项训练），或一次撞击史。

2. 症状　早期症状仅为膝软，上、下楼无力。运动后明显，休息后缓解。以后膝酸痛，运动加重，热身后不痛，不影响训练。进而发展成半蹲发力痛，急停、起跳、上下楼皆痛。热身后不能缓解，起跳无力，最后行走跳跃痛。

随着滑膜炎的发展，膝伸屈受限，疼痛。因滑膜增生嵌入关节隙或关节软骨剥脱关节面不平，可出现类似交锁的症状，并能听到响声。

若股骨髁软骨损伤明显，疼痛可向膝后放射。如股骨外髁软骨损伤明显，患者常诉膝后外侧疼痛，以致误认为问题在股骨髁后侧。

3. 体征　病程长者股四头肌萎缩。多数患者出现关节积液。

主要特异体征：①髌骨压痛阳性，占90.4%；②髌骨周围指压痛阳性，占90.3%（以内侧缘为多，占65.9%；髌下极压痛，占7.7%）；③抗阻力伸膝痛阳性，占78%；④单足半蹲试验痛阳性，达100%；⑤髌骨关节面不平感、摩擦音阳性（用手掌压住髌骨左右上下摆动时有响声、不平感）一般在长期患者中多见；⑥有过伸痛，发生在明显滑膜脂肪垫炎的患者中。

X线检查：早期多无变化。晚期引起骨的变化才有阳性所见。表现为关节面骨质硬化，脱钙囊性变。髌骨关节面的边缘有骨质增生。建议投照X线正位、侧位、轴位片。

按症状轻重将髌骨软骨病分为3型。轻型：关节不痛，仅为无力，抗阻不痛，髌骨周围压痛阳性。中型：上下楼、半蹲疼痛，活动开不痛。运动后加重，休息缓解，走路不痛。髌骨压痛、抗阻力伸膝痛阳性。若有积液也很轻。重型：症状明显，走路也痛。

4. 鉴别诊断

（1）膝半月板损伤。交锁症状类似，但在一侧，不在髌下。造影可鉴别。

（2）类风湿性关节炎。同点：肿胀，膝伸屈痛；异点：症状有周期性，肿胀较重，化验室检查红细胞沉降率加快，类风湿因子等特异检查阳性，关节液的细胞总数高于$1×10^9$/L。

（3）伸膝筋膜炎及髌腱腱围炎。同点：半蹲发力痛；鉴别点：无髌压痛。压痛点在髌骨上、下或周围。

（4）假性髌骨软骨病。同点：半蹲发力痛；鉴别点：膝屈曲位，股骨滑车上缘可触到压痛点，局部封闭后症状消失。

六、治疗

1. 训练安排　运动员中髌骨软骨病发病率高，但只要注意训练安排，大部分可以坚持训练。另外，治疗需与训练安排相结合才能收到良好疗效。

轻型能正规训练。但应改变"单打一"训练方法。加强股四头肌的静力半蹲练习。

中型减少半蹲发力动作，加强静力半蹲练习，禁用负重蹲起练习，加强身体素质训练。症状减轻后再逐渐加训练量，以不增加疼痛为原则。

重型暂停专项训练，不做半蹲发力动作，练静力半蹲等医疗体育。

2. 保守治疗　大多数患者保守治疗有效，能坚持训练。

（1）按摩：消除髌周及滑膜炎症，减轻疼痛。方法：放松股四头肌。膝关节周围点穴（伏兔穴、犊鼻穴、足三里穴等），髌周压痛点用刮、按、揉手法。按压髌骨在股骨髁上轻轻磨动。

（2）理疗：以超短波效果较好，疗效约50%。

（3）中药外敷：配方及制法如下。

配方：红花、桃仁、归尾、自然铜、生川乌、生草乌、甘草各 50g，马钱子 30g，生姜 5 片。

制法：用等量白酒（或 50% 酒精）浸泡 7d，过滤用液。用法：取 6~8 层纱布，约 10cm×10cm 浸湿药液（以湿为度，不要滴流）。敷于髌前，外用塑料膜包扎（以免流溢和染脏衣物）。每天 2h，如用几天后无不良反应可逐渐增加时间到 3~4h，每天最多 6h。如皮肤痒、红，有皮疹，停用。

（4）直流电药物透入：配方及制法如下。

配方：牛膝、生川乌、生草乌、土鳖、防风、木瓜、川断、当归、木香、党参、熟地、骨碎补等量。

制法：用 60% 酒精浸泡 1 个月。再配成 20% 酊剂。按中药液（2 份）、1% 普鲁卡因（1 份）、二甲基亚砜（1 份）比例配成。以上药液用直流电透入，每周 3 次。

（5）泼尼松龙关节内注射：25mg，每周 1 次。适用于关节肿胀积液明显、滑膜肥厚者。最多注射 3 次。

3. 手术治疗　适用于症状严重，不能训练，影响生活，保守治疗无效者。手术方案以病变不同而设计。根据以下几方面考虑：针对软组织病变，如滑膜炎；改变髌骨走行轨迹；修整不平的髌骨关节软骨面；髌骨骨质的病变；严重广泛的病变。

可选择以下术式。①髌骨外侧支持带松解术：改变髌骨走行轨迹；②髌骨外侧支持带松解术加股四头肌内侧头向髌骨背侧中央移位术：用于髌骨外侧半脱位倾向者；③胫骨结节移位术：用于胫骨外旋、Q 角增大者；④胫骨结节加高术：在胫骨结节髌腱止点近侧，腱后胫骨处垫一高 1cm 的骨块螺钉固定，改变髌骨轨迹；⑤截骨术：适用于膝内外翻患者；⑥髌骨骨髓减压术（钻孔术）：于髌骨侧方向髌骨横行钻 3~4 个孔（在骨内）。部分患者症状明显减轻；⑦髌骨部分切除术：将髌骨一侧纵行切除一小部分。适用于髌骨一侧明显病变者；⑧髌骨全切除术：适用于病变广泛的患者。术后肌力往往减弱。可采取髌骨上筋膜纵切或横切再重叠缝合的办法，减少肌力丧失。手术要点：髌骨软骨病病变髌周的滑膜及支持带增生肥厚，形成一硬组织圈包绕髌骨。切除髌骨后，此硬组织圈硬韧边缘陡立，膝伸屈时于股骨髁上下滑动弹拨，疼痛。因此切除髌骨的同时要将此硬的软组织圈片平，使之光滑无棱。

笔者曾切除 42 个髌骨软骨病的髌骨，初步追查 39 例，有效率为 79.5%，优良率为 66.7%。以后还发现原效果不好的患者，术后 2 年又明显改进，疼痛消失。效果好的患者术后可以继续跳舞或打篮球，弹跳有力。

七、预防

髋骨软骨病在运动员中多发，且影响训练。治疗方法虽多，但效果并不满意。因此预防胜于治疗。

（1）新选集训队员时，凡有髋骨软骨病症状者（如半蹲痛），不宜入选。否则不能坚持正规训练，且加重疾病的发展。

（2）科学训练、加强运动员的身体素质训练（耐力、力量、速度、灵敏），膝部力量尤为重要。遵守循序渐进的训练原则。避免"单打一"的训练方式（如集中时间训练某一项专用膝弹跳半蹲发力的内容）；对不同情况的运动员，进行不同方法不同训练量的个别对待的训练安排。

（3）加强医务监督，早期发现，及时治疗。

（4）对易伤项目，加强股四头肌的特别训练。

第十一章　膝关节运动损伤

第一节　股四头肌肌腱断裂

股四头肌肌腱断裂较少见。在运动损伤中主要发生在体操、跳高、举重等项目。

股四头肌的四个腱止点各有不同。股直肌表浅，止于髌骨上极，一部分浅层纤维止于髌骨表面，下与腱延续相连。中层的股内侧肌和股外侧肌分别止于髌骨两侧上部。深层的股中间肌在股直肌下面止于髌骨上极。

股四头肌之下，另有膝肌，起自股骨，止于髌上囊。其作用是膝屈伸时牵拉髌上囊回缩以免卡在髌股关节隙。此肌如粘连、挛缩则引起膝关节屈曲受限。

股四头肌的生物力学作用主要是伸膝，但四个头在伸膝过程中发挥的作用不同。股直肌和股中间肌主要用力在90°~150°；股外侧肌在15°~90°，股内侧肌主要在15°以内发挥作用。股四头肌的四个头在各个角度都有协同用力的作用，膝屈30°~50°时四个头皆参与用力，使股四头肌发挥最大作用。

股四头肌伸膝时，其腱承受的牵拉力与髌腱相等。据实验计算，三级跳时髌腱承受的拉力可达528kg，跳高运动员起跳可达285kg，而且屈曲角度越大（发力时大小腿折角越小），则受力越大。股四头肌肌腱在不同角度参与用力的肌肉不同，所以当膝屈曲角度大时股直肌承担牵拉力也大。因此往往股直肌肌腱先断裂，进而全股四头肌肌腱断裂。

一、损伤原因及机制

1. 间接暴力　此机制为最常见原因。膝关节半屈股四头肌突然收缩致伤。如 Scuderi 曾报道20例中18例为间接暴力。当跌倒膝屈位股四头肌突然保护性收缩或体操下法运动员落地身体不平衡，股四头肌突然收缩可致伤。

2. 直接暴力　当膝屈曲位时，股四头肌肌腱在股骨之上直接受到重物打击可断裂。举重运动员提铃失手，杠铃杆撞击于膝上大腿部，砸在股四头肌肌腱处致伤。跪地也可致伤。

3. 自发性断裂　自发性断裂即腱本身已退行性变，受到轻微外力即发生断裂。如老年人动脉硬化，肥胖，或长期微细损伤引起腱的退行性变（如脂肪变、玻璃样变、硬化、纤维变等，再受到外伤造成"自发性断裂"。

二、损伤病理

股四头肌肌腱断裂可分为部分断裂和完全断裂。

1. 部分断裂　以股直肌最多见。断裂后如不及时缝合则成为陈旧性断裂。断裂处瘢痕形成，腱组织退行性变或发生钙化，周围形成滑囊炎、如髌前滑囊炎、髌上囊滑膜炎。如同时有肌肉断裂，可见横纹肌退变、坏死。

2. 完全断裂　指股四头肌4个肌腱皆断裂，与髌骨失去连接，不再能传递力量。往往髌上囊同时损伤。关节内出血、肿胀明显。髌骨下移。

陈旧性完全断裂，则股四头肌挛缩，髌腱也挛缩。髌上囊及膝部肌肉挛缩粘连。股四头肌肌腱断端瘢痕形成、退行性变，髁间窝也粘连。

三、临床表现及诊断

股四头肌肌腱断裂往往由于肿胀、疼痛、出血明显，不易检查，早期容易漏诊。肿胀消除以后，凹陷畸形出现，伸膝功能丧失才能确诊，但延误了治疗时机。主要症状是患者不能屈膝支撑、不能直抬腿。

1. 股四头肌肌腱完全断裂

（1）急性损伤时关节肿胀出血明显，在髌上囊部尤甚。髌骨上缘、髌上囊部压痛明显。可触到股四头肌下凹，屈膝时更明显。髌骨活动度大。患者不敢收缩股四头肌，更不能直抬腿。

（2）陈旧性全断裂，患者不能屈曲支撑下肢，不能直抬腿和抬大腿时小腿不能抬起，髌骨上缘下凹，屈曲可触到股骨髁面。

2. 股四头肌肌腱部分断裂　视断裂部位及大小，出血多少不一。一般出血肿胀不重。断裂局部压痛。可以抬腿，但力弱，疼痛。

陈旧性者肿胀消失，凹陷明显可触及。压痛不明显，但可触及瘢痕或小结。直抬腿力弱或不能完全伸直抬起。

X线检查部分断裂无阳性所见。完全断裂可见髌骨下移，髌腱影像弯曲不直。

四、治疗

1. 股四头肌肌腱完全断裂

（1）股四头肌肌腱新鲜断裂：虽有保守治疗石膏固定成功的报道，但一般主张手术缝合。手术要点是除断端缝合外一定要加减张缝合，否则极易失败。可采用以下方式。

1）McLaughlin 法：断端吻合加胫骨结节处横穿克氏针钢丝减张固定。术后置患肢于托马斯架上早期功能练习。

2）Dunn 法：缝合断端，钢丝或粗丝线穿过近端绕至髌下缘结扎减张。

3）Scuderi 法：断端缝合，股四头肌肌腱瓣下翻加固，再用可拉出的钢丝减张。石膏固定 6 周后功能练习。

4）Gallie 法：髌骨上穿孔 3 个，用阔筋膜张肌肌腱将断端与髌骨贯穿加固缝合。

（2）股四头肌肌腱陈旧性完全断裂：断裂后丧失伸膝功能应手术修补。手术方法：因股四头肌近端已经挛缩退变、粘连，所以有时需要用材料修补。如用近端股四头肌肌腱瓣下翻加固修补等。不论以何种方式进行断端缝合修补，首先考虑的是，膝关节是否粘连、伸屈是否受限，如有则先解决粘连。一般先采用推拿按摩方法，如失败则手术松解粘连。至膝伸屈完全正常再二次手术修补缝合股四头肌。

2. 股四头肌肌腱部分断裂

（1）新鲜部分断裂：如断裂较大（如股直肌完全断裂），影响伸膝力，则应手术缝合；如断裂小，不影响伸膝力，但以后可能粘连疼痛，应膝屈位固定 2~3 周，使断端拉开，防止搬痕粘连。

（2）陈旧性部分断裂：大的部分断裂，影响伸膝力量，应切除瘢痕，用正常股四头肌肌腱下翻修补。

多数部分断裂不影响肌力，但用力则痛。这是因为断裂处瘢痕粘连，股四头肌收缩牵拉疼痛。对此类损伤可切除瘢痕，延长裂口，并屈曲固定使之拉长。3 周后再功能练习。笔者曾有一病例，陈旧性部分断裂，伸膝有力，走路无症状但起跳用力痛。手术切除瘢痕缝合无效仍痛，最后切除瘢痕粘连，延长断端而成功。

第二节　髌腱断裂

髌腱是人体坚强的腱组织，上起自髌骨下极，下止于胫骨结节部，周围有腱围组织，有丰富的血液循环。膝伸直位最松弛，随膝屈曲其受牵拉力增加。据计算每屈曲 1°，牵拉力增加 6%。运动员起跳时，髌腱承受的牵拉力很大。三级跳远起跳时牵拉力可达 528kg，跳高起跳牵拉力可达 285kg。髌腱断裂并非多发病。髌腱断裂多为单侧，很少双侧同时断裂。

一、损伤原因与机制

1. 直接暴力　暴力直接打击在髌腱上，如锐器伤等。但在体育实践中少见。

2. 间接暴力　运动损伤中一般是间接暴力致伤，分两种情况。①股四头肌强力收缩，如体操翻跟斗起跳、篮球运动员的起跳，强力收缩牵拉髌腱致伤；②被动牵拉致伤，如跪倒膝关节极度屈曲对抗身体重力，举重运动员提铃失败膝屈致伤，或者运动中膝扭伤，除伤韧带外髌腱也受到上下的牵拉力致伤。

3. Brisment force 断裂　因膝关节强直，手法推拿用力过猛所致的断裂。

4. 自发性断裂　某些疾患如梅毒、糖尿病、肾病、痛风致腱退行性变、钙化；或因年老腱退行性变引起腱的强度下降。不大的力可使髌腱断裂。

二、损伤病理

（1）断裂部位与年龄有关。10～15 岁易在髌尖下断裂，或伴撕脱骨折；18 岁以下多在胫骨结节处撕脱；成年人多在髌腱中上部。

（2）直接外力伤，断端多整齐；间接外力牵拉断裂，断端多呈马尾状。上、下端的撕脱可带有骨折片。

（3）髌腱间接暴力断裂可合并关节的其他损伤，如半月板撕裂、膝韧带断裂等。

（4）陈旧性髌腱断裂，由于肿胀出血，肌肉、腱的回缩可有如下病理改变：①关节粘连，尤其是髌上囊及髁间的粘连，严重者致使关节伸屈受限；②关节囊挛缩，股四头肌挛缩；③髌腱挛缩，退行性变，钙化、骨化，瘢痕形成；④关节软骨退行性变。

镜下可见髌腱内纤维结缔组织增生，血管增生，炎症细胞浸润及肉芽组织增生。

三、临床表现与诊断

（1）有急性外伤史，伤后膝关节不能屈膝承重，主动伸膝功能丧失。如果两侧张腱仍未断裂，则伸直不全且力弱。

（2）新鲜损伤，髌腱处肿胀，正常腱轮廓消失。看到或触到腱张力消失、下凹（膝屈曲 30°～40°时明显）。

（3）可见髌骨上移，髌骨活动度增大。

（4）不能主动直抬腿，或抬腿无力。

（5）X 线检查，髌腱正常阴影消失或不清楚，髌骨位置比对侧高（两侧对比）。

（6）B 超检查，髌腱正常形态改变，出现低回声区。如果断裂出血可有含液性回声区。

（7）磁共振成像（MRI）检查有助诊断。

（8）注意合并症的检查诊断。

四、治疗

1. 新鲜断裂　一旦确诊，宜早期手术缝合。缝合长度要适当，笔者的经验是膝屈曲30°拉紧为宜。如断裂严重，可用股四头肌肌腱部分腱瓣下翻修补。关键问题是要同时减张缝合，一般用钢丝由髌骨上缘穿过至胫骨结节的克氏针减张法，否则术后因股四头肌收缩而使腱延长愈合无力。

术后应早期伸屈功能练习，以免关节粘连。术后 3d 开始 30°以内屈伸。术后 4~5d 下地直膝承重。术后 6 周可屈至 60°。术后 8 周去减张缝合，加强功能练习。

2. 陈旧性髌腱断裂　术式依损伤情况及并发症而异。

（1）如已有关节粘连活动受限者，术前应先医疗体育及按摩解除粘连。如保守治疗无效，应手术松解粘连，至正常伸屈范围再手术治疗断裂。

（2）如股四头肌挛缩明显，髌骨显著上移，则手术修补髌腱困难。因此需术前行髌骨牵引（可用克氏针横穿髌骨）至髌骨下降到正常位置再手术修补髌腱。

（3）陈旧性髌腱断裂，髌腱常挛缩退行性变，不能拉回直接缝合。因此需根据情况取其他组织替代修补髌腱。常用材料有髂胫束、半腱肌肌腱、股四头肌肌腱腱瓣等。如有钙化、骨化组织应同时切除。

（4）为防止术后粘连，可用硅胶膜置于关节内，术后 3 周以后取出。

术中要注意修补的髌腱长度，尤其要减张缝合。否则髌腱将延长愈合而失败。笔者曾遇到一名体操运动员的陈旧性髌腱断裂，已延长愈合，伸膝无力。第一次手术仅做 Z 形切开髌腱短缩缝合。术后逐渐伸膝无力直至不能全伸。髌腱被牵拉延长。不得不再次手术短缩髌腱，减张缝合。术后功能良好。

第十二章　慢性劳损性疾病

第一节　膝关节周围滑囊炎

一、髌前滑囊炎

髌前滑囊属于皮下滑囊，多见于运动创伤者。

1. 诊断

（1）运动员以急性滑囊炎多见。受伤动作主要是跪伤或膝前顶撞伤。

伤后髌前很快肿胀，滑囊内积血，除髌前外往往向下延伸。患者膝前疼痛，不能跪地，甚至屈膝也痛。检查：髌前肿胀，压痛明显，有波动感。有时滑囊壁被撞击裂开，又肿胀增厚，触诊可触到裂开的缝隙，压痛锐敏，误认为骨折。但患者可直抬腿，抗阻伸膝有力，关节内不肿。X线检查无骨折征象。

（2）慢性滑囊炎：大部分是急性滑囊炎处理不当后遗而来，或者因急性滑囊炎症状消除后投入训练过早，局部再反复摩擦成为慢性滑囊炎，有的患者无急性伤史，因髌前经常跪地摩擦形成慢性滑囊炎。过去在矿工等特殊职业中发生。主要症状为髌前肿胀，内有黄色积液，滑囊肥厚。活动时痛，症状随活动量大小而变化。

触之滑囊厚韧，压痛，可有波动感。由于长期纤维素沉着积聚，可触到囊内小结节并可滑动，似游离体，压痛锐敏，关节内不肿，伸膝有力。有时抗阻伸膝有轻度痛或不适。

2. 治疗

（1）急性期受伤肿起之前应加压包扎，制动2~3周。如已明显肿胀积血，应抽出积血，囊内注射泼尼松龙类药物，加压包扎，制动2~3周。然后逐渐活动，增加运动量。

（2）慢性期也可抽出积液，囊内注射泼尼松龙类药物，加压包扎。可连续注射2~3次（每周1次）。制动3周。部分患者可以治愈。但大部分患者效果差，活动后又肿胀积液，需手术切除。

二、鹅足下滑囊炎

缝匠肌、股薄肌与半腱肌的肌腱在膝内侧组成的鹅足联合腱膜经膝内侧向下前止于胫骨结节的下内侧。此腱膜和膝内侧副韧带胫骨上端内面之间有一滑囊——鹅足下滑囊。膝关节伸屈扭转或直接受到撞击可引起滑囊发炎。例如，蛙泳运动员长期反复蹬腿夹水可发生鹅足下滑囊炎。

诊断：患者主诉膝用力屈曲痛，被动小腿外旋、外展痛，抗阻力屈膝内旋小腿时痛。做蛙泳蹬水动作痛。局部可有轻度肿胀，压痛阳性，有时有波动感。

治疗：一般局部注射泼尼松龙类药物有效，治疗期间应控制局部活动量。

三、膝内侧副韧带下滑囊炎

膝内侧副韧带深、浅层之间有一滑囊。膝伸直时韧带浅层向前滑动，屈曲时向后滑动。小腿外旋紧张，内旋松弛。长期反复膝伸屈旋转运动可引起滑囊炎性反应。膝伸屈扭转疼痛，疼痛多在内侧半月板水平的下方，压痛锐敏，局部可有膨隆。应与膝内侧半月板损伤相鉴别。

治疗：局部注射泼尼松龙类药物效果良好。

四、半膜肌滑囊炎

此滑囊位于腘后内侧半膜肌和腓肠肌内侧头之间。主要症状是局部肿胀，轻度疼痛。压痛阳性，可有波动。有时滑囊巨大，应与腘窝囊肿鉴别。此滑囊偏内侧，形状为纵行。局部注射泼尼松龙类药物有效。必要时可手术切除。

第二节　腘窝囊肿

1829 年，Dupuytren 提出腘窝肿块；1840 年，Adams 发现半膜肌肌腱滑囊与膝关节腔相通。1877 年，Baker 发表了关于膝部滑膜囊肿的形成与关节内疾病的经典性论著，因而将这种囊肿称为贝克（Baker）囊肿。Baker 命名的囊肿并不是一种独特的疾病，实质上它仅是膝关节结核的一种并发症，现已少见，现今最常见的原因是并发于膝关节类风湿关节炎、骨关节炎或其他关节病合并长期关节积液的患者。

腘窝囊肿有两个来源，即后关节囊与滑囊。根据解剖材料，Wifson 等将腘窝部的滑囊分为 6 型。①位于缝匠肌、股薄肌、半腱肌肌腱与内侧副韧带之间；②位于内侧副韧带与半膜肌肌腱附着点之间；③位于半膜肌与胫骨内髁后缘之间；④腓肠肌内侧头与覆盖于股骨髁部的关节囊之间；⑤腓肠肌内侧头的浅面与半膜肌腱之间；⑥关节的内后方，在半膜肌与半腱肌腱之间，此囊不经常存在。

最常见的腘窝囊肿是膨胀的腓肠肌—半膜肌腱滑囊，此种囊肿经关节囊的后壁小孔与关节腔相通。

1. 病因 可分为两种类型，原发性与继发性，病因不同。

（1）原发性：膨胀的滑囊起源于关节腔，而关节本身并无其他疾病。最多见于儿童，且多为双侧，但不一定同时发生。切除后有复发倾向。有些儿童易患滑囊膨胀病，其原因尚不清楚。

（2）继发性：大多数到成年才首次出现腘窝囊肿者，常继发于关节的某种疾病，主要为骨关节炎，其次也见于与半月板有关的关节内紊乱，特别是内侧半月板的后角。此外，类风湿关节炎也可继发此病。

2. 病理 肉眼观察，根据囊壁的厚薄，可分为 3 型。①纤维型，常为分叶状，壁较薄，1～2mm；囊壁坚韧，内壁光滑而发亮；②壁较厚，2～5mm 厚，囊壁边界不甚清楚，内壁不光滑，可有绒毛形成；③壁最厚，发炎的囊壁可增至 10mm 厚，内壁粗糙，附有纤维素性渗出物。第②、③型中，可见到软骨及骨组织。

显微镜下可分为 4 类。①纤维囊肿：囊壁厚 1～2mm，含有大量透明纤维组织，内壁衬以内皮细胞，可见到米粒体，很少见到炎性反应；②滑膜囊肿：囊壁纤维成分较少，含有孤立的岛状透明蛋白，内壁为方形或柱状滑膜细胞并有绒毛形成；③炎性囊肿：囊壁为纤维组织，有不同程度的炎症细胞浸润，内壁为无定形的细胞，而盖以纤维素性渗出物，可找到软骨组织小区；④移行囊肿：此型介于纤维型与滑膜型之间，囊壁可见到巨细胞、泡沫细胞及含铁血黄素。病理改变与囊肿的来源无关，即不通关节者可有滑膜细胞，而通关节者可以为纤维组织。

3. 临床表现 主诉开始为腘窝内隐袭性肿胀，伴有机械性伸膝或屈膝运动障碍。除因张力而有轻微疼痛外，此病本身疼痛并不剧烈。关节内的基本病变可有不同程度的疼痛。偶尔发现由于肿胀阻碍静脉回流，导致膝关节以下小腿水肿。腘窝囊肿在膝伸直时，张力变大，触之变硬；膝屈曲时，张力变小变软。检查时，患者俯卧，患足伸至检查台末端之外，膝关节做最大限度的伸直，检查囊肿肿胀最为明显。少数患者在关节腔与囊肿腔之间有一种瓣膜性的连接，在膝关节做快速的屈伸运动后，囊肿即可膨胀。被动屈伸膝关节，也可表现同样的现象。膝充分伸直，瓣膜孔关闭，肿胀一直不退；膝屈曲，用手加压按摩囊肿，可使积潴在囊肿内的液体流回关节腔，囊肿变瘪。囊肿的实际体积常比触诊估计的体积更大。

4. **诊断**　根据临床表现，此病诊断并无困难。MRI 检查，在 T_1W 和 T_2W 像上看到一个高信号囊肿样区，有时可看到与关节腔连通的通道。

5. **鉴别诊断**

（1）半月板囊肿：少数半月板囊肿可在离半月板相当远的部位出现。源于内侧半月板的囊肿通常要比源于外侧者大些。患内侧半月板囊肿时做屈膝动作，由于膝内侧副韧带的压力，可使其自膝内侧消失，自腘窝部显示出来。

（2）膝部腱鞘囊肿：是一些硬度相同的软组织肿块，此种肿块易与脂肪瘤混淆。病因不明。

（3）腘窝动脉瘤：见腘窝包块，应想到此病的可能性。腘窝动脉瘤并非罕见，但常被漏诊。由于膝关节退变可并发腘窝囊肿，动脉硬化症可并发动脉瘤，二者均发生在同一年龄组；此外，腘窝动脉瘤和腘窝囊肿相似，常呈对称性且均无明显症状，因此二者很易混淆。有腘窝囊肿时，腘窝动脉被囊肿遮盖，不易区别。如腘窝部大范围内能扪得与脉搏一致的搏动，可能患有动脉瘤。此外，若发现震颤与杂音，更可加强动脉瘤的诊断。但如动脉瘤的囊腔已栓塞，此两项体征则难以发现，增加鉴别困难。若细针穿刺，立即可鉴别出来。

（4）腘窝动脉囊性变：病因尚不清楚，被认为是与动脉粥样硬化无关的动脉外膜黏液性退变。腘动脉的反复轻度损伤，可能是其原因，因病变靠近膝关节，关节的经常运动可能是造成损伤的因素。起病可缓慢也可突然。运动时足变冷而苍白。本病的一个特点是肿块并不经常存在，肿块仅是偶尔被发现，这一点有助于鉴别诊断。

（5）孤立性外生骨疣：从股骨三角区可以长出外生骨疣，同时伴有一个滑囊。此骨疣与上述腘窝动脉瘤常有一定联系。骨疣是否存在，X 线检查可以证实或排除。

（6）腘窝静脉曲张：膝关节做快速的屈伸运动，腘窝部出现肿块，除囊肿外，还可能是一团曲张的静脉，这常是腘窝部探查手术阴性时的另一个发现。

（7）半膜肌断裂或肥大：腘窝肿块可以是单侧半膜肌断裂或双侧半膜肌局限性肥大。这种肿块的特征是使屈膝肌肉收缩对抗阻力，肿块体积增大。本病如在全身麻醉下施行探查手术，可无阳性发现。

（8）股二头肌肌腱囊肿及起自腘外侧神经的囊肿：前者的位置低，后者可伴有神经麻痹，此二者还可误诊为外侧半月板囊肿。

6. **并发症**

（1）囊肿破裂：腘窝囊肿合并类风湿关节炎，如对后者采用皮质醇类药物治疗，不论全身应用或关节内注射，均可造成囊肿破裂。

（2）滑膜软骨瘤病：膝关节附近的滑囊，可以单独地患滑膜软骨瘤病，膝关节并不一定同时患相同的疾病。

病例：男性，37 岁，腘窝部长一硬的无痛性肿物，首次发现是在两个月前一次重体力劳动之后。肿物最近长大而就诊。体检：检查发现膝后在通常生长腘窝囊肿的部位有一坚硬肿物。X 线摄片显示有钙化块。术前未能确诊。

手术探查：在腓肠肌—半膜肌肌腱滑囊部位发现此块状物，且与半膜肌和腓肠肌内侧头有关联。向深层追踪块状物直至后关节囊。块状物体积 6mm×4mm×4cm，表面盖有薄膜。病理切片示中心区有钙化，组织学图像显示为滑膜软骨瘤。

7. 化验检查　对于某些疾病，第一个出现的症状是腘窝肿块，但红细胞沉降率不正常，用一般囊肿不能解释，诊断应该慎重，可能非原发性囊肿。此外，切除的滑囊不论外观如何单纯，应做病理切片进行显微镜检查。有时腘窝囊肿似原发性而实际上是继发于膝关节疾病，囊肿仅是关节病的第一个体征。

病例：女性，29 岁，右腘窝长一囊肿，但无关节内紊乱、关节积液或滑膜肥厚等体征。关节也无自觉症状。数月后患者因腘窝肿物引起疼痛且运动障碍而施行手术。肿物切除后，观察标本和其他囊肿相同。切片显微镜观察也未发现异常。8 个月后，左、右两膝均肿胀，右膝更为明显。术后 1 年发现右膝有显著积液且滑膜肥厚。左膝也有相同表现但较轻。其他关节未受累。建议住院检查，患者称尚有妇科病，并问妇科病与膝部肿块是否有关联。住院经多种化验检查，包括血常规、红细胞沉降率、类风湿胶乳试验、流产布鲁菌效价（因患者是一名乳牛场工人的妻子）、血尿酸、沃瑟曼（Wasserman）反应等，关节穿刺抽液：关节液淡黄，清亮，外观正常，将关节液做豚鼠注射试验。上述检查，除红细胞沉降率快（33mm/h）外，其他各项化验均阴性。

从病史考虑：此患者患有妇科病，有可能是卵巢囊肿。因病情较急转妇科治疗，妇科手术发现一橘样大卵巢囊肿，连同卵巢一并摘除。病理报告为滤泡囊肿，内有出血。术后 2 周随访检查其膝关节，双膝积液消退。有待证实的问题是关节渗液的吸收，是由于休息还是如患者所言与卵巢囊肿切除有关。

介绍这一病例的目的在于说明以下问题。①以腓肠肌—半膜肌肌腱滑囊肿形式出现的腘窝囊肿，是膝关节病的第一个标志。切除的囊肿，病理检查似原发性，但经过一段时间的观察却证明是继发性的；②双侧膝关节积液和卵巢囊肿可能有关联。如上述患者的妇科病和双膝积液是同时发生的。此外，梅格斯（Meigs）综合征即表现为卵巢肿瘤和囊肿合并胸腔积液。

患者回家后，重操家务劳动，致使肿胀和疼痛复发。由此看来，关节肿胀与卵巢囊肿的关系似为巧合。进一步做更加全面的检验，除红细胞沉降率上升至 48mm/h 外，其他化验均阴性。患者又向一位风湿病专家求诊，做膝关节滑膜活组织病理检查，病理切片表明为典型的"类风湿图像"。据此，可以得出结论，患者是血清阴性的类风湿关节炎。继续观察，双膝积液显著增多，滑膜普遍肥厚。其他关节未见受累。鉴于患者疼痛症状不明显，病期尚短，有希望避免破坏性手术，决定再予短期观察，看炎症能否消退。

8. 治疗

（1）原发性：青壮年患者，一般不需治疗。如有疼痛或妨碍关节运动，则需采取某些治疗措施。当滑囊膨胀，肌肉收缩对滑膜产生刺激，导致滑囊炎经久不愈时，可试行穿刺抽液，必要时重复抽液。炎症不消退，再行滑膜切除术。

（2）继发性：青壮年患者，腘窝囊肿很可能继发于关节内紊乱，最常见者为半月板破裂。但特发性滑膜炎、类风湿关节炎、色素绒毛结节性关节炎及滑膜软骨瘤病等疾病，也可继发本病。此类病例，腘窝囊肿只是关节内病变的一个症状表现，应针对病因进行治疗。有手术指征者宜手术治疗。根治病因后，滑囊炎随即消退。另有不少病例临床表现仅为"肿块"，并无症状，可不予手术治疗。年龄较大的骨关节炎患者，有囊肿但不与关节腔相通，采用穿刺抽液减轻张力即可，不必采用其他疗法。此年龄组的患者，很少有手术切除指征。

关于手术的决定问题：一个长期存在或反复出现的腘窝囊肿，应予手术治疗。但住院后，肿块又不明显，则要暂缓手术。如临行手术时，肿块仍明显，则不必犹豫，可进行手术。

适应证：腘窝囊肿长期存在或反复出现，妨碍关节运动，邻近的关节正常，属于原发性，可行切除术。术前常规做皮肤准备。

麻醉和体位：腰麻或硬膜外神经阻滞麻醉。患者俯卧，足背下方垫一小枕或沙袋，膝关节保持微屈，腘窝肌腱与肌肉即放松，易于牵开伤口。

手术方法：切口的部位和走向很重要，应避免做纵切口，因日后易形成挛缩瘢痕。若沿皮纹做横切口，显露范围有限。采用水平段与皮纹平行的横"S"形切口较好，切口内端向下弯，可得到充分暴露。

术中不需用止血带。切开皮肤浅筋膜后，纵行切开深筋膜，即显露膨胀的囊肿，沿腓肠肌内侧头分离，向外侧牵开肌肉时要注意保护腘窝处的血管和神经。在腓肠肌内侧头和半膜肌腹之间向深层分离囊肿时，可发现囊肿位于内侧为半膜肌和半腱肌、外侧为缝匠肌和股薄肌的肌间隙内。因此，分离并不困难。

有时发现囊肿与半膜肌和腓肠肌紧密粘连，此时需将粘连的一部分浅层肌组织一起切除，以避免将粘连的囊肿壁切破。若囊肿与关节腔相通，则会发现囊肿在腓肠肌内侧头的深层与关节囊相粘连，应将囊肿与粘连的关节囊壁一起切除，不需关闭关节较小的破口，这样并不会导致囊肿复发。也有学者主张将关节囊破口关闭，方法是将腓肠肌内侧头劈开一片，盖在关节囊破口上并将其固定。

术后处理：腘窝用棉垫填塞，外用加压绷带包扎。术后 10～14d 拆线，即可恢复活动。

第三节　滑膜皱襞综合征

有一组膝关节疾病，如半月板损伤、关节游离体、髌骨软骨病等，可产生相似的临床症状：疼痛、弹响、打软腿和交锁等，有时彼此不易鉴别，称为膝关节紊乱。有些症状并非由上述疾病所引起，而是由膝关节内的一种退变结构造成的，因此提出了滑膜皱襞综合征的概念。

一、组织学发生

在胚胎早期，即胚胎冠臀长 35～41mm 时，膝关节分为 3 个腔隙，它们彼此由原始的隔膜分开。该隔膜由疏松和弹性纤维组织构成。在胚胎 3 个月，即冠臀长 46mm 长时，隔膜退化，3 个腔开始融合。如隔膜退化不完全，则形成滑膜皱襞。膝关节滑膜皱襞是膝关节胚胎期原始隔膜退化的遗迹。

滑膜皱襞分为 4 种类型。①髌上皱襞：位于髌骨上缘。有孔型者，髌上囊与髌股关节相通；完全封闭型者，则形成封闭的髌上囊，可将关节游离体阻隔在髌上囊内。在关节镜下，髌上皱襞形如一个"月亮门"；②髌下皱襞：起于股骨髁间窝前缘，止于髌下脂肪垫，位于前交叉韧带的前方，呈束状或带状，在关节镜下易被误认为前交叉韧带，所以又称黏膜韧带。如髌下皱襞较大，可阻碍关节镜从一个间室进入另一个间室；③髌内侧皱襞：起于髌上囊，经髌股关节内侧，覆盖股骨内髁，止于髌下脂肪垫，呈镰刀状。所以又称滑膜棚架、翼状皱襞、髌内侧滑膜皱襞、内侧关节带；④髌外侧皱襞：与内侧皱襞相对，一般较小，且少见发生症状。

滑膜皱襞的残存率各学者报道不一。髌上皱襞：Joyce 等尸检结果显示发生率为 89%，日本学者报道为 18%，国内一些学者报道为 20%～70%；髌内侧皱襞：欧美学者报道为 18.5%～55%，国内报道为 39%～45%。笔者总结千余例关节镜经验，认为髌内及髌下滑膜皱襞的残存率很高，只是依个人而大小有所不同。

二、病因与病理

滑膜皱襞是正常的关节内退变结构，本身不会产生临床症状，有临床症状者多有创伤诱因。①直接钝挫伤：由于伤力较轻，常不造成半月板、韧带及软骨损伤，可能损伤滑膜结构；②大运动量锻炼：反复大量的运动，会造成滑膜皱襞的慢性损伤。创伤使滑膜皱襞充血水肿，久而发生纤维化、肥厚、皱襞弹性降低和挛缩。失去弹性的皱襞将压迫关节软骨面，造成关节软骨面糜烂软化。最常引起症状的是髌内侧滑膜皱襞。

三、临床表现

患者膝关节慢性疼痛，可有扭伤史、疼痛以膝内侧为重、打软、假性交锁及关节内弹响。查体可有股四头肌萎缩，在髌股关节内侧有压痛，可触及条索状物，有髌骨摩擦感，向内侧推动髌骨时可诱发疼痛。X线摄片常无阳性发现，关节造影有时可显示皱襞存在。B超、CT、MRI检查对诊断均无帮助。

四、手术适应证

滑膜皱襞综合征的诊断是采用排除法。在膝内紊乱征，如关节镜检查未发现半月板撕裂、关节游离体、软骨剥脱或韧带损伤时，可考虑做滑膜皱襞的切除或松解术。在下列情形应行滑膜皱襞切除术：①临床检查时，在髌股关节内侧可触及一痛性索带；②在做常规膝关节检查时，未发现关节腔内有任何病变（如半月板撕裂、韧带损伤等）；③如在局部麻醉下行关节镜检查，用探针牵拉皱襞可引起与临床症状相似的疼痛；④在做关节镜检查时，发现皱襞非常肥厚、粗大及纤维化，在股骨和髌骨相应部位有压迹，但又找不出其他原因。

五、手术方法

1. 麻醉　如果临床检查在髌股关节内侧明显触及一痛性索带，即术前已高度怀疑患者为髌内侧滑膜皱襞综合征时，在局麻下通过探针牵拉，可诱发临床症状，有利于诊断。在其他情况下，最好选择硬膜外麻醉或腰麻。

2. 入口　至少要有前外和前内2个入口。①前外入口：完成诊断性关节镜检查，需从这一入口。首先应彻底检查整个关节，除外其他病变的存在；②前内入口：30°镜经此入口可以观察髌内侧皱襞的全貌，有利于滑膜皱襞切除术的完成。

3. 切除方法　从前外入口进镜，从前内入口进辅助器械。先用手术剪将皱襞剪成数段，再用刨刀刨削。

4. 切除范围　①松解术：即在皱襞体部将其横形剪开，此法可暂时松解皱襞对软骨面的压力，但切口易发生瘢痕愈合，症状易复发；②全切术：如将此皱襞全部切除，将在关节囊上残留一较大创面，易发生瘢痕挛缩；③部分切除术：即切除皱襞体部2~3cm，使其变成一较窄的皱褶。比较3种切除方法，多数学者认为应放弃松解术，而行全切除术或部分切除术。在使用激光进行关节镜下手术时，手术中及术后不出血，并且很容易切断内侧的滑膜皱襞。

六、术后康复

滑膜皱襞部分切除或全切除术对关节的创伤较小。术后应加压包扎。术后即可开始做主动屈伸活动和等长肌肉力量锻炼。但行走不宜太早，一般术后2~3d，估计创面不会有渗血后，再下地行走。

七、并发症

滑膜皱襞切除术本身没有太多并发症。常易发生的问题是皱襞切除不完全，使患者残留一定的症状。所以该手术成功的关键是，彻底检查整个关节，确定没有其他病变，对皱襞处理不要只做单纯的松解。

第四节　鹅足腱弹响综合征

鹅足腱弹响综合征是指膝内侧由缝匠肌、股薄肌、半腱肌组成的联合腱膜（鹅足）在膝伸屈时弹响不适的疾患。运动员中偶有发生。

一、病因与病理

（1）腱脱位。缝匠肌、股薄肌及半腱肌行至膝内侧向下并一起组成一腱膜状组织，称为鹅足，止于胫骨上段胫骨结节之下前内侧。有内收内旋小腿功能并构成膝内侧的稳固装置，几个腱之间以及与半膜肌，腘后部与深筋膜有结缔组织纤维相，故相对固定而无移位。这些相连的纤维断裂则伸膝时腱向前滑动。屈膝时向后滑动。产生的弹拨响声可能与外伤有关。笔者诊治6例此类患者，4例有明确的外伤史，另2例为半月板手术后1~2个月发病，支持此观点。

（2）胫骨内髁下缘新生骨疣，伸屈时腱于其上弹响。

（3）膝内侧半月板损伤隆起或关节缘骨性隆起，伸屈时也弹拨滑动。

腱弹响多为腱本身的原因。弹响的腱多为股薄肌，半腱肌次之，或两者皆弹响。长期弹响，腱下可产生滑囊炎，或脂肪组织炎病变。

二、诊断

膝伸屈膝内侧腱弹响为主要症状，局部可有压痛，手能触知腱前后滑动弹拨感。若要确定哪个腱弹响，需用拇指、示指逐个捏住腱，再让患者伸屈膝，则弹响腱可确诊。还要尽可能找出弹响的原因和部位。如有无骨疣、骨增生、半月板隆起等，还是腱自身的原因，弹拨以何处为中心等。

三、治疗

因弹响腱诱发其下滑囊炎、腱围炎或软组织炎，如疼痛可以局部注射泼尼松龙类药物。单纯弹响没有疼痛不适，不必处理。

弹响酸胀疼痛不适要根据引起弹响的原因治疗。一般保守治疗效果差，需手术治疗。如因骨疣或半月板损伤隆突引起者，手术切除骨疣、半月板则治愈。但弹响多是鹅足腱本身的原因，因此要对弹响腱做手术治疗。

笔者曾做鹅足翻转术（Slocum 手术）2 例失败，股薄肌肌腱缝于半腱肌肌腱 1 例失败。复发病例又做了切断弹响腱缝于半膜肌皆成功无复发弹响，且无任何其他症状出现。1 例发现股薄肌与深筋膜相连处裂开，做了缝合，同时有半腱肌肌腱弹响，切断后缝入半膜肌内，手术后无复发。因此建议鹅足弹响如有症状，手术中明确弹响腱，将其切断缝合于半膜肌较为恰当，效果确实。

第五节　膝外侧疼痛综合征

膝外侧疼痛综合征的特点是膝外侧副韧带上下的滑囊腘肌肌腱及其周围滑囊软组织慢性小创伤引起的炎症致膝伸屈疼痛。长跑运动员中非常多见。

一、受伤原因

本症绝大部分发生在长跑运动员或者突然长时间练习跑后。本症易发生于下肢周期性耐力项目。

本症的发生还与训练安排不当有密切关系。多数患者是没有经过系统训练突然参加长距离跑后发生的。

二、受伤机制与损伤病理

本症发生是慢性小创伤所致。主要是长时间跑的过程中，膝关节反复多次在一定范围内伸屈，膝外侧髂胫束前后活动与股骨外髁反复摩擦，引起此处软组织以及滑囊慢性炎性反应（诊断为髂胫束摩擦综合征）。此活动角度在 10°~80°。摩擦的部位在外侧副韧带附着处或稍前侧，外侧副韧带与膝外侧关节隙外半月板以及股骨髁之间。腘肌肌腱止处也有相互摩擦，以致引起软组织炎和滑囊炎。有的见不到滑囊，故病理变化可能是：①滑囊炎；②髂胫束下的软组织炎；③腘肌肌腱腱炎。

三、临床表现与诊断

1. 症状　主要是膝外侧疼痛，跑、竞走、上下楼膝外侧有灼痛、剧痛，甚或自由伸屈膝痛。常发生于运动中间以致被迫中止运动。可出现膝打软现象。休息可缓解。再运动时再发作。

2. 体征

（1）压痛：一般在外侧副韧带与关节隙交界处和股骨外髁外侧。

（2）肿块：于腓骨小头上方可见膨隆，可触到小结，硬韧或有波动感，与压痛部位一致。

（3）膝伸屈疼痛（外髁外）：内收下抗阻伸屈疼痛更易显现。外展下则减轻。

（4）长期患者出现股四头肌萎缩。

3. 鉴别诊断　需与外侧半月板损伤、股二头肌肌腱腱围炎、外侧副韧带损伤相鉴别。

四、治疗

（1）调整训练，减少或暂停长距离跑或竞走。

（2）泼尼松龙类药物局部压痛点注射，大多数患者有效。

（3）保守治疗无效时，手术切除滑囊和炎症组织有效。

第六节　发育性膝内翻与膝外翻

婴幼儿膝内翻、膝外翻均很常见，多属生理性，两侧对称，弯曲可来自股骨和胫骨。生理性膝内翻在出生时最明显，又称弓形腿，膝内翻可达 15°，此与胎儿宫内姿势有关。婴儿襁褓期，由于膝关节常处屈曲姿势而不易被察觉，往往在开始站立或行走后才被发现。通常婴儿膝内翻随生长与活动逐渐减轻，1 岁左右胫股角接近 0°，随后又向膝外翻发展，3~4 岁可出现生理性膝外翻，外翻角可达 15°，到 6 岁左右又恢复正常，保持 5°~6° 生理性外翻角。Moniey 通过体表测量 1 000 例 1~11 岁正常儿童膝关节侧偏角，发现 1 岁以上幼儿保持膝内翻者不到 3%，3~4 岁膝外翻发生率最高，5~6 岁后逐渐恢复正常。Salenius Vankka 通过 X 片测量 1 000 多例正常儿童股骨胫骨角也得出同样结论。

一、临床表现

1. 膝内翻　双下肢弓形弯曲，膝与小腿近段向外突，小腿远段内收内旋。走路足尖向内，重者呈现摇摆步态。双踝并立两膝不能靠拢，轻者膝间距离<3cm，重者>10cm。此值受年龄、胖瘦和关节松弛等因素影响，通过 X 线片测量胫股角较为准确。儿童膝关节松弛，站立位片测出值常比卧位片大。轻型膝内翻可无骨改变，重者常见胫骨与股骨内侧皮质骨增厚、硬化，弧形突向髓腔，胫骨上下骺板向内倾斜，难与早期胫内翻鉴别。Levine 等发现测量胫骨近端干骺—骨干角（MDA）是一个可取的鉴别方法，他们观察了 30 例 MDA>11°幼儿，其中 29 例后期皆出现胫内翻典型病变，假阳性只占 3%；而 58 例 MDA≤ 11°者，后来只有 3 例发展为胫内翻，假阴性只有 5%。因此，根据 MDA 大小可预测膝内翻的预后。

2. 膝外翻　又称碰撞膝，常见于 3~4 岁小儿，并膝站立时，两踝距离大，膝外翻角一般不超过 20°。据 Morley 统计，3~3.5 岁正常儿童 74% 踝距大于 2.5cm，22% 踝距 5cm 以上。膝外翻轻者无明显症状，角度较大患儿举步缓慢，容易跌跤，常需髋外展绕膝前进，呈现特殊划圈步态。可有膝或小腿疼痛症状。大多数患儿 5~6 岁股骨胫骨角恢复正常，男性此角<7°，女性 10°左右。有 1%~2% 儿童膝外翻可持续到成年。发育性膝外翻的 X 线表现为股骨胫骨角增大，更确切地说是股骨髁 MDA 增大，胫骨髁 MDA 改变较小。

偶见少年迟发性膝外翻，患儿体格发育多大于实际年龄，下肢形显笨拙，骨改变主要在股骨下端；内髁高度明显大于外髁，此型膝外翻无自矫能力，在 14~15 岁生长高峰期踝距可达 15cm。

二、鉴别诊断

发育性膝内翻应与婴儿胫内翻和佝偻病鉴别，根据 MDA 大小、胫内翻和佝偻病各自典型的 X 线表现，三者不难鉴别。此外尚须注意识别黏多糖病、干骺端发育不良和半肢骨骺异样增殖所引发的膝内翻、膝外翻畸形。

三、治疗

根据临床观察，90%以上发育性膝内翻、膝外翻在生长发育中可以自行矫正，因此，对轻、中度畸形可不做任何处理，但须随诊观察。1.5 岁以上膝内翻儿童需定期进行 X 线摄片复查。以便最后排除 Blount 病，后者治疗原则与发育性膝内翻、膝外翻相反，须在 5 岁前手术矫形才能获得满意效果。

对畸形较大或进行性加重的患儿可适当使用夹板或行走支具固定，不要通过暴力达到矫形目的，只能适当施加压力，让其在生长中逐渐矫正。白天借助夹板或行走支具固定可限制患儿过多负重。对于肥胖儿童，白天不穿行走支具，单纯夜间使用夹板固定收效不大。

临床发现少数畸形持续进展或无自矫能力者，多属体重超标的肥胖儿，考虑畸形未能逆转与骺板受力不正常有关。因此，减少下肢过量负荷可能有利于力线改善。

膝外翻合并平足或踝外翻者，可使用纵弓鞋垫和足根内侧楔形垫，保持后足于轻度内翻或中立位，以免患足内侧组织劳损和变形。

发育性膝外翻到 8 岁后仍未见改善者，根据畸形轻重和部位可行股骨或胫腓骨角度截骨术。胫骨上端截骨容易产生血管、神经并发症，操作要细心。年龄到达 11~12 岁者，可利用骑缝钉暂时遏制内侧骺板生长，操作得当可获满意效果。

第七节　膝关节不稳定

膝关节的稳定性取决于四方面结构的维持，即胫股关节、髌骨及髌股关节，内、外半月板，膝周韧带和关节囊，膝周肌肉。因为膝关节为全身最大、结构最复杂的关节，所处位置又较特殊，所以结构上的任何异常都将造成其功能障碍。这种障碍多数以膝周韧带损伤所致者最为常见，以膝关节不稳为主要临床表现。现以综合性韧带损伤为主的膝关节不稳进行介绍。

一、膝关节不稳与韧带、关节囊和肌肉的关系

1. 膝关节不稳与韧带、关节囊的关系　膝前、后交叉韧带及关节囊和膝周层层叠叠的韧带形成了膝周韧带关节囊网，这些结构不仅限制了膝关节在一定范围活动，而且使膝关节按照一定规律进行活动，而不会出现其他异常运动。

膝关节周围韧带和关节囊对膝关节运动的影响至少有两方面。①限制运动：韧带内有

无髓神经纤维，如韧带内张力增高，即反射性——韧带肌肉反射引起与这一韧带相协同的肌肉收缩，迅速控制膝关节在该方向超限度活动，以达到运动的目的。倘若肌肉不能进行有效控制，运动在继续，韧带仍然发挥其机械性的限制作用，达一定限度时，即出现损伤现象，可能为过度牵长、撕裂、断裂等。韧带的限制作用既与肌肉有协同作用，又与其他韧带间有协同作用。从中可以看出，要完成或限制某一方向的运动，是需要许多韧带、肌肉的协同作用方可完成的；②制导运动：由于解剖关系上交叉韧带与半月板之间存在紧密的纤维连接，如前交叉韧带有纤维与内、外半月板前角相连，而半月板前方尚有膝横韧带相连，外侧半月板后角还有 Wrisberg 韧带（或 Humphry 韧带）与后交叉韧带并行于股骨髁，故内、外侧半月板与前、后交叉韧带在膝关节内形成"8"字形结构。由于前、后交叉韧带的解剖生理特点，在膝关节伸屈过程中，前、后交叉韧带之间的交叉点所形成的运动轨迹即近于膝关节的暂时运动中心。因此，膝关节在骨性结构基础上，有了交叉韧带和膝周其他韧带，共同制导膝关节，使关节按一定的规律运动。一旦上述结构与关系遭到破坏，膝关节即出现不稳定。

2. 膝关节不稳与肌肉的关系 膝关节的稳定不仅有赖于韧带、关节囊的结合，还与肌肉的有效影响密切相关，这种肌肉、韧带的稳定因素，可依其在膝关节的方位分为如下协同组合结构。

膝前侧结构：有股四头肌及其扩张部、髌韧带。

膝内侧结构：有半膜肌、腓肠肌内侧头、鹅足、内侧副韧带（浅层）、内侧关节囊韧带（即内侧副韧带深层）、后斜韧带。

膝外侧结构：有股二头肌、腘肌及腓肠肌外侧头。髂胫束、外侧副韧带及弓形韧带，起于腓骨头，上行分为两股，外股与腘肌肌腱同止于股骨外髁，内股覆盖于腘肌的后上部止于胫骨后面。

膝后侧结构：有腓肠肌及腘肌。腘斜韧带，即半膜肌在关节囊后方止点反折形成，自股骨内后上方，斜向外上，止于股骨外髁后方关节囊及弓形韧带。

交叉韧带则有特殊性，它与其他韧带组合于上述四个膝关节方位上，且都有协同作用。此外，前交叉韧带又与半膜肌、股二头肌协同，后交叉韧带又与股四头肌、腘肌协同，分别阻止胫骨上端前移或后移，是维持膝关节稳定不可忽视的结构。

综上所述，凡失去或破坏膝关节的动力（肌肉）和静力（骨、韧带、半月板和关节囊）因素，膝关节的不稳定性即会显示，除关节骨结构异常、髌骨脱位、肌肉瘫痪所致膝关节不稳外，最常见的为膝关节韧带损伤所致的膝关节不稳。

二、膝关节不稳的分类

膝关节韧带一旦遭到损伤，韧带的限制和制导作用则受影响。某组韧带失效后未能进行适当修复或修复失当，可因长期慢性牵拉引起其他韧带松弛，使膝关节在此位置及运动时出现不稳现象。一般认为，膝关节不稳的基本形式分为两大类：直向不稳与旋转不稳。直向不稳又分为侧方直向不稳和前后直向不稳，它分别表明膝关节在额状面和矢状面上运动超出正常生理范围。膝内侧韧带损伤后引起胫骨内髁向前半脱位，属于前内侧旋转不稳。而后，凡胫骨一侧髁向前或向后旋转半脱位超生理范围的异常运动，均属于旋转不稳的范畴。

1. 直向不稳　内侧直向不稳：表现膝关节外翻运动。外翻直向不稳：表现膝关节内翻运动。前直向不稳：表现胫骨前移。后直向不稳：表现胫骨后移。

2. 旋转不稳　前内侧旋转不稳：表现胫骨内髁向前半脱位。前外侧旋转不稳：表现胫骨外髁向前半脱位。后外侧旋转不稳：表现胫骨外髁向后半脱位。后内侧旋转不稳：表现胫骨内髁向后半脱位。

三、膝关节不稳的临床表现

在造成膝关节不稳的损伤早期，很难立即明确具体诊断，仅在麻醉后，或在损伤恢复期或慢性期进行检查方可明确。急性损伤期，一般都有不同程度的膝关节肿胀或损伤韧带局部肿胀、压痛，功能障碍程度当视单一韧带损伤或复合韧带损伤情况。例如，单一外侧副韧带损伤所致膝关节功能障碍较轻，合并前交叉韧带损伤时，其功能障碍势必加重。

若合并膝关节骨折，膝关节不稳往往被疏忽，或在恢复期漏诊，待骨折愈合后方被注意。

1. 侧方直向不稳　膝关节在额状面上发生超正常生理范围的内翻或外翻运动，分别称为外侧直向不稳和内侧直向不稳。应于膝关节 0°（即伸膝于 180°位）及 30°位时，给膝部以外翻或内翻应力，膝部出现超过正常范围的外翻或内翻活动，并与健侧膝关节进行比较，以得出正确的结论。如果进行双膝在应力下后前位 X 线投照，能确切地检查出客观的异常征象，由于膝关节侧方稳定是由侧方韧带和前、后交叉韧带维持，只有当这两部分韧带都受到损伤时，0°位的应力试验才会出现阳性。如 0°位应力试验阴性，而 30°位阳性时，证明可能属于：①仅内侧韧带损伤；②内侧韧带及交叉韧带只有部分损伤。

2. 前后直向不稳　膝关节在矢状面上胫骨出现超过正常生理范围的前移或后移，分别称为前直向不稳或后直向不稳。于屈膝 90°位和屈膝 30°位，进行前、后抽屉试验，与健侧比较进行判断。若进行抽屉试验时行侧位 X 线投照，在 X 线片可以客观地测得胫骨移位异常状况。由于膝关节前方稳定，是由前交叉韧带与内侧韧带即内侧副韧带和内侧关节囊韧带协同维持，因此，只有前交叉韧带与内侧韧带都有损伤时，前抽屉试验才会表现阳性。但是，当前抽屉试验阴性时，仍不能排除前交叉韧带损伤。另外，前交叉韧带是由前内束和后外束组成，前内束在0°及30°位都显示紧张，而后外束在90°位时反而较松弛，所以，这两组韧带的检查宜在0°（或屈膝30°）位或90°屈膝位进行，当0°位前抽屉试验阴性，而90°位阳性时，表示前交叉韧带后外束可能受损或部分受损，同时内侧韧带也可能累及。

3. 膝后侧的稳定性 以后交叉韧带占有首要地位，一旦该韧带断裂，后抽屉试验即出现阳性，一般判断尚无困难。

4. 前内侧旋转不稳 为临床常见类型。系旋转轴移向前外侧，胫骨内髁向前旋转半脱位，患膝过度外展、外旋造成，其损伤的顺序一般是内侧关节囊韧带、内侧副韧带、后斜韧带、前交叉韧带和内侧半月板。但是，由于受伤时膝关节所处姿势的差异，引起损伤组织及其顺序也各有不同。若膝关节屈曲较多，易伤及关节囊韧带前部；膝接近伸直时，易伤及后部。检查时可表现膝外旋15°位抽屉试验阳性，若前交叉韧带未受损伤，检查可无明显阳性体征。

5. 前外侧旋转不稳 系前交叉韧带和外侧副韧带等损伤所致。患膝的旋转轴移向前内侧，胫骨外髁向前旋转半脱位。当屈膝90°、内旋30°位，其前抽屉试验阳性。在膝关节接近伸直位出现的不稳，表现为Jerk试验（或称Pivot Shift试验）阳性，即膝关节在内旋外翻位自屈而伸至30°时，股骨外髁向前半脱位，自伸而屈时即自动复位。王亦璁认为，这种不稳现象主要是由于前交叉韧带损伤失效后，或在出现前内侧旋转不稳后，逐渐引起膝外侧结构继发性松弛的结果。

6. 后外侧旋转不稳 系强力膝内收、内旋及过伸造成膝外侧结构及交叉韧带损伤所致。患膝的旋转轴向后内侧移，胫骨外髁向后旋转半脱位。单纯后交叉韧带损伤也会引起同样的异常运动，除在外旋15°位后抽屉试验阳性外，外旋过伸试验出现患膝过伸、胫骨外髁后移和外旋现象。

7. 后内侧旋转不稳 此类不稳尚有争议。可能系膝内侧韧带及后交叉韧带损伤所致。患膝的旋转轴移向后外侧，胫骨内髁向后旋转半脱位。当将患膝置于内旋30°位时，其后抽屉试验阳性。

8. 膝关节复合不稳 在临床所见的膝关节不稳较多为复合不稳，单纯某方位的不稳相对较少。王亦璁指出，常见的复合不稳的组合形式有如下数种：内—前内、内—前内—前外、前—前内—前外、前外—后外，以及外—前外等。

四、膝关节不稳的检查和诊断

患者在急性膝损伤出现肿胀和疼痛时，膝部检查难以得出正确判断。因此，为争取早期的治疗时机，不得不在麻醉下使肌肉松弛后，再行进一步检查。

关节镜和关节内造影对早期诊断极有裨益。

膝关节不稳最常用的检查方法，除前、后抽屉试验，内、外翻应力试验，过伸应力试验较熟悉外，还有外展应力试验、内收应力试验、外旋位过伸试验等，需进一步掌握。

外展应力试验：此法为膝关节内侧不稳的重要检查方法。在膝关节0°位和30°位，将小腿外旋（使内侧副韧带处于紧张状态），施予外展应力。于内侧副韧带深、浅层断裂时，0°位阴性无痛，无不稳定现象；内侧副韧带深、浅层断裂，并交叉韧带断裂时，30°位阳性。外展应力试验分为：Ⅰ°，关节间隙开大0.5cm；Ⅱ°，关节间隙开大0.5~1.0cm；Ⅲ°，关节间隙超过1.0cm。

内收应力试验：在膝关节0°位和30°位，将小腿内旋（使外侧副韧带处于紧张状态），施予内收应力。于外侧副韧带断裂或后外侧旋转不稳时，0°位阴性，30°位则阳性；若同时合并有交叉韧带断裂时，0°位与30°位均阳性。

外旋位过伸试验：如将小腿外旋而有明显的膝过伸时则为阳性。本检查对确认后外侧旋转不稳有重要意义。但不应将外旋位出现膝过伸现象误诊为膝内翻畸形。

旋转不稳的判定，以下要点应予熟记。

1. 判定前内侧旋转不稳　小腿内旋位，其前抽屉试验阴性，当外旋小腿时其前抽屉试验则表现阳性。在伸膝位（0°），外展应力试验可阳性。一般表明膝内侧副韧带、后斜韧带损伤。当前交叉韧带也合并损伤时，膝关节不稳加重。

2. 判定前外侧旋转不稳　Jerk试验阳性，小腿内旋位前抽屉试验阳性，膝关节30°位内收应力试验弱阳性。一般表明膝外侧关节囊韧带中1/3损伤。前交叉韧带损伤可加重不稳现象。

3. 判定后外侧旋转不稳　小腿外旋过伸试验（过伸应力）阳性，外旋位后抽屉试验阳性，膝屈30°位内收应力试验阳性。一般表明膝外侧关节囊韧带后1/3、外侧副韧带、弓形韧带、腘肌肌腱和后交叉韧带损伤。

4. 判定后内侧旋转不稳　有小腿内旋后抽屉试验阳性，膝屈30°位外展应力试验阳性。一般表明内侧副韧带、后斜韧带、后交叉韧带损伤。

五、膝关节不稳的治疗

对膝关节不稳的治疗尚有争议。部分学者认为，在急性期予以良好固定制动，可使损伤部得到修复，后期确需手术治疗者仅为少数。多数学者认为，诊断一经明确，断裂的韧带应予及时、全面的修复。时间早，才易于识别创伤解剖，较易直接缝合，或用其他组织修补。此外，采用关节镜诊治也十分有益。

若未予及时修复，持续不稳将引起继发性损伤，使韧带松弛更严重。膝内侧韧带断裂后继发内侧半月板后角撕裂，前交叉韧带断裂后继发前外侧旋转不稳等，创伤性关节炎遂不可避免。对陈旧性韧带损伤膝关节不稳的处理，一般主张手术修复。只依赖加强肌力控制，则远期效果并不理想。因为有些肌肉与损伤韧带本来的作用主要是拮抗，如前交叉韧带断裂后，通过股四头肌强力收缩就会导致膝前直向不稳。不稳的时间越长，手术困难越大，有些手术的效果并不满意，故应掌握手术时机、手术适应证和手术原则。

手术治疗应首先考虑患者存在的实际困难与膝关节不稳的原因和程度。其次要考虑患膝关节面状况，如果退行性变程度轻而局限，修复韧带的效果一般较好。再次应视患膝的肌肉条件，即使施行了手术，然无良好的肌肉控制，同样不能达到满意的疗效。最后年龄、职业因素不能忽视。

手术修复的方式分为静力与动力修复两类。①静力修复：以膝关节附近的筋膜、肌腱和半月板为材料，来替代或加强损伤韧带的功能；②动力修复：借助膝周肌力良好的肌腱移位，来重新控制关节的稳定性。

这两类手术效果各有强弱。一般认为，动力修复是牺牲了某一肌肉，术后要经过较长时间的适应性训练，且术后各项应力试验常示阳性；但手术重建的韧带有血运，近于正常韧带的作用，常无退变、萎缩问题。静力修复有时仍能取得相当疗效，但是这些替代组织难以建立血运，时间过久仍会有松弛现象。

一次修复过程中往往进行两种甚至多种手术，这是由于损伤经常不是以单纯一条韧带损伤，而是多以韧带组合损伤的形式出现的结果。因此，有时静力修复与动力修复联合修复损伤，如改良 Slocum 手术、Trillat 手术、手术 O'Doaoghue 均属于动力、静力修复的联合形式，并有实际应用价值。

改良 Slocum 手术：适用于膝内侧旋转不稳者。鹅足移位术（动力修复）为基础，即将鹅足的下 2/3 向前上翻转，使其走向趋于水平，加强内旋作用，并在胫骨平台颈部形成领套以增强稳定如果后内侧松弛，则重叠缝合后内侧关节囊，并将缝匠肌向前上方移位与内侧副韧带重叠缝合。如系前内侧松弛，则将髌韧带内侧 1/2 纵向劈开，切断其下止点掀起，将前内侧关节囊连同内侧的伸膝支持带向前、外移位拉紧缝合，再将劈开的髌韧带向内下方移位缝于胫骨前内面作为静力修复。

Trillat 手术：适用于膝外侧旋转不稳者。将后外侧关节囊向下拉紧缝合，同时将带有外侧副韧带及股二头肌附着的腓骨小头外侧部分纵向凿下，前移至胫骨上，纠正膝前外侧不稳。若后外侧不稳，可把外侧副韧带及股二头肌在股骨外髁上的止点连同骨块，向前上移位。

O'Donoghue 手术：适于膝内侧旋转不稳者。将内侧关节囊连同内侧副韧带自胫骨掀起，向下移位缝合，再将鹅足上移缝合固定。

另外还有用人工肌腱置换进行修复者，目前未见中长期疗效报道。

第十三章　膝关节骨折与脱位

第一节　股骨远端骨折

股骨远端骨折不如股骨干和股骨髋部骨折常见，在这类骨折中，严重的软组织损伤、骨折端粉碎、骨折线延伸到膝关节和伸膝装置的损伤常见，这些因素导致多数病例不论采用何种方法治疗其效果都不十分满意。随着内固定技术和材料的发展，多数医生采用了各种内固定方法治疗股骨远端骨折。但股骨远端区域由于皮质薄、骨折粉碎、骨质疏松和髓腔宽等，使内固定的应用相对困难，有时即使有经验的医生也难以达到稳定的固定。虽然好的内固定方法能改善治疗的效果，但手术治疗这类骨折，远未达到理想的满意程度。

股骨远端是指股骨髁和股骨干骺端的区域，从关节面测量这部分包括股骨远端 9cm。股骨远端是股骨远端和股骨髁关节面之间的移行区。股骨干的形状接近圆柱形，但在其下方末端变宽形成双曲线的髁，两髁的前关节面与髌骨一起组成关节面形成髌股关节。后侧被髁间窝分离，髁间窝有膝交叉韧带附着。髌骨与两髁关节面接触，主要是外侧髁，外侧髁宽大并向近端延伸，在髁的外侧面有外侧副韧带的起点。内侧髁比外侧髁长，也更靠下，它的内侧面是凹形，在远端有内侧副韧带的起点。位于内侧髁最上的部分是内收肌结节，内收大肌止于此。

股骨髁和胫骨髁适合于重力直接向下传导，在负重过程中，两髁位于胫骨髁的水平面，股骨干向下和向内倾斜，这种倾斜是由于人体的髋宽度比膝宽。股骨干的解剖轴和负重轴（或机械轴）不同，负重轴通过股骨头中点和膝关节的中心，总体来说，股骨的负重轴与垂直线有 3°，解剖轴与垂直轴有 7°（平均 9°）的外翻角度。正常膝关节的关节轴平行于地面，解剖轴与膝关节轴在外侧成 81°角，在进行股骨远端手术时，每一患者都要与对侧比较，以保证股骨有正确的外翻角并保持膝关节轴平行于地面。

股骨远端骨折的移位方向继发于大腿肌肉的牵拉。股四头肌和腓肠肌的收缩使骨折短缩，典型的内翻畸形是内收肌的强力牵拉所致。腓肠肌的牵拉常导致股骨远端骨折向后成角和移位，在股骨髁间骨折，止于各髁的腓肠肌分别牵拉骨折块可造成关节面的不平整以及旋转畸形，股骨远端骨折很少发生向前移位和成角。

一、损伤机制

多数股骨远端骨折的受伤机制被认为是轴向负荷合并内翻、外翻或旋转的外力引起。在年轻患者中，常发生在与摩托车祸相关的高能量损伤，这些骨折常有移位、开放、粉碎和合并其他损伤。在老年患者中，常由于屈膝位摔倒，在骨质疏松部位发生粉碎性骨折。

二、骨折分类

股骨远端骨折的分类还没有形成一致意见，所有分类都涉及关节外、关节内和单髁骨折，进一步根据骨折的移位方向和程度、粉碎的数量和对关节面的影响进行分类。解剖分类不能着重强调影响骨折治疗效果因素。

简单的股骨远端的分类是 Neer 分类，把股骨髁间再分为 3 型。Ⅰ 型移位小。Ⅱ 型股骨髁移位包括内髁（A）、外髁（B）。Ⅲ 型同时合并股骨远端和股骨干的骨折。这种分类非常概括，对医生临床选择治疗和判断预后不能提供帮助。

Seinsheimer 把股骨远端 7cm 以内的骨折分为 4 型。Ⅰ 型：无移位骨折—移位小于 2mm 的骨折。Ⅱ 型：涉及股骨髁，未进入髁间。Ⅲ 型：骨折涉及髁间窝，一髁或两髁分离。Ⅳ型：骨折延伸到股骨髁关节面。

AO 组织将股骨远端分为 3 个主要类型：A 型（关节外）；B 型（单髁）；C 型（双髁）。每一型又分成 3 个亚型：A1 型，简单两部分骨折；A2 型，干楔型骨折；A3 型，粉碎性骨折；B1 型，外髁矢状面骨折；B2 型，内髁矢状面骨折；B3 型，冠状面骨折；C1型，无粉碎股骨远端骨折（"T"形或"Y"形）；C2 型，远端骨折粉碎；C3 型，远端骨折和髁间骨折粉碎。从 A 型到 C 型骨折严重程度逐渐增加，在每一组也是自 1~3 严重程度逐渐增加。

三、临床表现

1. 病史和体检　仔细询问患者的受伤原因，明确是车祸还是摔伤，对于车祸创伤的患者必须对患者进行全身检查和整个受伤的下肢检查；包括骨折以上的髋关节和骨折以下的膝关节和小腿，仔细检查血管和神经的情况，怀疑有血管损伤用多普勒检查，必要时进行血管造影。检查膝关节和股骨远端部位肿胀、畸形和压痛。活动时骨折端有异常活动和骨擦感，但这种检查没有必要，应迅速进行 X 线检查。

2. X 线检查　常规摄膝关节正、侧位片，如果是粉碎性骨折，牵引下摄正、侧位骨折的形态更清楚，有利于骨折的分类，当骨折涉及膝关节、骨折粉碎和合并胫骨平台骨折时，倾斜45°片有利于明确损伤范围，股骨髁间骨折进行 CT 检查可以明确软骨骨折和骨软骨骨折。车祸所致的股骨远端骨折应拍摄髋关节和骨盆正位片，除外这些部位的骨折。如果合并膝关节脱位，怀疑韧带和半月板损伤，可进行 MRI 检查。

正常肢体的膝关节的正、侧位片对制订术前计划非常有用，有明确的膝关节脱位，建议血管造影，因为这种病例有40%合并血管损伤。

四、治疗

1. 非手术治疗　传统非手术治疗包括闭合复位骨折、骨牵引和管形石膏，这种方法患者需要卧床、治疗时间长、花费大，不适合多发创伤和老年患者。闭合治疗虽然避免了手术风险，但经常遇到骨折畸形愈合和膝关节活动受限。

股骨远端骨折非手术治疗的适应证为不合并关节内的骨折。相关指征：①无移位或不全骨折；②老年骨质疏松嵌插骨折；③无合适的内固定材料；④医生对手术无经验或不熟悉；⑤严重的内科疾病（如心血管、肺和神经系统疾患）；⑥严重骨质疏松；⑦脊髓损伤；⑧严重开放性骨折（Gustilo Ⅲ B 型）；⑨部分枪伤患者；⑩骨折合并感染。

非手术治疗的目的不是要解剖复位而是恢复长度和力线，由于骨折靠近膝关节，轻微的畸形可导致膝关节创伤性关节炎的发生。股骨远端骨折可接受的位置一般认为在冠状面（内外）不超过7°畸形，在矢状面（前后）不超过7°~10°畸形，短缩1~1.5cm 一般不影响患者的功能，关节面移位不应超过2mm。

2. 手术治疗　由于手术技术和内固定材料的发展，移位的股骨远端骨折的内固定治疗已被广泛接受，内固定的设计、软组织处理以及抗生素应用和麻醉方法的改进，使内固定更加安全可靠。近几十年的文献表明，用内固定治疗比非手术治疗效果要好。

（1）手术适应证及禁忌证：股骨远端骨折的手术目的是达到解剖复位、稳定的内固定、早期活动和早期进行膝关节的康复锻炼。这类损伤内固定比较困难。毫无疑问进行内固定有获得良好结果的机会，但内固定的并发症同样可带来较差的结果，不正确应用内固定其结果比非手术治疗还要差。

手术适应证：由于手术技术复杂，需要完整的内固定材料和器械和有经验的手术医师及护理和康复。如果具备这些条件，以下骨折可采用手术治疗：移位关节内骨折、多发损伤、多数的开放性骨折、合并血管损伤需修补、严重同侧肢体损伤（如髌骨骨折、胫骨平台骨折）、合并膝重要韧带损伤、不能复位的骨折和病理性骨折。相对适应证：移位关节外股骨远端骨折、明显肥胖、年龄大、全膝置换后骨折。

手术禁忌证：严重污染的开放性骨折Ⅲ B、广泛粉碎或骨缺损、严重骨质疏松、多发伤患者一般情况不稳定、设备不全和医生缺少手术经验。

（2）手术方法：现在股骨远端骨折的手术治疗方法来源于瑞士的 ASIF，ASIF 对于治疗骨折的重要一部分是制订详细的术前计划。医生通过一系列术前绘图，找到解决困难问题的最好方法。可应用塑料模板，画出骨折及骨折复位后、内固定的类型和大小和螺丝钉的正确位置的草图。手术治疗股骨远端骨折的顺序是：①复位关节面；②稳定的内固定；③骨干粉碎部位植骨；④老年骨质疏松的骨折嵌插；⑤修补韧带损伤和髌骨骨折；⑥早期膝关节活动；⑦延迟、保护性负重。

患者仰卧位，抬高同侧髋关节有利于肢体内旋，建议用 C 臂机和可透 X 线的手术床。多数患者用一外侧长切口，如远端骨折合并关节内骨折，切口需向下延长到胫骨结节。切口应在外侧韧带的前方，从肌间隔分离股外侧肌向前向内牵拉，显露股骨远端，避免剥离内侧软组织，当合并关节内骨折，首先复位固定髁间骨折，一旦关节面不能解剖复位，做胫骨结节截骨有利于广泛显露。

下一步复位关节外远端骨折，在简单类型的骨折中可以用克氏针或复位巾钳作为临时固定，但在粉碎性骨折最好用股骨牵开器。牵开器近端安置于股骨干，远端安置于股骨远端或胫骨近端，恢复股骨长度和力线。开始过牵有利于粉碎性骨折块接近解剖复位。在粉碎远端骨折，用钢板复位骨折比骨折复位后上钢板容易。调节牵开器达到满意的复位。安置钢板后，静力或动力加压骨折端，但恢复内侧皮质的连续性能够有效保护钢板。如骨折粉碎，钢板对骨折近端或远端进行固定并跨过粉碎区域，在这种情况下，钢板可作为内夹板，如果注意保护局部软组织，骨折端有血供存在，则骨折能够快速塑形。

（3）内固定：钢板和髓内针广泛用于股骨远端骨折，由于股骨远端骨折损伤类型变化范围广，没有一种内固定材料适用于所有的骨折。术前必须仔细研究患者状况和 X 线片，分析骨折的特点。在手术前需考虑以下因素：①患者年龄；②患者行走能力；③骨质疏松程度；④粉碎程度；⑤软组织的情况；⑥是否存在开放性骨折；⑦关节面受累的情况；⑧骨折是单一损伤还是多发伤。

年轻患者内固定手术的目的是恢复长度和轴线以及进行早期功能锻炼。老年骨质疏松的患者，为加快骨折愈合进行骨折嵌插可以有轻微短缩和成角。对老年骨质疏松的远端骨折，可以采用骨水泥进行内固定。

1）95°角钢板：多数远端骨折的患者需手术内固定治疗，95°角钢板由于内固定是一体的，可对骨折提供最好的稳定，是一种有效的内固定物。在北美和欧洲用这种方法治疗成功了大量病例。当有经验的医生应用时，这种内固定能恢复轴线，达到稳定的内固定。但安放95°角钢板在技术上需要一个过程，因为医生需要同时考虑角钢板在三维平面的理想位置。

2）动力加压髁螺丝钉（DCS）：这种内固定的设计和髋部动力螺丝钉相似，多数医生容易熟悉和掌握这种技术，另外的特点是可以使股骨髁间骨折块加压，对骨质疏松的骨能够得到较好的把持。由于它能在矢状面自由活动，安置时只需要考虑两个平面，比95°角钢板容易插入。它的缺点是在动力加压螺丝钉和钢板结合部突出，需要去除部分外髁的骨质以保证外侧进入股骨髁，尽管进行了改进，它也比95°角钢板在外侧突出，髂胫束在突出部位的滑动可引起膝关节不适。另外，动力加压螺丝钉在侧板套内防止旋转是靠内在的锁定，所以在低位的远端骨折髁螺丝钉不能像95°角钢板一样提供远骨折端旋转的稳定性，至少需要1枚螺丝钉通过钢板固定在骨折远端，以保证骨折的稳定性。

3）髁支持钢板：髁支持钢板是根据股骨远端外侧形状设计的一体钢板，它属宽动力加压钢板，远端设计为"三叶草"形，可供6枚6.5mm的螺丝钉进行固定。力学上，它没有95°角钢板和DCS坚强。髁支持钢板的问题是穿过远端孔的螺丝钉与钢板无固定关系，如应用间接复位技术，用牵开器进行牵开或加压时，螺丝钉向钢板移动，牵开产生的内翻畸形在加压后变为外翻畸形。应用这种器械严格限制在股骨外髁粉碎性骨折和髁间在冠状面或矢状面有多个骨折线的患者。一旦内侧严重粉碎，必须进行自体髂骨植骨，当正确应用髁支持钢板时，它也能够提供良好的力线和稳定性。

4）有限内固定系统（limited invasive stabilization system，LISS）：LISS的外形类似于髁支持钢板，它由允许经皮在肌肉下滑动插入的钢板柄和多个固定角度能同钢板锁定的螺丝钉组成，这些螺丝钉是可自钻、单皮质固定骨干的螺丝钉。LISS同传统固定骨折的概念不同，传统的钢板的稳定性依靠骨和钢板的摩擦，导致螺丝钉产生应力，而LISS是通过多个锁定螺丝钉获得稳定。LISS在技术上要求直接切开复位固定关节内骨折，闭合复位干骺部骨折，然后经皮在肌肉下固定，通过连接装置钻入螺丝钉，属于生物固定钢板，不需要植骨。主要用于长阶段粉碎的关节内骨折，以及骨质疏松的患者，还可以用于膝关节置换后的骨折。但需要C臂机和牵开器等设备。

5）顺行髓内针：顺行髓内针治疗股骨远端骨折非常局限。在股骨远1/3的骨干骨折可以选择顺行髓内针治疗，但对真正的远端骨折，特别是关节内移位的骨折，顺行髓内针技术很困难，而且对多种类型的关节内骨折达不到可靠的固定。股骨髁存在冠状面的骨折是应用这种技术的相对禁忌证。

对于股骨远端骨折进行顺行髓内针治疗，远端骨折低位时可以把髓内针末端锯短1~1.5cm，以便远端能锁定2枚螺丝钉。需要注意的是，在髓内针进入骨折远端时，近解剖复位很重要，如合并髁间骨折，插入髓内针前在股骨髁的前后侧用2~3枚空心钉固定，所有骨折均愈合，无髓内针和锁钉折断发生。

6）远端髓内针：远端髓内针是针对远端骨折和髁间骨折特别设计的逆行髓内针，这种髓内针是空心髓内针，接近末端有 8°的前屈适用于股骨髁后侧的形态。针的入口在髁间窝后交叉韧带的股骨止点前方，手术在 C 臂机和可透 X 线的手术床上操作，当有关节内骨折，解剖复位骨折，固定骨折块的螺丝钉固定在股骨髁的前侧或后侧，便于髓内针穿过，另外髓内针必须在关节软骨下几毫米才不影响髌股关节。这种髓内针的优点是：髓内针比钢板分担负荷好；对软组织剥离少，插入不需要牵引床，对于多发损伤可以节省时间。远端髓内针应用于股骨远端的 A 型、C1 和 C2 型骨折，也可以应用于股骨远端合并股骨干骨折或胫骨平台骨折，当合并髋部骨折时可以分别固定。可用于膝关节置换后假体周围骨折和骨折内固定失效的治疗。远端髓内针固定的禁忌证是膝关节活动屈曲小于 40°、膝关节伤前有关节炎和感染病史和局部皮肤污染。

远端髓内针的缺点是：膝关节感染、膝关节僵直、髌股关节退变和滑膜金属反应或螺丝钉折断。有几个理论上的问题影响远端髓内针的临床广泛应用，远端髓内针虽然从交叉韧带止点的前方插入，近期对交叉韧带的力学性能影响小，但长期可能影响交叉韧带的血供。另外，髓内针的入孔部位关节软骨受到破坏，实验证明入孔部位是由纤维软骨覆盖而不是透明软骨覆盖，在屈曲 90°与髌骨关节相接触，长期也可能导致关节炎的发生。临床上几个问题需要注意：一是膝关节活动受限，这容易与骨折本身和软组织损伤导致的膝关节活动受限相混淆；二是转子下骨折，由于髓内针末端位于转子下，这个部位是股骨应力最高的部位，可以造成髓内针末端的应力骨折。另外术后感染的处理和髓内针的取出也是一个棘手的问题。

7）可弯曲针和弹性针：Shelbourne 报道用 Rush 针闭合治疗 98 例股骨远端骨折，优良率为 84%，只有 2 例不愈合和 1 例深部感染。

1970 年，Zickle 发明了为股骨远端设计的针，这种针干是可屈曲的，但末端是硬的弯曲，允许经髁穿入螺丝钉固定。Zickle 针设计切开插入，也可以闭合穿入。有股骨髁间骨折者需进行切开复位，使用螺丝钉固定，再插入 Zickle 针，这种针在粉碎性骨折不能防止短缩，经常需要钢丝捆绑，即使加用其他内固定仍常发生短缩。

8）外固定架：外固定架并不常用于治疗股骨远端骨折，最常见的指征是严重开放性骨折，特别是 Ⅲ B 损伤。对比较复杂的骨折类型，在应用外固定架之前，通常需要使用螺丝钉对关节内骨折进行固定，然后根据伤口的位置和骨折粉碎程度，决定是否需要外固定架的超关节固定。对于多数患者，外固定架可作为处理骨折和软组织的临时固定，一旦软组织条件允许，考虑更换为内固定，因此尽量避免外固定架固定针安放在切口和内固定物的位置。通常在骨折的远、近端各插入 2 枚 5mm 的固定针，用单杆进行连接。如不稳定则需在前方另加一平面的固定。

外固定架的主要优点是快速、软组织剥离小、可维持长度、方便换药和患者能够早期下床活动；其缺点是针道渗出和感染，股四头肌粘连继发膝关节活动受限，骨折迟延愈合和不愈合增加，以及去除外固定架后复位丢失等。

建议将外固定架用于治疗多发创伤的闭合骨折，当患者一般情况不允许进行内固定时，可用外固定架作为临时固定，患者一般情况允许后再更换为内固定。

（4）植骨：间接复位技术的发展减少了软组织剥离，过去内侧粉碎性骨折是植骨的绝对适应证，现在内固定时方法减少了许多复杂股骨远端骨折植骨的必要性。植骨的绝对适应证是存在骨缺损，相对适应证是 AO 分型的 A3、C2 和 C3 型骨折，以及严重开放性骨折延迟处理为防止发生不愈合而采取植骨。当植骨时，自体髂骨最适宜，老年骨质疏松的患者髂骨量少，可用异体松质骨。

（5）开放性骨折：股骨远端开放性骨折占 5%～10%，伤口一般在大腿前侧，对伸膝装置有不同程度的损伤。与其他开放性骨折一样，需急诊处理，对骨折和伤口的彻底清创和冲洗是预防感染的重要步骤。对于Ⅲ度开放性骨折需要反复清创，除覆盖关节外，伤口敞开。当用内固定时需仔细考虑内固定对患者的利弊。内固定用于多发创伤、多肢体损伤、开放性骨折合并血管损伤和关节内骨折的患者。急诊内固定的优点是稳定骨折和软组织，便于伤口护理，减轻疼痛和肢体早期活动。缺点是由于对软组织进一步的剥离和破坏局部血供增加感染风险，如果发生感染，不仅影响骨折端的稳定，而且影响膝关节功能。对于Ⅰ、Ⅱ和Ⅲ A 骨折，有经验的医生习惯在清创后使用可靠的内固定，对于Ⅲ B、Ⅲ C 骨折最初使用超关节外固定架或骨牵引比较安全，再延期更换为内固定治疗。对经验少的医生，建议对所有的开放性骨折采取延期内固定，在进行清创和冲洗后，用夹板和骨牵引进行固定，在人员齐备的条件下做二期手术。

（6）合并韧带损伤：合并韧带损伤不常见，术前诊断困难。在原始 X 线摄片可以发现侧副韧带和交叉韧带的撕脱骨折。交叉韧带实质部和关节囊的撕裂则不能在普通 X 线摄片上获得诊断，最常见的韧带损伤是前交叉韧带断裂。股骨远端骨折常合并关节面粉碎、前交叉韧带与骨块发生撕脱，在固定股骨远端骨折时尽可能固定这种骨—软骨块。

一期修补和加强或重建在有骨折和内固定物的情况下十分困难，禁忌在髁间窝开孔、建立骨隧道以重建韧带，否则有可能使骨折粉碎加重，使内固定不稳定，或由于存在内固定物而不可能进行，推荐非手术治疗交叉韧带实质部撕裂。在一定范围活动和膝支具以及康复可能使一些患者晚期不需要重建手术，在患者有持久的功能影响时，在骨折愈合后取出内固定再进行韧带重建手术。

（7）血管损伤：发生率在 2%～3%。股骨远端骨折合并血管损伤的发生率较低，主要是由于血管近端在内收肌管和远端在比目鱼肌弓被固定，这种紧密的附着使骨折后一般血管不发生扭曲，血管可以被直接损伤或被骨折端挫伤或间接牵拉导致损伤，临床检查足部感觉、活动和动脉搏动十分重要。

股骨远端骨折合并血管损伤应根据伤后的缺血时间和严重程度进行治疗，如果动脉远端存在搏动（指示远端软组织有灌注），可首先固定骨折，如果动脉压迫严重或损伤超过6h，则应优先建立血液循环，可以建立临时动脉侧支循环和修补血管，动脉修补通常需要静脉移植或人造血管。避免在骨折移位的位置修补血管，在随后的骨折固定中可能破坏吻合的血管，在修补血管时通过使用外固定架或牵开器可以临时固定骨折的长度和力线，缺血时间超过6h在血管再通后骨筋膜室内张力增高或发生广泛软组织损伤，建议对小腿筋膜进行切开。

（8）全膝置换后发生的股骨远端骨折：全膝置换后发生股骨远端骨折并不多见，发生率在0.6%~2.5%，治疗上非常困难。全膝置换后发生远端骨折的危险因素包括骨质疏松、类风湿关节炎、激素治疗、股骨髁假体偏前和膝关节再置换等。对全膝置换后发生的股骨远端骨折现在还没有非常理想的治疗方法，非手术治疗牵引时间长，骨折畸形和膝关节僵直的发生率高。手术治疗特别是进行膝关节再置换是一主要手术方法，需要一个长柄的假体。骨质疏松限制了内固定的应用，骨折远端安置内固定物的区域小，有可能在骨折复位过程中造成股骨假体松动。

对老年无移位的稳定嵌插骨折，用支具制动3周就已足够。1个月内每周进行X线摄片和进行复查，以保证获得满意的复位和轴线。

对移位粉碎性骨折则根据膝关节假体的情况，如假体松动，可以换一带柄的假体，如股骨部件不松动可行手术治疗。正确的内固定可以防止发生畸形，并允许早期行走和膝关节活动。

目前对于此类骨折经常使用逆行髓内钉或LISS固定。

五、术后处理与康复

股骨远端骨折切开复位内固定术前30min应静脉给予抗生素，术后继续应用抗生素1~2d。建议负压引流1~2d，如骨折内固定稳定，术后用CPM锻炼。CPM可以增加膝关节活动、减少肢体肿胀和股四头肌粘连。

鼓励患者做肌肉等长收缩和在一定范围内主动的活动，内固定稳定，允许患者扶拐部分负重行走。如术后6周X线检查显示骨痂逐渐明显，可继续增加负重力量。术后12周多数患者可以完全负重，但患者仍需要拐杖辅助。如内固定不稳，则需支具或外固定保护，一定要在X线摄片上有明显的愈合征象后才进行负重。

内固定物的取出：股骨远端骨折的内固定物取出现在还没有一个固定的标准。内固定物的取出最常见的指征是患者年轻，在进行体力活动时内固定物的突出部位感到不适。由于多数远端骨折涉及两侧髁和骨干下端，骨折塑形慢，内固定物的取出应延迟至术后 18～24 个月以避免再骨折。

六、并发症

由于内固定材料和技术的改进以及进行详细的术前计划，手术治疗远端骨折比过去取得了巨大进步，但新技术也有并发症。

与手术相关的并发症：①复位不完全；②内固定不稳定；③植骨失败；④内固定物大小不合适；⑤膝关节活动受限；⑥感染；⑦不愈合；⑧内固定物折断；⑨创伤后关节炎；⑩深静脉血栓形成。

对股骨远端骨折进行内固定比较困难，需要熟练的技术和成熟的判断。骨折常合并骨质疏松和严重粉碎，偶尔不能进行内固定，需考虑非手术治疗或外固定架固定。

股骨远端骨折的手术顾忌主要是感染。在大的创伤中心，手术治疗的感染率不超过 5%。如术后出现感染则应对伤口进行引流以及积极的灌洗和扩创。如深部感染形成脓肿，则应开放伤口，二期进行闭合。如存在感染，对稳定的内固定可以保留，因为骨折稳定的感染比骨折不稳定的感染容易治疗。如已发生松动，应取出内固定物，采取胫骨结节牵引或外固定架固定，待感染控制后再进行植骨以防止发生骨折不愈合。

远端骨折部位有丰富的血供和松质骨，切开复位内固定后骨折不愈合并不常见。内固定后不愈合常由于固定不稳定、植骨失败、内固定失效或感染等因素所致。

股骨远端骨折创伤性关节炎的发生率尚无精确统计。对于多数患者涉及负重关节的骨折，关节面不平整可导致发生早期关节炎。对多数骨折后膝关节发生退行性变的年轻患者，不是理想的进行人工膝关节置换的对象。

股骨远端骨折最常见的并发症是膝关节活动受限，这种并发症是因为原始创伤或手术固定所需暴露时对股四头肌和关节面造成了损伤，导致股四头肌瘢痕形成和膝关节纤维粘连，从而影响膝关节活动。骨折制动时间较长也加大了对它的影响，膝关节制动 3 周以上有可能引起一定程度的永久性僵直。

由于各自的分类和术后评分不同，对比治疗结果则存在困难。尽管无统一标准，但股骨远端骨折的治疗优良率只有 70%～85%，对所有患者在治疗前应对可能获得的结果作出正确的评价。

第二节　髌骨骨折

一、分类

髌骨骨折有 3 种主要类型，即横行骨折、星形骨折和垂直骨折。横行骨折中的近端（基底部）或远端（尖部）称为极部骨折。因为这些经常是股四头肌的关节外破损，面临着不同的治疗挑战，所以它们单独进行分类。每种骨折类型有着广泛的变异，因此，新的有帮助的分型一直没有出现。由于分型这一点很困难，大多数学者根据疗效而不是根据骨折类型来长期随访、回顾研究结果。

将现存的骨折分离系统结合起来可以更好地理解髌骨骨折。尽管星形骨折和粉碎性骨折在很多文献中相互替代，我们建议区分开粉碎性横行骨折和星形髌骨骨折，前者经常有支持带破裂，后者支持带完整。

无移位骨折：星形骨折是由于髌骨受到直接撞击引起的，使得髌骨直接撞击股骨髁。这样可以发生股骨髁关节软骨损伤和骨软骨碎片的形成。超过一半（65%）的星形骨折没有骨折移位。在这些骨折中，髌骨撞击还没有足够的暴力来撕裂髌骨支持带，因此，膝关节有可能进行主动伸直活动。根据定义，骨折块之间移位小于 3mm，关节面间的移位小于 2mm。除非骨软骨骨折块需要关节镜手术，一般采用保守治疗。

依骨折线部位、走向和移位，临床常有如下实用分类。

1. 横行骨折　髌骨横行骨折是由于牵张力作用于伸膝装置引起的。髌骨横行骨折没有骨折移位者占 35% 以上。对股骨和髌骨关节面的损伤是很小的，暴力经常不足以撕裂内侧和外侧髌骨支持带。所以，患者保持有伸膝的能力。此外，完整的髌骨软组织套维持着髌骨的良好对位、对线，一般来说，骨折块移位小于 3mm，关节面移位小于 2mm。如果出现以上情况，建议使用保守治疗。

2. 垂直骨折　垂直骨折（边缘骨折或纵行骨折）是髌骨骨折的常见类型，在一系列大型的研究中它的发生率是 22%。产生骨折的作用机制是不一样的。Dowd 认为在轻度屈曲膝关节时的直接压缩作用力会产生这种骨折。Bostrom 报道，垂直骨折中超过 75% 的患者是髌骨外侧缘的撕脱骨折。在髌骨中外 1/3 处常会出现骨折分离，很少出现内侧撕脱骨折。

临床上，患者表现为不同程度的膝关节疼痛，伴有轻度渗出。由于支持带完整，膝关节能够完全伸直。分离超过 3mm 是很少见的。在常规的摄片检查中骨折可能会被遗漏，对于明确诊断来说常需要进行髌骨轴位摄片。如果在前后位摄片上发现有缺损，很容易把它误认为是二分髌骨，这样就需要对另一侧的膝关节进行摄片检查。由于骨折移位的程度很小，而且支持带保持完整，这种类型的骨折最好采用保守治疗。

3. 移位骨折　所有髌骨非粉碎性横行骨折中超过一半（52%）是移位骨折。患者不能进行主动伸膝活动（在穿刺抽液后），骨折块间的移位大于3mm，或关节面台阶超过2mm，就可以作出相应的诊断。这些发现提示有支持带破裂和关节整体性破坏。这两种发现提示需要手术治疗。有些患者骨折块间分离程度达到4~5mm，但仍然可以主动伸直小腿。有学者认为，这种类型骨折采用保守治疗会产生骨折不愈合。笔者认为，主动伸膝提示支持带完整，这些患者可以采用非手术治疗。手术治疗时，术者不仅要注意髌骨表面对合平整，还要注意关节面的平整。

4. 极部骨折　髌骨极部骨折是横行骨折，可以发生在髌骨近端或髌骨远端，骨折块的大小不一。近端或基底极部骨折提示伸膝装置在髌骨上的撕脱骨折。支持带破损的程度决定了患者伸膝的能力。骨折移位很少见，一般低于4%。

远端或尖部骨折是由于髌韧带近端的撕脱骨折造成的。这些骨折与伸膝装置功能的丧失有关。尖部骨折的移位发生率（11.5%）是基底部损伤的3倍。

5. 粉碎性骨折　星形骨折是直接撞击造成的，粉碎性星形骨折常表现为粉碎性骨折块不同程度的移位。虽然髌骨支持带是完整的，但是还是应该手术治疗，因为关节的完整性遭到了破坏。

6. 横行/极部骨折　这些骨折表现为一块髌骨主要骨折块的不同程度的粉碎。上部粉碎性骨折块常表现为一条或两条额外的骨折线，而且移位很少见。下部的粉碎性骨折块常比较严重，而且常合并上极的粉碎性骨折。下极粉碎的发生率大于上极粉碎的发生率。

极度粉碎、移位的骨折包括由压缩造成的大块粉碎性横行骨折或股四头肌暴力收缩引起的大块分离的星形骨折，所有的主要骨折块分离大于6mm，也常出现矢状位劈裂。这些骨折常表现为开放性损伤，也可能合并股骨髁上骨折的发生。

二、诊断

1. 病史和体检　诊断髌骨骨折首先要有损伤史，进行彻底的体检和影像学检查。完整的检查有助于最后的诊断，包括骨折类型、支持带有无破损、伤口情况，以及其他相关的损伤。

病史常提示有高处摔落史、打软腿几乎跌倒史、髌骨的直接打击史，或以上损伤史的综合。损伤机制有助于医生判断骨折类型。如果患者有开放性伤口，病史的采集要询问受伤的地点（如在家、在水中或在农场）。

体检包括对局部皮肤的评估，有无挫伤、擦伤、水疱（如果治疗延误），以及有无开放性骨折或关节开放性损伤。如果是髌骨移位性骨折，体检会见到或触及骨折块间明显的缺损。骨折后有明显的血肿形成。触诊发现骨缺损合并少量的渗出，表明出现了较大的支持带撕裂。

接着评估膝关节伸直功能。当出现张力较高的关节血肿时，患者会出现局部剧烈疼痛。局部注射利多卡因或布比卡因的关节穿刺常是有帮助的。患者能够伸直膝关节只能说明髌骨支持带是完整的，并不能排除髌骨骨折。患者不能够伸直膝关节提示伸膝装置存在断裂。在髌骨骨折中这也提示股四头肌扩张部的内、外侧都有撕裂。

有时，在髌骨骨折近端存在缺口。这在开放性骨折或关节开放性损伤中可能会出现。由于这两种损伤都需要急诊手术治疗，早期诊断非常重要。一种简单的评估方法是生理盐水负荷试验。使用大孔径针头（18号或更大）和50mL注射器来进行关节腔穿刺。大量的血性液被抽出后可以缓解患者的疼痛。针头留在原处，取下针头装满生理盐水，接着将生理盐水注入关节腔。如果生理盐水流出伤口，骨折和外环境之间任何的粉碎都能明显地被发现。

2. 影像学评估　病史询问和体检完成后，就要进行影像学检查。一旦作出诊断，就要在舒适的体位（经常在轻度屈曲位）下支具固定膝关节，冰敷，并将患肢抬高。如果患者需要马上送入手术室或重症监护病房，可以采用便携式移动影像学检查。

髌骨的影像学评估包括标准位和特殊位的摄片技术、计算机断层摄影（CT）、骨扫描和磁共振检查。如果时间允许，健侧膝关节也要进行标准位摄片检查。这样可以给医生提供良好的对比，有助于进行必要的术前计划。

（1）标准位摄片：包括前后位片、侧位片、髌骨切线位片。

1）前后位片：正常的前后位摄片要求患者站立拍摄，但这对于急性骨折的患者来说是不可能的。只有将片盒置于平卧位患者的膝关节后方进行摄片。下肢必须对线良好，使髌骨位于膝关节顶部。这点在合并同侧股骨干骨折的患者中尤其重要。如果患者有大量的关节积血产生的膝关节中度屈曲，X线方向必须进行相应的调整。由于可能出现同侧小腿隐性损伤，需使用最大规格的片盒（14in×17in）（1in＝2.54cm）。

对前后位摄片进行评估需要分析几种因素。评估髌骨位置，髌骨应该位于股骨沟的中线。此外，应该测量髌骨的高度，正常的髌骨下极正好位于股骨髁远端的连线上。

二分髌骨和三分髌骨是发育上的变异，这是由于髌骨有两个或多个骨化中心而且最后没有融合在一起，这种变异有时被误认为是髌骨骨折。二分髌骨和三分髌骨多数是双侧都有的。最常见的类型是二分髌骨，表现为在髌骨的外上1/4处有骨块。其与髌骨主要骨块分离，但之间的骨面是光滑的。它经常没有症状，不需要治疗，但在膝关节损伤时容易与髌骨骨折混淆。在这些患者中，对侧髌骨也应摄片检查，如果对侧发现相似的情况，就可作出正确的诊断。真正的单侧二分髌骨非常罕见，很可能是陈旧性髌骨边缘骨折。

2）侧位片：虽然拍摄侧位片很容易，但要注意每一个细节，肢体的旋转会降低侧位片的价值。必须看到胫骨近端，以排除髌韧带有无破裂或撕脱骨折。侧位片很容易看到髌骨横行骨折、粉碎性骨折。然而，这样可能会阻止检查者发现更精细的情况。

膝关节屈曲90°时，髌骨近极正常位于股骨前表面的后方，如果髌韧带断裂，髌骨近端将位于股骨干前表面的前方。测量髌骨高度最可信的方法是 Insall 等发明的测量方法。该方法是用最大的髌骨对角线长度与髌韧带长度之间的比值来表示。在正常的患者中，这个比值是1.0。比值小于1.0提示高位髌骨或髌韧带断裂。正常人有20%的变异。Blumensaat 线是指股骨远端封闭的骨骺线平面，正常的延长线位于髌骨远极附近。

3）髌骨切线位片：髌骨的切线位或轴位（日出位、日落位或地平线位）摄片最初用于分析髌股关系异常。在髌骨骨折中，它有助于医生对纵行（如边缘或垂直）骨折和骨软骨缺损作出诊断。

这3种最普通的摄片是 Hughston、Laurin 和 Merchant 发明的。虽然这3种摄片对于髌骨关节完整性会给出几乎相同的信息，但在损伤时，Hughston 和 Laurin 摄片是不切实际的。前者需要患者俯卧位，而后者需要患者的配合。

在1974年，Merchant 等描述了一种拍摄髌骨轴位片的方法。患者仰卧于摄片床上，膝关节在床尾屈曲45°。膝关节稍抬起使股骨保持水平位，并和摄片床表面平行。X 线与水平面成30°角。片盒置于膝关节下约2.5cm 处，并和 X 射线垂直。这个方法简单，容易被摄片技师重复，在患者由于关节血肿而导致的膝关节部分屈曲时，即使患膝非常疼痛也能进行轴位片的拍摄。

（2）CT 检查：使用 CT 检查是为了评估膝关节周围的骨性损伤，发现有无隐性骨折。Apple 等建议在应力骨折、骨量减少的老年患者中和关节发生血肿时进行 CT 和骨扫描检查。在这些患者中，所有病例的常规摄片都是阴性的；71%的骨折是用 CT 确诊的，相比而言，使用骨扫描的确诊率只有30%。CT 检查在评价髌骨骨折不愈合或畸形愈合方面也有优势。

虽然理论上说 CT 对医生作出诊断有帮助，但它很少用于评估分离的髌骨骨折。在评估股骨远端骨折或胫骨近端骨折时，常用 CT 检查。CT 检查比常规技术显示出更多的信息。CT 可以帮助医生对关节面中断进行评估，如骨折不愈合、畸形愈合和髌股关节对线异常。

（3）骨扫描：用锝标记的磷酸盐化合物进行的闪烁扫描检查对诊断应力骨折很有帮助。用铟标记的白细胞骨扫描或镓扫描对诊断髌骨骨髓炎也有一定的帮助。

（4）磁共振检查：磁共振检查对早期诊断伸膝装置损伤的帮助越来越大。正常股四头肌肌腱在磁共振上是板层样表现，而髌韧带表现为同质性的低信号强度。正常髌骨表现为松质骨和皮质骨信号强度。

所有类型的损伤都会产生出血和水肿，这在磁共振 T_2 加权像表现为高信号。髌骨骨折和胫骨结节撕脱骨折通常不需要进行磁共振评估，但常会导致骨髓信号的改变。

磁共振上可以清楚地显示股四头肌肌腱完全断裂。如果看见磁共振上肌腱所有层次都横断了，那么可以确诊肌腱完全断裂。髌韧带断裂不常见，磁共振显示缺少清晰的边界，髌韧带信号增加。

髌骨脱位在磁共振上有特征性的改变，即使患者就诊时已经发生髌骨自行复位。这些表现包括外侧股骨髁有骨挫伤，表现为 T 加权像上的低信号，内侧支持带撕裂和关节内有渗出。

三、治疗

髌骨骨折的治疗要根据损伤的类型而定。治疗方案包括保守治疗、张力带钢丝固定、髌骨部分切除、髌骨部分切除联合张力带钢丝固定和髌骨全切除。这些治疗都是为了仔细地重建伸膝装置和尽可能地恢复髌骨关节面平整。对于每个骨折类型而言，需要进行相适应的内固定治疗。

1. 开放性骨折的治疗　开放性髌骨骨折需要急诊手术治疗。开放性骨折有发生骨髓炎和膝关节感染的可能性。治疗原则是清创、冲洗和牢靠的内固定。失活的骨折块必须清除，想要保留这些骨折块是不可取的。内固定必须尽量减少对软组织的剥离，而且要尽量牢靠。进一步的再次清创也是有必要的，关闭伤口常需要进行植皮、肌瓣移植和游离组织转移覆盖。

2. 保守治疗　保守治疗的指征是横行、星形和垂直形无移位的闭合性髌骨骨折。治疗包括伸直位支具固定 4~6 周。如果使用石膏固定，石膏要从踝关节上几厘米一直固定到腹股沟处（而不是大腿中部）。如果患者年龄较大或患有静脉曲张，在上石膏前，于足踝处要使用 Unna 靴来减轻轻胀。

在患者耐受范围内的立即负重是允许进行的。要鼓励患者进行股四头肌等长训练和直腿抬高训练。在放射学证据表明骨折开始愈合后，通常是 4 周时间，可以去除石膏，开始进行渐进性主动屈曲训练和肌肉力量训练。

我们建议使用一种现有的铰链型膝关节支具。这种支具很轻，很容易调节，并能控制膝关节活动度。在行走时膝关节铰链在伸直位锁定，但也可以打开，允许在康复期进行受限制的活动。这对于年龄较大的患者来说很有帮助。简单的足够长的膝关节制动支具也是一种很好的选择。

3. 手术治疗

（1）术前计划：在开始手术修补髌骨之前，必须制订详细的术前计划。这需要对正常对侧髌骨进行摄片检查。用纸或清晰的 X 线摄片描绘出正常的髌骨形态。在正位片和侧位片上把骨折块进行拼接。这样能有效地复位骨折。接着，考虑选用内固定材料，是钢丝，还是螺钉，部分切除还是联合使用这些方法。这些需要写入计划，并按步实施。最后要列出应急计划和必要的设备。手术医生应该知道髌骨手术有时难度很大，因此需要合适的摄片技术，及时了解术中遇到的意想不到的髌骨粉碎情况。

术前计划可使医生预想一下手术过程，熟知骨折的情况。此外，预先知道需要什么样的工具设备，这样就能非常顺利地进行手术，而没有任何不必要的耽搁。

（2）工具设备：钢丝和克氏针、直径 1.2mm 和 1mm 钢丝、钢丝持钳、钢丝收紧器、钢丝钳、钢丝穿通器及动力钻。小型骨折器械、内植物、Weber 骨折复位钳是很有用的。特殊的髌骨复位钳是一种很有用的器械，而 Weber 钳会发生旋转。14 号或 16 号的血管导管对于穿钢丝是有用的。大型骨折器械也是有用的。大的骨软骨块需要小螺钉或 Herbert 螺钉来固定，小的骨折块可用可吸收的 Vicryl 针来固定。

（3）体位：患者仰卧位，如果需要，可在大腿近端使用止血带。当止血带充气时，股四头肌收缩可使髌骨复位变得困难。所以，在止血带充气前，要小心地将膝关节屈曲超过 90°，使得股四头肌和髌骨近端骨折块拉向远端。如果患者的支持带完全撕裂，髌骨近端骨折块移位很大，则需使用消毒止血带。如果必要的话，在将髌骨近端拉下之后，用 Esmarch 绷带从近端向远端缠绕来维持髌骨的位置。

（4）手术切口：尽管可以使用膝关节前方的任何切口，但推荐使用横行切口、前正中纵行切口或外侧髌旁切口。如果患者支持带严重破裂，横行切口与破裂口平行，可减少皮瓣的剥离。在比较粉碎的骨折时，要用前正中纵行切口或外侧髌旁切口，尤其是骨折粉碎预计将来要做关节置换术的患者。后两种切口可以避免损伤内侧股神经的大隐静脉分支。髌骨骨折经皮内固定技术，可用于严重皮肤不良的患者。

（5）手术技术：所有移位的髌骨骨折都需要手术干预，根据髌骨骨折的类型和伴随的损伤来决定使用哪种技术。

1）改良的前方张力带钢丝：对于移位的无粉碎的两部分横行髌骨骨折而言，切开复位采用改良的前方张力带钢丝内固定是一种很好的选择。

膝关节前正中纵行切口切开皮肤和皮下滑囊。暴露骨折断端并清理断端间的凝血块，注意不要剥离太多使骨折块失活。冲洗膝关节腔，去除游离小骨块。

对骨折进行初步复位，判断骨折块原来的位置。放松复位，将骨折近端屈曲翻转 90°。

用 2mm 的钻头，逆行将近端骨折块钻孔。钻的孔必须位于骨折线内，距离髌骨前表面约5mm，约占髌骨厚度的 1/3。钻头换用 1.6mm 的克氏针，沿钻的孔向近端退回骨折线，接着钻第二个孔（平行于第一孔，等分髌骨 1/3 处），如前所述换用克氏针。然后复位骨折，用 Weber 钳或髌骨复位钳维持复位，向远端骨折块皮质打入上述两枚克氏针。选用1.2mm的钢丝穿过近端和远端克氏针头的下方。钢丝用钢丝收紧器松松地收紧，伸直膝关节检查复位情况，用手指检查髌骨关节面是否平整。如果手指不能通过支持带的撕裂口，要纵行切开支持带使手指能通过。如果关节面复位满意，就收紧钢丝，将钢丝头部埋入软组织内。弯曲克氏针使弯头向后方，埋入髌骨。剪掉远端多余的克氏针。

尽管有的学者建议交叉固定张力带钢丝，但根据我们的经验，这样会减少髌骨的受压面积，容易产生不稳定的骨折愈合。也不建议使用预制的环扎线圈来作为张力带钢丝，因为在早期活动时它们会松动。最后"8"字缝合支持带，置引流后逐层关闭切口。

2）纵行前方张力带加钢丝环扎：移位程度很小的星形骨折在需手术干预时，由于它的骨折块很小，往往无法采用改良的前方张力带钢丝技术。在这些患者中，克氏针需要进行合适的预弯，并采用纵行前方张力带加钢丝环扎技术。

3）单独拉力螺钉加改良的前方张力带钢丝：横行骨折的主要骨折块上可以有一条或两条的骨折线，把主要骨折块分成 2 块或 3 块。这些继发的骨折线通常没有移位，但在手术干预后可能出现移位。骨折内固定总的治疗原则是设法将许多骨折块拼成 2 块主要的骨折块，然后再将这 2 块主要的骨折块固定在一起。通常可以使用水平方向单独的拉力螺钉来做到这一点，然后再用改良的前方张力带钢丝技术。螺钉的大小要适合髌骨的大小，一般可以使用直径 3.5mm 的皮质骨螺钉，而对体格壮大的男性来说，需要使用直径 4.5mm 的螺钉。如果螺钉的进钉点是粉碎的话，就要使用垫圈。在打入螺钉时，会发生骨折块矢状面上的劈裂，把前方的骨皮质与后面的关节面分离开，如果重新打入螺钉时没法解决这个问题，那么应该考虑使用纵行前方张力带加钢丝环扎技术。

4）髌骨部分切除术：髌骨单极发生显著粉碎的骨折，会产生较大或较小的髌骨骨折块，此时可采用间接复位技术和改良的前方张力带钢丝或纵行前方张力带加钢丝环扎技术。如果这些技术无效，应该采用经典的髌骨部分切除术。

如前所述暴露髌骨，清除骨折断端间的凝血块。所有大的、稳定的远端骨折块应该保留下来，而所有小的、粉碎的骨折块都应该切除。如果有大的远端骨折块，在骨折复位后就要在原位用拉力螺钉固定。必须注意不要让骨折块成角，否则会发生髌股关节炎。在踝关节后放置一个垫子使膝关节伸直可以避免这种情况发生。

股四头肌收缩时会产生强大的张力，在髌骨的修补部位会产生显著的应力，必须加以保护，所以要使用交叉张力带固定胫骨近端与股四头肌止点或髌骨近端处。建议钢丝直接穿过骨质，因为这样做既不膨出，在取出时又很容易。也可以用 Mersilene 线带。

　　如果很小的骨折块位于远端，可采用以下技术。将近端骨折块前方骨膜翻起约 5mm，在近端骨折块的骨折线内用咬骨钳咬出一条横行沟，在骨折线内等距地钻 3 个孔，然后用粗的不吸收编织缝线和无创性缝针，在韧带边缘从两边开始缝到中间，将缝线末端穿过髌骨上钻的孔，将缝线依次打结，这些操作必须在膝关节过伸时完成，尽可能地把韧带末端靠近近端的髌骨。要使用张力带来中和修补产生的应力。最后 "8" 字缝合支持带，置引流后逐层关闭切口。

　　5）髌骨全切除术：对于极度移位、极度粉碎的髌骨骨折，在做髌骨全切除前，还是应该尝试重建髌骨。有学者认为，即使保留一块骨折块也有利于维持伸膝装置的力臂。在髌骨全切除前，要尝试联合运用髌骨部分切除和改良的前方张力带钢丝或纵行前方张力带加钢丝环扎技术。因为髌骨全切除经常是挽救性操作，医生可能会使用不同的手术切口和剩余的支持带。一旦作出髌骨全切除的决定，所有的骨折块和碎裂的韧带都要被切除，但要尽可能多地保留韧带的扩张部。髌骨全切除成功的关键在于韧带修补。

　　如果初次修补时韧带长度不够，可以采用股四头肌翻转法和筋膜或肌腱编织法来修补韧带。前者用于髌前软组织缺损的患者，后者用于股四头肌本身也有损伤的患者。最常见的股四头肌翻转法是倒 "V" 成形术。如果股四头肌肌腱本身也有缺损，就将游离筋膜瓣或肌腱瓣缝合到剩余的韧带上。

　　（6）术后处理：对所有骨折内固定稳定的患者，术后立即采用 CPM 机进行膝关节锻炼，会减少膝关节疼痛和僵硬。术后第 1 天，患者就可以离床，小腿抬高，开始股四头肌等长训练。术毕 48h 后拔除引流管。患者使用活动性膝关节支具，患者能耐受的话，可以进行膝关节伸直位的负重行走。支具的铰链可以放松，以便进行主动活动锻炼。直到伤口完全愈合才能进行这些锻炼，通常需要 3 周时间。主动伸直和直腿抬高锻炼可在术后 1 周进行。渐进性的抗阻训练需要等到摄片看到骨折开始愈合时才能进行，通常需要 6 周。术后 3 个月患者达到骨折愈合，并拥有强大的股四头肌，这时患者可以脱下支具。通常术后 4~6 个月后，患者完成康复训练，可以从事运动和有活力的工作。

　　对骨折内固定不稳定的患者，手术的修补必须得到保护。膝关节佩戴有锁定铰链的支具进行受限的活动。设定铰链可使膝关节完全伸直。屈曲的度数取决于术中修补的牢固程度，屈曲可使关节软骨得到营养。要整天佩戴支具，直到骨折愈合才能进行主动屈曲训练。等长股四头肌伸直训练应该在第 2 周开始。患者一旦感到舒适，就可以进行膝关节完全伸直位的负重。直到骨折完全愈合牢靠，才能进行膝关节屈曲位的负重。患者应该知道有可能发生膝关节僵硬。当摄片发现骨折愈合并且临床上稳定时，开始进行恢复训练，以改善膝关节屈曲活动度和增加肌肉群的力量。

　　骨折愈合成熟后可以取出内固定物，这至少需要 6 个月。如果克氏针引起疼痛和突出的话，就可以取出克氏针，但固定失效引起骨折移位通常需要翻修手术治疗。无症状的内固定物可以一直留在体内。为了保护修补的韧带使用的钢丝至少保留 3 个月。

第三节　胫骨平台骨折

　　据统计，胫骨平台骨折占所有骨折的 1%，老年人骨折的 8%，可导致不同程度的关节面压缩和移位。资料表明，外侧平台受累最为多见（55%～70%），单纯内侧平台损伤占10%～23%，而双髁受累的有 10%～30%。因损伤程度不同，故单用一种方法治疗不可能获得满意疗效。对低能量损伤所致的胫骨平台骨折，特别是在老年人中，采用保守和手术治疗均取得了满意疗效，但对中等以上能量损伤所致的年轻人骨折，一般不宜采用保守治疗。

一、损伤机制

　　胫骨平台骨折是强大外翻应力合并轴向载荷的结果。55%～70% 的胫骨平台骨折是胫骨外髁骨折。此时，股骨髁对下面的胫骨平台施加了剪切和压缩应力，可导致劈裂骨折、塌陷骨折，或两者并存。而内翻应力是否造成胫骨内髁骨折文献中有不同的意见，一种意见认为仍然是外翻应力时股骨外髁对胫骨内髁产生剪切应力而发生胫骨内髁骨折，另一种意见则认为存在内翻应力所致的胫骨内髁骨折。

　　目前，随着 MRI 检查应用的增多，发现胫骨平台骨折患者合并的韧带损伤发生率比以前认为的要高，并经常合并半月板及软组织损伤。胫骨平台骨折中半月板合并损伤约占67%。受伤原因中以交通事故汽车撞击、高处坠落或运动损伤多见，老年人骨质疏松，外力虽轻微也可发生胫骨平台骨折。

二、骨折分类

　　AO/ASIF 对胫骨平台骨折的早期分类是将其分为楔形变、塌陷、楔变和塌陷、"Y"形骨折、"T"形骨折以及粉碎性骨折。1990 年，AO 又提出了一种新的胫骨近端骨折的分类，将其分为 A、B、C 3 种，每一种骨折又分 3 个亚型，代表了不同程度的损伤。

　　现在，比较合理、临床上应用也最广泛的一种分类是 Schatzker（1993）分类，它归纳总结了以前的分类方法，将其分为 6 种骨折类型。

　　Ⅰ 型：外侧平台劈裂骨折，无关节面塌陷。总是发生在松质骨致密，可以抵抗塌陷的年轻人。若骨折有移位，外侧半月板常发生撕裂或边缘游离，并移位至骨折断端。

Ⅱ型：外侧平台的劈裂塌陷，是外侧屈曲应力合并轴向载荷所致。常发生在 40 岁左右或年龄更大的人群。在这些人群中，软骨下骨骨质薄弱，使软骨面塌陷和外髁劈裂。

Ⅲ型：单纯的外侧平台塌陷。关节面的任何部分均可发生，但经常是中心区域的塌陷。根据塌陷发生的部位、大小及程度，外侧半月板覆盖的范围，可分为稳定型和不稳定型。后外侧塌陷所致的不稳定比中心性塌陷为重。

Ⅳ型：内侧平台骨折，因内翻和轴向载荷所致，比外侧平台骨折少见。常由中等或高能量创伤所致，常合并交叉韧带、外侧副韧带、腓神经或血管损伤，类似于 Moore 分类的骨折脱位型。因易合并动脉损伤，应仔细检查患者，包括必要时采用动脉造影术。

Ⅴ型：双髁骨折，伴不同程度的关节面塌陷和移位。常见类型是内髁骨折合并外髁劈裂或劈裂塌陷。在高能量损伤患者，一定要仔细评估血管和神经状况。

Ⅵ型：双髁骨折合并干骺端骨折。常见于高能量损伤或高处坠落伤。X 线检查常呈"爆裂"样骨折以及关节面破坏、粉碎、塌陷和移位，常合并软组织的严重损伤，包括出现筋膜间室综合征和血管、神经损伤。

遗憾的是，根据骨折的解剖进行分类并不能完全说明损伤程度，还有其他因素呈动态变化，决定了骨折的"个性"，这些因素包括：①骨折移位情况；②粉碎程度；③软组织损伤范围；④神经、血管损伤情况；⑤关节受损的程度；⑥骨质疏松的程度；⑦是否属多发损伤；⑧是否属同侧复杂损伤等。

三、临床表现与诊断

患者膝部疼痛、肿胀，不能负重。有些患者可准确叙述受伤机制。仔细询问病史可使医师了解是属高能量损伤还是低能量损伤，这一点非常重要，因为几乎所有高能量损伤都存在合并损伤，如局部水疱、筋膜间室综合征、韧带损伤、血管和神经损伤等。应特别注意内髁和双髁骨折出现的合并损伤，因为它们在早期的表现并不特别明显。

体检可发现主动活动受限，被动活动时膝部疼痛，胫骨近端和膝部有压痛。应注意检查软组织情况、筋膜室张力、末梢脉搏和下肢神经功能状态。若有开放伤口，应查清其与骨折端和膝关节的关系。必要时测定筋膜室压力。特别要强调的是不能忽视血管、神经的检查。

除了一些轻微的关节损伤之外，膝关节正位和侧位 X 线检查常可以清楚地显示平台骨折。当无法确定关节面粉碎程度或塌陷的范围，或考虑采用手术治疗时，可行 CT 或 MRI 检查。

当末梢脉搏搏动有变化或高度怀疑有动脉损伤时，可考虑行血管造影术。对于非侵入性方法，如超声检查，对确定是否有动脉内膜撕裂并不可靠，一般不能作为肯定的检查。

四、治疗

治疗胫骨平台骨折的目的是获得一个稳定的、对线和运动良好以及无痛的膝关节，并且最大限度地减少创伤后骨关节炎发生的危险。要想获得合理的治疗，一定要掌握这种损伤的个体特点，仔细地进行体检和相关的影像学研究，并且熟悉治疗这种复杂骨折的各种技术。一个很具挑战性的问题是具体到每一例患者，是采取保守治疗好，还是采取手术治疗好。已经认识到，理想的膝关节功能取决于关节稳定，对合关系良好，关节面正常，以允许均衡地传导通过膝关节的载荷。关节轴向对线不良或不稳定，可以加速膝关节退行性过程。进行骨折复位时，首先要复位膝关节的力线，避免出现膝关节的内外翻畸形；同时要尽可能地复位好关节面，尽量达到解剖复位，使关节面平整。

治疗方法的选择取决于患者的伤情、骨折类型和医师的临床经验。对骨折移位小的老年患者可采取保守治疗。手术治疗常比较复杂和困难，医生需要具备一定的经验和内固定技术，可使用大、小钢板和螺丝钉以及混合型外固定架。熟练的护理和理疗有助于术后的早期康复。

胫骨平台骨折是一种常见损伤，手术治疗和非手术治疗的优点常存在争议。有的学者报道，非手术治疗或手术治疗并未获得关节的解剖复位，但膝关节功能良好。有研究结果显示，损伤后不稳定是决定治疗方案的唯一重要因素。残存的不稳定和对线不良常导致远期疗效不佳。手术治疗的主要适应证是膝关节的不稳定，而不是骨折块移位的程度。

1. 非手术治疗　即保守治疗，包括闭合复位、骨牵引或石膏制动。尽管避免了手术治疗的危险，却易造成膝关节僵硬和对线不良。长期制动带来的某些问题可通过牵引使膝关节早期活动来克服之。主要适用于低能量损伤所致的外侧平台骨折。相对适应证包括：①无移位的或不全的平台骨折；②轻度移位的外侧平台稳定骨折；③某些老年骨质疏松患者的不稳定外侧平台骨折；④合并严重的内科疾病患者；⑤医师对手术技术不熟悉或无经验；⑥有严重的、进行性的骨质疏松患者；⑦脊髓损伤合并骨折患者；⑧某些枪伤患者；⑨严重污染的开放性骨折（Gustilo Ⅲ B 型）；⑩感染性骨折患者。

非手术治疗可使用可控制活动的膝关节支具。对粉碎性骨折或不稳定骨折可采取骨牵引治疗，可在胫骨远端踝上部位穿入骨圆针，把肢体放在 Bohler-Braun 架或 Thomas 架和 Pearson 副架上，牵引重量为 4.5~6.8kg，通过韧带的整复作用可使胫骨髁骨折复位。但是，对于受嵌压的关节内骨折块单纯通过牵引或手法不能将其复位，因为它们没有软组织附着将它们向上拉起。非手术治疗的目的不是使骨折获得解剖复位，而是恢复轴线和关节活动。膝关节的力线异常和不稳定可以对膝关节负重的不利影响，故只有额状面上不超过

7°的对线异常才可以接受。当考虑非手术治疗时，应与健侧比较。

患者为无移位或轻度移位的外侧平台骨折时，治疗上应包括抽吸关节内血肿，并注入局麻药，常同时配合静脉给予镇静剂，然后对膝关节进行稳定性检查。用支具制动膝关节1~2周时间，调整支具，使其活动范围逐渐增加。3~4周时，屈膝应达90°。支具共用8~12周时间，骨折愈合后去除。正如所有的关节内骨折一样，负重时间对于轻度移位的骨折应延迟4~6周。采用骨牵引治疗粉碎性骨折时，在牵引下早期进行膝关节屈曲活动是有益的。根据临床症状、体征和骨折愈合的放射学表现，伤后可用骨折支具或膝关节铰链支具治疗3~6周，但8~12周内仍勿负重，直到骨折获得牢固的愈合为止。

2. 手术治疗　尽管影像学技术和非侵入性手术方法得到了很大发展，但对于胫骨平台骨折的治疗仍有争论。平台出现塌陷或"台阶"时，是采取保守治疗好，还是采取手术治疗好，仍无统一的意见。某些学者认为，超过3mm的塌陷，必须进行恢复关节面的解剖形态和牢固内固定的手术治疗。超过20年的远期随诊研究结果（Lansinger等，1986）表明，残留的关节面骨性塌陷和发生骨性关节炎之间并不完全相关，但是，若畸形和塌陷可以导致关节不稳定，则临床效果不满意的可能性大幅增加，这一点已达成共识。

对于有移位的，出现"台阶"的不稳定和对合不良的胫骨平台骨折，可选择切开复位内固定（ORIF）或外固定架治疗。手术指征和获得稳定的方法取决于骨折类型、部位、粉碎和移位程度，以及合并的软组织损伤的情况。深刻分析X线摄片和CT或MRI图像，以便制订严格的术前计划。应依据损伤的"个性"制订手术步骤，以便选择和决定手术切口的位置、内固定的类型和部位，是否需要植骨，术后的前期治疗计划等。手术治疗的绝对指征包括：开放胫骨平台骨折；胫骨平台骨折合并筋膜间室综合征；合并急性血管损伤。相对指征包括：可导致关节不稳定的外侧平台骨折；多数移位的内髁平台骨折；多数移位的胫骨平台双髁骨折。

（1）手术时机：开放骨折或合并筋膜间室综合征或血管损伤，需要紧急手术治疗。若属多发创伤的一部分，应待患者全身状况允许后尽早手术。在许多病例，可在进行胸腹手术的同时，处理膝部创伤。在危重患者或软组织损伤重的患者，可采用经皮或局限切口对关节面进行固定，并结合临时使用关节桥接外固定架，使这些严重损伤得以稳定。对于高能量损伤所致的平台骨折，若患者情况危重，不可能获得早期的稳定，在这种情况下，可采用简单的关节桥接外固定架，或在胫骨远端横穿骨圆针进行牵引，以替代石膏固定。外固定架或牵引能比较有效地恢复长度和对线，减少骨折端的后倾和移位，比较方便地观察软组织情况，评估筋膜室内压力。若属单纯的闭合骨折，手术时间主要取决于软组织状况，其次是能否获得适当的放射学检查，以及手术小组的经验和适当的内固定物。若无禁忌证，在明确软组织损伤的情况下，应尽早进行手术。在高能量损伤所致骨折的患者，肢体广泛肿胀，直接暴力作用于胫骨近端的前方，可致胫前软组织损伤。此种情况下，必须慎重考虑用钢板螺丝钉内固定，手术可延期至肿胀减轻和皮肤情况改善后进行。在某些患者，手术可延迟几天或几周后进行，但应将患者放在 Bohler-Braun 架上或行胫骨远端骨牵引术，以便较好地维持长度和改善淋巴、静脉回流，过早进行手术可增加伤口的并发症。

（2）术前计划：对比较复杂的骨折应制订术前计划。可进行对侧膝关节 X 线摄片作为模板。牵引下的 X 线摄片可减少折块间重叠，更易于观察骨折形态。术前的绘图，可以推断出解决问题的最好方法，将减少术中软组织剥离，缩短手术时间，明确是否需要植骨并选择合适的内固定物，以最大限度地改善手术效果。

（3）手术切口：除非有其他特殊情况，一般应把整个患肢和同侧髂嵴都进行消毒、铺单，并使用消毒的止血带。手术应在可透 X 线的手术床上进行，以便术中用 C 臂机影像增强器进行监测。手术床最好可以折叠，以便于术中屈膝，有利于显露和直视关节内情况。根据骨折累及内髁或外髁的情况，可采用内侧或外侧的纵切口。应避免使用 S 形、L 形或三向辐射状切口（"人"）。对于双髁骨折，建议用膝前正中纵切口。偶尔在特殊复杂的病例，采用 2 个切口：第一个在正前方，第二个在后内或后外方。前正中纵切口的优点是暴露充分，对皮瓣的血供损伤小，而且若需晚期重建，可重复使用此切口（Fernandez，1988；Georgiadis，1994；Schatzker，1993）。

（4）手术固定原则：胫骨平台骨折的手术内固定的目的是恢复膝关节的力线，尽量解剖复位胫骨平台关节面。胫骨平台骨折手术复位固定后，不允许存在膝关节内外翻畸形；要根据胫骨平台骨折的粉碎程度，尽量恢复关节面的平整。对于没有塌陷、单纯劈裂的骨折块，一定要做到解剖复位坚强内固定。对纵向劈裂的骨折块，除用拉力螺钉加压固定外，一般需要附加支撑钢板固定。对于粉碎塌陷的胫骨平台骨折，如严重的 Schatzker Ⅴ、Ⅵ型骨折，即使关节面不能完全解剖复位，膝关节对位也不允许出现内外翻畸形。胫骨平台骨折多的固定多需要应用钢板螺丝钉系统。锁定钢板对减少手术创伤、维持关节复位后的关节力线有其特有的技术优势。胫骨平台后方的塌陷骨折一定要有良好的复位，并用支撑钢板固定；此时通常须在胫骨后缘附加切口进行单独操作固定。混合型外固定架对于开放骨折的固定有其独特优势。对粉碎的胫骨近端骨折，应用混合型外固定架进行功能复位，维持膝关节力线也是一个良好的选择。对于胫骨平台塌陷骨折复位后出现的骨缺损，应该应用人工骨、自体骨或异体骨进行填充植骨。

（5）术中合并损伤的处理：术中主要合并血管损伤、韧带损伤等，具体处理如下。

1）血管损伤：高能量损伤，特别是 Schatzker Ⅳ、Ⅴ、Ⅵ型损伤则有可能并发腘动脉或腘动脉分支处的断裂。最基本的临床检查是评估末梢脉搏情况。若对血管的完整性存在怀疑，要进行血管造影术，以排除隐匿性血管损伤。血管损伤的治疗取决于缺血的严重程度和骨折后的时间。若末梢脉搏搏动良好，应首先固定骨折。若动脉损伤诊断明确后，应立即重建血液循环，进行临时性的动脉血流转路或行血管修补术，常需静脉移植或人工血管移植来进行动脉修补。无论何时，均应同时修补受损的静脉。对缺血时间超过6h，再灌注后筋膜间室内张力增加或有广泛软组织损伤者，应积极行筋膜切开减张术，并监测筋膜间室压力。

2）韧带损伤：胫骨平台骨折合并膝关节韧带损伤比较多见，但对其发生率和严重性常估计不足。临床研究表明，约1/3的平台骨折合并有韧带损伤。遗憾的是，哪些韧带损伤可导致创伤后膝关节不稳定仍不十分明确。随着MRI检查和关节镜的普遍应用，发现高达1/3～2/3的病例合并有软组织损伤，主要包括内侧副韧带损伤、半月板撕裂、前交叉韧带（ACL）损伤。此外，若有腓骨头骨折或髁间棘骨折，应高度怀疑有韧带撕裂。Delamarter等回顾性分析了39例胫骨平台骨折合并韧带损伤，得出的结论是在对平台骨折行切开复位内固定的同时进行一期修补韧带损伤，优于对韧带损伤进行保守治疗。但这个问题现在仍存在争议。

对膝关节韧带损伤伴有较大的撕脱骨折块应行一期手术修补已达成共识。对交叉韧带实质部断裂进行一期修补临床效果并不可靠。在对骨折进行可靠固定后要早期积极进行膝关节的功能锻炼，即使存在未修复的韧带损伤，也不应影响膝关节的早期活动。即使患者存在膝关节不稳定，膝关节韧带二期重建的前提条件也是需要关节本身有良好的活动度。

五、术后处理与康复

闭合骨折内固定术后应静脉使用头孢菌素24h；开放性骨折术后应再加用氨基糖苷类抗生素。常规放置引流管1～2d。

下肢关节内骨折的治疗特点是早期活动和迟延负重。若固定较稳定，建议使用CPM，增加关节活动，减轻肢体肿胀，改善关节软骨的营养。对Schatzker Ⅰ、Ⅱ、Ⅲ型骨折，一般4～6周可以部分负重，3个月时允许完全负重。对高能量损伤者，软组织包被的情况可影响膝关节活动恢复的时间和范围。无论何时，即使活动范围不大，也应尽可能使用CPM。一般患者完全负重应在术后3个月左右，此时X线检查应出现骨折牢固愈合的证据。对采用韧带复位法和混合型外固定架固定的患者，何时去除外固定架，必须具体病例具体分析。在这些病例中，骨折愈合慢，特别是在骨干与干骺端交界区域，过早地去除外固定架可导致成角和短缩畸形，此时可行早期植骨，以缩短骨愈合时间。

何时取出内固定物，并没有统一的标准，其手术指征是在体力活动时有局部不适。若手术时将内固定物置于皮下常会造成局部症状，特别是6.5mm或7.0mm的空心拉力螺钉，无论是放置在内侧或外侧，其螺帽常凸出。对多数低能量损伤者，骨折愈合快，一般伤后

1 年可将内固定物取出。高能量损伤所致骨折，其愈合相对较慢，若未植骨，则不出现或仅出现极少量的外骨痂，应谨慎地推迟至术后 18~24 个月再取出内固定物，以避免发生再骨折。

并不是所有的患者都需要取出内固定物。对多数老年患者来讲，麻醉和手术的危险可能超过了常规取出内固定物带来的益处，但是，若有持续性局部疼痛，而且骨折愈合良好，也无内科禁忌证，则可将其内植物取出。对生理年龄年轻者，若无或仅有轻微的与内植物有关的症状，没有必要常规取出内固定物。取出内植物后，常规用拐杖保护 4~6 周，何时恢复剧烈的体力活动因人而异，一般需延迟至 4~6 个月。

六、并发症

胫骨平台骨折术后并发症分为两类：一类是早期并发症，包括复位丧失、深静脉血栓形成、感染；另一类是晚期并发症，包括骨不愈合、内植物失效、创伤后骨关节炎等。

1. 感染　最常见也是最严重的并发症之一。常因对软组织损伤的程度估计不足，通过挫伤的皮肤进行不合时宜的手术切口，并做广泛的软组织剥离来放置内固定物，导致伤口早期裂开和深部感染。谨慎地选择手术时机，骨膜外操作，对粉碎骨折块行有限剥离，可减少感染的发生率。采用股骨牵开器行间接复位，或通过韧带复位法经皮夹持固定植入较小的内固定物或中空拉力螺钉，也可减少软组织血供进一步的丧失，降低伤口裂开和深部感染的发生率。

对伤口裂开或渗出应行积极的外科治疗，将坏死的骨质和软组织进行彻底清创和冲洗。有时感染可累及膝关节，为防止软骨破坏，应对膝关节进行全面评估和灌洗。深部感染伴有脓肿形成时，应保持伤口开放，二期闭合。若有窦道形成，但无明显的脓液流出，可彻底清创和冲洗，放置引流管，闭合伤口。应进行细菌培养，静脉给予有效的抗生素。若有软组织缺损，可应用皮瓣或肌瓣转移手术覆盖伤口。少数病例可能需要游离组织移植。感染症状消退后，若骨折迟延愈合，可行植骨术或开放植骨术。在发生感染后对内固定行翻修手术，则需要慎重地考虑。

2. 骨折不愈合　因为松质骨有丰富的血液供应，所以低能量损伤所致的平台骨折极少发生不愈合。常见的不愈合发生在 Schatzker Ⅵ型损伤的骨干与干骺端交界区域，常因骨折严重粉碎、内固定不稳定、植骨失败、内固定力学失效、感染等因素所致。

3. 创伤后关节炎　在已发表的文献中，远期研究不多，故平台骨折后创伤性关节炎的发生率仍不十分清楚。但已有多名学者证实，关节面不平滑和关节不稳定可导致创伤后关节炎。若关节炎局限于内侧室或外侧室，可用截骨矫形来纠正；若是 2 个室或 3 个室的严重关节炎，则需行关节融合或人工关节置换术。在决定是否手术治疗时，年龄、膝关节活动范围及是否有感染等因素起着重要作用。

4. 膝关节僵硬　胫骨平台骨折后膝关节活动受限比较常见，但严重程度较股骨远端骨折轻。这种难治的并发症是由于伸膝装置受损、原始创伤致关节面受损以及为内固定而行的外科软组织暴露所致。而骨折术后的制动使上述因素进一步恶化，一般制动时间超过3周，常可造成某种程度的关节永久僵硬。

对多数胫骨平台骨折来讲，早期行稳定的内固定，仔细地处理软组织，术后立刻进行膝关节活动，可望最大限度地恢复活动范围。一般在术后 4 周，屈膝应达 90°。

第四节　膝关节脱位

膝关节接触面较宽阔，关节内外又有坚强的韧带结构维护其稳定。因此，一般外伤很难使其脱位，若膝关节完全脱位，常伴有周围软组织、韧带结构、腘肌肌腱、半月板和关节软骨的损伤，也可伴有动脉和神经损伤。因而膝关节脱位一旦发生，若早期处理不当，常可造成截肢或功能残疾。

临床上膝关节脱位较少见。膝关节脱位的各种移位方向发生率，大概如下列次序排列，前脱位、后脱位、外侧脱位、旋转脱位和内侧脱位。前脱位的发生率是后脱位的 2 倍，内侧脱位仅是前脱位的 1/8，旋转脱位较少。

在膝关节脱位时，临床上很易触及到畸形，仔细的临床检查，不易发生漏诊。在发生前脱位时，胫骨相对于股骨向前错位，在皮下可触及胫骨，而股骨髁向后突出。后外侧脱位时，股骨内髁向内明显突出。触诊时，膝周围可没有明显肿胀，由于关节囊的撕裂，来自膝关节的血液可流入膝关节上下的软组织中，因而无明显肿胀也不能排除脱位。当腘动脉受损时，可在腘部形成明显肿胀。

膝关节脱位患者在做临床检查时，必须全面了解膝关节的韧带解剖结构特点，尤其在某些损伤不明显的部位，包括后外角（交叉韧带和弓形复合体），并需特别注意腘肌。脱位中髌韧带可发生隐匿性损伤，需做常规检查。

膝关节脱位病例应立即检查血管和神经情况，触摸胫后和足背动脉，如未触及，需行多普勒检查。足部虽温暖但无脉则标志着血运不足。足部的感觉及运动功能检查需注意有无神经损伤，尤其是足的背伸及伸趾无能常表明有腓总神经损伤。

膝关节 X 线检查分析可见关节周围韧带止点的骨性撕脱。检查发现的不稳定情况可通过应力 X 线摄片证实，以判明韧带损伤的部位和程度。没有复位的脱位则很易由 X 线检查诊断。

一、损伤和分类

膝关节脱位依据胫骨对股骨的相对关系来分类，主要分为前、后、外侧、内侧和旋转脱位。旋转脱位又进一步分为前内、前外、后内、后外脱位。脱位又可分为开放和闭合脱位。单纯脱位或骨折脱位，其分类较易明确。但患者往往不能清楚描述其受伤情况，Kennedy 通过尸体标本实验表明，前脱位是由于膝关节过伸暴力撕裂后关节囊，随后撕裂后交叉韧带而造成。后关节囊损伤通常发生在膝过伸 30°位，随之由于牵拉作用而撕裂后交叉韧带。Girgis 等解剖研究表明，后交叉韧带仅在前交叉韧带撕裂之后起到牵制过伸作用。后脱位很难从实验中产生，因为伸膝装置的牵制作用，防止胫骨向后脱位。后脱位常由于压砸伤所致，通常出现在伸膝装置完全断裂的情况下，使胫骨相对于股骨后移，如车辆事故时的挡泥板伤。强大的侧翻和扭转应力造成侧方脱位。后外侧脱位又称后外侧旋转脱位，肢体在非负重的情况下，膝轻度屈曲，小腿受外翻及内旋应力作用是产生后外侧脱位的重要机转，后外侧脱位最易产生严重神经牵拉撕裂伤。我院 2 例病例分析，其受伤机转是小腿固定，身体沿肢体纵轴内旋或外旋并伴有膝外翻应力所致，X 线检查显示胫骨位于股骨后外侧并有外旋或内旋。在切开复位时所见，小腿外旋致伤者，股骨内髁则在穿出关节囊后，又穿出股四头肌内侧头肌腹；而小腿内旋致伤者股骨内髁仅穿出关节囊和股四头肌扩张部。在临床上，膝关节后外侧旋转脱位有以下几个特点而别于其他类型的膝关节脱位。①它是由旋转应力致伤，故外力不需很大，如下台阶或误踩入浅沟中扭伤，即可导致此种损伤；②几乎均合并有内侧关节囊的扣洞样裂伤，使股骨髁的嵌顿或由内侧副韧带嵌入关节囊而阻止复位。切开复位时由关节内游离内侧副韧带和关节囊后即易复位；③膝部正侧位 X 线摄片显示胫骨在股骨后外侧，并有胫骨的外旋或内旋。后外侧脱位 X 线摄片表现常易使人误解，内侧股骨髁可陷入内侧关节囊的裂缝，移位的程度不易被认识。由于这是旋转型脱位，外侧胫骨髁向后移位，经常不明显。在前后位 X 线摄片，外侧胫骨髁在股骨上移位应不超过髁宽度的 1/4。内侧股骨髁，由于胫骨旋转，突出向内明显大于胫骨髁突出向外；④由于股骨内髁的嵌顿及关节囊的撕裂缘折入关节内，而在内侧后关节间隙处有皮肤凹陷及皱褶，这被认为是特异性的体征。

二、治疗

即刻的治疗方法是尽快进行闭合复位。因伤后已受牵拉的血管和神经结构张力增高，所以膝关节不能置于过伸位。在尸体检查时，Kennedy 发现仅过伸 15°即可牵拉腓神经，在脱位复位之后，应制动在屈膝 15°位置，在最初 1~2 周最好不用环行石膏管型，以利观察足部血运。

1. 复位方法的选择　手法复位方法，在前脱位采用纵向牵引，然后在股骨后面加压并提拉使其复位，而不应在过伸位后推胫骨，这样会加重血管和神经损伤。后脱位采取纵向牵引，伸直膝关节并上提胫骨而复位。对内或外脱位，采取纵向牵引结合适当的胫骨和股骨加压达到复位，一般膝关节脱位复位用上述手法复位并不困难。但对后外侧旋转脱位均告失败，切开复位时发现，股骨内髁从内侧关节囊和股四头肌内侧头肌腹的"扣孔"样裂口中穿出，"扣孔"的边缘紧紧地套在股骨髁间凹和内收肌结节之间。越牵拉小腿则扣孔越紧，故而闭合复位不能成功，将裂孔扩大后，股骨内髁方得复位。

若膝关节整复后显示不稳定，则往往可能是有其他组织嵌入在关节中间，除股骨内髁嵌入在撕裂的关节囊，似"扣孔"样嵌顿外，Quinlan 和 Sharrard 等发现，被撕裂的侧副韧带和鹅足肌腱也可阻挡脱位的整复，如遇到难以整复的膝关节脱位，常从内侧入路，选择取决于膝关节脱位的类型。

闭合复位后的 X 线摄片应仔细阅读，尤其是后外侧脱位，如有关节间隙增宽或减小（与健侧作对比）往往表明复位不全，需进行切开复位。

开放脱位者易发生感染，发生感染后需全身使用抗生素及局部灌注抗生素。

膝关节脱位复位后必须持续监测血液循环情况，用长腿石膏固定于膝关节屈曲 15°～20°位。若在复位后不能触及动脉搏动，则必须用多普勒仪检查。足部虽温暖但无脉并不表示肌肉和皮下组织存活。必要时需做动脉造影及手术探查修补，若要做动脉造影，则应即刻进行，如对动脉损伤后处理超过 6h，将给最终结果带来不良影响。

2. 韧带修复　对脱位的膝关节除整复外，是否需早期修复撕裂韧带，则意见有分歧。Mitchell Myles 等提出非手术治疗。Yaylor 等主张在复位后尽早进行股四头肌锻炼。另有学者主张修复所有撕裂的膝关节韧带，Meyer 等报道 16 例修复韧带者有 13 例获得优或良的结果，而 13 例手法复位石膏固定者只有 1 例结果为良。Sisk 和 King 报道，早期进行韧带修复的病例，经长期随访，结果满意者为 85%，而单纯做石膏固定满意者仅为 64%，因此主张尽可能地做手术修复，尤其是股四头肌扩张部。也有学者主张如前、后交叉韧带附有骨块撕脱，选择手术治疗，预后较好。若在体部损伤，由于韧带缺乏血供，修复后并不满意，不主张附加关节内外创伤来修复交叉韧带，如以后肌肉功能的代偿而不能维持膝的稳定性，可再考虑韧带重建修补。我院 24 例脱位中，手法复位与手术复位同时修复韧带各 12 例，从长期随诊结果看，手术组的功能恢复较好，晚期不稳定的发生率远较保守治疗少。手术不但可以修复韧带，而且可检查半月板有无损伤，半月板损伤的处理可提高膝关节脱位的最终疗效。关节内如有骨软骨碎屑要及时清除，以免形成关节游离体。

手术时应有顺序地探查膝关节内外的全部受损结构，取前内侧或外侧切口。前内侧髌骨旁切口可对前后交叉韧带、半月板和髌骨及其韧带进行检查，也可检查关节内侧结构

（包括内侧副韧带），还可全面检查关节面及半月板以确定是否需修复。如有可能，要修复前、后交叉韧带。一般情况下，由于关节松弛可以经髁间窝修复韧带，如有困难，可分别用骨凿和刮匙将髁间窝的外侧或内侧扩大以便于前、后交叉韧带的修复。修复前、后交叉韧带体部可用多针缝合，将缝合针穿在韧带上，经股骨和胫骨髁止点处钻孔，将缝线拉过钻孔使韧带与新鲜的渗血骨床紧密接触，开始不扎紧缝线，探查关节后内角和内侧副韧带。将后斜韧带向前牵拉固定于其胫骨附着点特别重要。

探查膝关节外侧，可在髂胫束上做切口，通过此切口可看到膝关节的后外侧角。这个部位如有损伤，要用多针缝合或用一枚螺钉加垫片固定以获得后外角的稳定（此部位最容易被忽略）。同时要探查外侧副韧带和腘肌肌腱，外侧副韧带多数是从其股骨附着点撕脱，而腘肌肌腱则是从其在外侧副韧带前上方的附着点撕脱，应原位或稍向前移固定。要尽量使外侧副韧带和腘肌肌腱达到解剖修复，在修复关节囊结构后，将修复交叉韧带的缝线拉紧。术后用支具将肢体固定在呈 40°角的位置上，在术后护理中把被动的范围调整在 40°~70°内并持续 8 周，并让患者在这个位置上进行直腿抬高和股四头肌与腘绳肌功能锻炼。8 周后去除支具进行静止自行车练习，9~12 周患者继续行膝关节运动锻炼，范围是 10°~90°，然后继续进行肌肉强度练习，在强度和肌肉力量恢复以后开始进行系列的康复期锻炼，此后重点集中在膝关节耐力和强度的恢复。若恢复强度要使膝关节在一个不对修复结构造成明显牵拉的范围运动，即对股四头肌锻炼为 90°~95°，对腘绳肌为 45°（不论膝关节能否伸直）。这种运动限度是为了保护前、后交叉韧带。6 个月后，对于单组肌肉群运动范围可以增加，并可允许股四头肌和腘绳肌同时进行收缩锻炼。术后 12 个月之内不要进行"下山跑"运动，这将造成前交叉韧带的拉伤。术后无论进行何种类型的运动都要用保护性支具。

3. 陈旧性脱位的处理　为恢复胫股关节的负重面的正常关系，对青壮年、膝关节在脱位的状态下仍能有较好的运动范围、未同时合并有涉及负重面的严重粉碎性骨折的陈旧性的脱位者仍应进行切开复位。存在的问题是如何维持其复位的位置，而且必须要修复重建损伤韧带的结构，故在术前首先应根据其脱位的类型，多方向应力试验检查来正确判断损伤的韧带结构，再采取相应的修复措施。在恢复正常的胫股关系，修复韧带结构后，可通过髌骨顶端中心，从矢状面穿斯氏针固定于胫骨髓腔前部。术后经 6 周石膏固定后，可带针进行膝关节的康复运动锻炼。这既可达到维持复位的位置，又避免长期制动而造成膝关节可能发生的僵硬。笔者曾用此方法治疗陈旧性后外侧旋转脱位，短期观察取得较好的疗效。

4. 合并伤的治疗　腘动脉和腓总神经的损伤是膝关节脱位最常见的合并损伤。由于腘动脉穿行于腘窝中，近侧固定于股部的内收肌管，远侧固定于腓肠肌上缘的纤维弓。腘动脉发出 5 条膝动脉，穿行于腘间隙中，虽然这些动脉与胫前动脉有吻合支，但它们尚不能供给足量的血液以维持小腿存活。因为腘动脉在膝部固定牢固，所以较易损伤。腘动脉损伤一旦明确诊断，即应进行手术探查，有时损伤动脉并非断裂，而由于内膜损伤造成栓塞，所以早期不能见到腘窝部血肿。腘动脉损伤后常不易直接吻合，往往需要做静脉移植修补。腓总神经损伤也是较常见合并伤，尤其是膝关节后外侧脱位，脱位的胫骨向后外移位，常造成腓总神经顶压或牵拉伤，这种损伤常为不完全性损伤，可进行短期观察，若无恢复征象可做肌电图检查以明确损伤性质，决定是等待观察还是手术探查，在神经连续性完整情况下可考虑行神经松解术，断裂的神经则需考虑吻合或移植修复。

　　综上所述，膝关节脱位应即时手法复位，在有软组织嵌顿情况下，常见于后外侧旋转脱位，需切开松解后复位，以缓解对腘动脉和腓总神经的压迫。治疗的不同观点在于是否早期修复损伤维持膝关节稳定的韧带结构，笔者认为有其必要性，尤其在有附着骨块撕脱的韧带更应进行复位固定，体部断裂的交叉韧带，也可能 I 期缝合。陈旧性膝关节脱位，若在青壮年，膝关节活动较好，无波及负重关节面的严重粉碎性骨折，仍需进行复位，根据脱位类型并在术前正确分析其创伤病理进行必要的韧带重建和修复。为暂时维持其稳定，可在髌骨顶端中心，顺其轴线穿斯氏针固定于胫骨，维持复位。在石膏固定 6 周后可开始一定范围的功能活动。膝关节韧带重建后的康复训练也极为重要，必须按计划逐步增加其活动范围和肌肉强度。开放性脱位应做灌注预防感染。腘动脉损伤，需做急诊即时修复，单纯依赖侧支循环不足以维持小腿血运。腓总神经损伤常是牵拉性，可短期观察其恢复情况，并可通过肌电图检查了解其损伤性质，在 3 个月内未见恢复征象者，可考虑探查松解或神经移植重新修补。

第五节　创伤性髌骨脱位

　　创伤性髌骨脱位并不多见，它有明显的急性外伤史，不同于常见的复发性髌骨脱位，它无明显的局部解剖结构的缺陷（如髌骨和股骨髁的发育形态缺陷），以及软组织结构的解剖变异（如髌腱止点的向外偏移、髌骨外侧的软组织挛缩等）。

　　急性髌骨脱位，膝关节常可有明显肿胀，脱位后当膝关节呈伸直位时极易自行复位。来院检查时，若发现髌骨内侧有瘀斑，压痛明显，将髌骨向外推移时有松动感。屈膝时（通常在麻醉下）可发现髌骨向外移位，有这些症状即可明确诊断。若临床医生未能想到或未做细致的临床检查则常可误诊为一般的膝关节挫伤或创伤性膝关节滑膜炎等。

　　来院时髌骨仍于处脱位状态者，常可用手法整复；通过膝关节过伸位时，在髌骨外侧边缘挤压即能把脱位的髌骨复位。复位后应进行 X 线摄片，除看髌骨是否完全复位外，必须观察髌骨及股骨髁的发育形态，仔细地排除骨软骨碎片残留在关节内。此骨软骨碎片可由于髌骨在向外脱位时与股骨外髁相撞击产生。有时也可见髌骨内侧缘由扩张部撕脱的小薄骨片。

复位后可用长腿石膏固定 4~6 周，保守治疗可因内侧结构的松弛，此后发生半脱位。一般主张应对撕裂的膝内侧软组织，包括股四头肌的内侧扩张部，均给予手术修复。膝关节内的骨软骨碎片应切除，以免在关节内形成游离体。术后用长腿石膏固定 4~6 周，在修复软组织愈合后，开始膝关节的功能锻炼。

在伴有骨结构发育不良或软组织结构有解剖变异者，应根据其创伤病理特点，选择不同术式。

综上所述，外伤性髌骨脱位，虽有外伤史，但需与复发性髌骨脱位鉴别，应着重检查有无骨结构发育异常和软组织结构的解剖变异，此缺陷常可引起复发性脱位。对单纯因外伤所致髌骨脱位应对撕裂的膝内侧软组织，包括股四头肌的内侧扩张部做手术修复。膝关节内的骨软骨碎片应予切除，以免在关节内形成游离体。术后长腿石膏固定 6 周后，开始膝关节功能锻炼。

第六节　胫腓上关节脱位

胫腓上关节脱位临床上并不多见。因骑马者通过门洞时，腓骨头冲撞于门栓，而引起腓骨头后脱位，曾称为"骑马者膝"。实际上，胫腓上关节常因扭转伤力引起脱位，并常合并其他损伤，其临床症状常与膝关节其他损伤相混淆，而贻误及时诊治，给患者带来痛苦及功能障碍，所以伤者要做细致的临床检查，以免漏诊。

一、胫腓上关节的解剖特点

胫腓上关节属于滑膜软骨关节，位于胫骨外髁外侧壁。胫骨关节面与腓骨关节面近乎平行，关节软骨面的大小、形状及倾斜度变异较大。腓骨头关节面通常为椭圆形或圆形，大多数是带浅沟的平面，关节面覆以关节软骨，而骨骼由关节纤维囊及关节前、后韧带连接。关节纤维层附着于胫腓骨关节小面的边缘，其前部比后部增厚，约 10% 的人上胫腓关节的滑膜关节囊腘窝下隐窝与膝关节滑膜关节腔相通。

胫腓上关节前韧带为 2~3 条扁平带，自腓骨头前上方斜行走向胫骨外髁的前方。胫腓上关节后韧带是一增厚的韧带结构，从腓骨头后方斜向上方止于胫骨外髁后方，并被腘肌肌腱覆盖，上述各韧带难与关节纤维囊完全分离。胫腓上关节的上方由腓侧韧带支持。通过胫腓前韧带前面的股二头肌肌腱同样增强其稳定作用。

胫腓上关节面的倾斜度有明显的个体差异，Ogden 将其分成两大类，即斜面型与平面型。倾斜度>20°为斜面关节，接触面较小故不稳定；<20°为平面型，相对较为稳定。

大多数的胫腓上关节是水平位活动，也有轴向旋转。倾斜型的关节面水平活动相对地受到限制，所以大多数损伤是倾斜型的胫腓上关节，约占70%，同样脱位是否容易出现也与支持结构的强度有关。

胫腓上关节的血供来自胫前动脉的胫前、胫后反折处的分支。神经支配来自腓总神经及腘神经。腓总神经围绕腓骨颈，由后方至前外侧，脱位时易于损伤。

二、临床表现与诊断

胫腓上关节脱位好发于青少年。摩托车、汽车交通事故、跳伞、跳高、跳远、棒球、摔跤、滑冰、滑雪、足球、柔道及篮排球运动员最容易受伤。由于受伤的瞬间膝关节强烈的扭转，常合并其他损伤，如腓骨骨折、胫骨骨折、股骨骨折或膝关节脱位。但孤立性的胫腓上关节脱位可能因症状混淆、认识不足而贻误诊治。

单纯胫腓上关节前外侧脱位，多发生在膝关节呈屈曲位，小腿外旋，足踝内翻自高处落下时。由于腓骨长短肌、趾伸长肌张力突然增加，将腓骨近侧向前猛力牵拉，伤力传达至腓骨头产生扭转力，同时股二头肌肌腱与膝关节侧副韧带松弛，从而降低了胫腓关节的稳定性。小腿外旋扭转而撕裂胫腓后韧带致腓骨头挤向前外侧穿破胫腓前韧带而脱位。

后脱位或由于直接暴力，或由于扭转损伤，撕裂关节囊和韧带，由于股二头肌的强烈收缩，牵拉松弛腓骨头向后。

向上脱位必定合并有踝关节损伤，强大暴力使远侧胫腓关节分离，整个腓骨向上移位。

临床上，患者常以膝关节错位、滑落感、疼痛、无力、功能障碍等主诉就诊，当足踝背伸和内翻时膝关节外侧疼痛加重。由于膝关节外侧不稳定，症状类似关节旋转不稳定，外侧半月板损伤或外侧副韧带损伤。因此，临床上很容易误诊或漏诊。

体检可见腓骨头部位明显突出，局部压痛，虽无瘀斑但呈梭形肿胀，浮髌征常为阴性，抽屉试验均正常，膝关节主动伸屈活动受限，但被动活动正常。慢性膝关节外侧反复发生交锁，应高度怀疑胫腓上关节脱位或半脱位，与健侧对比腓骨头前后移动明显。

与正常膝关节 X 线摄片比较可有助于诊断。正常前后位 X 线摄片，显示腓骨头和胫骨髁外侧缘重叠，侧位片腓骨头正好位于胫骨之后。前脱位时显示胫腓上关节间隙增宽，半脱位时则不明显，侧位 X 线摄片可见腓骨头与腓骨上端重叠范围显著增大。

急性损伤常伴有腓总神经损伤，但鲜有导致垂足者，多呈一过性运动感觉障碍。

三、分类

胫腓上关节损伤引起的半脱位和脱位可分为 4 类。①半脱位；②前外侧脱位，比后脱位多见 2 倍；③后内侧脱位，经常是由于屈膝位直接暴力所致，是更为严重的损伤，易发生复发性半脱位和腓神经损伤；④向上脱位，伴有外踝向上移位和骨间膜的损伤。半脱位时患者常主诉有症状和前后移动增加，而实质上无真正的脱位。

四、治疗

1. 急性脱位　可采用手法整复，常无须麻醉，复位的关键是膝关节必须置于 90° 的屈曲位，用手直接挤压腓骨头向外向后，成功的复位常可听到"咔啦"响声，至于足踝处于内翻或外翻位无关紧要，复位后制动 3~6 周，可采用类同方式复位，但挤压腓骨头方向不同。如闭合复位失败或脱位复发，切开复位是适应证，并同时修补损伤的关节韧带，关节之间可用克氏针暂时固定。

2. 复发性脱位　为解除关节不稳、无力和疼痛，可进行手术治疗。①胫腓上关节融合术，注意此手术能妨碍腓骨的旋转功能，影响足的内外翻及背伸，导致踝关节不稳和疼痛；②腓骨头切除术，但研究发现，腓骨头切除后，膝关节腓侧副韧带及股二头肌肌腱失去正常的附着点，可加重膝关节外侧不稳，有主张用股二头肌腱膜和小腿前间隔的深筋膜修补上胫腓关节纤维囊层以恢复其稳定性。

3. 陈旧性脱位　大多数的胫腓上关节陈旧性脱位不影响功能，少数患者可产生膝关节疼痛和不稳定，腓骨头有少许突出，反复损伤可引起继发性神经损伤的症状和体征。一般无须手术治疗，症状重、关节有退行性改变者，可做腓骨头切除术或融合术治疗。

综上所述，胫腓上关节损伤由于其临床症状常与膝关节其他损伤容易混淆，而贻误及时诊治，故对有膝关节扭伤病史，又表现膝关节错位、滑落感、疼痛、无力等症状者，应细致检查腓骨头部位，若有明显突出，局部压痛，膝关节活动受限等症状，应高度怀疑是胫腓上关节脱位或半脱位。慢性膝关节外侧反复发生交锁与健侧对比腓骨头前后移动明显，X 线摄片可有助于诊断。急性脱位应即时复位和修补损伤的关节韧带，用克氏针暂时固定。复发性和陈旧性脱位，腓骨头切除并不可取，应做关节囊修补，可用股二头肌腱膜和小腿前间隔深筋膜，并用克氏针进行临时固定。陈旧性脱位症状不重者无须手术治疗；症状重的关节有变性改变者，可考虑做融合术。

第七节　胫骨髁骨折

胫骨髁骨折较为常见，大多为关节内骨折波及负重关节面，负重部的塌陷可造成不同程度的膝内翻或外翻畸形。严重者还可合并有半月板及关节韧带损伤，常可引起膝关节活动障碍。治疗时，必须针对不同损伤类型，给以不同的治疗，以获良好的功能。

胫骨髁近侧关节面呈马鞍形，支撑股骨髁。侧位观，平台关节面略呈凸形；正位呈凹形，胫骨隆突位于内、外侧髁之间，为非关节面区域。此处由前向后顺序附有内侧半月板前角，前交叉韧带，外侧半月板前角，胫骨棘，外侧半月板后角，内侧半月板后角和后交叉韧带。胫骨上端周围皮质骨较薄，具有纵向骨小梁，向上至同侧平台软骨下皮质骨。在平台皮质骨下方有横向骨小梁，与纵向骨小梁呈交叉状排列。外侧平台骨小梁分布密度常不及内侧平台密集，故骨的支撑力相应地减弱，引起胫骨平台骨折。膝部外侧容易遭受侧向暴力，因而外髁骨折较内髁多见。在膝关节处伸直位时，股骨髁前部与胫骨平台相接触，股骨内髁和内侧平台的两关节面内缘仍相互对齐；股骨外髁前部较狭窄，故外侧平台关节面外缘与股骨外髁无接触，约超出 0.5cm。因此，内侧平台骨折以整块劈裂或塌陷移位者较多见，外侧平台骨折以中部塌陷和周围部劈裂移位者较多见。

胫骨外髁与腓骨头构成胫腓上关节，腓骨头对胫骨外侧平台后部 1/4～1/3 关节面起支撑保护作用。

一、临床表现和诊断

胫骨髁骨折的症状和体征随骨折的严重程度而有所不同。骨折无移位者症状较轻，临床细致检查骨折部常有明显压痛，结合 X 线摄片即可作出诊断。有移位者，有严重骨折血肿，渗入关节腔及其周围肌肉、筋膜和皮下组织中，造成膝关节和小腿上段严重肿胀，可伴有广泛瘀斑。由于严重肿胀，可产生张力性皮肤水疱。骨折移位可见局部畸形，有时甚至可触及骨擦音。

体检中要注意是否合并膝关节韧带损伤，侧副韧带部位肿胀，压痛常表明有损伤，但有时异常外翻活动，可能由于骨折塌陷对股骨缺乏支撑力造成，并不一定表明为侧副韧带损伤，因而临床检查应两者结合起来考虑。膝关节在 15°位做 Lachmen 试验，过度松弛常应考虑是否合并有交叉韧带损伤。半月板损伤，常不易在急性损伤时作出诊断，仅在手术探查时明确。

X 线摄片可明确诊断，了解其骨折类型和严重程度，骨折的实际损伤常较 X 线摄片显示更为严重。除做常规前后位及侧位 X 线摄片外，应分别摄内外斜位片，以判明骨折的塌陷部位，尤其是仅限于髁的前或后部者。由 X 线摄片来估计骨折塌陷的程度常可有 2~3mm 的误差。因胫骨髁关节面向后倾斜约为 14°，将球管中心与胫骨平台呈 105°位进行 X 线摄片，以利更精确测量塌陷程度。CT 检查可作手术方式的参考。膝关节造影可有助于诊断半月板是否撕裂或移入骨折内。但对需做手术切开复位和内固定的病例，此检查常无必要，不应做常规检查。在局麻或全身麻醉下消除疼痛，在伸直位或屈曲 15°位做内外翻应力试验摄片，以帮助确定有无侧副韧带损伤。

二、分类和受伤机制

胫骨髁骨折有很多分类方法，至今任何一种分类均不能包含临床上所见的各种不同现象。下述两种分类方法较常采用。

Hohl 将胫骨髁部骨折分为 6 个类型：①无移位骨折；②局部压缩骨折；③劈裂压缩骨折；④全髁压缩骨折；⑤劈裂骨折；⑥粉碎性骨折。

近年来，Moore 提出一种新的分类方法，将骨折分为平台骨折和骨折脱位两大类。

平台骨折包括：①轻度移位；②局部压缩骨折；③劈裂压缩骨折；④全髁压缩；⑤双髁骨折，此主要阐明骨的损伤。

骨折脱位包括：①劈裂骨折；②全髁骨折；③边缘撕脱骨折；④边缘压缩骨折；⑤四部骨折。

骨折脱位损伤主要考虑到软组织损伤，产生不稳定，绝大部分病例需手术治疗，膝关节不稳定，虽经充分治疗，结果常不满意。

胫骨平台轻度移位骨折塌陷小于 4mm 或髁的增宽小于 1cm。移位骨折是指压缩骨折（局部或劈裂型）、全髁骨折和双髁骨折。压缩骨折有两种不同特点，一种是与相应股骨髁形似的阴模式塌陷，另一种是有劈裂骨折块的关节面塌陷。有完整的关节软骨和皮质。整个髁塌陷骨折可涉及任何一个髁，常见是在内髁，骨折线在同侧髁邻近的髁间隆起处进入关节，除该处外，关节面无损伤。双髁骨折涉及两个髁，通常一个髁有压缩或劈裂压缩骨折，另一个是整个髁骨折。

骨折脱位则依据 X 线表现分为 5 种类型，劈裂骨折、整个平台骨折、边缘撕脱骨折、边缘压缩骨折和四部骨折。劈裂骨折为冠状面骨折，经常在内后，有一个特征性前后双重水平线，在断层片上显示更清楚。在膝关节屈曲时，骨折块有时可能复位，经常合并有韧带损伤。整个平台骨折不同于全髁骨折，骨折线进入膝关节对侧髁，骨折块包括两个交叉韧带附着部，经常合并有侧副韧带损伤，需进行应力像 X 线摄片。边缘骨折常是关节囊或韧带从关节面边缘撕脱下来。边缘压缩骨折可发生在任何一个髁，仅在交叉韧带或侧副韧带撕裂后，股骨髁造成的一个特征性骨折缺损。因为交叉韧带附着于松弛的髁间隆起骨折块上，所以骨折十分不稳定。

胫骨髁骨折曾被认为是"保险杆或挡泥板骨折"，实际上更多是由高处坠落或扭转损伤所致。此骨折主要由外展、内收或垂直压缩力所造成。造成骨折和侧副韧带损伤的机制：膝关节强烈外展或腿部外侧受直接撞击，常产生外侧平台骨折。膝处于伸直位时，股骨外髁的前部像楔形块向外侧平台的中部嵌入，造成外侧平台中部塌陷骨折；此平台的周围较宽，可不受到股骨外髁撞击。但股骨外髁向下嵌入平台中部时，可产生向周围的推挤力，使平台周围部分产生劈裂骨折。此劈裂骨折常向外向下移位，使腓骨头受间接挤压力，可造成腓骨头或颈部骨折，两骨断端呈相互嵌插移位，或呈粉碎性骨折。膝关节屈曲位遭受外展力时，由于股骨外髁的后部与外侧平台之间均存在接触，常见外侧平台整块劈裂或塌陷骨折移位。膝关节越屈曲，外侧平台骨折的位置越偏向后部。但在膝关节屈曲位，内侧副韧带和前交叉韧带略松弛，常使外展力分散作用于膝关节，外侧平台骨折相应地较少见。

外侧髁骨折可并发膝内侧副韧带和前交叉韧带损伤。尤其在膝伸直位时，因在此位置两韧带均呈紧张，容易引起损伤。前交叉韧带损伤可呈现为胫骨棘撕脱骨折。内侧副韧带损伤较前交叉韧带损伤多见。究竟是否并发内侧副韧带撕裂及其对引起骨折的作用，尚存在不同看法。Kennedy 实验发现在膝伸直位时外展暴力作用在关节的外侧，内侧副韧带起铰链作用，使股骨外髁像楔形块嵌入外侧平台。无内侧副韧带作用时，外展力将不可能造成外侧平台骨折，他认为合并内侧副韧带损伤的发生率很低。Smillie 认为外展力常首先使内侧副韧带撕裂，股骨外髁向内滑移，再向下撞击外侧平台，引起此平台中部塌陷和周围部劈裂骨折，因而他认为内侧副韧带和前交叉韧带损伤者较多见。

膝关节强烈内收或腿内侧受撞击，可引起内侧平台骨折。此骨折较外侧平台骨折少见。内侧平台骨折较少见原因是内侧平台骨小梁较外侧平台为密集，具有较强的支撑力；正常存在有膝外翻，膝部内侧受另一条腿阻挡，不容易遭受撞击。内侧平台骨折较多见者为整块劈裂或塌陷移位。劈裂骨折片常向内向下移位。塌陷骨折片常向内向下旋转移位，嵌入平台下松质骨。此骨折线的内端离内侧平台关节面的内缘较近，在内侧副韧带止点的上方；骨折片向内向下旋转移位时，常引起该韧带松弛。骨折线的内端离内侧平台关节面的内缘较远时，内侧副韧带常无松弛，骨折片仍受此韧带附着，使与股骨内髁保持正常接触，此骨折合并外侧副韧带损伤者少见，易发生腓骨头撕脱骨折，骨折块向上移位。

垂直压缩力量，常由高处坠落，形成特征性的 T 形或 Y 形骨折，骨折块可相互分离，并向下或旋转移位。垂直压缩暴力损伤，外侧平台损伤常较内侧为严重，不仅可引起外侧平台骨折，还可引起少见的外侧平台骨折和内侧平台半脱位。外侧平台骨折片含有胫骨棘或相邻内侧平台一部分，有外侧副韧带间接地附着和膝交叉韧带直接附着，与股骨外髁保持正常接触，内侧平台可发生向内向上半脱位，伴有腓骨头或颈部发生嵌插骨折，或内侧副韧带撕裂。反之，伴内收力损伤，可仅发生内侧平台骨折或引起较少见的内侧平台骨折和外侧平台半脱位，内侧平台骨折常含有胫骨棘或相邻外侧平台的一部分，仍有内侧副韧带和膝交叉韧带附着，并与股骨内髁保持正常接触；外侧平台发生向外向上半脱位时，外侧平台中部受股骨外髁的外缘撞击，还可引起中部塌陷骨折，或伴有外侧副韧带撕裂。

以上暴力造成损伤部位和骨折塌陷程度取决于损伤瞬间膝关节的屈曲角度，在膝伸直时，压缩力作用在胫骨前部，在关节面塌陷数毫米之后，股骨远侧髁间窝开始碰撞胫骨髁间隆起，常可引起胫骨棘骨折。膝关节在屈曲位损伤，常造成胫骨髁后部损伤。

三、治疗

胫骨髁骨折有多种治疗方法，各学者观点不同，一些学者主张均应行保守治疗，一些学者认为骨折应达到解剖复位，修复损伤的结构，如半月板和韧带等，以利关节功能的恢复、预防畸形和维持关节稳定性。有学者认为，治疗最终结果应能达到膝能完全伸展，屈曲至少达 120° 范围。具体选择何种治疗方法，则需从多方面因素考虑，包括患者年龄、全身情况、皮肤条件、有无合并损伤、骨折类型和严重程度，以及患者对膝关节所需的功能范围。

1. 无移位或轻度移位骨折和塌陷骨折的治疗　无移位的骨折可行保守治疗，关节血肿明显者，可先抽取积液后加压包扎，用石膏托制动 4~6 周，去除石膏后做膝关节活动，但负重行走应不早于 8 周。轻度移位和塌陷骨折，一般认为塌陷不超过 8mm，侧方移位不超过 1cm 者，若膝关节无侧向不稳定也可行保守治疗，用石膏固定 4~6 周，负重行走应不早于 3 个月，以免在骨未坚固愈合之前，发生塌陷加重，造成膝内外翻畸形。也可采用牵引治疗，我院常做胫骨中下 1/3 牵引，将小腿置于托马斯架和附架上，通过牵引来控制小腿内外翻位置，并可早期进行膝关节活动，但应注意附架与托马斯架的结合点应恰在膝关节屈伸运动轴处，变动后应给以调正。轻度移位和塌陷骨折，若有韧带损伤导致膝不稳定，则应修复韧带，骨折也可考虑切开复位固定。

2. 塌陷或劈裂骨折的治疗　若骨折塌陷处超过 8mm 且膝关节存在侧向不稳定，并伴有韧带损伤，劈裂骨折块较大，波及负重面，并经手术又不能达到满意复位，则应考虑切开复位内固定。骨折类型往往是两者并存，有的以劈裂骨块较大，而塌陷区较小；有的则相反。凡塌陷区在复位后下方均存在有空腔，需用松质骨、人工骨等物充填，起到支撑作用。内固定方式则应根据骨折类型而定。

（1）劈裂塌陷骨折：以劈裂骨块为主则采用松质骨螺钉、双端螺纹松质骨加压螺钉或骨栓固定。

（2）塌陷劈裂骨折：以塌陷为主的骨折，塌陷部复位后，下方空腔应用松质骨或人工骨填充，再以支撑性钢板固定。

3. 双髁骨折的治疗　常见内髁骨折，较少塌陷，故外侧用较大支撑钢板，内侧辅以小钢板固定。

4. 胫骨近端粉碎性骨折的治疗　先恢复关节面的平整，骨折块用螺钉固定，然后用单边的外固定架跨越膝关节及骨折端做临时支撑固定，以利抬高患肢，在2~3周后可开始膝关节运动。

有时此种骨折，仍可能恢复关节面平整，用小螺钉固定骨折块后，配合胫骨下端的骨牵引，置患肢于托马斯架及附架上，以利早期膝关节活动。如骨折呈严重粉碎性骨折，在局部早期行松质骨植骨，有利于骨折愈合。

5. 关节镜监测下骨折切开复位固定　胫骨髁塌陷骨折，可通过关节镜进行监测，了解其骨折塌陷部位，有无韧带损伤及半月板撕裂和软骨碎骨片。手术可通过关节外经骨折线或开窗进行塌陷骨折的撬拨复位，经关节镜了解其复位情况，关节面是否平整。在塌陷骨折复位后其下方空腔可用松质骨及人工骨充填，骨折的固定可在关节外用螺钉或支撑钢板。这样经关节镜监测复位固定，减少对关节的创伤，使其创伤反应降到最低限度，以利功能的康复。若在术中发现有半月板损伤需做部分或完全切除及损伤韧带的修复，也常可在关节镜下进行。

6. 陈旧性胫骨髁骨折的治疗　陈旧性胫骨髁塌陷骨折，不仅可造成下肢负重力线的改变，也可造成膝关节不稳定。如在晚期发现患者有膝关节不稳定，不做骨性因素的矫正，仅修复重建损伤韧带，常不能取得理想效果。对单髁塌陷造成的膝内外翻畸形，常可做单髁截骨矫正，空缺区需通过植骨嵌入支撑，同时做内固定。有韧带损伤，重点手术需在Ⅱ期进行。若双髁骨折造成膝内外翻畸形，则可做胫骨上端高位截骨来矫正畸形。

7. 胫骨棘骨折的治疗　骨折块移位较大常表明交叉韧带松弛，且前棘撕脱骨块移位可使膝伸直受限，故需手术切开复位，依骨折块大小用螺钉或钢丝固定。

8. 韧带损伤和半月板损伤的处理　对合并有韧带损伤的骨折，除对骨折治疗外，应尽可能早期行韧带修补，治疗方法则应根据其损伤部位和性质决定。早期未能修复的损伤，晚期存在膝关节不稳定，根据其不同的创伤病理特点，应行损伤韧带再造重建术。

半月板损伤，若已破损无法保留，同时为清楚地显露手术野，可给予切除。仅有前角、后角或周缘撕裂的半月板，一般不主张做切除术。必要时，可沿半月板边缘分离，暂时翻开，以后再放回原位，与周围组织做缝合固定。保留半月板者，用以覆盖胫骨平台骨折面，可保护股骨关节面，通常疗效好于未保留者。

综上所述，胫骨髁骨折就其骨折类型而言，基本上分为塌陷骨折和劈裂骨折两大类。治疗原则是尽可能达到解剖复位，这常需用切开复位方式，究竟塌陷关节面多少是手术复位的适应证，各学者意见不同。笔者认为凡 X 线摄片能显示的塌陷均应经予复位，塌陷复位后下方的空腔用松质骨或人工骨充填，然后用支撑钢板固定。有移位的劈裂骨折，除边缘不波及负重关节面者均应复位，其固定方式可用骨栓、松质骨螺钉或自行研制的双端螺纹松质骨加压螺钉。有些塌陷的粉碎性骨折，软骨面有缺损，对于全层损伤，其松质骨已经暴露者，只需修正边缘即可；对于非全层损伤仍有深层覆盖者，可切除残存的软骨直达松质骨，使其从富有血运的松质骨长出纤维组织来修复软骨的缺损，并有可能使之转化为纤维软骨或透明软骨。对合并有韧带损伤的骨折，除对骨折治疗外，应尽可能早期进行韧带修补，治疗方法则应根据其损伤部位和性质决定。早期未能修复的损伤，晚期存在膝关节不稳定，根据其不同创伤的病理特点，应行损伤韧带的重建。半月板损伤应尽可能保留，或可做损伤部位部分切除，用以覆盖胫骨平台骨折面，同时可保护股骨关节面。通常疗效较未保留者好。有的手术可在关节镜下监测进行复位固定。

术后应尽早利用 CPM 进行膝关节功能锻炼，以利关节功能的恢复和软骨的修复，但负重应在骨愈合牢固的基础上开始，以免其再塌陷造成膝内外翻畸形。

对陈旧性胫骨髁塌陷骨折，由于其对负重力线的改变和膝关节不稳定所造成的骨性因素，应予截骨矫正，有韧带损伤需重建，则放在 Ⅱ 期进行。

四、预后

胫骨平台骨折若早期能恢复关节面平整，骨折块牢固的固定；术后能行早期膝关节功能活动，如利用 CPM（持续被动活动器）做膝关节屈伸功能锻炼；股四头肌肌力强大，韧带结构修复，关节稳定，疗效将比预想的满意。

胫骨平台主要由松质骨构成，周围有软组织附着，具有良好的血液供给和成骨能力，骨折容易愈合，有时平台中部骨折片呈严重塌陷移位，可能与周围组织完全分离时，后期发生缺血坏死者也比较少见。为恢复关节功能，要坚持关节早期活动的原则，但负重应在骨愈合牢固的基础上开始，以免骨折处再塌陷造成膝内外翻畸形，一般负重应在术后 3 个月后开始。

胫骨髁骨折属于关节内损伤，由于骨折血肿创伤性纤维素性渗出，较长时间的制动，导致关节的纤维粘连而僵硬。在牢固固定基础上，利用 CPM 进行膝关节功能锻炼，或利用牵引治疗在牵引架上进行膝的屈伸活动，常可防止此并发症的发生。同时早期活动也利于粗糙的平台关节面的重新塑造，骨缺损区开始由肉芽组织充填，逐渐转化为纤维和软骨组织，甚至可能转化为透明软骨。从后期尸检和关节造影均可证明骨折缺损区得到重新修复。

骨折整复不良，关节面的不平整，以及内外翻畸形导致负重轴线的改变，不仅可造成创伤性骨关节炎的发生，也常造成后期膝关节缺乏稳定性。关节稳定性越差，后期骨关节炎形成越早，也越严重。因此，胫骨髁骨折的早期复位、固定以及术后正确的康复治疗是获得优良结果必不可少的条件。

第八节　假体周围骨折

随着人口老龄化，行全膝置换术（TKA）的患者人群在不断增加；但是同时，全膝关节假体在日益衰老而抵抗力下降的患者体内所能生存的时间也变得不可预期。

传统观点也许会认为，已成功接受 TKA 的患者与未手术组相比，发生创伤性骨折的风险并没有显著差异。但是，一旦发生了假体周围骨折，无论从生物学的角度还是社会学的角度来考虑，毫无疑问在第一时间仅仅考虑到对患处的处理，将会增加以后重建的难度。典型的患者会出现多关节关节炎、全身衰弱、神经性功能不良、多系统疾病以及随之而来的长时间卧床和行走受限。他们的骨骼几乎都存在骨量减少，很难用传统方法制动和固定。为了促进骨折愈合要求制动，但是为了防止关节僵硬又需要早期活动，这些外科原则都需要平衡。更糟糕的是，部分患者的初次关节置换手术有些缺陷，在出现骨折后，所要进行的翻修术既要重建良好的关节，又要在骨折愈合处减压来促进骨形成。总之，假体周围骨折要求更加主动、更加创新的重建理念和技术。

一、术中骨折

全膝置换术的术中骨折报道很少，因为术者往往忽视了术中骨折。偶尔在术后 X 线摄片上可以见到小的皮质骨的不全骨折，但是它们很少继续发展，不会引起大的病理变化。另外，这些已经植入的假体可保护裂纹骨折，并起到部分稳定的作用。

在全膝置换的股骨侧，垂直方向的术中骨折最常见，多发生在股骨髁和干的连接部。它们常被骨膜支撑住，如果侧副韧带完整，张力正常，大多不需要额外固定。这种骨折最常见的原因是对股骨假体的锤打时引起。事实上，这些应力已经足够在髋关节的近端产生骨折。但是，在后方稳定型的膝关节假体，由于髁间窝开槽的不对称，锤打后可能使股骨皮质完整性断裂，更容易出现髁间骨折。这种骨折大部分能自行愈合。为了避免这种少见骨折的发生，可选用后交叉韧带保留型假体。如果术者怀疑这种骨折的稳定性，除了股骨假体本身之外，还可以使用髓内针来提供更好的稳定性。对于骨质萎缩的假体周围的骨组织，一般不用螺钉和其他外固定器械来固定该类骨折。

股骨髓内针也有其自身的并发症。如果股骨髓内针长度达到或超过150mm，直的股骨髓内针对狭窄的股骨峡部和股骨前弓部的应力有可能造成皮质骨的断裂或骨折，尤其是在股骨前外侧。而且因为有近端软组织遮挡，这些骨折中的大部分在术中察觉不到。如果的确发生了上述骨折，按常规要求，固定应超过骨折处，固定物在远端距骨折处的距离应为相当于股骨髓腔直径的2.5倍。

作为一个基本原则，所有的假体周围骨折不使用髓内水泥固定都能获得良好的稳定。如果使用骨水泥，骨水泥将渗入骨折处，妨碍骨折愈合，而且游离的骨片容易形成死骨。

术中胫骨假体周围骨折较少见，特别是初次全膝置换。基于较为固定的解剖关系和胫骨近端干骺端良好的抗压强度，至少在近端15mm内，即使是猛烈的假体锤打一般也不会造成骨折。在后交叉韧带保留型全膝假体设计中，胫骨柄在矢状面上多偏前放置，以给后方交叉韧带附着的骨块和交叉韧带本身留下空间。已经证实后交叉韧带替代型全膝假体的胫骨柄轻度偏后临床效果较好，但这也有可能在器械操作或置入假体时造成后侧皮质断裂。目前骨水泥固定的后交叉韧带替代型的胫骨平台的效果是最理想的，权衡之下，值得冒这个风险。但是在术中一定要注意不要损伤后侧胫骨皮质。一旦发生，并不需要使用加长的柄，但是必须要注意勿使骨水泥突入到后方的神经和血管结构内。

胫骨加长柄也有其自身的并发症。胫骨干骺端的中心并不与膝关节的中心完全吻合，与前者相比，膝关节中心常在冠状面上偏外几毫米。这样，在胫骨髓腔纵向开髓时，为了避免骨折，将导致胫骨假体向内侧突出，这时除非使用带有偏心距的柄，否则大部分的胫骨干的损伤常发生在前内侧皮质。由于有腓骨的稳定作用，小的胫骨骨折比股骨骨折更具稳定性，而且负荷的方向常是垂直的，正好在其最大强度的方向上，所以小的胫骨骨折多不需额外的稳定或保护。

虽然先天性的二分髌骨或存在既往髌骨骨折的纤维连接时，会出现类似术中髌骨骨折的问题，但术中髌骨骨折在初次全膝置换术中极为少见。简单处理的方法就是不置换髌骨。大多数医生不会很担心这个问题，仍然置换髌骨，而且效果也不错。

在翻修术中更常见到假体周围骨折，同时膝关节的软组织挛缩，骨组织也萎缩。这种生物学改变的后果使得在关节面的凸侧或张力侧可见撕脱性骨折。这样，股骨内侧髁甚至胫骨结节的皮质骨的壳可能在显露关节或假体再置入时发生游离，形成死骨。所以，胫骨结节必须保留并且用"U"形钉、螺钉或骨内锚钉固定。另外，最常见的股骨内侧髁的撕脱性骨折，如果近端还有骨膜袖套附着，其本身具有稳定性，不需要额外的固定。金属的内固定物对于这些应力遮挡的骨量减少的骨组织来说，作用不大。矫正整个下肢的对线，尽量恢复正常对线，可以更好地保护这些结构不受到过度的张力。

二、术后假体周围骨折

（一）股骨骨折

全膝关节的股骨假体会环抱和保护着股骨远端，同时也会导致应力遮挡，致使股骨干骺端和骨干的连接部的弹性模量迅速变化。因此，在术后出现假体周围骨折最常见和最复杂的部位就是股骨髁上。发生这些损伤的患者多是老弱和肌肉不发达者。另外，神经功能异常者出现全膝置换术后股骨髁上骨折的概率也较高。

股骨髁上骨折一般定义为距关节线 15cm 内的骨折。事实上，在股骨远端 4~15cm 的范围存在一个生物学意义上的"无人区"。发生在通髁轴水平或更远端的股骨骨折——例如，在失败的单髁置换或 Geomedic 假体置换中可见到的骨折——虽然常采用股骨远端垫片来替代骨缺损，但其翻修术比较简单。而发生在距关节线 15cm 外的股骨骨干的骨折，该区域骨质量较好，其管状解剖形状允许选择各种髓内和髓外固定的方法。只有"无人区"的骨折最具有挑战性。常规来说，骨折距关节线越远，骨折越好处理。如何平衡骨折愈合需要的制动和防止关节僵硬需要的关节活动，这是所有的假体周围骨折都必须面对的问题。

如果不治疗或治疗不当，无论畸形愈合发生与否，股骨髁上骨折都会出现相同的畸形。骨折后的典型畸形是由于膝关节周围肌肉的合力的作用，股骨远端处于内收、屈曲和内旋位置。一旦发生畸形愈合，畸形的角度和距关节的距离决定了它将带来的后果。例如，距膝关节线 7cm 的 5° 的内翻畸形愈合与距膝关节线 15cm 的 5° 的内翻畸形愈合相比，对关节对线的影响更小。再如，与关节活动方向一致的畸形，如矢状面上的屈伸畸形，和其他方向的畸形相比，对关节的影响小一些。

在开始处理股骨髁上骨折前，术者需要考虑以下几个与骨折发生机制有关的问题。①引起损伤的暴力程度如何？如果微小暴力就引起骨折，通常会伴有严重的骨萎缩，这时要考虑更积极的固定方法。②骨折粉碎的严重程度如何？治疗股骨髁上骨折需要知道的另一个原则是：术中直视下见到的骨折严重程度较术前 X 线片上显示的严重得多。因此，出现明显的粉碎性骨折时需要考虑夹板式或皮质骨板植骨，但是术前必须评估哪种方法更可行。③骨折发生前初次 TKA 的手术效果是否理想？根据笔者的经验，大部分股骨髁上骨折与膝关节僵硬或不稳定有关，这是发生骨折或骨折不愈合/畸形愈合的条件之一。此时仅仅简单地处理骨折是不够和不恰当的。疗效差的 TKA 会影响相邻骨折的愈合，即使骨折愈合良好，肢体功能与骨折前相比也不会有明显改善。因此在这种情况下，术者要尽量考虑在行股骨髁上骨折内固定时翻修失败的 TKA。④术者对假体本身的稳定性作出判断极为重要，在受伤前假体情况如何？是否因损伤导致假体松动？一旦发生骨折，的确很难作出判断，但是术者必须准备相应手术器械以备术中发现假体松动后进行翻修。如果假体松动，将影响股骨髁上骨折保守治疗的成功率，如果全膝关节的一个或数个假体组件出现松动，一般不能进行保守治疗。

虽然许多生物学和社会学的因素最终影响了假体周围髁上骨折治疗的决定，但最关键的是骨折自身的特点和受伤前关节置换的质量。关于该骨折的处理有几种分类系统可供参考，但是也许最有用的是 Lewis-Rorabeck 分型。

Ⅰ型：未波及假体——骨折无移位。

Ⅱ型：未波及假体——骨折移位。

Ⅲ型：假体失败——骨折有或无移位。

相对于Ⅰ型和Ⅱ型骨折来说，Ⅲ型骨折需要更为详尽的手术计划。如果出现假体松动、假体机械性或生物性的失败或者不稳定——根据笔者的经验，是最常见的——膝关节特别僵硬和活动范围欠佳，建议同时行关节翻修术和骨折固定术。

1. Ⅰ型：无移位的股骨髁上骨折　假体完全正常而股骨髁上骨折无移位的情况出现相对较少。一旦发生，理想的治疗是石膏固定，或者用一个石膏支具在初期制动，然后开始功能锻炼。在愈合期一定要严密观察，因为这类骨折极易造成典型的股骨远端屈曲、内翻、内旋。一旦出现畸形则纠正越早效果越好，此时有必要进行内固定。如果想获得成功的保守治疗，既需要患者接受支具治疗和保护性负重，又需要医生每周至少 1 次的严密观察和随诊。

选择保守治疗一定要慎重。肥胖通常会影响石膏固定或石膏支具的效果。在老年患者、体弱者或上肢有损伤的患者很难做到保护性负重。另外，患者住处交通不方便去随访等问题，也许会使医生更倾向于手术治疗。

有些学者报道了小样本的Ⅰ型骨折的保守治疗效果，他们关注的是高的骨折愈合率，而不是术后膝关节的活动范围和关节置换术的最终效果。目前 TKA 成功的标准已经很高，患者对 TKA 的期望也很高。为了防止关节纤维粘连，需要早期活动，并且在骨折愈合期间严密观察。

如果需要手术治疗，有几种治疗方式可供选择。可以使用 Richards 动力髁（DCS）螺钉、AO 钢板和 Zickel 髁上针。由于股骨假体的内部形态的限制，DCS 和钢板应用有限。传统观点认为，股骨假体的应力遮挡将使关节周围骨量减少，所以尤其是选择螺钉时必须穿透对侧骨皮质，才能获得牢靠固定。

Zickel 髁上针通常使用一根外侧 90°的髓内针和一根内侧 75°的髓内针。如果固定满意，关节可早期活动，特别是与一个石膏支具配合使用时。

有研究者认为，Rush 针可对假体周围股骨髁上骨折提供良好的稳定性。Rush 针的一个优点是创伤小，价格适宜。Ritter 等报道了使用 Rush 针治疗 22 例患者，4 个月内骨折全部愈合。膝关节平均屈曲可达 108°。出现了 2 例外翻畸形。Rush 针的另一个优点是在手术固定骨折时造成医源性骨折移位的概率小。

2. Ⅱ型：有移位的股骨髁上骨折　有移位的假体周围髁上骨折出现移位加重、骨折不愈合和畸形愈合的概率极高，建议所有的有移位的髁上骨折都进行手术治疗。这些骨折也许闭合复位暂时可以成功，但是几乎全部出现移位复发。膝关节肌肉的牵拉使骨折远端向内翻、内收和内旋位移位。所以固定的力量不仅要抵抗此作用力，还要保证关节的早期活动。

有的学者提倡外固定来治疗假体周围股骨髁上骨折，但是由于假体周围的骨量减少使细针的效果不理想，而且如果出现针道感染，离关节又很近，所以外固定来处理假体周围髁上骨折面临一些矛盾。

使用钢板和螺钉的效果不尽相同。传统上来说，尽管使用钢板操作难度大，也会因为某些股骨假体的内部形态的限制，但是钢板固定还是比较常见的。

Moran 等报道了在 15 例髁上骨折的患者有 9 例采用了钢板内固定，但是有 1/3 效果不理想，表现为肢体短缩、骨折不愈合和畸形愈合。

其他学者在使用钢板—螺钉固定上也遇到相似困难。Cordeiro 等报道了 3 例患者，术后全出现内翻位的畸形愈合。Figgie 等报道了治疗 10 例髁上骨折中 5 例出现骨折不愈合。Nielsen 等报道了 3 例，术后均出现感染。

Zehntner 和 Ganz 报道了 6 例该类患者的成功治疗，这些患者都使用了植骨或在金属固定的基础上采用骨水泥加强固定。Healy 等对 20 例全膝置换假体周围髁上骨折采用钢板或髁螺钉固定，18 例效果满意，2 例需要再次手术，22 例骨折治疗中有 15 例进行了骨移植；但是，所有的患者的膝关节评分都恢复到了骨折前的功能水平。

采用钢板—螺钉固定最令人沮丧的问题可能是即使你术中操作十分完美，可是随着时光流逝，最终都可能出现骨折不愈合和畸形愈合。因此许多医生即使见到了有明显的骨折愈合的征象，还是使用石膏支具保护下肢 3~6 个月。对Ⅱ型骨折的严密观察和加强复查是极为必要的。

固定假体周围髁上骨折目前比较新的技术是股骨髁上倒打髓内针的应用。这是一个微创手术，关节切开范围小，对骨折的血肿和骨膜干扰小。但是技术要求高，而且术中需要放射学检查。

针的直径为 11~13mm，但是术者必须对患者的膝关节假体有准确的了解，才能选择恰当的内固定物。

该髓内针只有在股骨髁间窝为开放的股骨假体上使用，医生在术前应了解股骨假体的髁间的直径。如果假体开放的髁间窝直径无法知晓，可以通过放射学检查来估计髁间距，或者术者准备一个 Midas Rex 磨钻来修整股骨假体以便使用髓内针，但一般不推荐使用后者。

因为大腿肥胖者会影响锁定螺钉的髓外导向器的准确性，所以大腿肥胖者处理起来非常困难。邻近假体的股骨粉碎性骨折的碎片可能引起股骨短缩和旋转，在螺钉固定之前一定要矫正畸形。由于操作有难度，需要准确的术中判断。对于严重的粉碎性骨折患者，可考虑植骨，为了填充股骨远端干骺端，可能会需要大量植骨。

有数篇文献报道了倒打髓内针的手术方法。Rolston 等、Mclaren 等、Jabczenski 和 Crawford、Murrell 和 Nunley、Engh 和 Ammeen 使用该方法的结果都满意。大多数学者考虑或使用了植骨或骨水泥来稳定骨折片。虽然也会出现不愈合、关节纤维粘连、感染、股骨短缩和髓内针突入关节等并发症，但是目前髁上倒打髓内针还是治疗 II 型骨折最理想的固定方式。

3. III型：关节置换术失败的股骨髁上骨折　股骨髁上骨折经常与 TKA 失败同时出现。事实上，这可能是最常见的一种类型。因为患者膝关节不稳定或僵硬，所以极易跌倒，其他微小创伤也能造成骨折。如果不知道骨折前假体置换的质量如何，很难在骨折后来评定疗效。根据笔者的经验，来就诊的大多数假体周围股骨髁上骨折都事先存在位线不良、软组织失衡或聚乙烯磨损导致的关节不稳定或者假体型号偏大、后交叉韧带过紧引起的膝关节僵硬等问题。这些不良情况不仅使患者容易发生骨折，也会影响骨折的治疗。例如，一个后交叉韧带过紧的后交叉韧带保留型 TKA 会出现屈膝受限，很可能出现骨折，而且骨折发生后，也可能因为骨折处有较大应力而出现骨折不愈合。因此术者必须考虑到所有这些情况以获得一个理想的疗效。

有两种治疗方法可供选择。第一种方法是先只处理骨折，不处理假体，待股骨骨折完全愈合后，再考虑行关节翻修术。这种方法在以下情况最有效：严重的粉碎性骨折、可疑假体周围感染、手术器械不齐备或手术经验欠缺。这种方法的缺点是易出现术后膝关节僵硬，而且很难处理，即使行关节翻修术其效果也不理想。但从另一角度看，此方法可明确判断有无感染、让术者在随后的翻修术中能充分准备常规或特殊假体，而且使用限制性的假体的机会也减少，这样就可能延长关节翻修术后的假体使用寿命。

第二种方法是同时行关节翻修术和股骨骨折的固定。这种方法的优点是只需一次手术，可早期活动，明显减少了患者的致残率降低了治疗费用，关节粘连的机会较小。另外，为了在术中获得骨折的绝对稳定，经常要使用骨水泥型的延长柄和限制性假体。此方法经常需要使用一些特殊假体和生物材料，而且手术也比普通关节翻修术困难得多。

处理畸形愈合的股骨髁上骨折有其自身的特点。股骨假体常处于典型的屈曲、内收、内旋位，常需要在原来发生骨折处进行髁上截骨术，包括弧形截骨、台阶样截骨和双斜面截骨术。双斜面截骨术有几个明显的优点。第一，可根据畸形的角度，同时矫正股骨矢状面的对线不良和屈曲畸形。截骨的斜面越大，股骨远端旋转的角度越大，越能解决屈曲畸形，从而恢复正常的冠状面的形态。而且此截骨术的截骨面宽大，有利于愈合，不用额外的钢板和螺钉固定也能获得旋转稳定性，术后前后位 X 线摄片上效果也不错。弧形截骨和台阶样截骨虽然操作相对容易，但没有上述优点，尽量不要使用。

在采用以上方法时，长的正中的可延长的手术切口对暴露关节和骨折十分有利。常规来说，最好先处理骨折，做到及早了解骨折程度和选择固定骨折所需要的材料，可以复温异体骨备用。显露满意后，可以移去松动的全膝假体，处理股骨假体时要特别小心，以防在已经存在的股骨髁上骨折的基础上，又出现髁间不完全骨折。一旦出现上述情况，不要丢掉骨折片，保留股骨髁和其上附着的侧副韧带，在重建膝关节时用骨水泥固定在股骨假体上。但是，这明显增加了手术操作的难度，应该尽量避免发生。

骨折的严重程度和粉碎性的程度常比放射学资料上显示的更严重。术者必须准备夹板式植骨来恢复股骨干骺端的骨性解剖结构。这有利于恢复下肢长度和旋转对线、加强骨折端的稳定性和保证同种异体骨移植的可靠性。如果没有骨移植材料，股骨近端会出现大的骨缺损，极大地增加骨折不愈合和畸形愈合的机会。因而需要使用延长柄假体，建议延长柄采用骨水泥固定，来增加假体的稳定性。常规来说，除非手术解决了对线、旋转和稳定性，否则重建手术最终会失败。

关于同时行关节翻修术和骨折固定术已有数篇报道。McLaren 等报道了在 25 例中 24 例效果满意。Kraay 等报道了 7 例采用骨水泥固定柄，半限制性的假体和骨移植。虽然最终的结果都令人满意，但其中 2 例不够稳定而需要长期使用支具。Corderio 等报道了 5 例采用常规长柄假体治疗骨折，都得到良好愈合。尽管完美的技术需要丰富的经验和准备，但这些已足够证明这些技术确能取得优良的疗效。

（二）术后胫骨假体周围骨折

真正的胫骨假体周围骨折很少见，可能的原因包括：绝大部分胫骨假体都有延长柄；完整的腓骨提供支撑以对抗扭转力和剪切力；胫骨上的大部分负荷是垂直方向的压缩应力，没有像股骨假体周围那么严重的应力遮挡。胫骨假体周围骨折很少见。

Felix 等对胫骨假体周围骨折进行了回顾性分析和分类。其中包括 102 例 TKA 后的胫骨骨折，83 例发生在术后。他们的分类系统主要对骨折进行形态学分类，对治疗选择帮助不大。I 型骨折发生在胫骨平台，大多是胫骨平台内翻畸形的结果，这与 1980 年 Rand 和

Coventry 报道的 15 例骨折的结果相似。胫骨假体出现松动，关节翻修术常需要重建胫骨内侧骨性部分。此类骨折常继发于对线异常引起的压缩性骨折，采用长柄胫骨假体将显著减少出现此问题的概率。Ⅱ型骨折发生在假体柄附近，大多源于创伤。由于假体松动，常需要使用延长柄胫骨假体翻修。共有 22 例此类骨折，手术治疗后的疗效均满意。Ⅲ型骨折发生在髓内柄尖端以远，多因严重创伤引起，但不一定伴有胫骨假体松动。此类骨折治疗方法有多种，包括石膏固定、手术复位内固定，疗效满意。在 Mayo 医疗中心报道了 17 例该类患者的治疗结果。Ⅳ型骨折波及到胫骨结节，相当少见，只有 2 例。没有影响假体的稳定性，按标准骨折处理疗效满意。

（三）术后髌骨假体周围骨折

髌骨假体周围骨折同样也很少见，因为大部分没有症状，所以真正的发病率也无法知晓。发生该骨折的主要原因是关节置换术后髌骨血运减少，应力增加。进行 TKA 必须切开关节，也必然影响伸膝装置的血供。其他操作如切除髌前脂肪垫、松解侧副韧带、劈开或翻转股四头肌都将引起这类问题，导致骨折发生率增加，而且髌骨发生缺血坏死的概率增大。髌骨表面置换可能导致髌骨感觉减退，为了减少膝前痛而广泛行去神经化也许是不明智的。

为了安放髌骨假体所必需的关节面切骨也会损伤髌骨的强度。如果切完后剩余髌骨的厚度小于 15mm，也就是切骨过多，将会明显造成髌骨强度下降，骨折机会增大。切骨不充分也会出现问题，髌骨和股骨假体厚度增加会产生过大的应力，常导致髌骨近端或远端撕脱性骨折。假体位线不良（特别是股骨假体外旋不够）将产生横向的应力，引起相似骨折的发生。体重过大也是引起髌骨骨折的因素，因为从坐姿站起来或上楼梯时，股四头肌将产生相当于体重 8 倍的力量。因此，过度肥胖的患者一定要慎重考虑髌骨表面置换。

事实上，大部分术后髌骨假体周围骨折无症状，只有部分患者因为伸膝装置的撕裂或功能不良会引起明显不适、疼痛、肿胀和血肿。可以预见，大部分会在从坐位站起或上楼梯时出现症状。虽然在已进行表面置换的髌骨上的直接暴力也会导致骨折，这却是所有发病机制中最少见的一种。

大部分髌骨假体周围骨折采用限制活动和严密观察的保守治疗都会愈合，不影响功能。与其他假体周围骨折一样，髌骨假体的稳定性和伸膝装置的完整性这两个因素决定了是否需要手术治疗。显然，如果髌骨假体松动或移位，很可能需要手术治疗。但是值得注意的是，许多髌骨假体松动后并无症状，其由纤维组织形成的髌骨半月板覆盖，而且维持了髌骨假体的位置。因此，除了在放射学资料上显示髌骨假体有松动外，一定还要有假体移位等其他证据来明确选择手术的必要性。

伸膝装置的完整同样很重要，Hozack 等证实，当伸膝装置有迟滞现象时，保守治疗和手术治疗的效果都将受到影响。在出现伸膝迟滞后，最好先让患者使用限制活动的支具 6 周，然后开始少量活动。如果伸膝装置完整，即使有轻度的迟滞现象也没必要手术。

垂直方向的骨折与横形骨折相比，发生移位的机会更少，发生迟发性伸膝功能不良的机会也更小。横形骨折采用标准的张力带技术效果理想。髌骨上极或下极的撕脱性骨折也许会导致髌骨高位或低位，这时需要重新恢复伸膝装置的结构，切除或不切除撕脱的骨片依情况而定，但是这些修复技术实际上要比想象的困难得多。术者偶尔也会在术中遇见髌骨的缺血坏死，此时需要切除髌骨，这也会显著影响伸膝装置的力量和关节置换术的前后稳定性。

加强伸膝装置的方法有数种。Cadambi 和 Engh 推行半腱肌移植，自髌骨至胫骨结节还用钢丝环扎。笔者常用一个肌腱剥离器自大腿外侧切取一个阔筋膜长条，远端在 Gerdy 结节处保持完整，近端编织缝合在伸膝装置上，并固定在内侧胫骨干骺端，这样对伸膝装置的修复提供一个强有力的补充。

几乎所有的髌骨骨折和伸膝装置断裂的发病机制中都包括血供不足这一点。为了解决此问题而采取更为激进的手术只会加重损伤伸膝装置的血运。只有在非常少的情况下需要采用一个完整的伸膝装置移植来重新恢复下肢的伸膝功能。Booth 和 Nazarian 详细描述了该方法，采用此方法对 38 例患者进行治疗，36 例效果良好。

无论采用什么方法来重建髌骨假体周围骨折，结果都不太满意。Goldberg 等在 19 例中 13 例手术效果欠佳；Grace 和 Sim 在 8 例中 3 例失败；Hozack 等治疗了 7 例伸膝迟滞的患者，只有 1 例术后效果满意；Brick 和 Scott 对 4 例骨折进行了手术治疗，3 例固定失败。因此，在髌骨假体周围骨折的治疗上还有很大的改善空间。

第九节　浮膝损伤

浮膝损伤指同侧股骨和胫骨同时发生骨折，使膝关节与其股骨和胫骨的连续性中断，而失去其稳定性。此类损伤较为多见，多因交通事故产生的高速暴力所致。车辆的迎面相撞使驾乘人员或摩托车手的膝部直接受到暴力，致膝关节与股骨和胫骨连续中断而失去稳定，部分残余能量可伤及髋臼，伤情严重复杂，处理困难，摩托车手损伤常更严重。

此类损伤多伴有局部明显肿胀畸形，一般不易漏诊，有些为开放性损伤。由于创伤的严重性，失血量较大，早期常可伴有休克及脂肪栓塞等并发症，应引起临床医生的重视。

损伤和分型：有些学者根据骨折的部位、类型、是否波及关节以及有无开放损伤等进行分类。我们将其综合归纳分类如下。①骨干骨折型：指股骨髁上部以上至股骨干中 1/3 和胫骨髁下部以下至胫骨中 1/3 上段同时发生骨折者；②双髁部骨折型：即股骨髁部与胫骨髁部同时发生骨折，而不包括胫骨髁、股骨髁的单髁骨折，关节面常受损；③一侧为骨干骨折，而另一侧为髁部骨折，更严重者股骨干和髁或胫骨干和髁同时发生多处骨折；④一骨或两骨均为开放性骨折。

一、治疗

此种损伤的早期治疗需注意预防休克、纠正血容量及脂肪栓塞综合征的治疗。骨折的处理由于损伤类型不同，不能以某一种方式处理所有类型，应根据骨折的部位、是否涉及关节面及软组织损伤程度、是否为开放损伤综合分析，选用合适的治疗方法。

1. 骨干骨折型　单纯牵引难以维持两处骨折端的稳定，并发症多。有条件的医疗单位需尽可能做到两个骨折部位的稳定内固定，缩短卧床及住院时间，早期可进行关节功能活动。若无手术条件，如两处骨折均较稳定，可将小腿用外固定，而股骨行牵引治疗。若小腿为开放骨折，又不宜行内固定可选用外固定架，股骨则可选用内固定治疗。

2. 双髁部骨折型　因是关节内骨折，越来越多的发展倾向是要尽可能达到解剖复位，使两个相对的关节面保持圆滑的匹配，避免因关节面的不相适应或负重力线的改变，导致局部载荷过度集中而发生创伤性关节炎。

对于股骨髁间骨折，在股骨髁部常用的是 95°角钢板或加压滑动钉板，此类内植物的应用，必须作确切的定位，否则常易发生钢板与骨干不能良好贴附的问题。骨折块间的加压在角钢板仍需靠松质骨螺钉，髁上部位的加压则需用加压器或通过钢板的自动加压孔来完成。若髁间或髁上骨折部位为粉碎型，则需同时在骨缺损部行植骨术，以免内固定物因受疲劳应力而弯曲或折断。

胫骨髁骨折常为塌陷型骨折，关节面的塌陷在复位后，下方存在一个骨缺损区，为防止复位骨折块的再塌陷，常需用松质骨充填。而内固定使用的钢板和螺钉也起到支撑作用，钢板的形态应符合于不同部位的解剖形态特点，如胫骨内外髁，分别应用 T 形或 L 形钢板，也可用一般钢板经过适合解剖部位的塑形来替代，此钢板的作用并无加压作用，骨折块间的加压是通过松质骨螺钉或骨栓来完成。

胫骨髁、股骨髁骨折在得到牢固的内固定后，患者术后即可在 CPM 上做功能训练，以促进关节软骨愈合，减少关节内瘢痕组织形成，防止关节粘连。

浮膝常合并关节周围韧带损伤，因此要常规在无痛下充分评估韧带损伤的程度，给予相应治疗，以使恢复膝关节的稳定性。

3. 一侧为骨干骨折，另一侧为髁部骨折　此型骨折涉及关节面的髁骨折，必须进行牢固的内固定。股骨骨干骨折可行牵引治疗或内固定；胫骨骨干骨折，稳定型可用石膏外固定，不稳定型可选用内固定或外固定架制动。

4. 开放性骨折 应依据开放性骨折的处理原则来治疗，依据骨折的类型及软组织损伤的程度，决定是否能选用内固定或Ⅰ期闭合伤口。若为开放性关节髁部骨折，应在彻底清创的基础上做到解剖复位和牢固固定。预防感染除全身应用抗生素外，局部可用灌洗法。骨干部骨折，若为Ⅲ度开放性损伤则不应Ⅰ期闭合伤口，骨折可用外固定架制动；若虽为Ⅰ度开放性损伤，清创后可闭合伤口，骨折类型为粉碎型，则不宜用钢板内固定，可选用带锁髓内钉或外固定架制动。

二、并发症

1. 创伤性关节炎 可发生于髁部骨折型，尤其是骨折粉碎，不能达到解剖复位，关节面的相互适应性受到破坏，载荷传导失常，常易发生创伤性关节炎。

2. 关节的纤维僵直 关节内损伤；或虽为骨干骨折，早期未能达到稳定的内固定，迟延的膝关节活动常可导致伸膝装置粘连，包括关节内或关节外因素，造成膝关节的纤维僵直，晚期则需行松解术来改善其功能。

3. 感染导致骨不愈合和骨缺损 关节内感染常可导致关节软骨与骨的破坏，造成关节的骨性僵直。因此，感染的预防应强调在早期处理，以免造成死骨形成、窦道形成、骨缺损的后患。

"浮膝"损伤是近几年来提出的新概念，实质上是同一肢体多发骨折，有单纯为骨干部损伤，也有累及到关节内损伤，如胫骨髁或股骨髁骨折。单纯骨干损伤可行保守治疗。但笔者认为，为了达到早期活动的目的，下肢股骨干应以内固定为主。关节内骨折必须以解剖复位、牢固内固定为治疗目的，这是达到功能恢复的基本条件。开放性骨折则应按软组织损伤类型和骨折类型来决定是否能Ⅰ期闭合伤口和骨折的固定方式，预防感染可采用局部灌洗法。

第十四章　膝关节韧带损伤及不稳定

第一节　膝关节内侧副韧带损伤

膝关节韧带损伤中内侧副韧带（MCL）损伤最为常见，损伤多发生于膝关节轻度屈曲位时小腿强力外展，如足球运动员用足内侧踢球用力过猛，站立时突然有强大外力撞击膝关节或股下端外侧。

膝关节由屈曲位逐渐伸直的过程中，MCL即向前滑动；屈膝过程中，MCL则向后滑动。膝关节深层分为前部纤维、中部纤维和后部纤维。伸膝位时，后部纤维和一部分中部纤维处于紧张状态；屈膝位时，前部纤维和一部分中部纤维处于紧张状态。因此，膝关节MCL是具有限制膝关节在伸直位和屈曲位时所受的外翻应力及外旋应力的膝关节静力结构。膝伸直位时，膝外翻及外旋的应力传导首先是MCL浅层，其次是前交叉韧带（ACL）、后关节囊、MCL深层；屈膝位小腿外展时，承受外翻应力的静力结构主要是膝关节MCL浅层，承受应力者最容易受损，承受应力的顺序即为损伤顺序。另外，如果MCL损伤未经治疗，久之，则继发其他韧带松弛，出现旋转不稳。

一、病理

MCL损伤分为部分断裂、完全断裂、合并半月板破裂或交叉韧带断裂等。部分断裂可局限于韧带浅层或深层的上部或下部韧带附着处、后上斜部或后下斜部。完全断裂可能为浅层自胫骨附着处撕脱，深层自股骨附着部撕脱或与此相反，其断裂韧带的断端可被吸入关节间隙，干扰关节活动，但临床常见的损伤是浅层断裂合并股骨髁撕脱骨折，而胫骨内髁附着处较广阔，撕脱性骨折较少见。深层韧带中央部断裂时多合并内侧半月板边缘破裂；如深、浅二层在韧带中央部断裂，则交叉韧带也可同时断裂，膝关节的稳定性遭到严重破坏。

二、临床表现

主要为膝关节疼痛，外翻应力作用于小腿引起膝关节内侧疼痛，当损伤较轻、MCL 仅有部分断裂时，疼痛一般较轻，而如果损伤严重，膝关节 MCL 完全断裂，发生出血及炎症反应，引起膝内侧肿胀，疼痛剧烈，患肢不能负重，当出血较多时可见皮下淤血。膝关节活动障碍如 MCL 断裂合并内侧半月板撕裂，可引起膝关节交锁，有时也因 MCL 深层的断端嵌入关节内而发生关节交锁。

三、诊断

根据小腿外展受伤史及其临床表现及查体，诊断一般不难。完全断裂时，在副韧带损伤处可摸到失去联系的裂隙。侧方应力试验阳性（+），在内侧韧带压痛处施以局部麻醉，则侧方应力试验更为明显。

X 线检查对诊断膝 MCL 断裂有重要价值，可以显示出撕脱骨折者。加压下外展位双膝 X 线正位片，对本病更具有诊断意义。患者平卧，取 1% 利多卡因溶液痛点注射后，两踝之间放入一软枕，用弹力绷带缠紧双大腿下端至膝关节上缘处，摄双膝关节 X 线正位片。膝关节内侧间隙加宽不超过 10mm，为内侧副韧带部分断裂；而膝关节内侧间隙加宽明显，则为 MCL 完全断裂；当合并交叉韧带断裂时，膝关节可表现为轻度半脱位。

四、治疗

韧带损伤的治疗目前存在许多难点，已知韧带损伤的修复能力主要与解剖部位、损伤范围及修复方式有关，但在韧带修复的速率、质量和完整性等方面仍有许多问题亟待进一步阐明。目前一致认为，单纯的急性 MCL 损伤可保守治疗，手术加制动并不能促进其自身的修复过程；单纯 MCL 损伤的预后较 MCL 合并 ACL 损伤的预后好。

1. 新鲜内侧副韧带损伤

（1）部分断裂（Ⅰ、Ⅱ度损伤）：将膝置于 30°~45° 屈曲位，用膝关节前后石膏托固定，练习股四头肌的伸缩活动，1 周后即可带石膏下地行走，或允许使用全范围保护活动的支具，也可以用管型支具，控制性支架 4~6 周，之后练习膝关节伸屈活动，其功能可逐渐恢复。

（2）完全断裂（Ⅲ度损伤）：单纯的Ⅲ度 MCL 损伤可通过非手术方法成功地进行治疗。在 Indelicato 的研究中，使用石膏、管型支具或活动限制支架的疗效与手术修复 MCL 的疗效相当。Reider 等对 35 名单纯的Ⅲ度 MCL 损伤的运动员采用非手术治疗，其疗效满意。一般认为，同样严重的撕裂发生于 MCL 远端时其愈合不如近端好，韧带远端可以被拉向近侧，偶尔移位到鹅足止点浅层，不能自动复位，只能手术复位治疗。

手术方法：在硬膜外麻醉及气囊止血带下，做膝内侧"S"形切口，起自股骨内髁上方 1.5~2.0cm 处，止于胫骨内髁前侧，注意保护大隐静脉及隐神经，切开深筋膜，暴露 MCL。外展膝关节以确定韧带断裂平面，断裂处可发现韧带内有血肿或瘀斑。先将撕裂浅层向上翻转，然后检查深层，如发现韧带断裂，则在髌韧带内侧及股四头肌肌腱联合部切开关节囊探查半月板及 ACL 有无破裂。单纯的 MCL 附着部撕脱或有小撕脱骨折块者，可在韧带撕脱处骨质凿一浅槽，并在前、后缘各钻一孔，用粗丝线经过钻孔固定缝合韧带断端。撕脱骨折块较大者，可用"U"形钉、星形板、金属或可吸收螺钉固定。无论浅层或深层韧带中部断裂者，即用对端或重叠缝合。但所有的损伤被修复后，根据情况可选择适当的加强手术，如将半膜肌肌腱缝合到后内角以加强斜韧带，以及半膜肌肌腱加强 MCL、后方缝匠肌和股薄肌前移、股内侧肌前移等。

术后处理：术后一般屈膝 30°~45°位石膏固定 4~6 周。MCL 断裂合并 ACL 断裂者，保守治疗效果较差。须先重建修复 ACL，如无旋转不稳定，可不修复 MCL。Shelbourne 报道了 368 例 ACL 和 MCL 联合损伤的患者，MCL 损伤采用了非手术治疗，ACL 进行了重建手术，结果显示这一治疗方案能恢复极佳的稳定效果。Sandberg 等在一前瞻性、随机化的研究中，比较了手术与非手术治疗单纯 MCL 损伤和 ACL 与 MCL 复合损伤，发现这两种情形中用手术治疗撕裂的 MCL 并无优势，且易导致关节僵硬。Indelicato 建议先重建 ACL，假如膝关节在完全伸直位或轻度屈曲位仍表现出不稳，则应修复 MCL。

MCL 合并内侧半月板损伤者，如内侧半月板边缘附着处轻度撕裂，可将破裂处缝合，防止撕裂的半月板边缘反折入关节腔，引起膝关节交锁。如破裂较重，则必须部分或完全切除内侧半月板，然后缝合修复 MCL。

2. 陈旧性 MCL 断裂　陈旧性 MCL 损伤，特别是合并 ACL 断裂时，膝关节稳定性遭到破坏，经慢性牵拉而继发其他韧带松弛，造成膝关节侧方不稳定和前内侧旋转不稳定，继而产生前外侧旋转不稳和后内侧旋转不稳。一般需手术治疗，手术修复方法主要概括为两类。

（1）静力修复法：手术是利用膝关节附近软组织，对损伤的韧带及缺损进行修补，常用材料有半腱肌肌腱、股薄肌肌腱或阔筋膜等，以恢复 MCL 的张力，也可行内侧关节囊修复术、内侧后斜韧带前移术。此种方法近期效果满意，但久之则再造韧带弹性降低而逐渐松弛，所以远期效果往往不太理想。

股薄肌肌腱修复 MCL 方法：膝内侧"S"形切口，暴露股薄肌，在股骨内髁相当于膝关节 MCL 附着的平面切断股薄肌的肌腱，把切断的肌腱远侧的断端埋于股骨内髁韧带上端掀起的骨瓣下，在屈膝 20°位拉紧缝合固定，然后将肌腱缝于 MCL 上。切断的股薄肌肌腱的近端缝合于缝匠肌上。

膝MCL移位缝合法：适用于膝关节MCL松弛的病例，方法为将膝MCL的上方起点连同其附着的骨皮质一并凿下，向前上方移位，拉紧后用螺钉固定。

（2）动力修复法：将正常肌腱移位，利用肌肉拉力，达到稳定膝关节的目的。常用方法为鹅足腱移位术：适用于膝关节MCL断裂合并ACL损伤，存在前抽屉试验阳性，膝关节剧烈活动时出现膝关节摇摆不稳或发生打软腿现象者。

手术方法：将鹅足（胫骨上端前内侧的股薄肌、缝匠肌和半腱肌的联合止点）远端止点的2/3剥下，向上翻转，缝合于髌腱内缘和胫骨内髁下方，使其变为水平走行，以加强其内旋作用，或单独将缝匠肌远端游离，与股四头肌扩张部、髌腱缝合，再将剩余鹅足腱自止点切下，按上述方法翻转缝合。

本手术为动力性修复，术后症状可明显改善，克服了单纯静力性修复远期疗效欠佳的缺点，但检查时，MCL松弛的体征依然存在。

术后处理：上述诸手术后均行长腿前后石膏托固定膝关节于屈曲30°位，对新鲜韧带损伤缝合者，固定4周，对陈旧性韧带损伤重建修复者固定6~8周。石膏去除后，练习膝关节活动。

第二节　膝关节外侧副韧带损伤

膝关节外侧副韧带（LCL）损伤比较少见，多因暴力作用于小腿外侧使之内收造成。伸膝位时，膝关节外侧关节囊、股二头肌肌腱处于紧张状态，与前交叉韧带（ACL）、后交叉韧带（PCL）共同起到保护膝LCL的作用，所以膝关节LCL不易受到损伤。

临床上，膝关节LCL损伤多合并外侧关节囊的损伤，有时合并腘肌肌腱、交叉韧带、半月板、腓肠肌外侧头、腓总神经、髂胫束、股二头肌等损伤。如果以上复合伤未得到及时治疗，将进一步导致膝前外侧旋转不稳定，如膝内翻和内旋应力过强，可造成胫骨外髁向前外方旋转，与股骨外髁之间出现半脱位，胫骨内髁与股骨内髁之间保持正常的对合关系。

一、临床表现

膝关节LCL断裂多发生在止点处，多数伴有腓骨小头撕脱骨折，故临床主要症状为膝关节外侧局限性疼痛，腓骨小头附近肿胀，皮下淤血，局部压痛，膝关节活动障碍，合并腓总神经损伤时，则有腓总神经损伤的症状与体征。

膝关节内翻应力试验的结果判定：①膝伸直位阴性、屈曲 30°位阳性者，表示膝关节 LCL 断裂合并外侧关节囊韧带的后 1/3、弓形韧带、腘肌肌腱损伤；②伸直位和屈曲 30°位均为阳性者，表示膝关节 LCL 断裂同时合并交叉韧带断裂；③伸直位阳性、屈曲 30°位阴性者，表示单纯膝关节 LCL 断裂或松弛。

二、诊断

依据有膝内翻外伤史，膝外侧疼痛、肿胀及压痛，在腓骨小头处附近最明显，膝关节内翻应力试验阳性（+），可确定诊断。膝 X 线检查可见腓骨小头撕脱骨折。小腿内收位双膝 X 线正位片可见膝外侧间隙明显加宽，对判断 LCL 损伤程度价值较大。

三、治疗

在治疗方面，对侧副韧带组织结构损伤，均需在充分掌握受伤机制、临床症状、体征及实验室检查结果的基础上，根据患者的具体情况制订具体的治疗方案。目前，由于手术技术和手术材料的进步，对绝大多数确诊的膝关节损伤主张采用手术治疗与康复治疗相结合的方法。但在伤后急性期内，制动、冰敷、抬高患肢等保守治疗方法仍有其积极意义。

1. 非手术治疗　适用于损伤较轻的单纯膝关节 LCL 损伤者。膝内收应力照相，关节间隙开大 0.4cm，可用弹性绷带加压包扎；关节间隙开大为 0.5~1.2cm，抽尽膝关节内积血加压包扎，屈膝 20°~30°位前后长腿石膏托固定，6 周后拆除石膏，开始练习膝关节活动。石膏固定期间，加强股四头肌收缩训练。

2. 手术治疗　膝关节 LCL 完全断裂，过去认为可以不必进行修补，但经过观察发现，未进行修补者，有的后遗症明显，常导致膝关节前外侧旋转不稳定，如合并 ACL 损伤，则更为明显。当合并 PCL 损伤时，则发生后外侧旋转不稳定，出现胫骨外髁向后旋转半脱位。所以，近年来对严重外侧副韧带断裂一经确诊，即决定行手术修复治疗。

（1）新鲜膝关节 LCL 损伤：对膝关节 LCL 止点撕脱腓骨小头骨折者，采用腓骨头上、下各 2~3cm 的直切口。保持骨折片与膝外侧副韧带的联系，将移位的撕脱骨折块复位，用一枚螺丝钉或星形板将骨折片原位固定。对于单纯膝关节 LCL 中部断裂者，采用膝外侧直切口，长 4~5cm，仔细分离，找出膝关节 LCL 两断端，屈膝 30°位，拉紧两断端行对端缝合，如果膝外侧副韧带松弛，可做重叠缝合。

（2）陈旧性膝关节 LCL 损伤：治疗方法如下。

1）对膝关节 LCL 松弛造成的膝关节不稳定者，行膝关节 LCL 紧缩。Augustine 法：膝外侧直切口或"S"形切口，长 5~6cm，将膝关节 LCL 股骨外髁起点处的骨皮质凿下（1.5cm×1.5cm 大小），向上（近）方移位 1~2cm 并拉紧，在此处用骨凿切去相应的小块骨皮质层，使之粗糙后，用一枚螺丝钉将韧带起点骨皮质拧入固定。另外，还可在上述方法的基础上，再将腓肠肌的外侧头自起点处切下并移向前方，与移位后的膝关节 LCL 的起点缝合在一起，以加强韧带。

2）对膝关节 LCL 断裂合并交叉韧带损伤所造成的后外侧旋转不稳定，可行膝关节 LCL 起点上移紧缩法（Augustine 法）及髂胫束转移术。在胫骨外髁处切断髂胫束止点大部分并向近端游离 3cm，将切下的髂胫束末端移至腓骨小头处，牵紧后用丝线缝合固定。

3）对膝关节 LCL 断裂后所致膝关节前外侧旋转不稳定者，有以下几种手术方法。①膝关节 LCL 止点前移术：采用膝外侧直切口，将膝关节 LCL 和股二头肌在腓骨小头的附着点纵向凿向下，并向上翻转，显露膝关节后外侧关节囊，将松弛的后外侧关节囊向下拉紧并行重叠缝合。屈膝 30°位将已凿下的膝关节 LCL 和股二头肌止点拉紧移至胫骨外髁处，用一枚螺丝钉固定。②股二头肌悬吊术（Kromer 法）：做膝外侧"S"形切口，下端止于腓骨小头，长 8~10cm，保留股二头肌的止点，分离股二头肌肌腱的前部 1/3~1/2，自近端相当于膝关节 LCL 的起点平面处切断股二头肌肌腱已分离的前部，将切下的前 1/3~1/2 股二头肌肌腱前移至 LCL 起点处拉紧，屈膝 30°位缝合固定。前外侧旋转不稳定严重者，股二头肌肌腱应较多前移，严重患者，可将切下的股二头肌肌腱的近端向前移至髌骨外下角处，拉紧后与髌腱的外侧缘缝合固定。

3. 术后处理　术后使用长腿前后石膏夹板固定膝关节于屈曲 30°位 4~6 周。外固定中加强股四头肌收缩锻炼，去除石膏后，积极练习膝关节活动。

综上所述，目前韧带损伤的治疗仍存在许多难点，已知韧带损伤的修复能力主要与解剖部位、损伤范围及修复方式有关，但在韧带修复的速率、质量和完整性等方面仍有许多问题亟待进一步阐明。同时为了提高韧带损伤的治疗效果，不但要对韧带损伤做到早期诊断、早期治疗，还要注重膝关节损伤后的康复治疗与关节功能的密切关系。膝关节损伤后康复治疗的目的是使膝关节尽快并且最大限度地恢复运动功能，满足生活和工作活动的需要。影响膝关节康复的主要问题包括损伤后的水肿造成膝关节周围组织和关节内粘连并导致关节僵硬、关节挛缩、股四头肌萎缩，失去膝关节活动功能或膝关节稳定性丧失。因此，关节活动训练应尽早进行，主动活动应与被动活动相结合，以增强膝关节周围肌力，增加膝关节的稳定性。膝关节损伤后康复治疗的要点是：①抬高患肢，消除水肿；②尽早进行关节活动，循序渐进，逐渐增加关节活动度；③止痛，以增强患者的信心与决心；④增强肌力训练，减少肌肉萎缩；⑤适当应用矫形器配合关节活动训练，防止畸形；⑥应用理疗，如超短波、水疗等，以软化瘢痕和僵直的关节。

第三节　膝关节前交叉韧带损伤

前交叉韧带（ACL）损伤比后交叉韧带（PCL）多见，按工农业生产、体育运动和交通事故等损伤中的统计，前交叉韧带损伤比后交叉韧带损伤多 1 倍左右，Fetto 和 Marshall 报道，前交叉韧带损伤 223 例中，148 例为复合伤，75 例为单纯性前交叉韧带损伤。因此，在阐述前交叉韧带损伤时，必定会涉及与前交叉韧带损伤同时发生的膝内侧韧带、关节囊等的损伤。

一、损伤机制

前交叉韧带断裂多为膝关节过伸性或强度外展性损伤的结果。由于前交叉韧带经常与膝关节其他静力结构如侧副韧带、关节囊韧带或后交叉韧带及半月板等同时发生损伤，且多数是因膝关节受到外展、外旋的暴力伤。单纯前交叉韧带损伤，在 Fetto 和 Marshall 报道的前交叉韧带损伤 223 例中有 75 例（占 33.6%）。单纯损伤可由非负重下强力过伸（如用力踢时未遇到抵抗）和强力内旋引起。他们还认为，膝关节过屈也可以发生前交叉韧带损伤，但指出这种损伤的机会不多见。对于是否存在单纯前交叉韧带损伤及发生的比例，有的学者认为很少有机会发生单纯性损伤，而绝大多数为复合性韧带损伤。

损伤的类型与部位：前交叉韧带在股骨髁部附着点发生损伤的比例比在胫骨附着点要高，而胫骨附着点若损伤，有时表现为撕脱骨折。但 Kennedy 统计了 50 例，以韧带中段（或韧带中 2/4）损伤最常见，占 36 例（72%），而股骨髁部附着点损伤仅 9 例（18%），胫骨附着点损伤 2 例（4%），不明 3 例（6%）。Kennedy 研究了膝部韧带生物力学后认为，临床上膝关节韧带损伤是在相当快速的负荷率下发生的，而且负荷率越快，韧带内部的断裂越易发生，最薄弱的部位是在韧带内部，而不是在韧带与骨连接的部位。有学者指出，前交叉韧带被滑膜覆盖，外观上虽然可表现为大致正常，但当分离滑膜后即可发生韧带损伤。因此，在关节镜检查或手术探查时，应予警惕。这种韧带在显微镜下可以看到韧带的内部纤维有许多细小的断裂，在扫描电镜下胶原纤维的排列有明显异常。

与膝前内侧、前外侧旋转不稳的关系：目前意见尚不一致。Hughston 等认为，只有后交叉韧带保持完整时才能发生旋转不稳定，因为后交叉韧带相当于旋转轴，内旋位时后交叉韧带紧张，胫骨内髁与股骨内髁之间不会发生向后方的旋转半脱位，故无后内侧旋转不稳。Hughston 认为，只要内侧关节囊或外侧关节囊韧带中 1/3 损伤，即可产生前内或前外旋转不稳定，甚至单纯内侧半月板切除后也可以出现前内侧旋转不稳。当外侧关节囊韧带中 1/3 损伤时，可以出现膝关节 Jerk 试验阳性。因此，前交叉韧带损伤可以加重膝关节旋转不稳，所以，有学者认为前内侧旋转不稳必须同时具备前交叉韧带损伤和膝内侧结构损伤。对于前内侧旋转不稳，单纯外侧关节囊韧带中 1/3 损伤，或单纯前交叉韧带损伤均可发生。Hughston 报道的 47 例中有 6 例为外侧关节囊韧带中 1/3 损伤而前交叉韧带正常，2 例仅为前交叉韧带损伤。Slocum 报道手术治疗 45 例前外侧旋转不稳，全部有前交叉韧带断裂或松弛。尽管对于前内侧、前外侧旋转不稳的发生与解剖学基础之间存在分歧，但都认为前交叉韧带损伤在前内侧或前外侧旋转不稳中有重要作用。因此，如果发生前交叉韧带损伤的同时发现膝前内侧或前外侧旋转不稳时，应一并进行处理。

前交叉韧带损伤可有下列合并伤：以膝内侧韧带包括内侧副韧带和内侧关节囊韧带损伤最多见，约占 74%；合并内侧韧带和后交叉韧带损伤次之，约占 16%；其他为合并后交叉韧带损伤，合并外侧副韧带及外侧关节囊损伤、合并后交叉韧带和外侧副韧带及外侧关节囊损伤，约占 10%。此外，半月板损伤特别是外侧半月板损伤也不少见。

二、临床表现

患者有强力外伤史，觉有膝关节内帛裂声，同时伴有撕裂感，随即因膝关节软弱无力（"不听使唤"地）倒地，即使可有主动伸、屈关节运动，但关节疼痛剧烈、迅速肿胀，关节内积血引起关节周围有皮下瘀斑（常表示关节囊损伤），之后关节功能障碍。

关节周径比健侧增加，关节内积血严重时影响小腿血液回流，而出现凹陷性水肿，当膝后血肿压迫腘动脉时，足背动脉搏动变弱或扪不清，甚至肢端变色呈暗蓝，提示腘动脉受压和合并后交叉韧带及其他严重膝部复合损伤。

膝部前抽屉试验阳性，即屈膝 90°，可将小腿上端向前拉出约 1cm，而不能将之向后推移 1cm。若同时可向后推移 1cm 或更多，表明后交叉韧带断裂。

行患膝的外翻应力试验，若出现膝关节内侧疼痛为阳性，表示膝内侧副韧带和（或）内侧关节囊韧带损伤。如在行外翻应力试验（踝间夹枕）的同时摄双膝后前位 X 线片，见患膝内侧间隙增大。同时，患膝内、外旋活动度增加。

患膝内翻应力试验阳性，表示外侧副韧带及外侧关节囊损伤，同时摄片示患膝外侧间隙加大。

前交叉韧带损伤可合并内侧半月板破裂，但在急性损伤患者多无法查清，至关节内血肿吸收，方可查获有关体征。

前交叉韧带损伤合并内侧半月板、膝内侧韧带损伤，即谓膝关节的"三联症"。

合并有后交叉韧带断裂时，表示膝关节受严重暴力后曾有一过性脱位，膝部韧带常有严重多发性撕裂，甚至腘血管和坐骨神经等遭受损伤，应予仔细检查辨认。

膝关节正、侧位片，有时可显示胫骨髁间隆突撕裂骨折，此外，关节间隙加宽，内、外翻应力检查时，可见一侧关节间隙加宽。

三、诊断

外伤史和明显的膝部体征，结合 X 线检查，诊断一般不难。但有少数患者在急性损伤疼痛尚未清除前，股四头肌出现保护性痉挛，前抽屉试验阴性。因此，有时需在麻醉下进一步确认。

若施行膝关节镜检查，冲净积血，可见前交叉韧带断裂端出血或小血块凝集。滑膜下韧带损伤，在关节镜下貌似正常，但其长度及张力异常或可提示本类损伤的可能性。

四、治疗

单纯前交叉韧带断裂或不全断裂，可先用长腿石膏固定患膝于屈曲 30°位，注意在石膏成形前将患侧胫骨上端向后推，固定 6 周。石膏固定 3d 后开始股四头肌训练，防止肌萎缩。

前交叉韧带断裂，合并内侧韧带损伤、后交叉韧带撕裂或外侧韧带损伤，膝关节明显前外侧或前内侧旋转不稳，或出现内、外翻异常活动时，均宜早期手术修复或施行韧带重建手术。

若伴有内侧半月板破裂，应部分切除半月板。

目前关节镜技术已普及，许多重建术可以在关节镜下完成，或关节镜技术与切开重建相结合实施。

对陈旧性单纯前交叉韧带损伤、膝关节不稳定者，应考虑重建韧带。但少数患者由于股四头肌代偿功能良好，能较有效地控制患侧胫骨后移不稳时，可暂不予处理。

1. 早期前交叉韧带修复方法（争取 1 周内修复）

（1）股骨髁附着点撕脱修复：将韧带的断端重新缝固于股骨外髁的内侧面偏后方。荣国威指出，固定点偏前是易犯的错误，尤其是应该将前内束向后方缝固，以使新缝固的位置符合正常的附着位置。如 Marshall 法，将前内束断端的缝合线穿过后外侧关节囊，并绕过股骨外髁的顶部；而后外束的缝线则穿过股骨内髁的骨孔，然后两组缝线在股骨外髁的外后方打结。

（2）胫骨附着点撕脱修复：通过自胫骨上端前内侧向胫骨髁间隆突部钻通隧道，韧带断端缝以固定线，并将缝合线自隧道引出固定于胫骨上端前内侧。为供应已损伤韧带血运，取宽 1cm、长 4cm 一段滑膜和脂肪垫自近端游离，远端保持连续，形成蒂状，缝合于韧带表面。将缝合线牵紧，韧带断端埋植于骨孔后，结扎固定缝线于患膝屈曲 30°位。

（3）韧带实质断裂修复：在韧带实质断端两头，分别用 Bennel 法缝合固定，近股骨髁附着点一侧的缝线自胫骨上端骨孔穿出后固定，靠胫骨附着点一侧缝线自股骨外髁骨孔穿出固定；同样，还可以利用带蒂的脂肪垫缝合于韧带中部，有利于蒂部血供进入修复韧带。若断端对端靠拢有困难，则可利用髂胫束中 1/3 加强之：取长 14～20cm，宽 2.5cm，将近端游离然后缝成管状，通过胫骨骨孔，达到前交叉韧带在胫骨的附着部位，穿过髁间窝再绕过胫骨外髁后侧顶部，穿过外侧肌间隔并缝合固定。

（4）胫骨髁间隆突部撕脱骨折修复：对撕脱骨折片较大者，可用螺丝钉固定。当骨折片较小时，可用钢丝缝过腱骨连接部或横穿骨片后，再穿过胫骨前下方骨孔打结固定。

2. 晚期前交叉韧带重建　由于其他韧带的萎缩、关节软骨面的退行变、肌肉萎缩、半月板损伤等因素的影响，而重建的前交叉韧带尚不能完全替代原有韧带生物特性和生物力学功能，因此，晚期重建手术的效果不如早期修复的效果好，而重建的韧带由于长期处于不适应性的替代运动中，缺少血供及营养，易于较早形成萎缩和瘢痕，韧带的功能渐趋减退。所以，手术适应证、手术方法应慎重选择。首先要对患者的年龄，关节有无退行性变，日常生活、工作特点对膝关节的要求予以分析，其次应考虑适应能力、关节不稳定的程度和通过积极锻炼能否有所改善等问题。Larson 不主张对年龄大、关节有退行性变化者采用关节内韧带重建法治疗膝前内侧与前外侧复合不稳定。

（1）关节外重建交叉韧带：对轻度前内侧或前外侧旋转不稳，或关节内重建前交叉韧带后，以加强侧方和旋转运动的稳定性。如前交叉韧带部分损伤，但未完全失效，可采用关节外重建法来达到治疗目的。手术概念有以下几种。

1）鹅足成形术：适于膝关节前内侧旋转不稳定，目的为加强胫骨内旋作用。术中将鹅足（缝匠肌、股薄肌和半腱肌肌腱）的下 2/3 向上翻转缝合于髌韧带的内侧，使其成为水平走向。这种动力修复方法有一定效果。但有学者对之进行改进，将缝匠肌进行移位利用。方法是：在上述鹅足成形术的基础上，将缝匠肌游离并向前方移位，与股内侧肌及其扩张部、髌韧带内侧缝合固定。此方法除鹅足成形术本身加强内旋，在胫骨平台颈部形成领套增加稳定作用外，借缝匠肌的动力，增加膝前方的稳定性。

2）髌韧带部分移位术：可选用髌韧带内侧或外侧 1/2 向内下方或外下方移缝于胫骨之前内侧或前外侧，其深层的关节囊及伸膝支持带切开后，均向中线拉紧，与髌韧带切开缘缝合，可以分别用以加强膝关节前内侧或前外侧。

3）Ellison 手术：把髂胫束自胫骨外髁的止点部即 Gerdy 结节处游离，向上翻转，向近端剥离后，穿过外侧副韧带的深面，再重新固定于原来的止点处，本法是治疗前外侧旋转不稳的常用方法。

4）McIntosh 手术：适于膝前外侧旋转不稳的患者。取髂胫束长 16cm、宽 1.5cm，自近端切断，保留远端止点，自外侧副韧带的深面穿过，并绕过外侧肌间隔，仍从外侧副韧带的深面返回缝合于胫骨的前外侧。

此外，有改良后的 Losee 手术：取髂胫束并游离后穿过股骨外髁骨性隧道，再自后向前与腓肠肌外侧头做组织交叉，经外侧副韧带的深面返回缝合于胫骨前外侧。

5）股二头肌肌腱前移术：适于膝前外侧旋转不稳的患者，借股二头肌收缩力，使胫骨外旋、限制胫骨内旋，把股二头肌肌腱止点自腓骨小头处切断，或带少许骨质，向前移位至胫骨的前外面。

6）Tillat 则将带有外侧副韧带和股二头肌肌腱附着的腓骨头外侧部分纵向凿下，向前移位至胫骨前外侧，并将后外侧关节囊向下拉紧缝合。

（2）关节内重建交叉韧带：常用的关节内重建手术如下。

1）Jones 手术：切取髌韧带中 1/3，向下经过胫骨骨孔，此位置与前交叉韧带骨附着点非常相符。再经股骨外髁的骨孔穿出拉紧固定。Jones 认为，髌韧带条不宜穿过胫骨骨孔，而应直接跨越胫骨前缘。荣国威认为，不宜采用内 1/3 髌韧带行重建术，避免因力线不当造成胫骨对抗小腿内、外旋作用抵消。

2）Insall 和 Nicholas 手术：取髂胫束自其止点处带一小骨块切断，向近端游离，自外侧肌间隔上方进入后外侧关节囊，绕过股骨外髁顶部，经过髁间凹，将骨块以螺丝钉固定于胫骨端的前面。

3）McIntosh 手术：适用于前外侧旋转不稳者。取髂胫束远端，止点保留向近端游离 25~27cm 长，自外侧副韧带深面穿过，并经外侧肌间隔上方进入后外侧关节囊，绕过股骨外髁，经过股骨髁间窝，穿过胫骨的骨孔固定于胫骨上端前内面。若无须加强膝外侧结构，移位的髂胫束则不必从外侧副韧带的深面穿过。McIntosh 曾有另一设计，即取髌韧带外 1/3 连同股四头肌外侧一部分，经过胫骨外髁骨性隧道，至髁间窝后绕过股骨外髁穿出关节囊，缝合固定于外侧肌间隔。

4）股薄肌重建术：在鹅足部位切断股薄肌止点，向近端游离，穿过后外侧关节囊进入髁间窝，经过胫骨骨孔穿出而缝合固定。

5）半腱肌重建术：在半腱肌的腱肌交界处切断，将肌腹与半膜肌缝合，肌腱向远端游离，自鹅足的深层穿过至胫骨前内侧，穿过胫骨骨孔至髁间窝，再穿过股骨外髁的骨孔缝合固定。

6）髂胫束条重建前交叉韧带术：硬膜外麻醉下，外侧膝上下纵行切口，取同侧髂胫束宽 4~5cm、长 20cm，切断上端，下端仍连于胫骨髁部。向下延长切开关节囊，可见前交叉韧带断裂于胫骨外侧髁前内方。自股骨外髁上 2~3cm 处，向内下循前交叉韧带走向，用手摇钻向股骨髁间窝外侧壁钻一骨孔；并斜经膝关节间隙，向胫骨平台前方前韧带起点处钻骨孔，于胫骨平台前内下3cm处钻出骨孔，在出口部切一3cm皮肤切口显露骨孔，在髂胫束游离端缝结粗丝线，用细钢丝经骨孔将引有粗丝线的髂胫束条牵至胫骨平台上前内下的骨孔部引出。伸膝150°位牵紧髂胫束末端，游离端劈成两片，各向胫骨前、后筋膜上嵌入缝合。修补外侧副韧带。冲洗膝关节，止血后缝合各切口。石膏后托固定4周后，弃外固定练习膝部功能。

术后处理：一般可用长腿石膏屈膝20°~40°位固定4~5周。Larson提出采用允许在30°~60°范围内活动的铰链石膏，认为这一活动范围不会增加重建的前交叉韧带或侧副韧带的张力，有限制的运动有助于重建韧带的修复和关节功能的恢复。

多年来，笔者采用髂胫束条重建前交叉韧带，在临床对14例患者施术，术后随访最长7年，最短14个月，平均4年3个月。9例效果良好，下蹲、生产劳动及家务均能胜任。4例膝关节伸屈活动度为60°左右、关节退行性变，其中1例膝关节不稳。与未行重建的保守治疗组相比，效果较好，但远期效果尚待进一步观察。

荣国威指出，现行各种关节内、外重建手术经常同时应用，而对前内侧或前外侧旋转不稳，关节囊的紧缩术在加强侧方结构稳定中发挥重要作用。Larson在治疗前内侧旋转不稳中，内侧关节囊紧缩术必须包括后交叉韧带的紧缩，有时还同时前移半膜肌。

至于关节内重建前交叉韧带，近期乃至远期效果尚不理想，原因包括：①对于不稳定概念的认识不足，因为单一方向上的不稳定比较少见，而可以经常波及直向、侧方及旋转3个方面，术前有可能对某一方向上的不稳定估计不足；②技术上的困难，因为重建的韧带不仅要具有一定的张力、正确的附着点，还要建立良好血供，这些都是较难达到的；③术后固定时间不够或保护不充分，使重建的韧带受到牵拉或新的损伤而松弛。因此，有学者主张术后4个月内持手杖，避免重建韧带受到意外应力的冲击。

3. 关节镜下前交叉韧带重建　对前交叉韧带（ACL）生物力学和功能了解的不断深入，以及关节镜微创技术的应用，使关节镜下ACL重建术成为治疗ACL损伤的标准术式。

4. 骨隧道定位与髁间窝成形　正确的胫骨、股骨隧道位置是ACL重建术成功的关键，高强度移植物、更可靠的固定方式或康复训练均无法挽回错误的隧道定位引起的后果。许多学者认为，ACL重建术失败或二次手术的主要原因是不恰当的手术技术，其中以骨隧道位置的原因居多。通常认为，ACL重建术的核心在于恢复等距特性，即等长重建，即在膝关节伸屈范围内使胫骨、股骨止点之间距离保持等长。解剖学研究表明，因ACL功能的复杂性，真正的等距是不存在的，它需要恢复膝关节不受限制的正常活动范围，且始终维持关节的稳定和表面正常负荷。相比而言，股骨隧道位置对等距性的影响更大。股骨等距点的确定，有多种定位方法。Zavras等的离体标本试验提示，股骨等距点应位于股骨韧带附着区后上部。徐卿荣等认为，股骨韧带附着区后部和下部是理想的等距位点。王健全等分别对标本的 ACL 前内侧束和后外侧束的股骨止点进行解剖学研究，发现前内侧束股骨止点近前角接近过顶位置，具有较好的等长特性。近年来，ACL 解剖重建概念的兴起，使 ACL 等长重建受到挑战。Musahl 等用离体膝关节标本的四股腘绳肌肌腱模拟 ACL 重建，股骨侧分别采用等距点和解剖学附着点定位，同时给予标本前向负荷和外翻旋转负荷，记录胫骨前向位移；结果发现，两种定位方式均未恢复正常的膝关节稳定性，但解剖学附着点定位组比等距点定位组更接近于正常。

制作股骨隧道通常取单切口，经胫骨隧道完成，以专用导向系统定位于髁间窝顶部外侧后方。有学者认为，采用这一传统的定位方式时股骨止点由胫骨隧道角度位置决定，故不能获得理想的股骨解剖位点，倡导采用关节镜前内侧入路建立股骨隧道，以便准确定位。有学者建议采用双切口技术，即在股骨远端外侧再做一切口进行股骨隧道定位，以取得更准确的解剖位点。胫骨隧道的位置不仅是股骨止点定位的基础，且其不良定位可导致移植物与髁间窝撞击，这主要是矢状位偏前所致。移植物在膝关节完全伸直之前撞击髁间窝顶，可能引起膝关节伸直受限、前向松弛、移植物磨损、膝关节积液和前膝痛。目前倾向于术中在正常 ACL 胫骨止点中心或偏后的位置定位。其他的定位参考标志包括胫骨髁间棘斜面、外侧半月板前角、后交叉韧带或胫骨平台后缘等位置。

作为容纳移植韧带的区域，髁间窝在 ACL 重建术中有重要解剖意义。髁间窝狭窄不仅是 ACL 损伤的原因之一，也可造成术后移植物撞击髁间窝而致手术失败。有效的髁间窝成形，理论上可防止这种现象发生。Farrow 等研究髁间窝的解剖形态并描述髁间窝外侧壁的骨嵴，ACL 股骨止点恰位于该骨嵴和髁间窝后外侧缘之间，由于该骨嵴的存在和阻挡，可能使经验不足的医生在股骨隧道定位时出错。髁间窝后外侧缘多数较明显，可准确探及，但少数（8.5%）不很明确，对这些膝关节放置股骨隧道导向器时可能难以准确定位，而髁间窝成形术则可消除误导因素，有助于准确定位。然而，实际应用中并非所有患者都需要行髁间窝成形，因其可能引起不必要的出血并使移植物失去解剖止点，这与术者经验和习惯也有一定关系。髁间窝成形术的指征和作用还有待进一步研究。

5. ACL 双束重建术　尽管关节镜下 ACL 重建术已取得良好疗效，但与预期仍有差距。ACL 重建术在恢复患者伤前运动功能方面效果不佳，长期影像学随访的退行性变发生率较高，尤其对运动员等人群需进一步提高疗效。ACL 具有复杂的功能结构，解剖上分为前内侧束（AM）和后外侧束（PL），两束共同维持膝关节稳定性。AM 在膝关节屈曲位紧张，伸直位松弛；而 PL 在伸直位紧张，屈曲位松弛。传统的单束等距重建主要是恢复 AM 功能，在恢复膝关节前向稳定性时却没有恢复旋转稳定性。Kocher 等的研究表明，KT-1000 仪和 Lachman 试验测量的膝关节前向松弛度与 ACL 重建后症状和功能的主观评估并不相关，而轴移试验则与之有显著相关性，提示旋转稳定性对 ACL 重建效果更为重要。Woo

等的离体标本实验结果显示，采用骨—髌腱—骨（B-PT-B）移植物或腘绳肌（HT）移植物的传统单束重建术，均不能恢复膝关节的旋转稳定性。Lie 等采用离体标本行单束重建术，结果表明，移植物初始张力增加虽可减小膝关节前后向松弛度，但膝关节旋转稳定性却未恢复正常。Ristanis 等对一组 B-PT-B 移植物重建患者随访 2 年，发现胫骨旋转不稳定仍然存在，认为这可导致膝关节软骨退变。ACL 双束解剖学重建术即是针对此情况而设计，通过重建 ACL 正常解剖以恢复膝关节稳定性，并在初步临床应用中显示出良好前景。

　　ACL 双束重建术大致可分为单胫骨、双股骨隧道以及双胫骨、双股骨隧道等方法。因 AM 较长，故多采用半腱肌肌腱重建 AM，用股薄肌肌腱重建 PL，也有使用胫前肌腱或异体肌腱等其他移植物。股骨隧道的定位可通过关节镜入口，也可通过胫骨隧道。AM 约定位于髁间窝外侧壁，即左膝 1 点 30 分、右膝 10 点 30 分处；PL 约定位于屈膝 110°时髁间窝外侧壁的后下方，即左膝 2 点 30 分、右膝 9 点 30 分处。股骨端多使用内置扣悬吊固定。根据各束在膝关节不同屈伸位的张力，AM 在屈膝 45°~60°位拉紧固定，而 PL 在屈膝 10°~15°位拉紧固定。ACL 双束重建术更接近于恢复 ACL 的解剖结构，理论上可更好地恢复膝关节的旋转稳定性，减少关节软骨退变的发生。然而，对活体膝关节三维运动进行旋转稳定性评估实际上非常复杂，临床尚无标准的评估方法。ACL 单束重建术临床疗效对比研究的报道不一。Adachi 等对照分析 HT 行 ACL 单束与双束重建术的临床疗效并随访 2 年，结果两组在膝关节稳定性和本体感觉方面无明显统计学差异，故不推荐行 ACL 双束重建术，但他们的研究未包括旋转稳定性的评估。Yagi 等近期采用三维电磁传感器测定膝关节旋转稳定性，结果显示，术后 1 年 ACL 双束重建术组的膝关节旋转稳定性明显优于单束重建术组，而其他临床常规检查则无显著差异。Siebold 等对 70 例患者分别行 ACL 单束与双束重建术，两组 IKDC 2000 主观评分、Lysholm 评分和 Cincinnati 膝关节主观评分均无显著性差异，而双束组 IKDC 客观检查的 A 级比例和轴移试验阴性率均高于单束组。Streich 等对 50 例男性运动人群进行类似临床对照研究，结果双束组在 IKDC 评估、KT-1000 仪测定、Lysholm 评分等方面均无显著优于单束组的证据，并认为行 ACL 单束重建术时确定理想的股骨隧道位置有助于获得更好的临床疗效。有学者认为，ACL 双束重建术需要更高的技术要求，故对其理论上的优点与高技术要求所致风险之间的利弊需谨慎评估。对 ACL 双束重建术的真正优势、手术适应证、对未来翻修术的影响、骨道增加带来的风险（如骨折）等，均需长期随访研究。

　　6. 移植物初始张力　移植物固定的初始张力对手术效果有重要影响。移植物本身有黏弹性，经固定后其张力即会出现下降，这种应力松弛在术后会造成关节不稳。因此，移植物在固定前进行预负荷、固定中保持初始张力十分重要。张力过低可致膝关节前向松弛和不稳定，过高可致胫骨向后脱位和膝关节伸直受限；过高的初始张力还会对移植物产生负面影响，如移植物在股骨隧道边缘磨损、再血管化受阻、黏液样退变和生物力学特性下降。最佳初始张力和预负荷的标准尚未统一。Lie 等的离体标本研究显示，在移植物初始张力为 0~10N 时，膝关节前后松弛度比正常明显增加，而在 20~60N 时与正常无明显差异。Yoshiya 等对一组患者行 B-PT-B 重建时分别施以 25N 和 50N 的初始张力，术后 3 个月两组的膝关节松弛度均比正常增加，但两组的临床疗效无显著性差异。Boylan 等对离体标本行 HT 重建研究，分别给予 68N、45N 和 23N 的初始张力，经过 1 000 次周期负荷，张力平均下降 50.2%；建议使用 68N 的初始张力。Ejerhed 等对自体 B-PT-B 重建患者分别给予 39N、持续 10min 的预负荷和不予预负荷处理，随访 2 年未发现两组的差异性，认为对 B-PT-B 重建患者预处理与否不会影响临床疗效。Austin 等的实验研究显示，ACL 重建术后膝关节伸直受限与移植物初始张力无关，而与膝关节屈曲位行移植物固定有关。

7. 移植物固定与骨隧道扩大　移植物的固定是 ACL 重建术的薄弱环节，但也是关键环节。内固定应足够坚强以便患者术后早期行膝关节活动度训练和负重，并在移植物获得生物学愈合前维持膝关节稳定性。内固定物的选择应根据移植物类型，固定点选择则依据骨骼质量和术者经验。B-PT-B 重建中使用金属或可吸收材料的界面挤压螺钉可获得良好的膝关节初始稳定性，并可形成骨-骨愈合。HT 等软组织移植物的内固定一直是弱点，有多种固定方式。

以内置扣为代表的股骨侧皮质外悬吊式固定可使 HT 在术后得到有效而安全的固定。它设计、应用简单，采用单切口完成固定，不会造成移植物磨损和挫伤，在移植物过长、骨质疏松和骨隧道后壁崩裂的情况下也可完成可靠固定。与间接固定相对应的是股骨侧软组织界面挤压螺钉的直接固定。目前横穿股骨的横行钉较为流行，移植物悬吊于骨隧道内的横行钉上，这类横行钉包括 Rigidfix、Trans fix、Bone-Mulch 钉等，其固定位点在骨隧道内，可避免皮质外悬吊固定引起的移植物延长和松弛。几种固定物的生物力学研究均集中于离体标本或动物标本上。Kousa 等比较 HT 股骨侧的 6 种固定材料，认为 Bone-Mulch 横行钉是最坚固的固定装置。Harilainen 等对分别采用金属界面螺钉和横行钉行股骨侧固定的患者做对照研究，术后随访 2 年未发现临床效果的差异。Gorschewsky 等比较股骨侧可吸收螺钉和横行钉的临床疗效，IKDC 的评估结果显示横行钉组优于螺钉组。

胫骨侧松质骨密度低于股骨侧，会降低内固定物的抓持力，使得移植物的胫骨侧固定更具争议。除传统的拴桩、垫圈和门形钉等皮质外固定外，界面螺钉仍是常用的固定方式。近年来，经过传统器械改进的 WasherLoc 和 Intrafix 装置显示出良好的疗效，前者由带齿垫圈和松质骨螺钉组成，后者是锥形膨胀挤压螺钉，在多股肌腱中心拧入骨道，可增加移植物与骨道的接触。Kousa 等对 6 种胫骨侧内固定物的生物力学特性对比后认为，Intrafix 的固定强度最高，WasherLoc 次之。Ishibashi 等的动物实验和临床研究证实，胫骨固定点接近于 ACL 解剖止点即关节面者，其膝关节前向及旋转稳定性明显好于远离关节面的固定方式。靠近关节面的固定又称为"解剖固定"。

ACL 重建术后引起的骨隧道扩大，近年已成为研究焦点之一。理论上，移植物在骨隧道愈合前可产生"雨刷效应"和"橡皮筋效应"，前者指矢状位前后摆动，后者指纵向拉伸运动。这种移植物隧道运动可造成术后初期膝关节稳定性下降、愈合延迟和骨隧道扩大。靠近 ACL 解剖止点的固定相对于悬吊式的间接固定更有助于消除这种隧道运动，增加固定稳定性。Buelow 等比较分析采用 4 股 HT 分别行解剖型固定和皮质外悬吊固定的差异，骨隧道直径经 X 线检查显示，解剖型固定组术后初期有 75% 发生骨隧道扩大，术后 6 个月至 2 年逐步稳定无明显变化，皮质外悬吊固定组术后初期无骨隧道扩大，术后 6 个月时有 65% 发生骨隧道扩大，术后 6 个月至 2 年仍有 47% 发生隧道扩大，但 2 年随访结果显示，两组正常和接近正常的比例无显著统计学差异；认为解剖型固定组的挤压螺钉在固定时虽对移植物挤压而导致骨隧道扩大，但可减少腱-骨界面微动和滑液渗入，促进愈合，避免骨隧道进一步扩大。Fauno 等对 100 例行 HT 重建的患者分别采用股骨侧横行钉、胫骨侧界面螺钉和股骨侧皮质外固定、胫骨侧可吸收螺钉和垫圈固定，术后 1 年两组胫骨侧与股骨侧均出现骨隧道扩大，但横钉组的骨隧道扩大发生率明显低于皮质外固定组，且两组的临床效果评估无显著差异；认为固定位点和固定装置类型是骨隧道扩大发生的主要因素。

骨隧道扩大一般定义为随访时的骨隧道直径比术后初期的骨隧道直径大 2mm 以上，或骨隧道横截面积增加 50% 以上。骨隧道的测量方法有常规 X 线摄片、CT 及磁共振检查。骨隧道扩大的原因目前仍不明确，多数学者认为是多因素，如生物学因素、机械性因素及康复锻炼等作用的结果。骨隧道扩大在不同移植物与固定方法中均可出现，研究表明，骨隧道扩大与不良临床疗效之间并不相关。骨隧道扩大早期主要因骨质缺损造成翻修困难，而长期影响和预防措施尚需进一步观察和研究。

近年来，无内固定物的嵌压固定术已用于临床。Paessler 等采用不同移植物的嵌压固定术，用空心压力钻头将股骨和胫骨骨隧道内的圆柱形骨块完整取下，植入韧带后再将取出的骨块回植挤压固定韧带，不使用任何内植物。Lee 等的动物实验表明，嵌压固定术的失效负荷与界面挤压螺钉相比无显著性差异。理论上嵌压固定术的优点包括：①解剖位固定，可避免"橡皮筋效应"；②移植物充满隧道，可减少滑液渗入，避免"雨刷效应"，使移植物愈合加快；③无内植物相关问题，便于翻修，费用低；④骨隧道扩大不明显。刘玉杰等的动物实验和临床观察显示，采用的肌腱结嵌压固定法与此类似，在术后短期内也有良好的疗效。

综上所述，ACL 重建术的多个环节均可影响疗效，且越来越多的学者认识到手术技术是影响疗效的最重要因素。为获得更好的功能效果，仍需不断更新和改进现有的手术技术。

第四节　膝关节后交叉韧带损伤

后交叉韧带（PCL）损伤为强大暴力所致，因为在膝关节韧带结构中，PCL 最为强大。生物力学实验证明，PCL 对抗外力的强度相当于前交叉韧带（ACL）或内侧副韧带的 2 倍，它是膝关节屈伸及旋转活动的主要稳定结构，相当于膝关节旋转活动轴。因此，PCL 损伤后，不仅造成关节直向不稳，还可导致膝关节旋转不稳和侧方不稳，临床上必须进行适当的治疗。

近年来，人们对 PCL 损伤产生了兴趣，并开始详细地研究 PCL 的解剖、生物力学和功能，然而仍有大量患者被漏诊、误诊或不予重视，患者得不到正确的诊断和及时治疗，导致膝关节不稳，并继发半月板、软骨损害和骨关节炎，最终导致膝关节毁损。为了避免上述错误，笔者总结出了相关临床经验教训：PCL 损伤的发病率比预期要高，尤其在伴有下肢骨折的病例；真正意义上的单纯 PCL 损伤较为少见，容易漏诊或给予不适当的救治；治疗过程中存在关节软骨和半月板的渐进性损伤以及骨关节炎，尤其在单纯 PCL 损伤时；缺乏常规外科手术技术以及重建术后康复方案以治疗 PCL 损伤公正、客观的远期结果；同时，笔者提出了一个便于执行的诊断程序，其中包括应力 X 线技术，讨论临床和关节镜等检查的优缺点。最后，根据临床经验，笔者提出简易、行之有效的治疗原则。

一、流行病学特点

后交叉韧带 PCL 损伤临床资料相对较少以及损伤后症状不典型，因此很难准确收集到 PCL 损伤的流行病学数据，如发病率等。PCL 损伤的发病率在诸多文献中存在很大的差异，在同一研究人群中可低至 3%；而在重大创伤研究中心中，合并有关节积血患者中 PCL 损伤的发病率可高达 37%。在一项回顾性调查研究中，Schulz 等总结了 587 例明确诊断为 PCL 功能不全的患者 PCL 损伤机制，发现交通工具所致占 45.3%，运动损伤占 39.9%，其他损伤占 12%。并对 47.5% 运动损伤所致复合性 PCL 损伤的病例进一步研究其病因，发现强烈的身体接触对抗体育运动具有一定的高风险。尽管缺少 PCL 损伤的准确的流行病学数据，但目前根据已知的文献明确将 PCL 损伤患者分为两类：参与具有身体接触对抗的运动员和遭受高能量损伤的患者。其具体受伤机制可归纳为：①前后位损伤，屈膝时胫骨近端受到直接向后的暴力打击是常见的 PCL 损伤机制（通常见于车祸中经典的

"仪表板损伤""挡泥板损伤"）；②过伸位损伤，膝关节过伸损伤时 PCL 首当其冲，同时过伸损伤往往合并有内收、内旋损伤，涉及组织有 ACL/后外侧韧带复合体（PLC）；③运动损伤中当膝关节过度屈曲时。充分了解 PCL 的受伤机制有助于准确诊断 PCL 损伤。

二、PCL 功能缺失对膝关节的影响

目前，有关 PCL 损伤自然病史转归的研究相对较少，有关长期症状、功能受限以及关节病发生等问题也一直充满争议。但近年来，对后交叉韧带的重要生物学特性及生理作用的研究表明，后交叉韧带是膝关节重要的静力稳定结构，在其损伤后，虽然加强膝关节周围肌肉力量训练（以肌四头肌力为主）可以补偿部分稳定作用，但很难完全代替后交叉韧带的重要作用。若 PCL 功能丧失，使膝关节失去正常运动规律，引起或加重次级韧带结构损害和异常牵拉韧带及关节囊，从而导致继发松弛；与此同时，髌股关节与胫股关节的接触面压力就会增加，从而会引起关节软骨和半月板的损伤且加速骨关节炎发生。部分学者认为，单纯的 PCL 损伤行非手术治疗可获得良好的客观功能与主观功能的评定结果。多数学者认为，PCL 功能缺失行非手术治疗膝关节仍然不稳定，关节软骨的损伤及影像学上关节软骨退变程度会渐进性的增加，尤其 PCL 合并外侧韧带（LCL）和 PLC（腘肌腱复合体、腘腓韧带、弓状韧带和后外侧关节囊）损伤时，对膝关节生物力学的作用就会进一步加重。此时，PCL 对抗异常的前后应力及内翻和外翻旋转应力，将加快和加重膝关节软骨的损伤，造成创伤性关节炎甚至关节毁损。可见 PCL 功能缺失对膝关节具有显著的影响。随着对 PCL 的解剖结构、生理功能、生物学特性、伤后自然转归及膝关节功能影响的深入研究，加上关节镜技术和微创手术日趋成熟，现在倾向于对后交叉韧带的损伤行重建手术治疗。骨科医生可以选择最佳的手术时间和疗效确切的重建方法提供给患者，治疗前明确是单纯性 PCL 损伤还是复合性 PCL 损伤的鉴别诊断尤为重要，漏诊的 PLC 损伤会使单纯的 PCL 损伤重建手术失败，因此，对于合并其他韧带损伤者必须分别予以重建手术，这对提高重建手术的成功率和远期疗效非常重要。

三、损伤机制

损伤大多数为膝部扭转、压砸、撞击、高处坠落、车祸等强大暴力因素所致。

（1）屈膝位胫骨上端受到由前向后的暴力作用：日常生活中如汽车、摩托车车祸时屈膝位受伤，踢足球时屈膝位，小腿上段的外力来自前方，使小腿上段突然后移，引起后交叉韧带断裂。若胫骨上段继续后移，膝后关节囊可造成撕裂伤。因此，这一损伤过程中，可以合并股骨、胫骨和（或）髌骨骨折，有的可导致髌骨脱位，因而后交叉韧带损伤被骨折脱位掩盖而漏诊。当后关节囊破裂时，关节内血肿可以经破裂孔隙进入腓肠肌和（或）

比目鱼肌，引起跟腱紧张，有时误诊为小腿深静脉栓塞。

（2）膝过伸+暴力迫使膝关节处于过度过伸位，首先导致后交叉韧带断裂，若暴力继续使膝过伸，继而前交叉韧带也受损伤。后交叉韧带断裂部位多在股骨髁附着部，其他部位损伤概率较低。但有学者提出，膝过伸暴力先损伤后关节囊，然后才损伤后交叉韧带。

（3）后旋暴力：足部固定，胫骨上端受到来自前方的暴力并同时旋转，这种损伤机制常形成复合损伤，即合并有侧方结构的损伤，胫骨向后半脱位要比单纯后交叉韧带损伤严重。

积水潭医院在111例膝关节交叉韧带损伤的手术所见中，有后交叉韧带损伤53例（47.7%），而单纯后交叉韧带损伤仅13例，其余40例均合并有其他韧带损伤，其中后交叉韧带损伤合并膝关节内侧副韧带和内侧关节囊韧带损伤者最多，有19例。

四、临床表现

患膝受强大暴力损伤时，常可闻帛裂音，膝部有撕裂感，继而膝部软弱无力倒地，膝部剧烈疼痛，迅速肿胀，肿胀初限于关节内，当后关节囊破裂时，肿胀蔓延至膝后上下，并累及小腿后侧，逐渐显示暗蓝的皮下瘀斑，表示关节内出血溢漏于膝后及腓肠肌、比目鱼肌间隙。由于严重暴力作用，或可合并创伤性休克，尤其在身体其他部位有严重合并损伤，如颅脑损伤、胸部损伤及腹内脏器损伤等，应提高警惕。膝关节运动障碍，但被动伸屈运动依然存在，不过小腿上段在屈膝时向后滑移，使髌下段塌陷异常。

膝周围肿胀，可使周径增大，并压迫腘血管，导致足背动脉搏动变弱甚至消失，小腿与足部静脉回流受阻而致凹陷性水肿。

屈膝90°后检查后抽屉试验（PDT）阳性。但由于屈膝运动引起剧痛和肌肉痉挛，后抽屉试验往往难以进行，有的则为阴性结果而致误诊。有学者采用麻醉后施行检查，可得出正确结果。笔者曾因此改进前、后抽屉试验方法，在12例交叉韧带损伤中，11例采用了改进方法，对照屈膝90°原法和手术结果，全部符合术前改进抽屉试验的结果。

其方法为：令患者平卧伸膝位，若后交叉韧带断裂，检查者双手缓缓地抬起患者大腿下段约10cm以上，可见胫骨上段向后滑移，髌下段明显塌陷。若前交叉韧带断裂，检查者双手缓缓抬患侧小腿上段10cm以上，可见股骨下段向后滑移，髌上段塌陷。每例应在膝上、下各抬高检查一次，即可判明有否前或后交叉韧带损伤。

关节浮髌征阳性，呈明显积液状。

关节穿刺可抽得全血（早期）或血性液（3~14d），关节内血液抽出后多不凝结。

若合并膝内侧韧带或外侧韧带损伤，可出现内、外翻异常运动和内、外旋转不稳现象，韧带局部可出现压痛和肿胀，Jerk试验阳性。有时合并有半月板破裂，但损伤急性期内难以确诊。

X 线后前位片示膝关节间隙增宽，胫骨髁间隆突偶有撕脱骨折，股骨髁部罕见撕脱骨折的病例。有合并伤时，可有髌骨骨折、胫骨平台骨折、股骨髁骨折和膝关节脱位等。

五、诊断

后交叉韧带（PCL）损伤的发病率比前交叉韧带（ACL）低，且常在急性膝关节损伤中漏诊和误诊。笔者的经验是，不恰当的诊断技术、未能及时诊断 PCL 功能缺失将导致长期的膝关节疼痛和不稳定（长达数年）。因此，一份明确的诊断计划有助于避免不必要的延误治疗。

1. 急性 PCL 损伤　与新鲜的 ACL 损伤相比，大多数急性 PCL 损伤没有典型的症状如关节积血；相反，通常表现为膝关节背侧面（腘窝）肿胀和血肿，尤其合并有后外侧韧带结构损伤。据报道，80% 的患者有膝关节背侧触痛。临床上应注意间接性体征，如近端胫骨前暴力打击的伤疤有助于提高诊断。在急性 PCL 损伤病例中，典型特异性的胫骨后沉体征并不常见，而仅多见于合并严重的后外侧韧带结构功能不全病例。下面我们提出一种良好的临床筛选检查方法。

由于膝关节疼痛和肌肉紧张，应力 X 线检查和 KT-1000 关节测量仪不便用于 PCL 损伤急性期病例，笔者推荐常规侧位应力 X 线技术测量胫骨向后半脱位程度，将下肢尽量保持屈膝 70°~90°位抵抗重力摄取 X 线侧位片；在膝关节 X 线前后位和侧位片上，发现任何腓骨头骨折或者胫腓近端关节脱位，均应高度警惕有合并后外侧韧带结构损伤的可能。伤后数天，疼痛有所减轻后，推荐采用膝关节屈曲 90°位应力 X 线摄片。

下肢骨折常伴有交叉韧带损伤，在胫骨骨折或股骨骨折病例中，初期的临床检查往往是不充分的，笔者建议骨折在手术室固定后再做一次完整的膝关节检查。对于检查结果不能确定的，可考虑应用影像增强技术明确胫骨向后脱位诊断。

MRI 是一种能非常有效地用于急性期 PCL 损伤检查的技术，并且有助于 PCL 损伤位置定位诊断（股骨端、中段、胫骨端），对后续治疗具有指导作用。而且，笔者通过造影增强技术来观察韧带滑膜层的完整性可以对预后进行评估。MRI 在一些病例中可提供区分 PCL 前外侧束和后内侧束损伤断裂的资料。在膝关节过伸位损伤病例中，前外侧束可能保持完整。在这种情况下，推荐用屈膝 30°应力 X 线摄片来检查后内侧束损伤情况，因为在接近膝关节伸直位时将出现功能不全。在诊断急性膝关节韧带损伤过程中面临最主要的难题是严重的外翻不稳定性，若缺乏膝关节后内侧不稳定证据，合并 ACL 损伤的应当首先予以排除。当存在膝关节前内侧不稳定时，应行临床检查以尽快作出诊断，随后实施 ACL 重建手术。然而，膝关节外翻不稳时 PCL 在某种程度上均有涉及，仅行单纯的 ACL 重建手术是不恰当的。因此笔者推荐，所有 MRI 显示Ⅲ度膝外翻损伤均应排除后内侧不稳定时涉及 ACL 损伤和前内侧不稳时涉及 PCL 损伤的情况。

早期的急性 PCL 损伤很难单独通过关节镜检查或临床检查来判断损伤 PCL 的功能状态。关节镜检查发现的任何间接征象如膝前脂肪垫或 PCL 滑膜层断裂、出血以及后内侧隐窝或后外侧隐窝出血、血肿，任何异常内侧或外侧膝关节张开，均应高度怀疑 PCL 损伤的可能。若出现上述征象或后抽屉试验无硬性止点，检查结果若不能充分肯定，采用后内侧入路行膝关节镜检查是必要的。在一些 PCL 部分断裂的病例中，即使后内侧入路行膝关节镜检查也未必发现明显的病理改变。还有一些韧带内结构性 PCL 撕脱损伤在关节镜下肉眼观察也无法识别，以致随着时间推移出现膝关节不稳。因此，如果行膝关节镜检查发现急性膝关节损伤 PCL 形态不是很清晰，笔者强烈建议不要行关节内韧带重建手术，应当在进一步行应力 X 线检查或采用影像增强技术明确诊断后选择治疗方案。

总之，新鲜的 PCL 损伤通常不伴有关节内积血，缺乏典型的关节内病理改变，容易被忽视；应该尽早作出 PCL 断裂的分类诊断，以便得到最佳的手术时机和重建方案，笔者强烈建议行应力 X 线摄片和抗重力侧位平片检查；胫骨和股骨骨折患者多合并 PCL 损伤，骨折固定后应立即使用影像增强技术检查 PCL 形态；若常规 X 线摄片和临床检查未能检查出急性 PCL 损伤，MRI 是一种有效的检查技术，尤其在复合性 ACL/PLC/MCL 损伤病例中；急性 PCL 损伤的关节镜检查可能看不到明确的病理性改变，会误导检查者，关节镜检查应采用后内侧入路以提高检查效率。

2. 慢性 PCL 功能不全　慢性 PCL 功能不全的主要临床表现是膝关节疼痛或（和）患膝无力、关节错动等膝关节不稳定的症状，由于 PCL 功能不全导致髌股关节与胫股关节内侧间室的接触面压力增加以及源于次级限制结构（特别是后外侧角结构）的损伤和继发性牵拉作用，在慢性 PCL 功能不全早期表现为髌股关节疼痛，随着膝关节不断退变，后期则表现为膝内侧疼痛。笔者发现这类病例常存在顽固性的髌股关节疼痛，持续多年，具有不明确的膝关节外伤病史。如果出现下列情况，应明确排除 PCL 损伤的可能：若膝关节不稳定是主要的症状，应考虑复合性 PCL 损伤和（或）合并后外侧韧带结构功能不全，因为大多数单纯性 PCL 损伤引起的关节不稳在膝关节 70°~90°屈曲位，若在日常活动接近膝关节伸直位时出现功能性不稳，应考虑涉及 ACL 损伤；若日常活动中出现胫股关节内侧和外侧间室的胫骨旋转半脱位，膝关节伸直过度和内翻性旋转不稳，应确定后外侧韧带结构功能不全的诊断。此外，典型的膝内翻体征比文献报道中少见。若存在膝关节后脱位，临床体格检查可发现明显的股四头肌收缩试验阳性和胫骨沉降征；PCL 损伤诊断就不存在困难。下肢骨折后胫股关节旋转结构紊乱可能导致错误评估膝关节的旋转不稳定情况；应力 X 线检查是目前用于确定损伤 PCL 的功能状态最精确和可重复的诊断技术；PCL 损伤伴有胫骨向后半脱位（44%），在 PCL 重建前或髌股关节疼痛依然存在时可使用应力 X 线检查以进一步明确；KT-1000 关节测量仪对于复合性 PCL 损伤和合并胫骨向后半脱位的病例缺乏精确性，不应作为常规检查手段；在大部分病例中，膝关节镜和 MRI 检查不能十分有助于明确 PCL 功能状态，这些技术仅用于 PCL 形态学评估。

3. PCL 损伤的类型与特征　PCL 损伤包括单纯和复合 PCL 损伤。

单纯 PCL 损伤：后抽屉试验（PDT）阳性，胫骨后移仅可达股骨髁水平，且后移随内旋的增加而减少，不存在异常的内外翻，Dial 试验（转盘或旋转试验）阴性。如果屈膝90°时胫骨后移≥10mm，则提示除 PCL 之外次级限制结构存在功能不全，为复合 PCL 损伤。

复合 PCL 损伤：主要有以下 3 种类型。①PCL 合并内侧副韧带损伤（PCL/MCL）：PDT 阳性，或胫骨后移>10mm，胫骨平台的台阶消失或后沉至股骨髁后方，屈膝 30°和 0°时外翻应力试验阳性；②PCL/PLC：PDT 阳性，或胫骨后移>10mm，胫骨平台的台阶消失或后沉至股骨髁后方，Dial 试验胫骨外旋增加，反轴移试验通常阳性，严重的损伤或慢性的松弛，可存在膝关节过伸和胫骨外旋半脱位；③PCL/ACL：通常胫骨前后移动>15mm，PDT 阳性，Lachman 试验阳性，轴移试验阳性，膝关节过伸。

外伤史，患者的症状、体征，结合 X 线检查，大多数患者可以明确诊断，但当后抽屉试验阴性时，应考虑在经过麻醉止痛、消除肌肉痉挛后，再行检查，多可获阳性结果。

Jerk 试验阳性，表示膝前外侧旋转不稳，证明膝关节内侧韧带（包括内侧副韧带和内侧关节囊韧带）损伤。其方法为：令患者仰卧，屈髋45°，屈膝90°，同时内旋胫骨，并于小腿上端施以外翻应力，然后逐渐伸直膝关节至150°位时，外侧股骨与胫骨关节面可发生半脱位。如果膝关节再进一步伸直，发生自然复位出现弹动感和响声，则为阳性。方法为：伸膝位将小腿外旋或中立，对膝关节试以外翻应力，逐渐屈曲至150°~165°，有弹响声者为阳性。

关节镜检查时，冲净关节内积血，可见损伤的后交叉韧带的断端或所附的骨片。有时可见半月板及前交叉韧带损伤的痕迹。对滑膜下韧带损伤应提高警惕。

六、手术治疗原则

（一）急性 PCL 损伤

根据临床检查、应力 X 线和 MRI 等检查结果进行 PCL 功能状况评估；PCL 部分断裂，胫骨后移<10mm，笔者主张非手术治疗，制订详细个体化的康复程序，包括使用保护性支具，加强股四头肌肌力作为物理治疗重点，8 周后逐步开始恢复体育活动，临床监控胫骨

后移的增加量和症状改善情况。尽量做到准确预测，及时干预。PCL完全断裂，胫骨后移≥10mm，对于明确有次级限制韧带结构功能缺失者，应早期修复或重建；对于不能确定的病例可选择先行非手术治疗，制订个体化的康复程序，经常随访，定期采用应力X线摄片定量监测胫骨后移增加量，预测会出现次级限制结构和关节软骨损伤的病例，应在"膝关节还算好时"尽早行PCL重建手术；对于伴有撕脱骨折或止点撕脱的PCL损伤病例应提倡手术治疗将PCL重新固定到附着部位，临床疗效可靠、愈合率高；对于PCL/MCL/LCL/PLC复合损伤者应将全部受损韧带均予以修复重建。总之，手术重建主要根据损伤的情况和患者的特殊要求，在以下情况应倾向于重建手术：对运动员和从事体力劳动者，尤其是年轻患者；伴有半月板的损伤及相关韧带明显松弛；镜下显示有软骨损伤尤其是髌股关节和胫股关节的损伤。

（二）慢性PCL损伤

根据患者关节面的条件、控制关节的肌肉的力量、年龄及全身状况、活动水平要求等决定是否重建。当关节重度退行性变时手术应慎重；若控制肌肉如肌四头肌、腘绳肌、腓肠肌无足够肌力，应在康复训练后视肌力恢复情况而定。如果患者有关节不稳的症状或骨扫描提示早期关节退变者，尤其是复合韧带损伤者，应手术治疗。

单纯后交叉韧带断裂或不全断裂，可先用长腿石膏固定患膝于屈曲30°位，在石膏硬固前，应注意将患侧胫骨上端向前推至与正常膝部形态一致，固定6周。石膏固定3d后开始股四头肌训练，以防肌萎缩。

后交叉韧带断裂，合并内侧韧带损伤，或合并前交叉韧带断裂，或合并膝内、外侧韧带损伤，膝关节明显后内、外侧旋转不稳者，应早期手术修复，晚期患者则需行韧带重建手术。

如合并有半月板破裂，应予切除。

如适于关节镜处理的步骤就采用关节镜辅助下完成，难以用关节镜处理的，则在直视下施术。因后交叉韧带重建采用关节镜有一定局限性。

1. 早期后交叉韧带修复（2周内修复）　其切口视是否合并有韧带损伤而定。

单纯后交叉韧带损伤，或后交叉韧带损伤合并膝内侧韧带损伤，取膝后内侧切口，经内侧副韧带后束的后方进入。后交叉韧带损伤合并后外侧结构损伤，宜取膝后外侧切口，经股二头肌前缘进入，探查和修复外侧副韧带及腘肌肌腱。后交叉韧带损伤有胫骨撕脱骨折者，可选择后正中切口，有利于骨片螺丝钉固定。但本切口应谨慎保护腘窝血管、神经，避免其受到损伤。偶有股骨髁附着点撕脱，在股骨内髁上钻孔进行固定时，两孔应前后位排列，并相距1cm，因正常股骨髁部附着点呈前后走行并有相同的宽度。

缝合、固定的基本方法，请参见前交叉韧带损伤修复部分。韧带实质部断裂，应采用Bennell 缝合法，缝线分别从股骨内髁与胫骨上端后侧穿出固定，必要时，可取股薄肌、半腱肌或切取破裂的半月板，以加强后交叉韧带。

在早期修复后交叉韧带时，应注意以下 4 项。①尽可能争取早期修复，一般不宜延至 2 周以后；②单纯后交叉韧带损伤，屈膝 5°位固定 6 周，如后关节囊同时损伤，则应屈膝 20°位固定 6 周；③由于后交叉韧带正常止于胫骨平台后正中的后下方，故重建的新韧带应固定于胫骨平台正中后下方 0.5cm 处，而不应固定于胫骨平台上。有学者认为，即使胫骨后上缘骨折撕脱轻微，胫骨后移不多，也必须及早修复，并固定于平台正中后下方；④膝内、外侧韧带合并损伤时，应先缝合膝内、外侧韧带，最后牵紧缝好的后交叉韧带并予固定。

2. 晚期重建后交叉韧带的方法

（1）腘肌肌腱重建后交叉韧带（Barford）：取膝后切口或后外侧切口。切断腓骨颈，游离并牵开股二头肌及腓总神经，在股骨外髁内侧附着部切断腘肌肌腱，并游离其肌腹，将此肌肌腱转移至膝关节后面中线，断腱穿过股骨内髁骨孔固定。在肌腱与肌腹交界处，相当于胫骨平台正中后缘下方，将肌腱缝妥固定，再把该腱从后向前穿过胫骨骨孔，结扎固定于胫骨前方，使腘肌的走向尽可能接近后韧带的走行方向。

王亦璁利用腘肌肌腱重建后交叉韧带 5 例，效果良好，他在 Barford 手术基础上做了如下改进：①从后外侧切口进入，从股二头肌前缘进入，既不显露腓总神经，也不切断腓骨颈；②将腘肌肌腱引入关节，固定于股骨内侧髁；③腓肠肌外侧头前移至外侧副韧带处固定，加强膝关节后外侧的稳定性。

1）适应证：膝后交叉韧带陈旧性断裂，要求施行晚期重建，而患膝腘肌未曾损伤、皮肤无感染因素者。

2）体位与切口：俯卧或健侧卧位，取患膝后外侧切口。

3）手术方法：手术可在气囊止血带下施行。①膝后外侧切口长 14~16cm，经皮下及筋膜，找到股二头肌肌腱，于此肌腱前缘分离进入腘前区，一般无须显露腓总神经，仅将腘窝血管、神经妥善牵开；②探查膝外侧韧带及腘肌肌腱，找到腓肠肌外侧头肌肌腱，将此肌腱从膝后关节囊部切断；③做膝关节前内侧髌旁切口 5~6cm，以弯钳自前而后指向后关节囊，按这一指示点，在胫骨平台正中后缘切开后关节囊，探出弯钳尖，夹持腘肌肌腱游离端的缝线；④把腘肌肌腱翻向膝后中线，切断相连的纤维带，避免损伤该肌腱的血运；⑤于股骨内髁原后交叉韧带附着部，至股骨内髁内上方钻骨孔，从上骨孔引入钢丝，将弯钳尖夹持的腘绳肌肌腱缝线与钢丝相结，用弯钳牵腱进入关节内，再用钢丝牵出此游离腱端，拉紧至适度，与周围筋膜缝合固定；⑥将游离的腓肠肌外侧头前移至外侧副韧带处固定，加强膝关节后外侧的稳定性。去除止血带，冲洗切创及关节腔，分层缝合切口。

4）术后处理：术后以长腿石膏固定患膝于屈膝20°位共6周，练习股四头肌运动。石膏拆除后练习膝关节活动，待膝关节活动恢复至伸屈达90°左右时行负重练习。

5）讨论与并发症：由于腘肌与股四头肌都与后交叉韧带有协同作用，是膝关节后直向稳定的动力因素，而在解剖上用来作为后交叉韧带的替代物，其走行相当近似。所以，在腘肌收缩时，可以有效地控制胫后上端向胫后位移。理论上，手术移位的腘肌肌腱不会影响本来的血供，从而不会出现静力重建，如利用髂胫束或半腱肌来重建后交叉韧带，可能出现因无血供而发生退变失效的情况。

无论是否合并有后外侧韧带组织损伤，都会同时出现后直向及后外侧旋转不稳。用腓肠肌外侧头加强膝后外侧的稳定性，防止后外侧旋转不稳，可以起到稳定该部位的作用。

此外，因腘肌肌腱长度有限，有时此肌本身已经损伤，或从股骨髁部撕脱、萎缩，一经探查发现，本手术应予放弃。游离时，应达腓骨颈水平，否则可因长度不够不足以将此肌腱引入股骨髁骨孔内。但游离过多，可影响此肌血供。在游离此肌腱上端时，最好附着有一小骨块，在引入骨孔后有利于愈合。在转移后的此肌腱行程中，应于后关节囊的下位进入关节腔，避免由于在关节囊高位进入，而浪费了肌腱的长度。

（2）半腱肌重建后交叉韧带：将半腱肌在腱肌交界处切断，近端与半膜肌缝合，远端游离至胫骨止点处，提起此游离端穿过内侧副韧带的深面，经过骨孔到胫骨上端后面，再翻转向上至髁间窝，经股骨内髁的骨孔将肌腱带至股骨内髁的外面固定。术后于股骨上端横贯一枚斯氏钉，将胫骨牵至正常位置并固定于石膏内，防止胫骨后移。

（3）股薄肌重建后交叉韧带：游离、切断股薄肌在胫骨上的止点，提起断端并向近心端游离，自外向内穿过股骨内髁骨孔达到髁间窝；然后向下后方，达到胫骨附着部，通过胫骨上端前后方向的骨孔，将缝线固定于胫骨上端的前方。胫骨附着部宜在关节面水平以下1cm处。基本程序与利用半腱肌重建后交叉韧带方法类似。

（4）腓肠肌内侧头重建后交叉韧带：切取腓肠肌内侧头的外侧部分，向远端游离后交叉自保留部分的深面穿过至髁间窝，通过股骨内髁的骨孔后缝合固定于筋膜上。

（5）内侧半月板重建后交叉韧带：适于内侧半月板同时有破裂需行切除术者。切除内侧半月板，但保留其后角与关节囊附着部狭长弧形带，至少保留宽0.5～1.0cm，以利于止点部的愈合固定。将前角拉至髁间窝，并进入股骨内髁的骨洞内，将缝合线固定于股骨内髁的外侧面。

（6）髌韧带动力重建后交叉韧带：切取髌韧带中1/3，切断其胫骨结节止点部，将此腱条转移至胫骨平台中央，穿过胫骨骨孔固定于胫骨前下骨孔。

本手术对其他膝后韧带等组织无干扰，手术范围小，仅膝部松弛时检查后抽屉试验阳

性，但于股四头肌收缩时，后抽屉试验可为阴性，膝关节的稳定性增强。邓爱民报道 1
例，随访 5 年多，术后效果良好。

（7）半膜肌重建后交叉韧带：取膝后内侧途径，将半膜肌从腱腹交界处切断，近端肌
腹缝合在半腱肌上，远端缝成管状，切断腓肠肌内侧头，并横行切开后关节囊，将半膜肌
腱经切开的关节囊转移至髁间窝，穿过股骨孔，将肌腱固定于股骨内髁。术后屈膝 50°位
固定 6 周。

（8）利用髂胫束重建后交叉韧带：笔者利用髂胫束条重建后交叉韧带断裂 4 例，经 4
年 2 个月至 7 年 7 个月随访，患膝均可屈膝 100°~110°，蹲厕、生产正常，未诉疼痛。

方法：空气止血带控制出血。取腘窝部"乚"形切口暴露膝后间隙，见后交叉韧带撕
断、萎缩。切除残留的后交叉韧带，于股外侧膝上做纵行切口，取髂胫束长 22cm、宽
4cm，切断上端，向下翻至腓骨小头，找到腓浅神经并避免损伤，经分离和显露，自胫骨
平台后上缘（后交叉韧带起点）、于腓骨小头前上 3.5cm 处钻一骨孔；将切取的髂胫束缝
卷成圆条状，由前向后上，经骨洞用钢丝引过该筋膜条。在膝关节股骨内上做一 3cm 纵切
口，从内髁外侧斜向关节内的内髁髁间窝内侧壁处（后交叉韧带止点）钻一骨孔，直径为
0.5~0.9cm。按骨孔方向向下插入钢丝，将膝后的筋膜条游离端至内髁的内上方骨洞口拉
出。使膝关节复位伸直于 0°位，牵紧筋膜条，骨孔外髂胫束游离端劈分为两片，分别向
前、向后翻转，缝固在膝周筋膜、骨膜上。伸膝 10°用石膏后托固定，2 周拆线，4 周弃外
固定练习功能。

患膝若合并后内侧旋转不稳，在后交叉韧带重建时，应修复膝关节内侧韧带，包括关
节囊和侧副韧带紧缩，修复后斜韧带。

患膝若合并后外侧旋转不稳，在后交叉韧带重建时，一并将外侧副韧带股骨外髁止点
前移，同时将腘肌肌腱止点或腓肠肌外侧头移位以加强膝外侧结构。也可行股二头肌悬吊
术来加强患膝，取部分股二头肌肌腱，将其近端移至髌骨侧方缝合固定。

第五节　膝关节不稳

膝关节的稳定性取决于四方面结构的维持，即胫股关节、髌骨及髌股关节，内、外半
月板，膝周韧带和关节囊，膝周肌肉。膝关节为全身最大、结构最复杂的关节，所处位置
又较特殊，所以结构上的任何异常都将造成其功能障碍。这种障碍多数以膝周韧带损伤所
致者最为常见，以膝关节不稳为主要临床表现。

一、膝关节不稳与韧带、关节囊和肌肉的关系

1. 膝关节不稳与韧带、关节囊的关系　膝前、后交叉韧带及关节囊和膝周层层叠叠的韧带形成了膝周韧带关节囊网，这些结构不仅限制了膝关节于一定范围内活动，而且使膝关节按照一定规律进行活动，而不会出现其他异常运动。

膝关节周围韧带和关节囊对膝关节运动的影响至少有以下两方面。①限制运动：研究确认韧带内有无髓神经纤维，如韧带内张力增高时，即反射性——韧带肌肉反射引起与这一韧带相协同的肌肉收缩，迅速控制膝关节在该方向超限度活动，以达到运动的目的。倘若肌肉不能进行有效控制，运动在继续，韧带仍然发挥其机械性的限制作用，达一定限度时，即出现损伤现象，可能为过度牵长、撕裂、断裂等。韧带的限制作用既与肌肉有协同作用，又与其他韧带间有协同作用。从中可以看出，要完成或限制某一方向的运动，是需要许多韧带、肌肉的协同作用方可完成的；②制导运动：由于解剖关系上交叉韧带与半月板之间存在紧密的纤维连接，如前交叉韧带有纤维与内、外半月板前角相连，而半月板前方尚有膝横韧带相连，外侧半月板后角还有 Wrisberg 韧带（或 Humphry 韧带）与后交叉韧带并行于股骨髁，故内、外侧半月板与前、后交叉韧带在膝关节内形成 "8" 字形结构。由于前、后交叉韧带的解剖生理特点，在膝关节伸屈过程中，前、后交叉韧带之间的交叉点形成的运动轨迹即近于膝关节的暂时运动中心。因此，膝关节在骨性结构基础上，交叉韧带和膝周其他韧带共同制导膝关节，使关节按一定的规律运动。一旦上述结构与关系遭到破坏，膝关节即出现不稳定。

2. 膝关节不稳与肌肉的关系　膝关节的稳定不仅有赖于韧带、关节囊的结合，还与肌肉的有效影响密切相关，这种肌肉、韧带的稳定因素，可依其在膝关节的方位分为如下协同组合结构。

膝前侧结构：有股四头肌及其扩张部、髌韧带。

膝内侧结构：半膜肌、腓肠肌内侧头、鹅足、内侧副韧带（浅层）、内侧关节囊韧带（即内侧副韧带深层）、后斜韧带。

膝外侧结构：有股二头肌、腘肌及腓肠肌外侧头。髂胫束、外侧副韧带及弓形韧带，起于腓骨头，上行分为两股，外股与腘肌肌腱同止于股骨外髁，内股覆盖于腘肌的后上部止于胫骨后面。

膝后侧结构：有腓肠肌及腘肌。腘斜韧带，即半膜肌在关节囊后方止点反折形成，自股骨内后上方，斜向外上，止于股骨外髁后方关节囊及弓形韧带。

交叉韧带则有特殊性，它与其他韧带组合于上述 4 个膝关节方位上，且都有协同作用。此外，前交叉韧带又与半膜肌、股二头肌协同，后交叉韧带又与股四头肌、腘肌协

同，分别阻止胫骨上端前移或后移，是维持膝关节稳定必要的结构。

综上所述，凡失去或破坏膝关节的动力（肌肉）和静力（骨、韧带、半月板和关节囊）因素，膝关节的不稳定性即会显示，除关节骨结构异常、髌骨脱位、肌肉瘫痪所致膝关节不稳外，最常见的是膝关节韧带损伤所致的膝关节不稳。

二、膝关节不稳的分类

膝关节韧带一旦遭到损伤，韧带的限制和制导作用则受影响。某组韧带失效后未能进行适当修复或修复失当，可因长期慢性牵拉还会引起其他韧带松弛，使膝关节在此位置及运动时出现不稳现象。一般认为，膝关节不稳的基本形式分为直向不稳与旋转不稳两大类。直向不稳又分为侧方直向不稳和前后直向不稳，它分别表明膝关节在额状面和矢状面上运动超出正常生理范围。膝内侧韧带损伤后引起胫骨内髁向前半脱位，称为前内侧旋转不稳。而后，凡胫骨一侧髁向前或向后旋转半脱位超生理范围的异常运动，均属于旋转不稳的范畴。其分类如下。

1. 直向不稳

（1）内侧直向不稳：表现为膝关节外翻运动。

（2）外翻直向不稳：表现为膝关节内翻运动。

（3）前直向不稳：表现为胫骨前移。

（4）后直向不稳：表现为胫骨后移。

2. 旋转不稳

（1）前内侧旋转不稳：表现为胫骨内髁向前半脱位。

（2）前外侧旋转不稳：表现为胫骨外髁向前半脱位。

（3）后外侧旋转不稳：表现为胫骨外髁向后半脱位。

（4）后内侧旋转不稳：表现为胫骨内髁向后半脱位。

但目前对于后内侧旋转不稳定问题有争议，尚待更多探讨。

三、膝关节不稳的临床表现

在造成膝关节不稳的损伤早期，很难立即明确具体诊断，仅在麻醉后，或在损伤恢复期或慢性期进行检查方可明确。急性损伤期，一般都有程度不等的膝关节肿胀或损伤韧带局部肿胀、压痛，功能障碍程度当视单一韧带损伤或复合韧带损伤情况。例如，单一外侧副韧带损伤所致膝关节功能障碍较轻，合并前交叉韧带损伤时，其功能障碍加重。

若合并膝关节骨折，膝关节不稳往往被疏忽，或在恢复期漏诊，待骨折愈合后方被注意。

1. 侧方直向不稳 膝关节在额状面上发生超正常生理范围的内翻或外翻运动，分别称为外侧直向不稳和内侧直向不稳。应于膝关节 0°（即伸膝于 180°位）及 30°位时，给膝部以外翻或内翻应力，膝部出现超过正常范围的外翻或内翻活动，并与健侧膝关节进行比较，以得出正确的结论。如果届时进行双膝在应力下后前位 X 线投照，能确切地检查出客观的异常征象，由于膝关节侧方稳定是由侧方韧带和前、后交叉韧带维持，只有当这两部分韧带都受到损伤时，0°位的应力试验才会出现阳性。如 0°位应力试验阴性，而 30°位阳性，证明可能属于：①仅内侧韧带损伤；②内侧韧带及交叉韧带只有部分损伤。

2. 前后直向不稳 膝关节在矢状面上胫骨出现超过正常生理范围的前移或后移，分别称为前直向不稳或后直向不稳。于屈膝 90°位和屈膝 30°位，进行前、后抽屉试验，与健侧比较进行判断。若进行抽屉试验时行侧位 X 线投照，X 线摄片可以客观地测得胫骨移位异常状况。膝关节前方稳定是由前交叉韧带与内侧韧带即内侧副韧带和内侧关节囊韧带协同维持，因此，只有前交叉韧带与内侧韧带都有损伤时，前抽屉试验才会表现阳性。但是，当前抽屉试验阴性时，仍不能排除前交叉韧带损伤。另外，前交叉韧带是由前内束和后外束组成，前内束在 0°及 30°位都显示紧张，而后外束在 90°位时反而较松弛，所以这两组韧带的检查宜于在 0°（或屈膝 30°）位或 90°屈膝位进行，当 0°位前抽屉试验阴性而 90°位阳性时，表示前交叉韧带后外束可能受损或部分受损，同时内侧韧带也可能累及。

3. 膝后侧的稳定性 以后交叉韧带占有首要地位，一旦该韧带断裂，后抽屉试验即出现阳性，一般判断尚无困难。

4. 旋转不稳 膝内旋转轴即垂直轴在不稳的关节内发生移位，可表现出前内侧、前外侧、后外侧和后内侧旋转不稳。没有旋转轴移位的单纯旋转度增加者不属于旋转不稳。

5. 前内侧旋转不稳 为临床常见类型。系旋转轴移向前外侧，胫骨内髁向前旋转半脱位，患膝过度外展、外旋造成，其损伤的顺序一般是内侧关节囊韧带、内侧副韧带、后斜韧带、前交叉韧带和内侧半月板。但是，由于受伤时膝关节所处姿势的差异，引起损伤组织及其顺序也各有不同。若膝关节屈曲较多，易伤及关节囊韧带前部；膝接近伸直时，易伤及后部。检查时可表现为膝外旋 15°位抽屉试验阳性，若前交叉韧带未受损伤，检查可无明显阳性体征。

6. 前外侧旋转不稳 前交叉韧带和外侧副韧带等损伤所致。患膝的旋转轴移向前内侧，胫骨外髁向前旋转半脱位。屈膝 90°、内旋 30°位，其前抽屉试验阳性。在膝关节接近伸直位出现的不稳，表现为 Jerk 试验（或称 Pirot shift 试验）阳性，即膝关节在内旋外翻位自屈而伸至 30°时，股骨外髁向前半脱位，自伸而屈时即自动复位。这种不稳现象主要是由于前交叉韧带损伤失效后，或在出现前内侧旋转不稳后，逐渐引起膝外侧结构继发性松弛的结果。

7. 后外侧旋转不稳　强力膝内收、内旋及过伸造成膝外侧结构及交叉韧带损伤所致。患膝的旋转轴向后内侧移，胫骨外髁向后旋转半脱位。单纯后交叉韧带损伤也会引起同样异常运动，除在外旋 15°位后抽屉试验阳性外，外旋过伸试验出现患膝过伸、胫骨外髁后移和外旋现象。

8. 后内侧旋转不稳　对这一类不稳尚有争议。可能为膝内侧韧带及后交叉韧带损伤后所致。患膝的旋转轴移向后外侧，胫骨内髁向后旋转半脱位。将患膝置于内旋 30°位，其后抽屉试验阳性。

9. 膝关节复合不稳　在临床所见的膝关节不稳较多为复合不稳，单纯某方位的不稳相对较少。常见的复合不稳的组合形式有内—前内、内—前内—前外、前—前内—前外、前外—后外及外—前外等。

四、膝关节不稳的检查和诊断

患者在急性膝损伤出现肿胀和疼痛时，膝部检查难以得出正确判断。因此，为争取早期的治疗时机，不得不借助于麻醉使肌肉松弛后，再行进一步检查。

关节镜和关节内造影对早期诊断极有裨益。

1. 检查方法　膝关节不稳的最常用检查方法，除前、后抽屉试验，内、外翻应力试验，过伸应力试验外，还有外展应力试验、内收应力试验、外旋位过伸试验等，需进一步掌握。

外展应力试验：此法为膝关节内侧不稳的重要检查方法。在膝关节 0°位和 30°位，将小腿外旋（使内侧副韧带处于紧张状态），施予外展应力。于内侧副韧带深、浅层断裂时，0°位阴性无痛，无不稳定现象；内侧副韧带深、浅层断裂，并交叉韧带断裂时，30°位阳性。外展应力试验分为：I°，关节间隙开大 0.5cm；II°，关节间隙开大 0.5~1.0cm；III°：关节间隙超过 1.0cm。

内收应力试验：在膝关节 0°位和 30°位，将小腿内旋（使外侧副韧带处于紧张状态），施予内收应力。于外侧副韧带断裂或后外侧旋转不稳时，0°位阴性，30°位则阳性；若同时合并有交叉韧带断裂，0°位与 30°位均阳性。

外旋位过伸试验：如将小腿外旋而有明显的膝过伸时则为阳性。本检查对确认后外侧旋转不稳有重要意义。但不应将外旋位出现膝过伸现象时误诊为膝内翻畸形。

2. 诊断　旋转不稳的判定，以下要点应予熟记。

（1）判定前内侧旋转不稳：小腿内旋位，其前抽屉试验阴性，当外旋小腿其前抽屉试验则表现阳性。在伸膝位（0°），外展应力试验可阳性。一般表示膝内侧副韧带、后斜韧带损伤。当前交叉韧带也合并损伤时，膝关节不稳加重。

（2）判定前外侧旋转不稳：有 Jerk 试验阳性，小腿内旋位前抽屉试验阳性，膝关节 30°位内收应力试验弱阳性。一般表明膝外侧关节囊韧带中 1/3 损伤。前交叉韧带损伤可加重不稳现象。

（3）判定后外侧旋转不稳：有小腿外旋过伸试验（过伸应力）阳性，外旋位后抽屉试验阳性，膝屈 30°位内收应力试验阳性。一般表明膝外侧关节囊韧带后 1/3、外侧副韧带、弓形韧带、腘肌肌腱和后交叉韧带损伤。

（4）判定后内侧旋转不稳：有小腿内旋后抽屉试验阳性，膝屈 30°位外展应力试验阳性。一般表明内侧副韧带、后斜韧带、后交叉韧带损伤。

五、膝关节不稳的治疗

对膝关节不稳的治疗尚有争议。部分学者认为，在急性期予以良好固定制动，可使损伤部位得到修复，后期确需手术治疗者仅为少数。多数学者认为，诊断一经明确，断裂的韧带应予及时、全面的修复。时间早，才易于识别创伤解剖，较易直接缝合，或用其他组织修补。此外，采用关节镜诊治也十分有益。

若未予及时修复，持续不稳将引起继发性损伤，使韧带松弛更严重。膝内侧韧带断裂后继发内侧半月板后角撕裂，前交叉韧带断裂后继发前外侧旋转不稳等，创伤性关节炎遂不可避免。对陈旧性韧带损伤膝关节不稳的处理，一般主张手术修复。只依赖加强肌力控制，其远期效果并不理想。因为有些肌肉与损伤韧带本来的作用主要是拮抗，如前交叉韧带断裂后，通过股四头肌强力收缩就会导致膝前直向不稳。不稳的时间越长，手术困难越大，有些手术的效果并不满意，故应掌握手术时机、手术适应证和手术原则。

手术治疗首先要考虑患者存在的实际困难与膝关节不稳的原因和程度。其次要考虑患膝关节面状况，如果退行性变程度轻而局限，修复韧带的效果一般较好。再次应视患膝的肌肉条件，即使施行了手术，如果无良好的肌肉控制，也不能达到满意的疗效。年龄、职业因素不能忽视。

手术修复的方式分静力与动力修复两类。①静力修复：以膝关节附近的筋膜、肌腱和半月板为材料，来替代或加强损伤韧带的功能；②动力修复：是借助膝周肌力良好的肌腱移位，来重新控制关节的稳定性。这两类手术效果各有强弱。一般认为，动力修复是牺牲了某一肌肉，术后要经过较长时间的适应性训练，且术后各项应力试验常示阳性；但手术重建的韧带有血运，近于正常韧带的作用，常无退变、萎缩问题。静力修复有时仍能取得相当疗效，但这些替代组织难以建立血运，时间久了会有松弛现象。

一次修复过程中往往进行一两种甚至多种手术，这是由于损伤常不是以单纯一条韧带损伤，而是多以韧带组合损伤的形式出现的结果。因此，有时静力修复与动力修复联合修复损伤，如 Slocum 手术、O'Doaoghue 手术、Trillat 手术均属于动力与静力修复的联合形式，并有实际应用价值。

改良 Slocum 手术：适用于膝内侧旋转不稳者。以鹅足移位术（动力修复）为基础，即将鹅足的下 2/3 向前上翻转，使其走向趋于水平，加强内旋作用，并在胫骨平台颈部形成领套以增强稳定。如果后内侧松弛，则重叠缝合后内侧关节囊，并将缝匠肌向前上方移位与内侧副韧带重叠缝合。如是前内侧松弛，则将髌韧带内侧 1/2 纵向劈开，切断其下止点掀起，将前内侧关节囊连同内侧的伸膝支持带向前、外移位拉紧缝合，再将劈开的髌韧带向内下方移位缝于胫骨前内面作为静力修复。

Trillat 手术：适用于膝外侧旋转不稳者。方法：将后外侧关节囊向下拉紧缝合，同时将带有外侧副韧带及股二头肌附着的腓骨小头外侧部分纵向凿下，前移至胫骨上，纠正膝前外侧不稳。若后外侧不稳，可把外侧副韧带及股二头肌在股骨外髁上的止点连同骨块，向前上移位。

O'Donoghue 手术：适于膝内侧旋转不稳。方法：将内侧关节囊连同内侧副韧带自胫骨掀起，向下移位缝合，再将鹅足上移缝合固定。

第十五章　半月板损伤

1784 年，William Hey 将影响膝关节正常运动的机械性紊乱笼统地称为"膝关节内扰乱"，这一概念被长期延续下来，但范围则越来越局限于尚未查明原因的膝关节内的功能紊乱。1887 年，Annandale 首先将撕裂的半月板切除。由于半月板损伤十分常见，一旦撕裂往往造成明显的影响，而在切除后一般在近期内较少发现有严重的后遗症，加上手术不复杂，因此半月板切除术已成为十分普通而常见的手术之一，甚至以切除半月板作为诊断半月板损伤的一种手段。

对半月板切除后发生退行性关节炎这一问题早已为人所知，但对术后造成膝关节不稳定和引起退行性关节炎的真正原因，只是近年才有所认识。这种进展首先是从生物力学方面加深了对半月板功能的了解，从而在很大程度上改变了半月板损伤的治疗原则。

第一节　半月板的功能

一、传导载荷

半月板传导载荷的作用概括为：①直接承受载荷再传经其下的胫骨软骨面（或反之）；②扩大股胫关节的接触面，以减少单位面积上的压应力；③构成轻度不吻合曲面，使压强和最大压应力之间的差距缩至最小。

（一）扩大接触面

股骨的两髁，无论从额状面还是矢状面看，都是凸弧形。胫骨内髁在两个面上均成凹弧形，但其半径远较股骨髁大；胫骨外髁在额状面上微凹，几乎是平面，而矢状面上则呈凸弧形。两髁的前后径均较横径为长。胫骨两侧髁的曲面与相应的股骨髁全不吻合，尤其是外侧股胫关节，形成不吻合曲面。股胫关节面的接触面非常局限，应力十分集中，显然是十分不利于载荷传导的。而半月板的存在，不仅直接将大部分的载荷，经其本身传递至其下的胫骨面（或反之），而且扩充了股胫关节接触面。

一些学者通过实验观察提供了充分的证据，说明半月板在传导载荷方面有重要作用。①股胫关节的接触面随载荷的增加而增加，开始时增长速度较快，后渐平缓，所以平均压应力逐渐上升。切除半月板之前的接触面约为切除后的2倍多。内侧股胫关节面的接触面较外侧大，但随着载荷的增加，二者之间的差别渐减小，说明内外侧载荷渐平衡；②当载荷小时，几乎全部由半月板承担，尤其是外侧，甚至载荷达到1 000N时，半月板的接触面仍占50%～70%；③切除半月板之后，股胫关节承受的压应力，其峰值（最高压应力）约相当于切除前的2倍。

Walker 和 Erkman 用铸形法对膝关节在不同屈曲角度上承受轻度至两倍于体重的载荷时，股胫关节的接触面情况作了详细的观察。当轻度载荷时，接触面主要发生于半月板的侧方、后缘以及内侧胫骨隆突的内侧面。随着载荷的增加，半月板以及未被半月板覆盖的胫骨软骨面的接触面也渐增加，在内侧的胫骨软骨面尤其明显。载荷小于体重时，仅在内侧半月板未覆盖的关节软骨面有接触，而外侧则在载荷相当于体重以后，该软骨面才有接触。这种表现正符合轻度不吻合曲面的传导载荷的特点。

Walker 和 Erkman 的实验还证明，股胫关节的最高压应力在内侧位于软骨面，而在外侧则位于半月板。在内侧软骨面和半月板所承受的载荷相当，而在外侧载荷大部由半月板承受。

（二）构成轻度不吻合曲面

半月板的楔形填充不仅扩大了股胫关节的接触面，而且由于它的成白作用和延展作用，使股胫关节原来的完全不吻合曲面转变为轻度不吻合曲面。

Bullough 等对半月板和显微结构作了详细的观察和描述，认识到半月板内的胶原纤维的排列方向，绝大部分呈环绕状即与半月板边缘一致。说明这种结构主要是抵抗半月板在承受来自股骨载荷时所发生的延展，以及向关节周缘推动的应力。由于半月板前、后角均固定不动，因此，随着承受应力的增加，半月板也必然自身延展并向周缘推移。

Krause 等利用 Instrone 通用试验器对膝关节施加载荷，凭借植入半月板前角的应变传感器测出半月板的周缘移位，同时还对膝关节的压迫变形作了测定。当侧半月板均保留时，载荷达到700N，关节面压迫变形为1mm。而切除内侧半月板后，载荷仅500N，关节压迫变形即已达到1mm。由此也可以说明半月板传导载荷的作用。

可见，半月板不仅自身直接传导载荷，更重要的作用则是使通过膝关节的载荷随其增加，而逐渐地均匀地分布于当时的关节接触面上。

二、维持关节稳定

膝关节伸直时，股胫关节的接触点前移，半月板一方面由于股骨髁在伸直过程中的推挤而被动向前，另一方面由于伸直时髌骨的前移，通过髌骨半月板韧带将半月板拉向前方。当膝关节屈曲时，股胫关节的接触点后移，半月板又被股骨髁推挤移向后方，同时，附着于内侧半月板后缘的半膜肌和附着于外侧半月板的腘肌均可将其拉向后方。半月板的这种移动可以防止股骨髁过度前滑或后滑，外侧半月板的前、后角十分接近，而且也不似内侧半月板与内侧关节囊韧带有紧密的附着，因此其前后移动的幅度大于内侧半月板，二者之比为 2∶1。当膝关节外旋（股骨髁在胫骨髁上内旋）时，外侧半月板向前移，同时内侧者向后移；内旋时则相反，形成扭动。

综合半月板在膝关节运动中的情况可以看出，半月板的运动是随股骨的运动而移动的。尽管在伸屈过程中，股骨与半月板之间有大幅度的接触面转移，但从半月板移动的结果看，则是使股骨髁在任何伸屈位置上，都有楔形填充以达到稳定。

半月板是膝关节内 "8" 字结构的组成部分，但它的作用是次要的，首先是肌肉与韧带的动力和静力稳定作用，Hsieh 和 Walke 通过尸体标本观察发现，当交叉韧带完整时，切除半月板后不增加前后不稳定。而切除交叉韧带后，再切除半月板，则该不稳定显著增加。因此认为在交叉韧带失效后，半月板在维持膝关节稳定上起着一定的作用。

此外，半月板通过其附着的关节囊，在承受关节内的压力、剪力及扭转应力时，经过关节滑膜及关节囊的神经发出输入信号，形成反射性的肌肉收缩。

三、协调润滑关节

半月板的楔形填充，扩大了股骨的接触面，因此使润滑液得以与股、胫软骨面的接触。MacConail 发现切除半月板后，膝关节的摩擦系数增加了 20%。

第二节　半月板损伤的机制及类型

在日常生活中，膝关节的各种运动使半月板不断承受着传导载荷的垂直压力，向周缘移位的水平拉力和旋转时的剪式应力。由于年龄、职业和运动情况的不同，半月板在日常生活或劳动、运动中，受到损伤的机会以及造成的损伤特点或类型也各异。运动员、舞蹈演员显然比教员受伤的机会大得多，而长期处于蹲位劳动，其半月板损伤的特点则又不同于球类运动员者。青年人半月板较厚，弹性好，吸收震动力的能力强，因外伤而造成的半月板撕裂多呈纵形，而老年人的半月板因退行性变而变薄，弹性差，边缘往往有粘连，活动性差，剪式应力引起的水平撕裂或磨损较多。但青年人的活动量远远超过老年者，因此发病的概率又比后者多。

损伤的机制在于膝关节运动中引起的半月板的矛盾运动（矛盾性），以及膝关节运动中的突然变化（突然性）。例如，当膝关节伸屈过程中同时出现旋转，甚至内外翻，半月板既要完成伸屈时的移位运动，又要完成旋转时的移位运动，再加上被动的内、外翻运动，就会出现矛盾运动，而使半月板挤于股骨髁和胫骨平台之间，使承受垂直压力的同时，又遭受牵拉或剪力。这种矛盾运动往往是在膝关节运动中的突然变化而带来的。例如，踢足球时踢空，造成膝关节的突然过伸，半月板往往被挤于股骨与胫骨髁之间，或在两角之间形成反向牵拉，造成横裂或前角撕裂。行走时绊于树桩上，踢足球时的对脚，出现的伸屈、旋转加外翻，内侧半月板被拉向中央，被凸出的股骨内髁所压榨，当膝继续伸直时，造成纵裂或边缘撕裂。

机制与损伤类型之间的规律不一定总是固定不变的，尤其是应力多为复合的，因此，很难依据机制而将半月板损伤分型。一般多按照损伤的解剖特点而分型。其参考依据有形状、部位、大小和稳定性，分为退变型、水平型、放射型、纵型（垂直型）和横型。

1. 退变型　多发生于40岁以上，常伴有X线片显示的关节间隙变窄，但难以辨别其症状究竟来源于关节退变抑或半月板病变。

2. 水平型　多自半月板游离缘向滑膜缘呈现的水平撕裂，形成上、下两层。其症状常由其中一层在关节间隙中滑动而引起。

3. 放射型（斜型，鸟嘴型）　常使沿周缘走向排列的环行纤维断裂，当此放射裂或斜裂延伸至滑膜缘时，半月板的延展作用完全丧失，严重影响载荷的正常传导。

4. 纵型（垂直型，桶柄型）　可以是全层的，也可以仅涉及股骨面或胫骨面，多靠近后角。其纵长如>1.5cm，则属于不稳定者，即"桶柄"，易向中间滑动，常与前交叉韧带断裂合并发生。

5. 横型　自游离缘横向断裂，多位于体部。如伸至滑膜缘，则环形纤维显然会完全断裂。

除上述5型外，尚应补充以下3型。①前、后角撕裂型：易进而演变为部分边缘撕裂而形成较大的游动；②边缘撕裂型：前、后角附着部完整，游离的半月板甚至可滑移至髁间窝形成交锁。常合并有前交叉韧带断裂；③混合型。

Groh按照病因学的分类法有一定的临床实用意义，它分为4型。①急性外伤性撕裂：最常见，有明确的外伤史，多为青年、运动员，撕裂是纵裂或边缘裂；②自发性撕裂（原发性退行变）：多发生在长期蹲位或跪位工作者，以水平裂多见；③外伤撕裂晚期改变

（继发性改变）：初次外伤时造成较小的损伤，如附着区的部分撕裂，愈合不完全，经继续机械作用，撕裂渐扩大，或在局部退变的基础上继续承受应力，或再次较小的外伤，出现新的撕裂；④韧带损伤后的晚期改变（假性原发性退行性变）：韧带损伤，膝关节不稳定，加重了半月板的负担。前内侧旋转不稳定常继发内侧半月板后角的退变撕裂，前外侧旋转不稳定则多引起外侧半月板后角的退变撕裂。

第三节　半月板损伤的诊断

半月板损伤的病例，年龄大多在 8~53 岁，其中以青年居多数，成人男性与女性的发病率之比约为 1.15∶1，左、右侧发病率之比约为 0.88∶1，内、外侧发病率之比约为 1∶2。

半月板损伤的诊断主要依靠临床症状和体征，15%~20% 的患者需借助关节造影甚至关节镜进行确诊。

一、病史

1. 外伤史　我院只有近 2/3 的患者有明确外伤史，往往是膝关节突然旋转（内旋或外旋）扭伤或跳起落地时扭伤，伤后立即出现疼痛，且渐肿胀，部分患者此后多次扭伤发作肿痛，并引起其他症状。长期蹲位工作者，往往无明确急性外伤史，因此需注意了解患者的职业等其他因素。韧带损伤，关节不稳定，特别是前内侧旋转不稳定也可继发引起内侧半月板撕裂。

2. 疼痛　半月板无感觉神经末梢，症状主要来自关节囊的刺激或关节活动时的机械干扰，但半月板有大量有髓及无髓神经纤维组成的神经束，分布于其体部周缘表面及角部，因此其损伤后的疼痛，也可能是来自其本身的牵拉刺激，患者往往诉说关节一侧（内侧或外侧）痛，或后方痛，位置较固定，有些患者在膝关节伸屈活动到某一位置上出现痛，如接近伸直位时，多不能全伸。当疼痛伴有伸直障碍和弹响时，即弹响过后疼痛消失同时可完成伸直动作，半月板损伤的可能性极大。

3. 打软腿　感到肌肉无力控制关节，常有突然要跪倒的趋势，特别是上下台阶或行走于平坦的道路上时。其原因为膝关节不稳定及股四头肌肌力弱。

4. 关节交锁　少数患者于活动中突然发生伸直障碍，但常可屈曲。经自己或他人协助将患肢旋转摇摆后，突然弹响或弹跳，然后恢复。此现象为破裂的半月板嵌夹于关节内不能解脱所造成。

二、体征

1. 股四头肌萎缩 常可见到,以股内侧头最明显。

2. 压痛 在关节间隙压痛,压痛点固定而限局,如多次检查位置不变,局限于间隙某一范围内,则有诊断意义。要特别注意区别股骨髁部的压痛。紧贴髌韧带两侧深部的压痛则以脂肪垫炎的可能性大。

3. 过伸或过屈痛 做过伸或过屈试验检查是否引起疼痛。做过伸试验时,一手托足跟,一手置胫骨上端前方下压,不要放在髌骨上,以免与髌骨压痛混淆。过屈试验还可将足控制在外旋或内旋位检查。

4. 旋转挤压试验(rotatory-squeeze test,简称 RS 试验) McMurray 于 1949 年发表的半月板的检查法逐渐被广大骨科医师采用。方法:令患者仰卧,检查者一手握足跟,使膝关节首先达到最大屈曲位,然后外旋外展小腿并逐渐将膝关节伸直。在自屈而伸的过程中,任何内侧半月板的碎片均会被夹在股骨与胫骨关节之间,股骨在其上滑过时,会引起疼痛与响声。相反方向的检查,即内旋内收小腿自屈而伸,如不出现响声,即可断定内侧半月板的后部正常,由此可见,McMurray 虽然也提到在内收内旋位检查外侧半月板,但其方法主要是为诊断内侧半月板损伤的。在临床上按照 McMurray 试验做外展外旋位屈曲检查时,既可能在内侧也可能在外侧出现疼痛和(或)弹响。因此,不能只根据固定的模式,依据检查时小腿的位置来判断损伤侧,而必须以何侧出现体征和(或)症状作为依据。

旋转挤压试验是在 McMurray 试验的基础上加以改良的一种方法,即将被检查者的下肢置于内收(或外展)同时内(外)旋位,自极度屈曲位逐渐被动伸直,以检查在此过程中出现的疼痛、弹响及弹动感。检查者一手握足跟,另一手置于膝前方,拇指及示指分别置于象眼部,以体验弹动感,所谓弹动感即有物自关节间隙向外推顶手指的感觉,听有无弹响,观察患者是否有疼痛。

RS 试验共有 4 个方位,即内收内旋、内收外旋、外展外旋、外展内旋。其结果不应简单地列出(+)或(-),而应具体标明在何侧(内侧或外侧)出现何种体征或症状,以供分析判断。记录方式:内收(外展)内(外)旋位自屈而伸至××位,外(内)侧出现××及××。

注意疼痛与弹响、弹动感之间的时间关系,一般疼痛在弹响、弹动感之前出现,而弹响或弹动感一旦出现,疼痛往往立即缓解。但有时也会出现在接近伸直位时引起疼痛,且不能进一步达到完全伸直,疼痛因而也不消失的情况,此时仍应高度怀疑有半月板损伤的可能性。

RS 试验是一种十分重要的检查手段，当因疼痛、情绪紧张、肌肉不放松等原因而检查不满意时，应另找时间重新检查或反复检查，有时可令患者在一段时间内加强活动，然后再做检查。

负重下 RS 试验：卧位行 RS 试验有可疑而不肯定时，可令患者站立，双膝屈曲约 45°同时向同侧扭转，检查者仍按卧位 RS 试验时的方式，以手指触感，同时聆听响声，并了解患者当时的疼痛感。

三、影像学诊断

1. X 线检查　膝关节 X 线正、侧位片不仅对鉴别诊断有参考价值，如骨软骨损伤，关节游离体、骨肿瘤等需除外，而且对决定是否手术也有意义，如骨性关节炎较严重的膝关节一般不宜手术。必要时尚需按照髌骨切位像以除外髌股关节紊乱。

2. 关节造影　关节造影也是一种常用的诊断方法，但无须作为常规。关节内注入气体作为阴性对比造影的方法，因其对比很弱，容易漏掉较小的损伤，已逐渐被淘汰。注入碘剂作为阳性对比的方法，其显示半月板损伤的效果好。自髌骨外上缘穿刺，注入 35%～50%的有机碘制剂，稍加活动使造影剂分布均匀后进行前后位及后前位的中立、外旋、内旋位 X 线摄片各 3 张，以判断不同部位的半月板损伤。但碘造影往往会覆盖较表浅的软骨疾患，如髌骨软骨软化、其他软骨面的退行性变等，用气—碘剂双对比造影法则可充分显示出表浅的软骨疾患，它只有一薄层造影剂覆盖在软骨上，而且和注入的空气形成强烈的对比。双对比造影法也采用髌外侧穿刺，先注入 5mL 造影剂（如 60%Urografin），再注入 30～40mL 空气；注入后做轻柔缓慢的伸屈活动 2～3 次，使其分布均匀；再在髌上部以弹力绷带绑扎以减少髌上囊内的造影剂。

3. MRI 检查　其诊断价值至 20 世纪 90 年代已逐渐明确。在国内限于条件，仅有少数医院有小系列报道，虽也认为其诊断有一定意义，但费用高，实用性不强。

四、关节镜检查

关节镜的发明及推广，无论对膝关节镜疾患的诊断还是手术治疗，都带来了很大的好处。但不应以其来完全代替其他检查。对半月板损伤，只有在临床上高度怀疑而经体检、X 线造影等均无法肯定或排除，或体检与 X 线造影有矛盾，或不能肯定哪一侧半月板有可能损伤以及半月板切除后长期原因不明的疼痛或遗留其他症状时，才需要做关节镜检查。关节镜检查中，由于关节镜的放大，有时可能将有退行性变的半月板边缘的小磨损误认为是横裂。水平裂和胫骨面的磨损有时不易查觉，需插入一枚探针协助诊断。在检视半月板的同时，还要注意是否存在髌骨、股骨髁软骨面的退变，以及交叉韧带有无损伤。

近年来，关节镜技术在国内正进一步发展，从单纯用于诊断到诊治兼顾，从而使关节镜检查的适应证大幅拓宽。

第四节 半月板损伤的治疗

急性半月板损伤很少考虑手术治疗。如发生关节交锁，可利用内外翻加旋转予以解锁，但切忌暴力，尤其是强迫伸直，容易造成韧带损伤。在试行解锁无效的情况下，可行小重量皮牵引，有时在肌肉痉挛缓解、疼痛减轻的情况下，患者自己稍加活动患膝，交锁即有可能解除。只有在牵引后再试行手法解锁仍无效时，才手术探查。以往对半月板损伤已造成明显症状，影响生活乃至劳动者，往往行切除术。但近年来由于对半月板功能的重要性有了较深入的了解，治疗原则有了很大的转变，对半月板全切除采取了极其慎重的态度，而对早期手术却转为积极。半月板只有外缘10%～30%有血液供应，因此除了近边缘部的撕裂外，其他很难愈合。有学者发现断裂如通至边缘，也有愈合的可能。如果损伤的半月板既不能愈合，又因其破碎严重而造成膝关节明显的功能紊乱，则应考虑全切除。但半月板很难在一次急性损伤中造成严重的断裂，它可能是横裂、纵裂、桶柄裂、水平裂等，而较复杂的混合型、多发裂以及较大面积的磨损则几乎都是在反复损伤后积累而成的。因此，及早诊断、及早治疗可使半月板全切除减少到较低限度。而且早期治疗的效果要比晚期治疗者效果满意得多。损伤严重的半月板经过较长时间，其本身已变性，且已对关节软骨造成一定程度的磨损破坏后，再行半月板切除，将有可能使症状更加明显。

Muller等将半月板分为3个区，即红—红区、红—白区及白—白区（红表示有血运，白表示无血运）。红—红区撕裂位于滑膜缘有血运区，即撕裂的两侧缘均有充足血供，愈合能力很强；红—白区撕裂位于有血运和无血运和分界部，也有一定的愈合能力；而白—白区则完全无血运，极难愈合。

一、半月板修复

红—红区及红—白区撕裂在妥善的修复后一般可愈合。最理想的是合并前交叉韧带断裂的急性边缘性半月板撕裂。修复的方式有4种：①开放式；②关节镜下全封闭式；③关节镜下自外而内式；④关节镜下自内而外式。在修复前先将撕裂的两缘扩创，以利愈合。缝合的方式可归纳为垂直褥式、垂直分层式、水平褥式、结式和在关节镜下全封闭式修复时所用的直接缝合。

凡是在关节镜下进行的修复术，均需一定的镜下缝合器械。自外而内者在相应的部位做切口，将穿刺针（可用腰穿针自关节囊外刺入，穿经半月板裂口，行结式缝合，拉紧固定，每针间隔3~4mm，邻近的两根缝线在囊外连接结扎。也可用水平褥式缝合。自内而外者，其皮肤切口在相应的后内或后外侧，自内而外穿出的缝线均备好后，再全部拉紧，分别结扎于关节囊外。注意勿将隐神经、血管扎入。

修复术造成的神经、血管损伤虽很少，但文献已有报道，并特别强调无论是自内而外，抑或自外而内均应将所经关节囊部显露清楚。在内侧还要将隐神经游离。

在无血运区的半月板撕裂也有尝试修复者，并获得出人意料的效果。Kimura 等（1995）报道的一组关节镜下半月板修复者，46 例（均为纵裂）再经二次关节镜检查。其中 32 例的撕裂位于无血运区，7 例于修复时用滑膜瓣填植，全部愈合。31 例合并前交叉韧带断裂，26 例修复，其半月板裂伤也全部愈合。这组观察有力地说明了无血运区裂伤并非不能修复，重要条件是在裂伤区提供血运，以及消除因前交叉韧带失效带来的不稳定因素。在 Horibe 等（1995）报道的 132 例二次镜检的结果中，愈合率达73%，但17%的不完全愈合者中几乎都存在前交叉韧带失效。Warren（1990）在此前已提出过二者之间的重要联系：半月板与前交叉韧带同时修复，半月板的愈合率高达90%，否则仅为40%。其理由是关节稳定性增进和手术造成血淤块的作用。因此，半月板与前交叉韧带应同时修复。Eggli 等（1995）报道的 52 例长期随诊（平均 7.5 年）结果显示，最有利于修复的条件是伤后 8 周内，30 岁以下，裂伤<2.5cm，外侧半月板的撕裂。它反映了早期修复的重要性。

二、半月板切除

鉴于半月板功能的重要性，现已取得共识，尽量不将半月板完全切除。在无条件行半月板修复的情况下，可以只做半月板部分切除，如纵形的桶柄部分，放射形的鸟嘴部分，水平形的股或胫骨面部分，横形的横裂局部。只有早期诊断、早期处理，才有可能争取部分切除。

关节镜技术及手术器械的不断提高，不仅为半月板部分切除提供了更多的可能性和可靠性，而且也使不得不行半月板全切除的手术创伤大幅减少，复原远较关节切开者迅速。术后往往只需数日即可下地负重，2~3 周即可完全复原。但镜下手术操作不仅需要相当熟练的技术，而且需要对镜下组织有精确识别及诊断的能力。

半月板完全切除后的效果往往是在早期较满意，若干年后其满意率逐渐降低。主要有以下 3 个方面的问题。

1. 关节退行性病变　半月板切除侧的股胫关节在术后数年即开始有所表现，如关节间隙狭窄、胫骨髁硬化及股骨髁扁平等，而外侧者多较内侧者明显。有些患者甚至出现髌股关节的退行性变。由于外侧半月板对载荷传导的作用较内侧者明显，因此当外侧半月板切除后发生关节退行性病变的机会及时间均较内侧切除者为多、为早。

2. 膝关节不稳定 半月板切除后除因本身作为楔形填充物形成的稳定作用丧失外，还有可能引起韧带或关节囊韧带的继发松弛，出现不稳定。但必须在手术时注意探查交叉韧带是否已有损伤，以便及时修补，避免在切除半月板后使不稳定明显化。

3. 慢性滑膜炎 术后产生慢性滑膜炎的原因有：①术前原已存在，又在滑膜炎未消退的情况下进行手术切除；②术中操作较粗暴或较困难，尤其是为了扩大视野而以拉钩用力牵拉，往返摩擦，更易造成术后的滑膜反应；③术后关节存在较大的血肿，吸收较慢；④术后过早过多地进行膝关节伸屈活动，而不是以股四头肌的等长收缩为主。

术后发生关节积液，除非张力很大，一般不宜穿刺抽液，而应加强股四头肌的抗阻力等长收缩，避免做膝伸屈运动，晚负重。如处理不当会长期积液而很难消失。

半月板部分切除是否真正可减少或消除全切除后晚期的不良后果？20世纪90年代以来的文献已渐有反映。Eagger等对284例曾行半月板部分切除的患者，于平均53.5个月后随诊的放射学结果表明，内侧部分切除者38%有明显骨关节炎改变，外侧者则有24%。年龄在40岁以上者更为突出。可见，即使是部分切除术，也尚未成定论，仍需长期随诊及严格的分析。目前认为，半月板无论全切除还是部分切除或其他术式，影响其预后的因素主要有：①有无合并损伤或病理改变如韧带损伤、软骨蚀损、退行性骨关节炎等；②伤后时间长短，症状是否严重；③术前是否已存在慢性滑膜炎，股四头肌萎缩是否明显；④患者的职业及术后在康复方面的要求；⑤手术操作是否轻巧熟练，损伤大小如何；⑥术后患者是否有指导地、合乎要求地积极锻炼。

第五节 半月板损伤的研究进展

骨科医师已认识到半月板切除后，晚期发生骨关节炎的原因主要是由于膝关节载荷传导紊乱，并自20世纪70年代开始，逐渐改变传统的全切除法。一些新的处理方法，如半月板缝合术、部分切除术已在临床应用。但这仅属技术上的改进，大量问题尚待解决。20世纪80年代，国内外骨科学界在这方面进行了一些研究探讨，提供了若干线索。有些已开始试用于临床。

实验研究可归纳为3个途径：一是促使裂伤愈合，以保存原有半月板的功能；二是寄希望于半月板再生，以恢复膝关节的正常载荷传导；三是异体半月板移植，以取代原有的半月板。

由于犬膝半月板的组织结构和细胞形态与人相似，适于作为研究半月板损伤的动物模型，国内有关实验一般在犬后肢上进行。此外，犬外侧半月板在长度、厚度和宽度上较内侧为大，而中国人的半月板损伤多发生于外侧，因此大部分实验研究均以外侧半月板为模型。

一、促使半月板裂伤愈合的实验研究

中国人半月板血液供应较西方国家报告者略宽，儿童血供可达半月板周缘60%，成人则有20%～30%。边缘撕裂者无论缝合或仅行石膏外固定一般均可愈合。二者比较，后者的愈合面积较大，抗拉强度较高，纤维排列更加整齐。而未经固定者也可获得愈合，但不及固定者效果好。位于无血运区的裂伤不能自然愈合，如自滑膜缘向无血运区的裂伤做成通道，渗出的血液填充于通道及裂伤内，通过血肿机化而使裂伤愈合。为使半月板不致因附加的通道更加不稳定，通道可仅占半月板外缘厚度的一半，胫侧面一半保留，但如此构成的通道由于渗血较少且不易充分引入裂伤内，故只能使通道及邻近的裂伤部分愈合。

张中南等以山羊为模型，用环钻自半月板的滑膜缘向无血运区的纵形裂伤钻成通道，同时对裂伤缝合，裂伤的愈合率远远高出单独缝合或钻孔者。缝合可使裂伤局部稳定。高继宗等自犬的半月板滑膜缘向无血运区陈旧性（3周）纵形裂伤作成通道，其厚度仅及半月板边缘的一半，以保持其相对稳定。再自相应部位翻转一条滑膜瓣植入通道，直达裂伤缘，缝合固定之。观察其进程与单纯缝合、单纯通道两组对比，发现只有带滑膜瓣组于4.5个月时裂伤全部愈合，为软骨样致密结缔组织。1年时已演变为纤维软骨。滑膜瓣的植入可有两种作用。其一是直接将结缔组织填充于裂伤内，缩短了组织愈合时需要生长的距离，使相对有限的组织的再生能力得以充分利用；同时手术刺激也有"激活"滑膜结缔组织中未分化的间充质细胞的作用，使其分裂繁殖形成纤维细胞、成软骨细胞等而使组织愈合。其二是由于血运丰富的滑膜游离端血液渗出、机化后可促进滑膜与裂伤部分愈合。半月板新鲜损伤时即刻手术修复的机会，在临床上是难以获得的。因此，对陈旧性裂伤愈合的研究更有实际意义。

以滑膜瓣填植修复裂伤在临床上已有报道。Kimura（1995）报道了32例无血运区的半月板裂伤，7例加滑膜填植，全部愈合。但在技术上有较大的难度。滑膜缝合固定不易掌握，裂伤位置靠后部者尤其困难，有待于在关节镜下开展。

Arnoczky（1988）用狗的半月板裂伤为模型，以淤血块填入裂伤内修复半月板获得成功。裂隙经纤维结缔组织增生而最终成为纤维软骨。但和邻近的正常的半月板在形态学上仍有区别。此后，Henning（1990）、Swenson（1995）等已先后应用于临床，取得较好效果。取患者静脉血60～80mL，搅拌5～10min，注入特备的玻璃管内形成柱状淤血块，并植入待缝合的半月板裂隙内再将缝线拉紧。Henning报道的一组病例中，半月板无血运区裂伤经植入血淤块的修复，愈合率从 59% 提高到 92%。

以上实验表明，半月板修复达到愈合的关键是稳定与血运。

二、半月板再生与关节软骨退变之间关系的实验研究

半月板在全切除后，如果可以再生，并具备原有的性能，则膝关节载荷的传导紊乱或可避免。因此，研究半月板能否再生、如何再生、再生物所具备的性能如何，必须同时观察相关部位的关节软骨是否出现退变，二者的关系如何？

在成年犬，3 年实验组的结果表明，半月板在全切除后可以再生，但却不足以防止关节软骨退变的发生；全切除组的再生物在外形及组织成分上均与正常半月板难以区别，而扫描镜下可见其结构不及后者完善。位移检测也表明，即使是术后 1.5 年的再生物，其生物力学性能也远不及正常者，位移迅速而峰值低。这表明半月板的延展性能已大幅减退，从而难以满足将股胫关节完全不吻合曲面转化为轻度不吻合曲面的需要。更重要的是，关节软骨的退变早在术后 1 个月即已出现，且均在原无半月板覆盖的裸区以及在运动中与之相应的股骨髁。前半部切除组在切除部位始终仅有少量肉芽组织部分向致密胶原结缔组织演变，而关节软骨的退变则极其轻微。Teflon 网植入组是以 Teflon 网卷成松散的圆筒，并将其植入切除的半月板原位，边缘与滑膜缝合。当嵌于外侧间隙时，即随股骨外髁的外形而自然成为楔形填充。植入的目的是观察能否藉此支架形成再生物。但此组的再生进程极为缓慢，而且网间的组织显然不如网周的组织演变得完善。同时关节软骨的退变既早又严重。成年犬的实验表明，半月板再生的条件除去滑膜血运及关节液双重营养来源外，不断承受生理应力的刺激则是另一起作用的因素。部分切除组，其保存的后半部半月板仍有作用，使前部修复的组织不用承受两髁的压应力。Teflon 植入组，其纤维在组织修复过程中，取代再生中的半月板而承受了大部分的压应力，因此均远不及全切除组的修复迅速且完善。总之，半月板虽可再生，但再生物的结构及性能却长时期达不到正常的标准，不足以防止晚期骨关节炎的发生。

幼犬半月板切除后的演变则有所不同。虽然二者均有修复及关节软骨退变，但其修复长期停留在致密胶原结缔组织阶段，且外形细窄，呈索条状，不是再生物。而关节软骨的退变则更早、更严重，胫骨髁区尤为明显。最重要的差别是幼犬关节软骨邻近退变部位的增生性反应十分活跃，由退变中心向胫骨外髁边缘延展，增生部分的外形极似已切除的外侧半月板。

幼犬关节软骨退变之所以更早更严重，主要是其软骨基质的网状拱形结构不及成年犬者成熟坚韧，半月板全切除后，受到过于集中的压力，特别在髁区，软骨自然极易遭到破坏。软骨细胞具有增殖及合成基质的能力，在受到刺激时更加旺盛。这种增生性反应只可

能向存在一定空间，且较少承受应力的区域进展。髁区的退变部位持续受到过高的压应力而无从增殖、修复，因此增生只有向外侧切除半月板后的空间扩展，从而形成近似半月板状的骨软骨赘。从其增生的过程和趋向看，反映了由透明软骨向纤维软骨的演变过程，而且在外缘已完全具备了纤维软骨的结构，由于幼犬这种迅速而活跃的增生反应，加以胫骨外髁的增殖组织受到运动中持续的模造，即形成了原半月板与股骨外髁之间的对合关系。自滑膜形成的"再生物"已无从发展而停滞不前。无论是幼犬半月板切除后以胫骨增生或成年犬以半月板再生为特点的演变，其共同的实质是在外形上形成与半月板相似的结构，以填充半月板切除后遗留的空间。两种方式都有效地扩大了接触面，在一定程度上减缓了切除半月板造成的完全不吻合曲面所导致的严重载荷传导紊乱。这种适应与代偿显然是十分有限的，不足以阻止骨关节炎的发展。贺力等（1993）曾以家兔为实验动物，在切除半月板后，取相邻部位带蒂滑膜瓣植入原半月板处。发现半月板不仅可以再生，而且其形态、质地明显优于未植入滑膜者，再生也较快。同时，关节软骨退变也不明显。可见滑膜植入有促进半月板再生的作用，为防止关节软骨过早过重地发生退变带来一线希望。

三、异体半月板移植的实验研究

目前，半月板一旦撕裂十分严重而不能保留时，仍需采用完全切除。因此，半月板移植或人工置换的研究自然会引起学者们的兴趣。在已往的有关报道中，经冷冻等方法保存的异体半月板，其内的软骨细胞均坏死，或是经过滑膜包裹、血管长入、成纤维细胞增生及胶原纤维重新产生的渐进过程而被塑形改建。贺力（1992）报道的异体半月板移植是将异体半月板置于培养液内2周后植入膝关节内，前后角及边缘均予以固定。其边缘与滑膜愈合，前后角均有血管长入，而且细胞始终处于存活状态。在长达6个月的观察中，移植半月板的软骨细胞不仅存活，而且有合成及分泌的功能，胶原纤维排列和结构也未见异变。移植半月板与滑膜的迅速愈合从而重新获得血运，是软骨细胞继续存活的保证，它与来自关节液的营养同等重要。此外，观察中始终未见以淋巴细胞和单核细胞为主的浸润，移植物也始终未见破坏，表明其在免疫学方面是可行的。

半月板移植的主要目的是取代原有的半月板，以发挥其稳定关节、传导载荷等重要作用，从而防止或推迟骨关节炎的形成。实验显示，关节软骨的退变依然出现，但却极少见于髁区，而是出现在胫骨平台移植半月板的覆盖区。这表明移植的半月板已能起到代替原半月板功能的作用。而覆盖区下的软骨退变则显然与移植的半月板不稳定，造成半月板与胫骨平台之间的异常磨损有关。因此，选用外形及大小较为接近的半月板，改进固定方法，尤其是后角的固定，以保存期较短的异体半月板进行移植，在临床上是可行的。

第十六章　盘状软骨

盘状软骨一般指盘状半月板，在中国为一常见膝部疾患，由于软骨形态上的异常，当膝关节运动时会出现一系列的不适应，而发生弹响、弹跳、疼痛等膝关节症状。这种不适应，不仅能造成盘状软骨自身的各种类型的损伤，也可以引起关节软骨面的磨损，甚至股骨外髁的骨软骨骨折，从而造成膝部更严重的症状。

近年来，随着认识的深化，对盘状软骨的治疗有了根本的改变，但仍有许多问题有待进一步的探讨。

第一节　盘状软骨的发生率及病因

不同的地区、不同的人种盘状软骨的发生率有着明显的差异。英、美等白色人种中，盘状软骨的发生率小于 5%；而瑞典的发生率则明显低于北美及苏格兰，Albertsson M（1988）的报道仅约 0.4%。黄种人的盘状软骨发生率较高，在日本为 16.6%（Ichenchi），在韩国为 12.5%（Sung-Jae Kim 1995）。中国人盘状软骨的发生率各文献报道不一，为 16.0%~46.4%，范围较大，其均值为 30.2%，较其他国家和地区为高。

盘状软骨多为外侧，内侧者鲜见。盘状软骨患者的就诊年龄多在儿童和少年时期，其次为青年。Barners CL 1988 年报道了 1 例 6 个月婴儿，而我院见到的年龄最大者为47 岁。

盘状软骨究竟是何种原因所造成，至今仍不清楚。Smillie（1948）提出"先天性盘状软骨说"——在胚胎发育的 8~9 周，膝关节已初具形态，但股骨与胫骨间被一完整的软骨板间隔，关节成为上、下两个间隙。随着交叉韧带的发育，软骨板的中心部位逐渐吸收而形成内、外两个软骨板，继续发育的结果是两个软骨板的中心部位完全吸收而成为内、外两个半月板。Smillie 认为，发育过程停滞在内、外软骨板的阶段是盘状软骨的成因，而胎儿的特殊体位（屈膝内翻）使股骨外髁对软骨板的压力小于内髁，不利软骨板中心部位的吸收，因而盘状软骨自然就多见于外侧。1957 年 Kaplan 提出从比较解剖学研究看，除鸟类有环形半月板外，种系发生过程中并无盘状软骨，而人体胚胎发育过程中也没有盘状软骨阶段，他认为盘状软骨是由于后角附着点缺如，仅有增粗的 Wrisberg 韧带相连，因而在膝关节中有异常的活动，经常受刺激，造成增生肥厚的结果。Ross 研究了人胚胎发育过程后也指出，并不存在盘状软骨阶段。Clark CR，Ogden JA（1983）解剖了 109 个 14~34 周的人胚，发现半月板在早期即呈半月形特征而不是盘形。周人厚教授也做了相似的人胚解剖，未见到盘状软骨。

伴随盘状软骨常有一些发育异常存在，如股骨外髁发育不良、胫骨外侧髁间棘（髁间前棘）发育不良、腓骨头高位、腓骨肌缺如、外踝形态异常，后角附着点异常（Kaplan 1957）约占 8.5%，内侧半月板前角附着点异常，前角至前交叉韧带有异常附着，约占 5.5%。

此外，盘状软骨家族性报道已不止一篇，De Lawbilly C 报道了一个家族的三兄妹均患有双膝外侧盘状软骨，经手术证实 4 个为完全型，2 个为不完全型。因此认为种系发生和个体发生上，虽然不好解释，但似乎与遗传因子有一些关系。

以上情况提示盘状软骨的发生是某些不明因素造成的后天生长发育异常。

第二节　盘状软骨的分型

盘状软骨形态多种多样，可以是盘形、方形肾形或逗点形；可以硕大厚韧，也可以是中心部甚薄甚至穿孔呈环形。早期的分类是 Smillie 所建立，他将盘状软骨分为 3 类：①原始型，盘状，厚韧；②中间型，介于原始型和婴儿型之间；③婴儿型，体部增宽加厚，前后角正常。

以后由于先天成因说遭到质疑，Smillie 又将其分为下面 3 型：①硕大型，即原始型，厚而大，盘形将股骨髁与胫骨髁完全间隔，此型临床最为常见；②中间型，介于硕大型和类正常型之间，不典型盘状，体部中间有横形嵴状增厚，其前后均凹陷；③类正常型，近似正常半月板，但体部增宽。

比较合理的分型是 Watanabe 的分型，他将盘状软骨按形态及特点分为：①完全型，厚韧的盘形；②不完全型，不典型的盘状；③半月板股骨韧带型，即盘状软骨的后角缺少胫骨的附着点，而仅有增粗的 Wrisberg 韧带相连。

第三节 盘状软骨的临床表现和诊断

一、临床表现

1. 弹响和弹跳 盘状软骨中此症状的出现率最高，约占95%。随着膝关节的伸屈活动而出现的弹响较半月板损伤时出现的弹响声更响亮而音调更低沉，多在伸膝的最后30°和屈膝超过90°时出现，并伴有小腿的瞬间弹动称为弹跳。

正常的半月板，随着膝关节的伸屈，以前后角附着点为固定点，做前后的活动。膝关节伸直时，半月板向前移动；膝关节屈曲时，半月板向后移动，其移动幅度在内侧半月板为6mm，在外侧半月板为12mm。造成这种活动的主要原因是在伸屈过程中，半月板受到股骨髁的被动推挤所致。当然，附着在内外侧半月板前后角的髌骨半月板韧带、半膜肌肌腱、Wrisberg韧带、腘肌肌腱等也有主动牵拉半月板前后移动的作用。

盘状软骨，特别是硕大型者，由于过于肥厚，当膝关节伸直到一定程度时即充填于关节间隙前侧，不能继续前移，如膝关节继续伸直，股骨髁乃越过软骨阻挡，而将盘状软骨突然挤向后方，于是出现了弹响和弹跳，从而完成了膝关节的伸直动作。反之，当膝关节屈曲到一定程度时，盘状软骨充填在关节间隙后侧，当膝关节继续屈曲时股骨髁越过盘状软骨的阻挡并将其推挤向前侧，于是再度出现弹响和弹跳，同时完成了完全屈膝的动作。这种不同于生理活动的反向运动，不仅可以在手术中直接观察到，它也影响膝关节瞬时运动中心，从而可由瞬时运动中心的变化来得到反映。正常状态下，膝关节屈伸过程中，由于关节固有形态的制约，使瞬时运动中心不停地变动，各瞬时运动中心的连线恰是一条渐曲线。

在盘状软骨的膝关节，所测得瞬时运动中心都有极明显的改变，这种改变又恰在发生弹响、弹跳的屈伸度上。此种改变表明在该角度上，膝关节的运动遇到了一个阻碍物因而偏离了正常的瞬时运动中心，出现了跳跃现象。

2. 关节疼痛不适 约70%的患者主诉有关节疼痛，并多在弹响、弹跳时伴随出现。疼痛程度较半月板损伤者轻，有些仅为不适感。

若盘状软骨发生破裂，滑膜会有相应反应，关节肿胀，此时疼痛较重，并可持续若干天，直至急性反应期静息。

3. 交锁 约40%患者有交锁病史，交锁多在相对恒定的方位出现，且能自行解锁。此体征多出现在盘状软骨合并撕裂者。

4. 打软腿 约30%患者出现打软腿。一些股四头肌并无萎缩者也可出现，因此打软腿可能不是股四头肌肌力不足所致，而与关节活动中瞬时运动中心突然变动，肌力来不及做相应调整有关。

5. 伸直受限　约20%患者有此体征。应注意的是，少数盘状软骨患者仅以此征就诊而无其他症状和体征，应结合其他辅助检查，以免漏诊。

6. 过伸痛和全屈痛　约20%的出现率，常是合并滑膜炎的结果。

7. 股四头肌萎缩　约58%患者有股四头肌萎缩，与膝关节疾患引起的股四头肌萎缩一样，以股四头肌内侧头为重。

8. 关节间隙压痛　出现率约为75%。

9. 侧卧挤压试验　其阳性率达94%，向患侧卧，利用小腿的重力，挤压膝外侧间隙，同时做膝关节的伸屈活动即可引出弹响和弹跳。如盘状软骨硕大肥厚，侧卧挤压时反而引不出弹响和弹跳，而仅表现为不能伸直。此时如向健侧卧，利用小腿的重力，加大膝外侧间隙，即可引出弹响和弹跳。

10. 旋转挤压试验　95%的患者旋转挤压试验阳性。

二、诊断

具有典型的症状、体征的盘状软骨，临床诊断并不困难。不典型者可依据一些辅助检查来明确诊断。

1. 膝关节 X 线检查　膝外侧间隙增宽，胫骨前棘的发育不良，腓骨头高位等常伴随盘状软骨出现。

2. 膝关节造影　利用空气或碘剂注入关节腔，由于透 X 线程度不同而与软骨形成对比，呈现出软骨的形态来作出诊断。为增加阳性率可同时使用空气和碘剂，即所谓双重造影。关节造影简便、便宜，对没有昂贵设备的基层医院是适宜的。

3. CT 和 MRI 检查　CT 成像可显现盘状软骨的形态及损伤的情况，帮助不典型病例的诊断。MRI 可以清晰地显现关节结构的各层次，但是检查费用高。

4. 关节镜　使用关节镜，可于直视下检查半月板的形态及损伤情况，故能直接作出诊断，同时也可在镜下进行盘状软骨的切除或改形，是现代的诊治手段。

第四节　盘状软骨的治疗

多年来采用盘状软骨切除术治疗此种疾患，虽然能消除由于盘状软骨的非生理性活动引起的一系列症状和盘状软骨反向运动带来的水平剪力，但并未从根本上恢复膝关节的正常生物力学状态，这是因为盘状软骨切除一如半月板切除，切除后膝关节接触面积较正常时大为减少，而这正是造成关节退行变的原因。

20世纪80年代以来，盘状软骨改形术已逐渐推广普及。所谓改形术（或半月板成形术），即是将盘状软骨修改为近似正常半月板形态，这不仅消除了盘状软骨在关节内的非生理性活动引起的各种症状和体征，消除了反向运动所带来水平剪力，还保存了半月板传导载荷的功能，使膝关节的生物力学状态接近于正常状态，为防止晚期关节退变，奠定了生理基础。

盘状软骨改形术，采用髌旁斜切口4cm，切开皮肤皮下，经过髌腱扩展部、滑膜进入关节，显露盘状软骨的股骨面。以特制双刃钩刀推切或拉切，将盘状软骨修整成正常半月板形态，其股骨面切除要多，使呈斜坡状以适应股骨髁的形态；体部最宽处不得超过1cm，以免术后仍有弹响。

盘状软骨如为Wrisberg型，改形后由于后角不稳定（缺少附着点），增粗的Wrisberg韧带会在屈伸活动中带动后角做前内向和后外向的活动而出现弹响，因此不宜做单纯的改形术，而应同时松解Wrisberg韧带，并重建后角附着点。

第五节　膝外侧盘状软骨合并股骨外髁骨软骨骨折

外侧盘状软骨合并股骨外髁骨软骨骨折，是一种严重的合并症，其对关节造成的损害，远较单纯盘状软骨者为重，所幸其发病率较低。

正常的半月板有着重要的生理功能，做为一个粘弹性体，它可对冲击力起缓冲、吸收作用；半月板尚能搅拌和分布滑液，润滑和营养关节软骨；半月板也是膝关节稳定结构的一部分，这不仅是因为半月板的楔形充填加深了胫骨髁的凹面，而且与前后交叉韧带共同组成了膝关节的"8"字形稳定结构；更重要的是，半月板在股骨和胫骨之间传导着压应力。实验证明，当载荷为1/2体重时，膝外侧完全由半月板承重。当载荷逐渐增加时，半月板在压力下发生形变，膝关节接触面加大，股骨髁和胫骨髁开始接触，如是，半月板使股骨髁和胫骨髁形成的不吻合关节变为一相对吻合关节或轻度不吻合关节，成为理想的传导载荷的曲面关系。半月板的这种作用，使膝关节的最大压应力与压强较为接近。

半月板为盘状时，膝关节接触区会发生很大变化，与股骨髁的关系有如一球面置于一平面上，因此其接触面积大为减少，在有载荷的情况下发生形变，使关节成为相对吻合关节面的作用大为减少，以致最大压应力远高于压强。

此外盘状软骨对其"反向"运动也会给外侧关节间隙带来一个水平剪力。这种高于正常的压力和水平剪力联合作用的结果是使股骨外髁后部经常受到切削力，这是造成股骨外髁骨软骨骨折的原因。

一旦发生股骨外髁骨软骨骨折，会立即引起关节疼痛、肿胀，关节活动受限，关节间隙有明显的压痛。此时关节内骨折的症状掩盖了盘状软骨的症状。

X 线检查是必须的，侧位片上会显示出股骨外髁后部的骨质缺损。游离的骨折块由于软骨部分多于骨质部分，所以 X 线摄片上骨折块要比实际小得多，应仔细读片。骨折块多存在于髁间部分。

此种骨软骨骨折较大，直径一般为 3.5~4.5cm，半球形，故应予复位，松质骨螺钉固定（埋入软骨下），治疗同时应将盘状软骨改形，术后早期活动关节，会获得较好的功能结果。

第六节　盘状软骨的形态学及发生学探讨

膝关节半月板的楔形充填形成的成臼作用及半月板本身具备的延展性使膝关节成为轻度不吻合曲面，达到了载荷传导的理想要求。显然，盘状软骨的存在无法满足膝关节运动的生理要求，甚至会引起载荷传导紊乱。

对盘状软骨形态学的研究，有助于了解盘状软骨造成膝关节载荷传导紊乱的机制，并为其发生学提供一些参考依据。

一、盘状软骨的形态学

肉眼所见：盘状软骨呈类圆形，灰白色，质韧硬，表面有光泽。其股骨面无肉眼可见的磨损、裂纹或破裂。胫骨面稍隆起，有灶性磨损区域，尤以相当于胫骨髁区有更明显的磨损。有时，在盘状软骨的体部有水平撕裂。

光镜所见：盘状软骨的大部分由成熟的致密胶原结缔组织组成，胶原纤维成束。在盘状软骨的滑膜缘，胶原纤维束与滑膜缘平行走行。游离缘的胶原纤维束排列紊乱。整个盘状软骨散在灶性肉芽组织以及胶原纤维向纤维软骨分化的区域。盘状软骨有较丰富的毛细血管，尤以其边缘部位更多，有时可见成丛的毛细血管。但在纤维软骨分化的区域，血管甚少，甚至消失。

扫描电镜所见：盘状软骨的股骨面，胶原纤维排列不规则，并有大量高电子致密度的圆形微粒，可以认为这种微粒是关节软骨或盘状软骨磨损后的脱落物。盘状软骨的截面可见纤维走向不同的 3 层结构。盘状软骨的胫骨面呈凹凸不平，大量肉芽组织形成。其前部

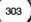

明显磨损，纤维断裂，并出现小裂纹。相当胫骨髁区者，有更多的龟裂及纵行裂口。

二、盘状软骨的生物力学性能

与正常半月板不同，盘状软骨的基本成分为致密胶原结缔组织，少量肉芽组织及不成熟的纤维软骨。盘状软骨的结构杂乱无章，它既无规则排列的环形纤维，又无放射状纤维。盘状软骨内含较丰富的毛细血管。

盘状软骨，特别是过于肥厚的盘状软骨，犹如一块相对均匀厚度的垫板衬于股骨与胫骨髁之间，它并没有改变原股骨和胫骨关节面的不协调性，也未能增加关节的接触面。盘状软骨组织结构的无序，使它在载荷传导过程中不具备延展性，也就不具备顺应性。所以，膝关节始终是一个完全不吻合曲面，造成最大压强大大超过平均压强，且过于集中，十分不利于载荷传导。从股胫关节软骨很快出现磨损也可证明这一点。

盘状软骨特殊的外形使膝关节在伸屈时产生非生理性反向运动，给膝关节外侧间隙带来一种非生理性的水平剪力，这种应力正是造成股骨髁、胫骨髁关节面磨损的原因之一，也是盘状软骨自身水平撕裂的力学基础。另外，盘状软骨的外形也不利于保留滑液，又因幼时就出现的软骨表面磨损，均加剧膝关节活动的不润滑性。这种不润滑性将加速关节软骨的退变。

三、盘状软骨的发生学

如此不利于载荷传导的盘状软骨的外形及组织结构，究竟是先天性的（在胚胎发育中形成的）还是出生后受到某些因素影响而造成？既往学者们研究的结论各异。为此，笔者收集了16例（32膝）死胎的膝半月板。胎龄从16周至足月，进行光镜及扫描电镜观察。发现其中15例（30膝）为半月板。半月板呈灰白色，质韧，表面光滑有光泽，截面呈楔形，酷似成年半月板。1例为畸形。光镜下，16周胎龄半月板由致密胶原结缔组织组成。随着胎龄的增长，半月板滑膜缘的胶原纤维逐渐分化为纤维软骨，至足月胎龄为成熟的纤维软骨，并已有序排列。而半月板的游离缘，自16周胎龄起出现透明软骨，直至足月胎龄才开始演变为纤维软骨。

扫描电镜下，足月胎龄半月板外形酷似成年者，半月板的组织结构也有序化，除了规则的环行纤维外，在前角开始出现放射状纤维束。而在游离缘，部分胶原纤维束与半月板纵轴垂直走行，该处证实为透明软骨。

笔者观察到1例26周胎龄的胎儿，其右膝关节严重畸形，包括膝半月板缺如，胫骨平台内外髁未形成而为单髁以及髌骨异位于胫骨内侧。其左膝内侧为近似圆盘的盘状软骨。该盘状软骨的中央部分极薄，它由致密胶原结缔组织及极少量纤维软骨组成。

基于以上观察，笔者认为盘状软骨的成因可能由先天性和后天性等多方面的因素参与。根据滑膜关节的发生学，它是由形成关节的两块骨之间的间充质分化而成。间充质的中央部退化形成关节腔，被覆在关节囊内表面的间充质细胞分化成为滑膜。滑膜关节的发育早期遗传因素起重要作用，而发育后期外在因素起重要作用。如骨骼肌收缩产生的机械作用对关节腔的形成、关节面的形状以及关节腔、关节囊、韧带的维持都很必要。那么，半月板作为膝关节内的一个重要组成也必然会受到以上两种因素的影响。

笔者观察到 16 周胎龄的半月板已具有成年半月板的外形，说明此时已完成半月板的生长雏型。因此，该例 26 周胎龄的盘状软骨强有力地支持盘状软骨可由先天因素所致。然而，盘状软骨组织结构中富含血管的肉芽组织、纤维组织及纤维软骨等各种成分，恰恰是肉芽组织成熟并在接受膝关节应力后的演变过程。与正常胎儿半月板相比，可以认为盘状软骨是由于出生后受到某些原因所致的膝内创伤或膝关节不协调而导致组织增生的结果。根据一般规律，增生组织会沿着股胫关节的空隙生长而形成一圆形填充的增生物。增生的组织无法接受到正常膝关节应力的作用，因此，它不能演变为纤维软骨。王亦等曾报道，将犬半月板切除而置换以圆盘形的 Teflon 代用品，增生的肉芽组织很难演变为纤维软骨。

四、盘状软骨治疗方法的形态学依据

盘状软骨治疗方法的形态学依据应为恢复半月形的外形以及有序排列的纤维软骨结构。盘状软骨通过手术改形为半月板。改形后的半月板有可能接受到膝关节的正常应力，从而使原来无序的胶原纤维向纤维软骨分化并部分有序化。这就大幅增加了股胫关节的稳定性，扩大了其接触面，获得了一定程度的延展性，使膝关节在载荷传导过程中，由完全不吻合曲面成为轻度不吻合曲面。当然，改形后的半月板的组织结构能有序化到什么程度，目前尚没有从组织学得到验证，只有从长期临床随诊时进行观察。王亦璁等的实验研究证实这种演变的可能性确实存在。

至今为止，盘状软骨改形术仍不失为一种较理想的治疗方法。并且认为，一旦发现盘状软骨，越早手术越好。

第十七章　膝关节原发良性骨肿瘤

第一节　骨软骨瘤

软骨瘤又称外生骨疣，是一种多发于长骨干骺端的骨性隆起，起源于软骨生长板的外围，是一种骨与软骨形成的发育畸形，还可见于具有软骨生长的任何骨上。这是一种最常见的骨原发肿瘤，约占骨原发肿瘤总数的20%。在所有骨肿瘤中仅次于转移性肿瘤排在第2位。骨软骨瘤患者有单发和多发之分，单发患者占绝大多数，单发与多发的比例为（8~10）：1。多发患者常有家族史，为常染色体显性遗传，遗传性的多发骨软骨瘤又称骨干骺续连症或家族性骨软骨瘤综合征。

骨软骨瘤形成于骨成熟前的任何年龄，最初发现年龄一般在5~15岁，男性多于女性。凡软骨化骨的部位均可发生骨软骨瘤，多见于四肢长骨的干骺端，和躯干的上下肢带骨。膝关节上下最为常见，其次是腕关节、踝关节、肱骨上端和股骨上端。手足的小骨少见，骨膜化骨的部位不发生骨软骨瘤。

一、临床表现

通常表现为关节周围生长缓慢的、无痛性的、质硬的包块。部分患者在剧烈活动时或疲劳活动后有患部的疼痛和酸胀不适。症状的产生多与肿块对周围软组织的机械压迫有关，长时间的摩擦和压迫可使患部发生滑囊炎，也可引起疼痛。偶然情况下，外伤造成的窄基型骨软骨瘤的蒂骨折，也是引起突发疼痛的原因之一。较大或较浅部位的包块对外观的影响也是患者前来就诊或要求治疗的一个重要原因。在成人，无外伤突然出现的疼痛和包块增大常预示着有恶变的可能。

家族性骨软骨瘤综合征常表现为各长骨端和关节周围的包块。患者多矮小，经常伴有Madelung畸形、桡骨头脱位、膝外翻等多种畸形。

二、影像学检查

典型 X 线表现是长骨干骺端的骨性隆起，隆起方向多与关节方向相反，肿物表面光滑或有菜花状的软骨钙化。肿物包绕的皮质骨完整并与宿主骨的皮质相连，肿物包壳内的松质骨与宿主骨髓腔松质骨相通。骨软骨瘤外形多样，一般可依其蒂部的情况分为窄基型和阔基型。CT 可以更进一步地显示肿瘤与宿主骨的皮质和髓腔的关系，皮质的完整性，软骨帽的厚薄及钙化情况，以及与周围结构和血管、神经的关系。

在成人，骨软骨瘤表面部分的迅速增大，表面皮质的破坏和不连续，CT 示软骨帽的增厚和软组织肿块的形成，同位素骨扫描时软骨帽同位素摄取量的增加，都是考虑骨软骨瘤恶变的有力佐证。

三、病理表现

骨软骨瘤的大体标本为骨性包块表面被覆着一层半透明的软骨组织，表层可能覆盖与相邻组织之间间隔的纤维膜。骨软骨瘤在生长阶段软骨帽较厚，可达 5~10mm，而成熟的骨软骨瘤，软骨帽厚度平均为 3~5mm。关于软骨帽的厚度与肿瘤活跃程度的关系，一般认为骨软骨瘤的软骨帽厚度不应超过 10mm，而若超过 25mm，则高度怀疑恶变。

镜下，生长期的骨软骨瘤的软骨帽由柱状排列的软骨细胞构成。其下是肥大细胞层、退变的基质钙化层和骨小梁。软骨帽和骺板的生长机制很相似。

四、治疗及预后

肿瘤的去除当以手术方法切除，但不是所有的骨软骨瘤都必须切除，手术的适应证为：①肿瘤的原因造成局部的疼痛不适和功能障碍；②为纠正畸形和预防将要发生的畸形；③肿块较严重地影响了患者的外观；④怀疑有恶变的倾向；⑤发生在扁平骨，特别是骨盆和肩胛骨上的骨软骨瘤，恶变的概率较高，可能的情况下应予切除。

骨软骨瘤切除后复发的概率非常低，软骨帽的残留是复发的关键，所以其能否完整切除至关重要。而过去曾认为的必须将软骨帽外覆盖的纤维膜一同切掉的要求现在看来似可不必。

骨软骨瘤的预后主要与其所造成的畸形严重程度有关。

骨软骨瘤可以恶变，主要恶变为软骨肉瘤。单发骨软骨瘤的恶变率小于1%，而多发家族遗传性骨软骨瘤的恶变率要高得多，其单个瘤体的恶变率达 5%~10%。恶变为软骨肉瘤的病变须行广泛的大块切除，而当不能确定是否恶变时，就要进行活检。

第二节　软骨母细胞瘤

软骨母细胞瘤又称成软骨细胞瘤，是一种好发于骨骺的软骨来源的良性肿瘤，由圆形或多角形的软骨母细胞瘤样细胞构成。同时可见多核巨细胞。此病虽只占良性骨肿瘤的3%~5%，但在临床工作中并不少见。

此病绝大多数发生在骨骺闭合前的青少年，多家的统计显示，发生在20岁以前的软骨母细胞瘤占50%~70%。男性稍多于女性。好发于长骨的二次骨化中心，股骨最多，下端多于上端，胫骨上端和肱骨上端数量相近，这三骨的发病之和超过总数的80%。

一、临床表现

持续数月甚至几年的间断性关节疼痛是此病的主要表现，同其他肿瘤的常规表现不同的是，此种肿瘤大部分在疼痛的同时伴随着类似于关节炎症的表现，即关节的肿胀、积液、较严重的关节活动受限。这也是软骨母细胞瘤临床上区别于其他肿瘤的一大特点。

二、影像学检查

在长管状骨，大部分肿瘤发生在骺端。常见的发生在骨（骺）端的肿瘤有两种：一种是在骨骺闭合后常见的骨巨细胞瘤；另一种是发生在骨骺闭合前青少年的软骨母细胞瘤。它在骺端内呈圆形或卵圆形，位于中心或稍偏心，直径一般为2~4cm，少部分较大者可突破骺板。边缘清楚稍有硬化，近一半病例病变区内可见钙化点。少部分患者可见骨膜反应。在股骨上端有时可见肿瘤侵犯整个骨端，骨壳轮廓模糊不清，极易被诊断为恶性肿瘤。CT能清晰地显示病灶的大小、位置、钙化点的情况。MRI只是在显示肿瘤范围上有帮助。核素扫描显示摄取量增加。

三、病理表现

肉眼见肿瘤组织灰白色或粉白色，质软，松脆。不能直接看出它是否来源于软骨组织。比较容易从骨壳上剥离。肿瘤中可见出血、坏死和囊变。镜下所见到的肿瘤细胞为软骨母细胞，呈多边形，体积较大。核位于中央，深染，胞浆透亮，呈"铺路砖"样排列。肿瘤细胞间分布散在而多量的多核巨细胞和较成熟的软骨岛，软骨岛内有软骨细胞和少量的嗜碱性基质，在软骨母细胞周围有小的紫色钙化颗粒，称为"格子样钙化"。因以上特征，诊断较为容易，大多数病例根据冰冻切片结果即可诊断。

四、治疗及预后

大部分的软骨母细胞瘤为 2 期病变，所以主要的治疗是刮除为主，大部分需要植骨。2 期病变刮除后，复发率为 10%～20%。少数病变生长活跃，侵袭性强，为 3 期病变，刮除后复发率高，约为 50%。病灶破坏广泛者，有时不得已行瘤段截除手术。手术尽可能不经关节或髌板，以避免关节的污染和髌板的损伤。但有时很难避免或病灶已经损伤了髌板，则会造成不同程度的生长畸形。术前已有较长时间关节活动障碍者，要考虑到术后关节功能恢复的困难程度。放疗虽对本病有一定的作用，但也有引起恶变的危险。

第三节　滑膜软骨瘤病

滑膜软骨瘤病于 1867 年由 Barmel 报道，这是一种原因不明的疾病，发病率低。基本病理表现为滑膜的软骨化生或骨化。主要表现在滑膜内形成无数软骨或骨软骨性小结节，当小结节从滑膜上脱落下来进入关节腔就形成关节内游离体。软骨化生和骨化形成关节内许多游离体。

一、发病机制

在电镜下观察发现先有血管周围细胞集结在一基底膜上，以后出现软骨分化。形成的结节是成熟软骨，关节内游离体来自滑膜。

根据滑膜和关节内游离体的性质，将其分为 3 期：Ⅰ期为活动性滑膜内病变，光镜下可发现滑膜内软骨化生，但肉眼观察正常；Ⅱ期为过渡性滑膜病变合并滑膜软骨瘤及游离体，肉眼观察可见带蒂的软骨或骨软骨小体悬垂于滑膜组织，但未脱落；Ⅲ期滑膜病变静止，形成多个由软骨或骨软骨组织构成的游离体。

二、病理和临床表现

本病的病理表现多样，病变部位滑膜增厚，表面分布大小不同的结节。结节为软骨结节，周围有明显包膜。软骨钙化时，软骨基质中有钙化颗粒，具有成骨细胞增生，逐渐骨化，骨化后有时出现脂肪性骨髓。软骨细胞有时呈异型性或有双核，但这并不表示恶变。原发滑膜骨软骨肉瘤极其罕见。

本病多见于青年人或中年人。常为单关节受累，最常见于膝关节，但也可以发生于髋、肘和肩关节以及有关滑囊。病情可因外伤或感染而加重。

随着关节镜技术的普及与提高，近年来关节镜明显提高了本病的诊断率。关节镜检查的优点包括：关节镜可在近乎实体的情况下，直接观察关节内状况；关节镜具有放大作用，可在类似于低倍显微镜的放大情况下观察关节内组织结构，对于滑膜的细微变化、细小的游离体等方面具有其他检查不可替代的优势；关节镜术野好，可进入后关节腔等关节内各个部位，在关节镜指导下多点取滑膜活检，能提高诊断的准确性。

三、治疗

本病的治疗主要以手术为主。手术应将全部的游离体自关节内清除，同时切除病变的滑膜。全部切除滑膜很难做到，且手术后遗症，故并不主张。

关节镜手术切口小，创伤轻，术后康复快，可重复手术，术后基本不影响功能，符合现代外科微创手术的发展趋势。熟练掌握关节镜下操作技术，可到达膝关节腔的各个部位，取出数量很多的游离体，大块钙化游离体也可通过扩大切口而取出，因此是取出关节内游离体的首选方法。同时在关节镜下行局限性滑膜切除术，彻底清除异常的滑膜组织，可防止复发。因此，关节镜下游离体取出术加上局限性滑膜切除术是治疗本病的良好方法。

第四节　骨巨细胞瘤

骨巨细胞瘤是最常见的骨原发肿瘤之一，这是一种侵袭性强，组织学上富含血管，大量梭形、卵圆形的单核基质细胞间均匀分布着大量多核巨细胞的肿瘤。前人对该病的研究经历了百余年的历史，之前应用最多的名称是破骨细胞瘤。1940 年，Jaffe 分类中确立了骨巨细胞瘤的名称，并对该病进行了详细的描述，将其作为一种良性侵袭性肿瘤从众多相似组织学特征肿瘤中分离出来。WHO 将其定位为侵袭性潜在恶性肿瘤。它是单独的一类肿瘤，尚不能确定其组织来源。骨巨细胞瘤生物学行为表现为多样性，组织学表现与预后的关联性较差。局部易复发，也可以发生转移，肺转移为主且不少见，转移与肿瘤的组织学分级并不明显相关。但与其他高恶性肿瘤相比，骨巨细胞瘤的肺转移发生的少而晚，转移灶也生长缓慢。其他骨或软组织的转移偶尔也可看到。

骨巨细胞瘤自身无论在组织学上还是在临床表现上都呈现了较大的良恶性跨度，因此也出现了许多的骨巨细胞瘤的分级系统，其中最有代表性的是 Jaffe（1940）的组织学分级和 Campanacci（1975）的结合临床、影像及病理学的分级。Jaffe 分级在经过半个世纪以后，其对临床指导的不可靠性和病理医生认知的不确定性逐渐表现出来，此分级已逐渐被弃用。而 Campanacci 分级在临床工作中仍然具有重要意义。

世界范围内，骨巨细胞瘤都是发病率较高的原发肿瘤，在亚洲，尤其在中国，其发病率比西方国家高出数倍，美国 Dahlin 的统计，骨巨细胞瘤（包括良、恶）占所有原发骨肿瘤的 4.5%，日本骨科学会的统计占 10.7%，而在中国，据刘子君的统计，发病率高达14.9%，是美国的 3 倍多。

骨巨细胞瘤的男女发病率基本相等，各家的报道均无明显差别，国外的报道女性稍多于男性。发病年龄是本病协助诊断的特征之一，它通常发生在骨骺闭合以后的青壮年时期，高峰年龄为 20~40 岁，占发病总数的 70%，20 岁以前的患者约占 10%，而骨骺闭合前的患者，仅占 2%。

骨巨细胞瘤几乎全身各骨均可发病，最主要发生在四肢长管状骨的骨端，占 70%~80%。依部位排序一般为：股骨下端，胫骨上端，桡骨远端，肱骨近端，股骨上端，胫骨下端和腓骨上端。其中膝关节周围发病即可占总数的 50%。扁平骨中的脊柱和骨盆也是比较好发的部位，其中骶骨多于脊柱其他部位，脊柱略多于骨盆。

骨巨细胞瘤绝大部分是单发，多发（多中心起源）的骨巨细胞瘤比较少见。

一、临床表现

缓慢开始、进行性加重的疼痛是本病的最初症状，也是最主要的症状。疼痛病史一般可持续数月到半年甚至一年。疼痛由间断性逐渐持续时间加长。随着疼痛的加重，肢体邻近关节处可出现肿胀和肿块，压痛明显。肿块较大时，可有皮温升高，触之偶有乒乓球感，甚至出现静脉曲张。因肿瘤发生在骨端，靠近关节，肿瘤较大时势必影响关节的活动，严重时因疼痛原因关节处于被动屈曲位。尽管如此，除非发生病理性骨折，引起关节本身的肿胀和积液并不多见。病理性骨折并不少见，约占就诊患者的 10%。

骨巨细胞瘤一般并不引起发热等全身的症状，除巨大肿瘤可引起贫血外，实验室检查并无明显异常，碱性磷酸酶不高，红细胞沉降率不快。

二、影像学检查

长管状骨的骨巨细胞瘤发生在骨端（骨端闭合前的骨巨细胞瘤一般发生在干骺端，而非骺端），一般就诊患者的病灶极少小于 2cm，最常见为 5~7cm，治疗较晚者可达 10~20cm。肿瘤为松质骨内的溶骨性破坏区，大部分呈地图样改变，偏心生长，向所偏一侧膨胀，肿瘤的横径一般不小于纵径（即无沿骨干长轴生长的趋势）。溶骨区边缘一般较清楚，部分病例可有明显的硬化缘，硬化较好者可见"皂泡征"，无硬化缘者松质骨边缘往往可见筛孔样的改变。膨胀后的包壳可以很完整，也可呈断续状，部分侵袭性较强者无明显包壳，形成软组织肿块，但一般没有骨膜反应。

CT 在肢体骨巨细胞瘤主要目的如下。①看清肿瘤内部情况：实性成分与液性成分相混杂，CT 值接近肌肉，增强后强化明显。肿瘤区无残存骨，平片上看到的皂泡是包壳上骨嵴的投影；②看清骨包壳的厚薄、完整性、关节软骨下骨的情况，软组织包块和与血管神经关系的情况。在脊柱病变，CT 的优势更加明显，肿瘤的侵及范围，椎管内脊髓及神经根的受压情况，骶骨肿瘤的软组织包块及与盆腔脏器的关系均可很好显示。

在 MRI 的影像中，T_1 呈低或中度加强信号，T_2 呈高信号。MRI 除能三维地显示肿瘤及相邻结构的关系外，在显示髓腔病变范围，脊髓受压情况上有独特优势。

骨扫描对局部的骨巨细胞瘤来说没有明显的特异性，其意义在于除外多发病灶的可能。

三、分级

1. Campanacci 分级系统　可分为 3 级。

Ⅰ级（静止性）：病情平稳，症状轻微，肿瘤包壳完整，有硬化缘，肿瘤血运不丰富，组织学 1 级，约占 10%。

Ⅱ级（活动性）：介于Ⅰ级和Ⅲ级之间，组织学 2 级。此级最多。

Ⅲ级（侵袭性）：肿瘤发展迅速，易发生病理性骨折，破坏区边缘不清，没有包壳或仅剩少部分，肿瘤突破皮质形成软组织肿块，血运丰富，增强明显，组织学 2~3 级，占 10%~20%。

2. Jaffe 的组织学分级　主要是依据单核基质细胞所占的多少和其异型性情况，核分裂情况。此分级就肿瘤局部的生物学行为还是有较好的指导意义的，但它与转移情况和预后差异的相关性较差，使人们逐渐放弃了对它的使用。

四、病理表现

1. 肿瘤大体标本　肿瘤组织呈淡紫红色或黄褐色，质软松脆，其间可见出血、黄色的团块状坏死和大小不等的、内为棕黄色或紫红色液体的囊腔。当合并动脉瘤样骨囊肿时，可见较大的纤维囊壁及间隔完整的血腔。病变位于骨端，偏心，膨胀严重时，骨包壳可变得非常薄且骨性结构已不连续，此种包壳临床上可触及乒乓球感。更进一步肿瘤可突破包壳，形成软组织肿块，仅以假包膜与正常软组织间隔。肿瘤一般不侵犯关节软骨，但少见情况下，肿瘤可通过密切附着于骨表面的韧带和肌腱起止点向外播散。当大片的关节软骨下的骨质被肿瘤侵蚀时，关节软骨失去支撑，发生塌陷和扭曲变形，此时肿瘤的包壳还可能是连续的，并非通常的病理性骨折造成的肿瘤随出血蔓延到周围软组织中。

2. 肿瘤镜下所见　骨巨细胞瘤主要由单核的基质细胞和多核的巨细胞两种细胞构成。

基质细胞的分化和多少决定肿瘤的性质，所以骨巨细胞瘤的分级也是以镜下基质细胞的生物学表现为依据的。多核巨细胞所占比例并不一定，但大都分布均匀，其外形与包膜边界不规则，胞浆丰富，有时含空泡，每个细胞的体积与含核数目均有不同，可见含有数十或数百个核的巨细胞。单核基质细胞有圆形、卵圆形或梭形，核大，染色质少，可见核仁，核分裂少见。肿瘤组织富于血管，常见出血，血管内有时可见肿瘤细胞浸润，这可能是巨细胞瘤发生转移的原因。还可见纤维细胞，胶原纤维，泡沫细胞，新生骨和软骨组织，淋巴细胞浸润。

多核巨细胞是骨巨细胞瘤镜下的标志，但实际上组织学上含有巨细胞的肿瘤还有很多，诊断时需特别注意。它们包括非骨化性纤维瘤、软骨母细胞瘤、骨化性纤维瘤、软骨黏液样纤维瘤、骨母细胞瘤、动脉瘤样骨囊肿、甲状旁腺功能亢进棕色瘤、骨囊肿、纤维异常增殖症、骨肉瘤等。

五、鉴别诊断

骨巨细胞瘤高发，影像学表现上有其自己的特点，所以典型病例诊断并不困难，但实际工作中仍有大量不典型病例需与多种肿瘤相鉴别。常见的情况如下。

动脉瘤样骨囊肿常见于干骺端，但当其发生于或侵犯到骨端时，偏心和膨胀的情况易与骨巨细胞瘤相混。CT显示出的液平面对鉴别有帮助。

非骨化性纤维瘤虽然是皮质性疾病，但当其向骨内膨胀较大、达到对侧皮质时，与骨端静止或部分活动性的骨巨细胞瘤易混淆。但相对症状较轻，年龄较小。

软骨母细胞瘤和骨巨细胞瘤虽都发生在骨端（骺端），但因发病年龄的差别，肿瘤大小和关节症状的差别，区分不清的情况很少见。

当甲状旁腺功能亢进全身症状和骨质疏松还不明显时，骨端单发的棕色瘤易与骨巨细胞瘤、转移瘤、骨囊肿等相混，血钙和碱性磷酸酶的升高有助于诊断。

发生于股骨颈和粗隆部的骨囊肿或有囊性变的纤维异常增殖症，在临床上与骨巨细胞瘤相混淆最为常见，还经常是以病理性骨折为首发症状前来就诊。

高度侵袭性的或恶性的骨巨细胞瘤，同侵犯到骨端的毛细血管扩张性骨肉瘤、恶性纤维组织细胞瘤很易混淆，即便病理界也认为，过去诊断的恶性骨巨细胞瘤，可能大部分是恶性纤维组织细胞瘤。

骨端的转移瘤和与其有相同影像表现的骨髓瘤、骨淋巴瘤，与骨壳和硬化不明显的侵袭性骨巨细胞瘤相混淆，这种情况并不少见，全身骨扫描有时会有帮助，因为多发骨巨细胞瘤终究是少数。

以上为几种比较常见的混淆情况，任何一种肿瘤当其表现为不典型时，都有很大的可能性会出现误诊，经验并不能完全避免这种误诊发生，而骨肿瘤又是客观指标相对很少的肿瘤，所以活检就变得至关重要，不只是骨巨细胞瘤，几乎所有的骨肿瘤均如此。

六、治疗及预后

骨巨细胞瘤放、化疗均不敏感，外科手术是其最主要的治疗手段。骨巨细胞瘤生物学行为跨度大，外科手术的方式是依照 Enneking 的外科治疗原则来进行的。Campanacci 分级 Ⅰ级和Ⅱ级的患者，囊内切除和扩大至接近边缘的囊内切除是最常采用的方式，Ⅲ级肿瘤主要采用直接的边缘切除和广泛切除以降低其术后复发率。

长骨的骨巨细胞瘤早期的单纯病灶刮除后复发率一般在 40%~60%，20 世纪 80 年代以后，应用各种物理化学的方法来处理刮除后的肿瘤骨壳内壁，以期扩大肿瘤的刮除边界，其中包括酒精灭活、液氮冷冻、石炭酸涂抹、骨水泥填充等方法，这些方法能在刮除后的骨壳基础上进一步灭活深度达 1~2mm，有效地降低刮除后的肿瘤复发率。

原则上虽然如此，但在实际临床工作中，由于肿瘤临床分级的不确定因素较大，刮除和扩大刮除的掌握尺度不尽相同，所以刮除手术的适应证掌握和刮除术后的复发率报道差异较大。什么样的患者适合做刮除，什么样的患者需要做瘤段的切除，这是一个非常重要但又很难回答的问题。刮除手术保留原骨壳，关节的功能基本未受到破坏，术后保留了较好的功能。而瘤段切除手术，虽达到了边缘至广泛的切除范围，但无论是应用人工假体置换，或者异体半关节置换，或者灭活再植进行重建，其术后功能和近期远期并发症都较前者相差很多。

现在，经过对过去工作的重新分析和认识，以下情况均可行扩大刮除术：关节软骨没有严重受侵和破损；骨壳虽有较大的缺损或肿瘤突入软组织中，但手术过程中可完整将其切除；没有影响骨结构的病理性骨折。我们统计的复发率为 12.7%。

手术直接切除破出骨壳的软组织肿块后开足够大的骨窗，要达到能够直视到壳内各面，以不留刮除死角。刮除后高速磨钻的使用非常重要，不仅要磨去硬化边缘，还要尽可能磨去 1cm 以上的松质骨。再以大量水高压冲洗，以 95%酒精浸泡或以石炭酸涂抹骨壳，最大限度地去除和杀灭肿瘤残余。

重建时，软骨下骨缺失的关节面下要植入不少于 1cm 的自体或异体松质骨，之后填充骨水泥，骨壳缺损的骨水泥表面尽可能植骨以期将来有骨性覆盖。必要时加用适当的内固定。

手术时应注意以下事项。①开窗和使用磨钻过程中不要过于顾虑造成较大的骨缺损，降低肿瘤复发率是第一位的，肿瘤不复发才是功能发挥的最基本保证，一般情况下，缺损再大的刮除手术的术后功能也要强于瘤段切除后的功能；②降低复发率的主要手段是视野清楚地刮和磨，而不是各种物理化学的灭活方法；③刮除术中软组织被肿瘤污染是不可避免的，但术后软组织复发的却很少见。

瘤段切除术可达到边缘或广泛的外科边界，主要应用于Ⅲ级病灶及部分复发病灶，这些病灶骨破坏范围广，软骨下骨破坏严重，软组织浸润范围广，行刮除术难以达到要求的外科边界。

除腓骨上端切除后不需重建外，长骨端的骨巨细胞瘤瘤段切除后常用的重建方法有人工假体置换、异体半关节或1/4关节置换、关节融合、人工关节和异体骨复合置换、灭活再植等。

除零星报道外，骨巨细胞瘤尚无明显的化疗效果，即便是无法手术的患者进行的姑息性化疗，效果也令人失望。

虽然骨巨细胞瘤恶变的一个主要原因是放疗，但对于外科手术无法达到切除范围要求的患者，放疗仍有很大的意义，而且可能是控制疾病的唯一方法。这样的患者最终因放疗得到较好的控制也有很多实例。

第十八章　膝关节原发恶性骨肿瘤

第一节　骨肉瘤

骨肉瘤（osteosarcoma）是指成骨间叶细胞产生的原发恶性骨或软组织肿瘤。其特征为增殖的肿瘤细胞直接形成骨或骨样组织。

多数原发性骨肉瘤呈典型骨肉瘤表现，但有一些原发性骨肉瘤亚型，各有其诊断和治疗特性，与典型的骨肉瘤有所区别。虽然骨肉瘤亚型分型是从不同角度出发，如肿瘤发生的部位、恶性程度、组织学形态、原发或继发等，但识别骨肉瘤的亚型对临床正确诊断、恰当的治疗非常重要。除典型的骨肉瘤外，本节将对毛细血管扩张型骨肉瘤、小细胞骨肉瘤、低度恶性髓内骨肉瘤、骨旁骨肉瘤、骨膜骨肉瘤等进行叙述。由于软组织骨肉瘤在临床表现及治疗等方面与典型骨肉瘤非常相似，所以也列入此节。

一、典型骨肉瘤

骨肉瘤是最常见的骨原发恶性肿瘤，就肿瘤的整体而言，骨肉瘤仍是不太常见的肿瘤。在人类的恶性肿瘤中，其发生率约占 0.2%，占原发骨肿瘤的 11.7%，每年每 100 万人中有 2~3 例。典型骨肉瘤好发于男性，男女发病比例为（1.5~2）：1。75% 病例在 10~30 岁发病。少数见于 10 岁之前及 30 岁之后。好发部位为股骨远端和胫骨近端（>75%），其次为肱骨近端。这 3 个部位发病比率为 4：2：1。约 3/4 的骨肉瘤出现在膝或肩，其次为股骨近端、股骨干和骨盆，其他部位包括腓骨近端、胫骨骨干及其远端。骨肉瘤很少发生于脊柱、肩胛骨、锁骨、肋骨、胸骨、肱骨远侧前臂和跗骨。骨肉瘤在长骨的好发部位为干骺端。有时为多中心发病。

骨肉瘤的病程短而进展快，可以出现局部跳跃灶。有时，肿瘤甚至可在数日内明显增大膨出。这种迅猛的生长在大多数病例中因肿瘤出血所致。然而，也有缓慢生长的骨肉瘤，有时症状隐匿可达 1 年以上，这些缓慢生长的骨肉瘤多以硬化成骨为主。骨肉瘤最常经血行转移至肺，继发性的和终末期的骨肉瘤可转移至骨，而在发生骨转移时，往往已经发生肺部转移。肿瘤除多向肺或骨转移外，转移到内脏的很少。局部区域性淋巴结转移非常罕见。约90%的病例为ⅡB期肿瘤，5%为ⅡA期肿瘤，5%为Ⅲ期肿瘤。

（一）临床表现

在起病初期无典型症状。仅有围绕膝关节的疼痛，呈中等程度并间歇发作，活动后疼痛加剧。由于患者多处于青少年时期，健康状况一般良好，且经常参加体育活动，疼痛常被归咎于创伤，或被解释为风湿性病变，并行抗风湿治疗。本病初期很少进行放射性检查。

在数周内，疼痛可渐加剧，并持续发作。局部可在早期出现肿胀。肿胀常可迅速加重，也可相对缓慢地加重。肿瘤本身血供丰富，致局部皮温增高，局部触痛明显。在病变进展更快时，肿瘤附近的关节功能障碍，并呈现软组织浸润发红、水肿及明显的浅表静脉网状怒张现象。少数病例在其疼痛部位出现骨质溶解，当其进展迅猛时，可并发病理性骨折，但较少见。少数情况下，当累及骨骺时，关节腔内可有渗出。局部淋巴结并不增大和增多，但在肿瘤进展明显时，这种病例常可发生淋巴结炎，偶由淋巴结转移所致。

患者的一般情况通常良好。当患者开始出现体重下降和贫血时，一般早已出现肺转移或已开始转移。从首发症状到治疗的时间，一般少于6个月。少数患者可达1年以上。

（二）影像学检查

X线表现为侵袭性、破坏性和渗透性病损，能产生骨或骨样组织。侵袭和破坏区的特征为X线透亮，分界不清楚，很快会破坏皮质骨，进入软组织，但较少会跨越骨骺板和骨骺，进入关节腔。在皮质骨穿透区，可见反应骨的Codman三角，而病损边缘一般无反应骨。病变的其他部位不完全矿化，有不定形的非应力定向的瘤性骨当新生骨与长骨纵轴呈直角时，形成"日光放射线"，以前曾被认为是骨肉瘤的特有表现。后发现在其他一些恶性肿瘤也可有此表现，因此，"日光放射线"并不是骨肉瘤的特有表现。

若X线的主要表现为不透过放射线的影像，这种病损称为成骨性骨肉瘤；若以X线透亮为主，则称为溶骨性骨肉瘤；若这两种X线影像均存在，则称为混合性骨肉瘤。其临床进程或预后，三者无明显差异。

CT扫描可提供更丰富的影像信息。CT用于明确髓内和软组织肿块范围较X线平片敏感，在髓腔内CT值增高一般提示已有肿瘤浸润，并能及早发现髓腔内跳跃灶。CT对骨肉瘤的瘤骨显示优于X线平片和MRI检查，这是由于瘤骨周边部分的骨化弱于中央部分，CT扫描可敏感地分辨较弱成骨的周边部分，MRI常不易区分信号相近的弱成骨区和未成骨区。肺部 CT 扫描是确认有无肺转移灶的最好方法。

磁共振（MRI）检查能够很好地显示肿瘤的髓内范围、跳跃灶、软组织肿块范围及是否侵及骨骺或关节，T_1 加权像为低信号，T_2 加权像的信号较 T_1 加权像强，但比脂肪、液体信号弱。

放射性核素骨扫描可显示病变的骨代谢的强弱，肿瘤性成骨有很强的摄取核素能力，表现为病灶范围内的核素浓集，如有其他骨转移灶及跳跃病灶存在，能很清楚地显示。此外，化疗前后全身骨扫描检查的对比分析，可以清楚地显示病变在化疗前后的发展和变化。

血管造影能显示出病变内血供的情况及软组织部分边缘的反应性新生血管区，可显示反应区内早期的动脉扩张。血管造影虽不能显示其特异性组织发生，但可以表明其高血运状态。

（三）病理表现

大体标本上，肿瘤的外观表现不一，取决于肿瘤发生的部位、肿瘤骨形成的多少、原有骨质破坏以及出血、坏死灶的范围等。剖面上瘤组织底色为灰红色，黄白色明显处提示为肿瘤骨质形成的部位，半透明区为形成软骨的部位，灰黄色为坏死灶，暗红色为出血区。同一瘤体内这几种不同颜色混合，构成肉眼观多彩状特点，往往某一成分为主时则以某一种颜色为主要表现。以成骨为主的骨肉瘤称为成骨性骨肉瘤；而以溶骨为主、原有骨组织被大量破坏且出血坏死较多的骨肉瘤称为溶骨性骨肉瘤；更多见的是上述两种表现常见于同一瘤体的不同部分。肿瘤骨质可如象牙样坚硬，瘤骨丰富的部位质地较硬实，瘤骨稀少的部位则质软如鱼肉样或具沙砾感。长骨骨肉瘤多位于干骺端，侵及骨髓腔及向一侧或四周骨质浸润，可于一处或多处穿透骨皮质，将骨膜掀起，或向周围软组织生长形成结节状或梭形包块。所产生的骨质，可由骨皮质表层向外伸展，形成数条放射状排列的骨质条索，与骨干纵轴垂直或斜行，形成"日光放射线"。在被骨组织掀起的骨膜下，常有大量的骨组织增殖，形成 Codman 三角。当肿瘤进一步扩展时，该三角因边界不清而消失。生长迅速的骨肉瘤，一方面向髓腔及骨皮质扩展，侵及骨膜及软组织；另一方面可向骨骺蔓延，骨骺遭受破坏后，肿瘤组织侵及至关节软骨。少数病例，肿瘤组织可越过关节软骨侵入关节囊。骨肉瘤在骨内可呈"跳跃灶"即在原发肿瘤同一骨内另一处形成孤立性转移结节，有时可转移至邻近关节对侧的骨内，形成孤立性结节。此种转移被认为是肿瘤组织通过骨髓内的血窦或关节旁丰富的小静脉吻合支而转移的。

镜下，骨肉瘤由明显间变的瘤细胞组成，能直接产生肿瘤性骨样组织及骨组织。瘤细胞的间变表现为大小不一，染色质丰富，呈粗颗粒或凝块状，核仁明显增大，易见病理性分裂象。在肿瘤性骨质稀少区，瘤细胞异型性较显著，说明这部分瘤组织分化差。在肿瘤骨形成量较多处，瘤细胞异型性相对较轻。肿瘤性骨质多为骨样组织或网织骨质，不形成板层骨。瘤骨最早形成是在恶性瘤细胞间出现胶原样物质，呈同质性淡红染的肿瘤性类骨质，形态上有时与胶原纤维的透明变性难以鉴别。VG 染色也呈红染，但据其波纹状及编织状结构，其周围并无明显纤维化，并可见到恶性瘤细胞等可以鉴别。骨肉瘤的肿瘤性骨样组织和骨质的量多少不一，分布也不均匀，多者形成大片，瘤细胞散在其中，少者在大片瘤细胞间须经仔细寻找才见到，呈小碎粒状。必须强调，肿瘤性骨样组织构成纤维不规则编织状或绸带交织状，是骨肉瘤组织学特点。

当肿瘤性骨质增多并有形成骨小梁结构倾向时，其内的瘤细胞数目也趋减少、分散，瘤细胞也似较成熟的骨细胞，这是高分化的肿瘤性骨质，且勿误认为是反应性骨质，此时仍可见瘤细胞有异型性是其要点。瘤骨形成少的病例，往往正常骨质已被破坏溶解，很少见到残留正常骨小梁；而瘤骨形成明显，原有骨小梁结构仍可保留，这些残留正常的骨小梁骨细胞数量少而分布均匀，多已坏死而仅留下空虚的陷窝，骨小梁也可被周围的瘤细胞蚕食而形态不规则，或被瘤骨包绕或与之连接，宛如是瘤骨间的支架。此外，病变内常可见有多核瘤巨细胞，胞核深染，异型性明显，核大小形态奇特，细胞核多为 3~5 个，核仁明显增大。有时也见破骨细胞型多核巨细胞，这并非肿瘤细胞成分，而可能是机体对瘤组织免疫反应的表现，参与溶解正常或肿瘤性骨质的作用。有些部位破骨细胞型多核巨细胞较多，诊断时要与骨巨细胞瘤鉴别。这类巨细胞的核不具异型性，与肿瘤性多核巨细胞不同。

无论哪种组织类型的骨肉瘤，瘤细胞（包括瘤巨细胞）的组织化学或细胞化学碱性磷酸酶（AKP）均呈强阳性反应，AKP 活性在胞浆外缘较明显。在肿瘤外围生长活跃区，AKP 活性最高。骨化不明显处 AKP 也较高，而埋在类骨质或编织骨内的瘤细胞 AKP 活性低或阴性，因此，骨质硬化区的 AKP 比瘤细胞丰富区明显减弱。

（四）治疗及预后

目前采用以手术和化疗为主的综合治疗。在 20 世纪 80 年代前，主要采用以截肢为主的单纯手术治疗，患者 5 年生存率为 10%~20%。后渐引入手术后辅助化疗，并发展为后期的新辅助化疗，即术前化疗-手术-术后化疗。最初肿瘤型假体制备时间过长，一般需 1 个月，为等待假体制作周期设计术前化疗，现术前化疗在控制微转移灶同时，主要是控制局部肿瘤，明确或缩小反应区范围，以利于进行保肢手术，减少局部复发率。手术后根据病理标本进行肿瘤坏死率评价，了解肿瘤对化疗是否敏感，决定是否调整术后化疗疗程和化疗药物。目前，骨肉瘤化疗最常用的化疗药物为甲氨蝶呤、异环磷酰胺、阿霉素、顺铂等。患者 5 年生存率一般在 60%~70%，有一些骨肉瘤 5 年生存率可达 80% 以上。

在新辅助化疗的帮助下，目前保肢手术率可达 90%，90% 以上的骨肉瘤属于ⅡB 期，即患者在就诊时肿瘤就已突破骨皮质并浸润周围软组织。如果肿瘤周围仍有正常软组织（关节囊、肌腱、腱膜、肌肉等）覆盖，则可达到广泛切除以保留肢体，其局部复发百分率与截肢患者并无不同。但若化疗无效，无法达到局部广泛切除，则应行截肢术。未行术前化疗者，仅 25% 的病例有保肢手术治疗的指征。按照骨肉瘤好发的部位，最常施行的手术类型为股骨远端、胫骨近端的瘤段截除手术。目前有肿瘤型人工假体、异体骨移植等方法重建肿瘤切除后骨缺损。

二、低度恶性髓内骨肉瘤

低度恶性髓内骨肉瘤是典型骨肉瘤的亚型，很少见（少于 1%），病灶位于骨内，组织学特点为分化好的低度恶性（G_1）肿瘤。多发于 10~30 岁，男多于女，好发部位为长骨的干骺端。

（一）临床表现

无痛性、质硬、生长缓慢的肿块，无侵袭性过程。有时无意间发现。此型肿瘤一般表现为缓慢生长的ⅠA 期临床过程。常历经数年而仍在骨内生长。有时虽已在 X 线检查时看到破坏，但常被认为是良性肿瘤，以致在相当长的时间内未予及时治疗。在未得到正确诊断之前，由于进行了囊内或边缘性切除等不充分的外科治疗，因此局部复发很常见。有时肿瘤可以去分化而成侵袭性高度恶性的ⅡB 期肿瘤。只有经过很长一段时期且反复复发后，此低度恶性肿瘤才发生转移。而该肿瘤去分化后的生物学特性与高度恶性的典型骨肉瘤相似。

（二）影像学检查

X 线平片表现为致密的、质地均匀的病灶，起自内骨膜，充满髓腔或干骺端。透亮区与致密区混合的病灶很少见。极少有骨膜反应，也无清晰的边界。在很多方面，此肿瘤就像发生在骨内的骨旁骨肉瘤。有很少的病例其 X 线表现与良性肿瘤相似，特别是像纤维异样增殖症或骨母细胞瘤。在这种情况下，相对于缓慢的内骨膜吸收，外骨膜不断地发生反应，从而产生一个尽管薄但却完整的皮质，包绕缓慢增大的病变。对于这种病变形式，低度恶性髓内骨肉瘤这一诊断甚至不会出现在鉴别诊断中，直到病灶活检后，组织病理结果才能明确诊断。有时甚至要等到出现了侵袭性复发灶，才能作出诊断。

CT 扫描显示致密的病灶与周围皮质间的关系。在去分化的情况下，CT 能显示 X 线检查不易看到的软组织肿块，或病灶内侵袭性强的低密度区。

MRI 反映病灶矿化的程度，当病灶的 X 线表现类似纤维异样增殖症或骨母细胞瘤时，MRI 的信号从很低的信号（类皮质骨信号）到中等强度信号均可出现。

同位素骨扫描显示病灶处核素高度浓聚。

（三）病理表现

手术中，其相邻组织（如软组织或骨）正常，且很易同病灶分离。进入病灶后，肿瘤像是由粗大的小梁骨甚至于骨瘤般致密的骨构成。切除后，其剖面类似粗大的小梁骨或皮质骨。有时可见到出血或囊性退变区，提示肿瘤的恶性程度比临床上表现出来的高。

此型肿瘤的显微镜下特点几乎与骨旁骨肉瘤相同。成熟的间叶细胞基质伴很少或没有细胞异型性，即很少见到有丝分裂相。在这当中有未按应力方向排列的、矿化良好的骨小梁。在更致密的病灶中，可见骨小梁粗大伴散在的、类似骨旁骨肉瘤中所见 Paget 样的粘合线。在有些区域，不成熟的骨单位与骨瘤中的所见相似。在 X 线表现像纤维异样增殖症或骨母细胞瘤的病灶中，小梁骨多细小且常不连续。很少见到不规则的、宽大的骨样基质缝隙。

（四）治疗及预后

应行广泛性切除以降低局部复发率。初次手术的病例，几乎均可行保肢手术。经过多次复发伴软组织种植时，如肿瘤切除能达到广泛切除边界，可行保肢术，否则截肢是达到广泛切除边界的唯一可行方法。

对于初诊的ⅠA 期肿瘤，不建议行化疗或放疗。

临床上预计为去分化型的肿瘤，应行术前化疗然后进行评估。化疗效果满意时，可行广泛切除保肢手术治疗。化疗效果不满意时，应行截肢以达到根治性边界，从而使肿瘤得到局部控制。

三、骨旁骨肉瘤

骨旁骨肉瘤是发生于骨皮质表面骨膜表层原发恶性肿瘤，是骨肉瘤的一个亚型。好发年龄为 20~40 岁，男性多于女性，好发于股骨远端后侧、胫骨近端。

（一）临床表现

多表现为质硬、无痛肿块，血清碱性磷酸酶正常。常有既往"非典型性"骨软骨瘤或异位骨化切除或复发的病史。肿瘤呈缓慢、无痛性生长，且最终会侵及相邻骨。可以去分化至高度恶性肿瘤而发生晚期突然增大。去分化常见于相邻骨受累之后，尤其是反复复发的病例。约 10% 得不到控制的病例会发生晚期转移。

（二）影像学检查

X 线平片示位于骨表面致密的骨化病灶，倾向于包绕骨生长。早期，在病灶与骨之间可有一狭窄的透亮缝隙，无骨膜反应。晚期，瘤骨可包绕相邻骨或侵及相邻骨皮质，致髓腔内受累。中央部出现透亮区常意味着发生了去分化。骨旁骨肉瘤在非骨肿瘤治疗中心常被误诊为骨化性肌炎或骨软骨瘤。

在骨旁骨肉瘤中常需与骨化性肌炎、异位骨化、骨瘤和骨软骨瘤鉴别。当病变从 I A 期进展到 I B 期时，相邻骨皮质可受累。

CT 扫描示病变密度与皮质骨相同。CT 可显示病灶与神经血管束之间的关系及骨内受侵范围。

MRI 可清楚地显示肿瘤侵袭皮质骨、累及髓腔的情况，肿瘤组织呈低信号改变。

同位素骨扫描在 X 线所示病变范围内，核素高度浓集。

血管造影示肿瘤呈低血运状态。

（三）病理表现

骨旁骨肉瘤大体标本见质硬、色白、致密的骨，常伴有多个结节。在病变内或结节之间可散见脂肪或纤维组织。去分化部分为质软、鱼肉样。

其突出的镜下特点为含有 Paget 病粘合线的粗大骨小梁，呈重复排列形式，以及由无细胞异型性的成熟梭形细胞构成的单一基质。基质细胞呈平行排列。很少见到高度恶性骨肉瘤区域，且非常小。

（四）治疗及预后

手术对 I A 期或 I B 期病例施行广泛切除，其生存率高于骨肉瘤的生存率。边缘切除常导致频繁的局部复发。此型肿瘤放疗无效。对于 I 期肿瘤，不适于化疗。但当其去分化为 II 期或 III 期肿瘤时，则给予化疗。

四、骨膜骨肉瘤

骨膜骨肉瘤是发生于皮质表面骨膜深层的原发骨肉瘤。好发年龄为 15~25 岁，男多于女，好发于长骨骨干。

（一）临床表现

可触及无痛性肿块。骨膜骨肉瘤的特点是肿块缓慢生长，其预后优于典型骨肉瘤，但较骨旁骨肉瘤差。

（二）影像学检查

X 线平片显示骨皮质外的低密度半球形肿块，侵入周围软组织，其特点为可见肿瘤边缘处 Codman 三角。在病灶内可见 "日光放射线" 样骨化。常需与骨膜软骨瘤或皮质旁骨肉瘤相鉴别。

CT 扫描显示病灶内垂直的瘤骨向外放射排列。病灶内透亮区的密度较软组织的高，皮质骨浅层轻度受侵，增强扫描肿瘤可轻度强化。

MRI 显示软组织包块呈低信号，边界清楚，髓腔内多无受侵。

同位素骨扫描显示病灶内均匀的核素浓集。

血管造影显示肿瘤血运不丰富。

（三）病理表现

骨膜骨肉瘤大体标本为质软、被膜完好、鱼肉样的肿瘤，内含明显的软骨成分，肿块位于骨膜下，皮质骨外，皮质骨表层受侵。通常鱼肉样部分内有沙砾感。

镜下，骨膜骨肉瘤的显著特点是分化好的、未钙化软骨。因此，有学者称为 "皮质旁软骨肉瘤"，新生的针状骨，特别是靠近皮质的部分，是构成 X 线上 "日光放射线" 的原因。需看到梭形细胞包绕的肿瘤样基质才能明确诊断。如看到典型的高度恶性骨肉瘤成分，则应诊断为骨表面高度恶性骨肉瘤。这一差别对预后很有意义。

（四）治疗及预后

应行广泛切除术。在局部得到控制时，预后良好。放疗一般无效。一般无须术前或预防性化疗，在手术切除后，可辅以化疗，但疗程短于典型骨肉瘤的化疗疗程。

五、小细胞骨肉瘤

小细胞骨肉瘤是一种发病率低于 1% 的原发骨肿瘤，特点为可见到类似尤因肉瘤的小圆细胞，间有肿瘤样骨基质。好发年龄为 5~20 岁，男女无差异，好发于长骨干骺端。

临床表现、影像学特点与典型骨肉瘤相似。

（一）病理表现

这一型为典型骨肉瘤的亚型。大体标本特点与典型骨肉瘤相近。其镜下基本的细胞是与尤因肉瘤中所见的细胞非常相似的小圆细胞，而不是典型骨肉瘤中常见的恶性梭形间叶细胞。与这些小圆细胞相间分布的是骨肉瘤特有的、不成熟的骨基质，周围有深染的成骨细胞排列。

（二）治疗及预后

小细胞骨肉瘤的治疗与典型骨肉瘤的治疗相同，即术前化疗，根据化疗反应情况选择广泛或根治性切除。术后行预防性化疗，以期抑制肺转移的发生。与典型骨肉瘤相比，小细胞骨肉瘤的术前化疗效果较好，软组织肿块可以明显缩小。其预后很差，5 年持续无瘤生存率低于 30%。

六、毛细血管扩张型骨肉瘤

毛细血管扩张型骨肉瘤是原发的恶性骨肿瘤，其特点为中央有较大的充血腔，周围是含有骨基质和巨细胞的恶性基质。好发年龄为 10~20 岁，男性较女性多见，好发于长骨干骺端，特别是股骨远端和胫骨近端。

（一）临床表现

其表现为迅速增长的、疼痛肿物。常见病理性骨折。常与侵袭性动脉瘤样骨囊肿或骨巨细胞瘤混淆。肿瘤生长迅速，肺转移率高。

（二）影像学检查

X 线平片显示透亮的溶骨性破坏区，伴有较大的"爆裂样"软组织肿块，软组织肿块外有薄层反应骨壳，边界不清。

CT 扫描常显示类似动脉瘤样骨囊肿的液—液平面。

由于有中央的充血腔，MRI 表现为病灶内高信号。

同位素骨扫描示病变的外周部分核素高度浓集，而中央部分核素摄取减少。

血管造影显示血运丰富的病灶，有时可显示出血运不丰富的中央区。

（三）病理表现

此肿瘤的大体标本看似一个薄壁的血袋，而没有鱼肉样组织。腔的内壁有沙砾感，呈褐色。

镜下可见囊壁组织是由含有纤细的、花边状骨样基质的梭形细胞基质构成的。可见很多的良性巨细胞，沿着囊壁边缘分布。病变很易被误诊为动脉瘤样骨囊肿。

（四）治疗及预后

对术前化疗效果较好者，可行广泛性大块切除术。对术前化疗效果不好者，应行根治性关节离断术。即使局部控制良好，生存率也很低。放疗仅能得到短期的缓解。术前化疗和术后预防性化疗均有效。

第二节　尤因肉瘤

尤因肉瘤（Ewing sarcoma）是一种高度恶性的"圆细胞"肿瘤，来源于骨，少数发生在软组织中。组织学来源尚不完全清楚。Ewing 将其描述为一种独立的、原发的、骨发生的非成骨性恶性肿瘤。为将此种肿瘤同骨肉瘤相鉴别，强调这种组织学上为小圆细胞构成的肿瘤没有骨样基质的产生，常发生在扁平骨和长管状骨的骨干。青少年为发病高峰，放射治疗敏感。这些最初的描述一直沿用至今。近年来，随着超微结构和免疫组化技术对神经特性的识别，证明尤因肉瘤是神经外胚层来源肿瘤家族中的一员。这类肿瘤中，分化较好的是外周神经上皮瘤，尤因肉瘤属于分化差的一类。

尤因肉瘤是青少年第二好发的骨原发恶性肿瘤，仅次于骨肉瘤，并且是在第一个十年组最常见的骨原发恶性肿瘤。在所有人群的骨原发恶性肿瘤中，排在多发性骨髓瘤、骨肉瘤、软骨肉瘤和骨的淋巴瘤之后。尤因肉瘤发病率占骨原发恶性肿瘤的 10%（5%~15%）。年发病人数为 1/1 000 000 或更少。在美国，15 岁以下白种人尤因肉瘤发病率为 1.7/1 000 000。人种分布差异较明显，美国黑种人和非洲人很少患尤因肉瘤，亚洲人（中国和日本）更少。

尤因肉瘤通过区域淋巴结转移很少见，但可侵及骨骼的其他部位。如果不治疗，90%患者在 1 年内出现致命的肺转移而死亡。

尤因肉瘤最常发生于前三个十年组。75%~80% 的病例发生在 5~25 岁。发生在 5 岁以下和 30 岁以上的病例很少见（各少于 10%）。个别病例报道有发生在几个月的婴儿和超过 80 岁的老人。男比女约为（1.3~1.5）：1。

尤因肉瘤可发生在所有骨骼，最常见是长管状骨（50%~55%），股骨最多（25%），其次是胫骨和腓骨（15%）。扁平骨为另一个高发区域，骨盆（25%）、肋骨（10%）、肩胭带（5%~10%），手足骨和颅面骨很少累及。一般发生在长管状骨的骨干、干骺端偏干和干骺端（干骺端偏干 44%、骨干 33%、干骺端 15%）。病变可扩张到全部骨干，但骺端受侵很少。

一、临床表现

患部的疼痛和肿胀是绝大多数患者最初的表现。呈间歇性或持续性且强度不等，随时间的推移而加重。这些无特殊性的症状使尤因肉瘤的早期诊断相对困难。

相当一部分尤因肉瘤患者可表现出全身症状。间断的低热，白细胞增多，核左移，红细胞沉降率增快，贫血。局部皮肤发红，皮温升高，张力增大，静脉曲张，可触及的肿块这些表现极易同骨髓炎相混淆。其原因是尤因肉瘤对组织出血坏死的反应，有学者认为这些表现是预后不良的征兆。有 20%~30% 的尤因肉瘤患者就诊时即为多发或已有转移，可无症状或仅表现为发热、疲劳、厌食、体重下降。他们的预后比单发患者要差。

尤因肉瘤还有一些相对少见的情况，包括长管状骨进行性破坏造成的病理性骨折（2%~10%）。

二、影像学检查

X 线表现主要为长管状骨的骨干或干骺端区域进行性的骨破坏，可发生在髓腔中心，也可发生在皮质骨、松质骨或骨膜下。肿瘤可向各方向生长，但主要沿骨的长轴。骨干中心病变扩展，造成松质骨破坏，并可蔓延到皮质，使哈弗斯管增宽。肿瘤穿出皮质刺激骨膜，使沿骨膜长轴有骨膜性新生骨沉着，骨皮质即被分为数层。皮质的向外溶骨加上外层的骨膜新生骨，造成骨干梭形膨胀，即为"葱皮样"骨膜反应或骨膜新生骨。肿瘤造成的骨破坏呈穿透样改变，边界不清。

溶骨性破坏可造成内骨膜侧的皮质部分或全部被侵蚀。然而，一小部分侵蚀较慢的病灶造成的反应性内骨膜侧皮质增厚看起来很像骨髓炎的反应骨。

偶尔，对于某些发展相对较慢的病灶，骨膜反应性成骨的速度能赶上肿瘤生长速度，就可在溶骨性破坏区外形成完整的，薄的皮质骨，成多层性，使骨干轻度增粗，这种病灶通常无常见的软组织肿块。

约 5% 的尤因肉瘤患者发生病理性骨折。骨内的跳跃病灶极为罕见。

CT 图像能反映尤因肉瘤骨内病变的详细情况及骨外软组织肿块，增强 CT 能进一步显示软组织肿块的范围，CT 也是评价淋巴转移的有效方法。

MRI 上，T_1 加权像呈轻度增强，T_2 加权像呈中等高信号，反映肿瘤组织细胞丰富的特点。

同位素扫描时，由于尤因肉瘤能导致反应骨的快速形成，病灶出现核素摄取增加的图像。其图像常超过放射影像的范围。

尤因肉瘤血运丰富，因此在血管造影出现动、静脉期快速增强现象。它能显示出 X 线图像常显示不出的软组织肿块的范围。

三、病理表现

术中见肿瘤软组织肿块突出于骨外，其表面无包膜或仅有假包膜。肿瘤组织柔软，呈灰白色，松脆易变形。肿瘤血运丰富，易出血。大面积坏死区很常见。液化坏死明显时，易被误认为是骨髓炎的脓腔。

镜下可见细胞丰富的组织，在某些区域，大量成片的细胞，其间无骨小梁。在另外区域，肿瘤细胞充满髓腔，但不破坏骨小梁，并且在某些区域，细胞形成结节，周围由非肿瘤性纤维组织包绕，大片的出血坏死区很常见。条索状的肿瘤细胞充满于扩大的哈弗斯管内并延伸到软组织肿块中。在肿块的边缘可见肿瘤细胞穿透纤维组织包膜进入邻近的肌肉或反应区组织内。

在高倍镜下，可以看到单个细胞的详细情况。这些细胞形态大小一致，胞浆少且细胞边界模糊。细胞核充满嗜碱性染色质并呈泡状，核分裂象很少见。细胞排列紧密，其间无间质结构。可见许多单细胞壁的毛细血管，肿瘤细胞排列在周围。在坏死区域，可见到炎症细胞渗入。

四、治疗及预后

1. 外科治疗 现代化疗应用之前，尤因肉瘤患者的转移出现很快，使得局部治疗其实等同于一种姑息治疗。大部分的患者不久后死于播散性转移。在这种情况下，放疗作为局部治疗起到了保留肢体、减轻痛苦的作用。然而，在系统化疗广泛采用之后，患者的生存率显著提高。这种情况下放疗造成的复发、继发恶变、肢体功能损害等问题就变得突出起来。所以从 20 世纪 70 年代末 80 年代初，国际上许多医疗机构开始致力于通过外科手术切除原发肿瘤来提高尤因肉瘤的 5 年生存率。另外，肿瘤特制人工关节的使用和影像学技术的发展，又进一步推动了保肢技术的发展，使得尤因肉瘤外科治疗普遍开展起来。

尤因肉瘤的局部外科治疗既要有效地控制局部的复发率，又要减少保肢术后的并发症。在一些解剖结构复杂的部位和肿瘤体较大的情况下，术后放疗是一种必要的补充。

关于尤因肉瘤的放疗和外科治疗的选择，在外科边界有保证的情况下，外科治疗应是首选方法。

经过有效的化疗，需行广泛手术切除的适应证是：①位于切除后不影响功能的骨骼上的单发病灶；②重要的骨骼上的病灶经广泛切除加重建后，造成的功能障碍明显小于放疗造成的功能障碍；③放疗后出现孤立的局部复发；④骨质大部或全部破坏，骨折不可避免，较大的病灶。

截肢在尤因肉瘤并不是常用方法，特别是青少年和成年人，大部分情况通过手术保肢和放疗可以解决。但在以下情况，要考虑截肢：①骨外软组织肿块很大且化疗不敏感；②保肢后将来会造成不可接受的严重肢体不等长（股骨下段或胫骨上段，小于 8 岁）；③本身已有的或放疗后产生的主要负重骨的病理性骨折；④肿瘤所在位置切除后无法有效重建，造成严重功能障碍的；⑤术后复发的肿瘤。

当肿瘤的大小和部位不允许行较广泛的切除，或必须在过小年龄患者使用髋、肩、膝关节的复杂重建时，外科治疗同放疗相比的优越性就值得商榷了。

2. 放疗　目前的适应证是：①手术无法彻底切除的部位；②放疗较手术切除显著保留功能的部位；③预后差，Ⅲ期的多骨病变，远隔部位有转移或化疗效果差。

对于一般的病灶，放疗剂量是 50~60cGy。Ⅲ期患者可考虑行全身照射后行骨髓移植。

3. 化疗　全身化疗对于局部、多发、转移等多种形式的病灶均有效。不但提高了保肢率，降低了复发率，而且提高了生存率。多药联合化疗早已被证实是提高患者生存率，消灭早期亚临床转移灶的最有效方法。尤因肉瘤患者最初生存率小于 10%，现在经过术前新辅助化疗，有效的局部肿瘤切除或控制，术后多周期的辅助化疗，5 年生存率提高到 50%~55%。经过系统治疗的、最初无转移的尤因肉瘤 5 年生存率可达 60% 以上。

4. 预后　尤因肉瘤的预后分析依然是要依据临床、影像和病理相结合的原则，但不是所有的因素都起着同等重要的作用。

首先转移是针对预后最不利的因素，已有转移的尤因肉瘤患者长期随访 5 年生存率不足 10%。

对于局部单发的患者，肿瘤的大小是影响预后的重要因素。肿瘤的所在部位也同样重要。躯干和骨盆的肿瘤较肢体的预后要差。这不仅因为前者部位解剖结构复杂，切除时外科边界受限，而且在这些部位肿瘤容易生长较大，发现较晚。

肿瘤对于化疗的敏感性是影响预后的一个重要因素。化疗反应的好坏可通过临床、影像学或术后病理综合分析得出。

年龄和性别也是预后的相关因素。低龄患儿相对有较好的预后。LDH 升高被认为有提示复发和转移的意义，且影响预后。

第三节　纤维肉瘤

纤维肉瘤是起源于纤维母细胞的、没有其他分化的、富含胶原的原发梭形细胞肉瘤，组织学表现为单一梭形细胞（恶性纤维母细胞）成簇排列的病变。既往的诊断中涵盖了其他一些组织学表现相近的肿瘤，需仔细除外，如恶性纤维组织细胞瘤、滑膜肉瘤、恶性外周神经鞘瘤等。骨纤维肉瘤较少见，可分为髓内型纤维肉瘤和骨膜型纤维肉瘤，一般说的骨纤维肉瘤指前者。有学者认为骨纤维肉瘤约30%继发于良性病变，如纤维结构不良、Paget病、骨梗死及放射损伤等。

纤维肉瘤的成人型好发于30～50岁，先天性或婴儿型纤维肉瘤是一种罕见的亚型，发生于婴儿期。男女发病比例相当，男性略多。含有纤维组织的任何部位都可能发生纤维肉瘤，在软组织中，该肉瘤好发于大腿、小腿、上臂和躯干，常发生于深筋膜深层的结构中。在骨组织中，多见于长骨的干骺端，以股骨、胫骨最多见，其次为肱骨、骨盆、腓骨等。

一、临床表现

主要表现为软组织内深在的、生长缓慢的固定肿块。从症状上看并无特异性，使其与其他恶性软组织肉瘤相区别。骨纤维肉瘤病程发展较缓慢，病史一般数月，主要表现为局部疼痛及肿胀，开始疼痛较轻，呈间歇性，逐渐加重，部分病例可发生病理性骨折。

二、影像学检查

在软组织中，纤维肉瘤表现为一个深部肿块，与周围正常组织具有相同的X线密度，约10%的患者肿块内有散在的钙化。在骨组织中，纤维肉瘤表现为X线密度减低的破坏区，病变通常位于主要长骨的髓腔中央，X线上显有特点，可资诊断纤维肉瘤。骨纤维肉瘤分化较好者，髓腔内囊状骨破坏，边界清楚，骨皮质膨胀变薄但无断裂；分化不良者可见虫蚀状骨破坏，边界不清，肿瘤穿破皮质骨侵入软组织，形成软组织包块。有时可见狭窄的Codman三角骨膜反应。破坏区内偶尔可见絮状瘤骨和钙化斑点。病理性骨折较常见。如果在陈旧性骨梗死附近或在纤维结构不良内或在过去进行放疗处，发现有破坏性X线透亮病损，应考虑纤维肉瘤的可能。

软组织纤维肉瘤的CT图像显示病变为密度均匀的肿块，其密度与邻近的肌肉组织相似。像其他的检查方法一样，纤维肉瘤的MRI图像也呈现软组织肉瘤的一般特征，即T_1加权像上为低信号，而T_2加权像上为较高信号。对于软组织内的纤维肉瘤，同位素扫描早期相显示中等量的摄取增加。纤维肉瘤的血管造影图像与所有的肉瘤一样，表现为高血运状态，没有显著的特征可以提示病变的发病机制。

三、病理表现

大体标本中，软组织的纤维肉瘤表现为质硬分叶状，颜色黄白或棕黄。根据纤维肉瘤内胶原（白色）和细胞（粉红色）所占的比例不同，肿瘤组织的颜色可表现为白色、灰色、灰白色或浅粉红色，其质地可以表现为粗糙的皮革状或柔软的肉样组织。肿瘤内常见出血区和囊性退变区，可以解释 CT 密度和 MRI 信号的不均一性。在术中，较小的病变经常被一层成熟的纤维组织包裹，并且与周围正常肌肉组织之间有一薄层疏松结缔组织相间隔。就是这种表现经常使手术医师低估了病变的侵袭潜力，而施行肿瘤剥除术，从而只达到病变内切除的外科边界，导致治疗结果不佳。较大的病变通常有由水肿的炎性反应组织构成的假包膜，并且浸润邻近组织。

骨纤维肉瘤由骨内膜发生，自骨髓腔开始，向四周均匀发展，较早出现骨破坏。晚期可穿破骨皮质，侵入软组织。肿瘤有一假性包膜，呈圆形、椭圆形或分叶状。分化较好的纤维肉瘤为灰白色，质硬韧，其切面可见束状或漩涡状排列的纤维组织，并见出血、坏死及黏液变性。分化不良者质软脆，呈粉红色如肉芽样，可见广泛坏死，有多数较大的血窦形成。肿瘤内无成骨现象。

镜下见形态一致梭形成纤维细胞，可见核分裂象。在纤维肉瘤中见不到恶性组织细胞。纤维肉瘤主要的细胞学特征是由大小、形态均一的梭形细胞构成。细胞核深染，几乎没有胞浆，细胞膜不明显或缺如。细胞被胶原纤维间隔，交织排列，呈"鲱鱼骨"状，细胞与基质比例随病变的分级而异。有丝分裂的数量差异很大，但总能见到一些有丝分裂象。恶性纤维组织细胞瘤中常见的大而形态奇异的有丝分裂象，在纤维肉瘤中却见不到。

标本的大切片显示肿瘤呈均匀片状，几乎没有分叶倾向，肿瘤的边缘被致密的胶原包裹，特别在较小的病变中更是如此。但更靠边缘的反应组织内总是含有肿瘤细胞构成的微小卫星灶。肿瘤"舌"直接侵入邻近正常组织，并且肿块与周围组织之间有少量或没有反应组织，这种现象并不罕见，尤其脂肪和骨骼肌内的病变更是如此。

骨纤维肉瘤的组织主要为成纤维细胞。分化良好者，瘤细胞呈梭形，较正常的纤维细胞大，大小较一致，胞核大且较细长，核分裂少，胞浆丰富。间质中有较多的囊状胶原纤维。分化不良者镜下高度间变，细胞呈圆形或椭圆形，体积较小，大小不一。核深染，核分裂较多，胞浆少。细胞排列密集成囊状或漩涡状，间质中胶原纤维较少。肿瘤中常见黏液变性或透明变性，并可见含铁血黄素、吞噬细胞及多核巨细胞。

绝大多数纤维肉瘤具有一定程度的分化，易于辨认其组织发生，但偶尔有一些病变需要特殊染色。最常用的是 Masson 染色,若肿瘤细胞产生的基质被染成绿色,则该基质被确认为胶原。

没有针对纤维肉瘤的特异性免疫组化染色。像所有的肉瘤一样,纤维肉瘤也呈波状蛋白染色阳性,这可以将未分化的肿瘤与癌区分开。

电子显微镜若可以辨认出肿瘤细胞浆内的含有交叉条带的胶原分子,则可确定为纤维肉瘤。

四、亚型

1. 婴儿型 婴儿型纤维肉瘤发生于婴儿和低龄儿童。病理上,此型与传统的成人纤维肉瘤非常相似,但是其行为却与之截然不同,因此,被认为是一种单独的类型。X 线及其他影像学检查可以显示软组织肿块,偶尔可以涉及邻近骨。肿瘤的肉眼所见和镜下特征与成人型相同。

婴儿型和传统型纤维肉瘤的不同在于前者的预后明显好于后者,此型纤维肉瘤经广泛性手术切除后 80% 以上可以治愈。那些因切除边界不足而致的复发,经过第二次广泛性切除通常也可治愈。由于患儿年龄小,有关放、化疗作为手术的辅助疗法方面的数据几乎没有。

2. 隆突性纤维肉瘤 隆突性纤维肉瘤(又称隆突性皮肤纤维肉瘤)是一种罕见的纤维肉瘤亚型,起源于皮肤真皮层的纤维成分,肿瘤逐渐增大穿透皮肤突出体外,表现为极具特征的质脆的菜花样肿块,呈紫罗兰色。由于其无痛性生长并且位置表浅经常被低估为瘢痕疙瘩或非典型性瘢痕形成。组织形态表现为 1 级纤维肉瘤,胶原呈明显的轮辐样排列。行病变内切除或边缘性切除之后,肿瘤迅速复发,但经广泛切除则可以治愈,几乎无一例外。局部复发的病灶若经广泛切除之后,既不影响生存也不促进转移。

五、治疗及预后

治疗及预后取决于肿瘤的恶性程度。低度恶性纤维肉瘤极似硬纤维瘤,转移率极低。术前放疗效果满意者可行边缘性切除。高度恶性肿瘤需要广泛切除,肺转移率可达 50%~60%。淋巴结转移少见。与治疗恶性纤维组织细胞瘤相同,是否应用化疗存有争议。总体来讲,五年生存率为 70%~80%。骨纤维肉瘤以手术治疗为主,应行广泛性切除或根治性切除,其对放、化疗均不敏感。骨纤维肉瘤可发生肺转移,也可转移至其他内脏及局部淋巴结。I 期骨纤维肉瘤的 10 年生存率为 80%,II 期骨纤维肉瘤的 5 年生存率为 35%~40%。

第四节　滑膜肉瘤

滑膜肉瘤是一种软组织恶性间叶性梭形细胞肉瘤，具有不同程度的上皮分化。滑膜肉瘤好发于 20~40 岁。男性发病率高于女性。此病多发生于肢体的关节旁组织以及手和足的腱周组织内。发生于关节内者罕见。

一、临床表现

滑膜肉瘤表现为生长缓慢、症状轻微、位于深筋膜深层的软组织肿块。约 50% 的患者有疼痛症状。发生于肢体肌肉丰富部位的肿块通常生长更迅速。体检可见肿块质地坚硬，并与深部结构固定。

滑膜肉瘤是手足附近最常见的软组织肉瘤，与发生于肢体近端和躯干部位的病变相比，手足部的病变进展较慢且无痛。此部位的滑膜肉瘤常被误认为是腱鞘囊肿。

二、影像学检查

肿块的初期表现为透 X 线的软组织病变，其密度与邻近肌肉相似。病变内钙化的发生率较高，此表现经常提示有滑膜肉瘤的可能。

CT 扫描可见质地均匀的软组织肿块，密度与骨骼肌类似。病变内钙化高度提示滑膜肉瘤。使用造影剂可使病变组织显著增强。

在 MRI 图像上，呈高信号。较大的病变信号强度不均匀，提示有出血和坏死区。

在同位素扫描的晚期，可见病变内矿化活跃区的周围有局限的摄取量增加。由于病变的新生血管丰富，在扫描的早期可见病变区摄取量高于邻近软组织。

血管造影时，在早期动脉相可见病变周围的反应区内有明显的新生血管。在晚期静脉相，则可见明显的染色。由于病变经常邻近主要的神经血管束，因此这些结构有可能被移位或被包裹在病变中。

三、病理表现

术中可见，假包膜由柔软且呈水肿状态的炎性反应带构成，包绕病变。进入病变内则可见肿瘤组织呈略带白色的棕褐色，易碎，几乎没有黏着性。肿瘤分化较差时，经常可见出血坏死及黏液聚集区。肿瘤组织摸起来有一种特别的油腻感。组织内的钙化呈小块的白垩状凝结物，与病变组织紧密混合在一起。

虽然称为滑膜肉瘤，此肉瘤仅偶尔发生于关节腔内，最常发生于膝关节，表现为膝内紊乱，往往首先在关节镜检查时发现。

在完好的病变组织大切片上可见由反应组织形成的假包膜，有中等量的新生血管。肿块本身质地均匀没有分叶或纤维间隔。可见明显的出血坏死区及高度嗜碱性的钙化区，含细胞丰富的肿块呈独特的嗜碱性颜色。

低倍镜下可见，病变由含细胞丰富的组织构成。通常有两种独特的细胞形态，称为双相形态。其中之一由产生少量胶原基质的恶性的纤维组织细胞构成，排列成纤细的鲱鱼骨状，与纤维肉瘤非常相似，与这类细胞相间存在的是成团的上皮来源的卵圆形小泡状细胞，排列成腺泡状，与癌相似。在这些区域里，经常可见一些裂缝，其内含有微弱染色的均匀的嗜碱性物质，这些物质可被黏蛋白染料染色。裂缝内衬有肿瘤细胞，没有基底膜。

在高倍镜下，梭形成分由深染的梭形细胞核构成，有丝分裂常见。细胞间可见稀疏的嗜酸性胶原。上皮或滑膜成分由成团的圆形或卵圆形细胞构成，细胞膜不明显，细胞核大而深染呈小泡状，有丝分裂常见。这些细胞常排列成小腺泡呈现腺体状外观。在有些部位，这种排列非常特别，以至于与腺癌中所见的细胞排列形式十分类似。钙化区呈细小颗粒状，高度嗜碱性染色，散布于恶性滑膜细胞之间。裂缝样空隙内含有黏蛋白，可以被各种黏蛋白染料染色。

偶尔，病变主要由梭形细胞构成，仅有少量的滑膜细胞及充满黏蛋白的"裂隙"（即腺泡状结构），如果不用特殊染色或电子显微镜，这种情况很难与纤维肉瘤相鉴别，常称这种情况为单相滑膜肉瘤。

特殊染色时，裂隙内和假腺体内的黏蛋白状物质可与 PAS 和黏蛋白卡红呈阳性染色。

在免疫组化染色方面，滑膜肉瘤的上皮和梭形细胞成分都与上皮膜抗原及细胞角蛋白呈强阳性反应。

四、治疗及预后

如果没有辅助治疗或病变对辅助治疗没有反应，要获得可靠的局部控制就需要根治性外科边界。当病变对术前放疗和（或）术前化疗有反应时，则局部切除后局部复发率小于10%。对于位置深在的位于肢体近端和躯干周围的较大病变而言，即使对辅助治疗有满意的反应，施行边缘切除后，局部复发率仍然非常高。与此相比，位于肢体远端的小而表浅的病变，对新辅助疗法反应满意者，局部复发风险较低。若触诊发现局部淋巴结异常，往往提示有转移的可能，应在对原发肿瘤施行手术之前进行淋巴结活检，如果区域淋巴已有转移则病变属Ⅲ期，其预后凶险。

新辅助化疗偶尔可产生较好的效果，使本应截肢的患者得以施行保肢手术。由于此方面数据不足，不能得出可靠的满意反应率。术后化疗，作为局部、淋巴和（或）远隔部位转移灶的最终治疗方法，仅对部分患者有部分反应，但不能对该病变达到即刻或长期的控制。

大部分滑膜肉瘤对新辅助放疗有满意的反应，当放疗作为最终的或姑息的治疗方法时，通常可使该病获得满意的缓解。虽然滑膜肉瘤生长缓慢，但其5年生存率、10年生存率仅分别为50%和25%，病变预后差。在钙化明显的病变中，5年生存率可达80%。患者中局部淋巴结受累的发生率明显高于其他软组织肉瘤，区域淋巴结受累者可达20%，可在局部放疗后切除。远隔部位转移主要到肺。

参考文献

［1］ JUDSON I, RADFORD JA, HARRIS M, et al. Randomised phase II trial of pegylated liposomal doxorubicin（DOXIL/CAELYX）versus doxorubicin in the treatment of advanced or metastatic soft tissue sarcoma：a study by the EORTC Soft Tissue and Bone Sarcoma Group［J］. Eur J Cancer, 2001, 37（7）：870-877.

［2］ STOPECK AT, LIPTON A, BODY JJ, et al. Denosumab compared with zoledronic acid for the treatment of bone metastases in patients with advanced breast cancer：a randomized, double-blind study［J］. J Clin Oncol, 2010, 28（35）：5132-5139.

［3］ TRAUB F, SINGH J, DICKSON BC, et al. Efficacy of denosumab in joint preservation for patients with giant cell tumour of the bone［J］. Eur J Cancer, 2016, 59：1-12.

［4］ CHAWLA S, BLAY JY, RUTKOWSKI P, et al. Denosumab in patients with giant-cell tumour of bone：a multicentre, open-label, phase 2 study［J］. Lancet Oncol, 2019, 20（12）：1719-1729.

［5］ BOEVÉ L, HULSHOF M, VIS AN, et al. Effect on Survival of Androgen Deprivation Therapy Alone Compared to Androgen Deprivation Therapy Combined with Concurrent Radiation Therapy to the Prostate in Patients with Primary Bone Metastatic Prostate Cancer in a Prospective Randomised Clinical Trial：Data from the HORRAD Trial［J］. Eur Urol, 2019, 75（3）：410-418.

［6］ SMELAND S, BIELACK SS, WHELAN J, et al. Survival and prognosis with osteosarcoma：outcomes in more than 2000 patients in the EURAMOS-1（European and American Osteosarcoma Study）cohort［J］. Eur J Cancer, 2019, 109：36-50.